JN064568

地域・在宅看護学

改訂版第1刷　通巻7刷

編集　和泉 比佐子　上田 泉

クオリティケア

執筆者

青柳道子　札幌医科大学准教授

和泉比佐子　神戸大学教授

上田　泉　札幌医科大学教授

長内さゆり　天使大学准教授

蔭山正子　大阪大学教授

北村眞弓　日本福祉大学教授

酒井康江　福岡女学院看護大学准教授

佐々木雅彦　訪問看護ステーション風鈴管理者

鈴木みずえ　浜松医科大学教授

高見千恵　兵庫大学教授

田中貴子　聖マリア学院大学助教

鳥本靖子　浜松医科大学准教授

長井栄子　帝京平成大学准教授

波川京子　大阪歯科大学客員教授

難波貴代　川崎市立看護大学教授

西村直子　大手前大学教授

野元由美　産業医科大学講師

深川周平　札幌医科大学助教

眞﨑直子　聖マリア学院大学教授

松原三智子　北海道科学大学教授

三徳和子　前兵庫大学教授

村川　奨　札幌医科大学助手

森戸雅子　川崎医療福祉大学教授

（敬称略，五十音順）

はじめに

　2022年4月1日より保健師助産師看護師学校養成所指定規則の一部が改正され，看護師に求められる社会的役割，及び疾病構造の変化に伴う療養生活の場の多様性に対応できるように統合分野であった「在宅看護論」は，「地域・在宅看護論」に名称変更し専門科目として位置づけられました。

　今回の改訂では，安心した在宅療養の開始と継続支援による切れ目ないケアの提供，健康の維持・回復や望む最期を実現するための地域包括ケアシステムの構築や地域共生社会の実現に向けた包括的支援体制の中で看護師は多様な場で，多職種・多機関と連携・協働し，その役割と機能を果たしていくことが求められるため，「第2章　在宅看護と地域包括ケアシステム」に詳述しました。また，地域を個人や家族の背景または資源として捉え，人々の生活の場における療養者や家族への看護を中心に展開し，特に在宅療養者の日常生活を支える看護として「第5章　在宅看護と在宅療養者の日常生活」，様々な病期の在宅療養を支える看護として「第6章　在宅療養者の病期に対応する看護」を追加しました。

　住み慣れた地域で最期までその人が望む生活ができるような包括的な支援やサービスにおいて大きな役割を担う看護について，読者の皆様の忌憚のないご意見をいただき，より充実した内容を目指したいと考えます。

2023年6月

編者

初版はじめに

　人は誰かの手を借りて生まれ，人と人の社会の中で時代，国，社会の文化，地理的な影響を受けながら，人間として育っていく。生身の人間である以上，感染症や外傷などの健康危機に何度か遭遇しながら老いていく。絶えず変動する健康状態に応じて受療，看護，介護，休養などを施設や在宅で受け，健康レベルの回復，維持，向上を図っている。

　多くの人々は在宅を基点に行動し，人生の大半の期間は医療施設や福祉施設ではなく，在宅で過ごす。在宅で回復，休養を図る機会は多く，住み慣れた在宅で家族から受ける養育，看護，介護で得られる精神的な安寧があり，それを施設が肩代わりすることは難しい。在宅の持つ力は療養者に回復力を与えることが多いが，逆に回復力を阻害することもある。在宅での回復力が弱体化したときには，保健・医療・福祉の専門職の介入が必要になってくる。

　日常生活を営む基盤としての家族は，家族間で養育，教育，看護，介護という人間らしい行為を次世代に伝承していく。家族の機能は様々で，両親，子ども，祖父母で構成される家族でも，価値観，役割分担，食行動，生活リズムなどが全く同じ家族はいない。在宅看護は主に在宅療養者に展開される看護であるが，在宅療養の価値観は，対象者とその家族の現在と過去の生活歴の影響を受けるために，対象者と家族の価値観は医療施設以上に療養に影響を与える。

　しかし，一般的に在宅療養者は施設療養者よりも健康レベルが高いことが多いために，医療ケアの提供は医療施設での医療・看護よりも少なくなることが多い。在宅看護における看護技術は医療施設の看護を延長させ，応用させて提供している。そのために訪問看護に従事するには，医療施設での実務経験年数とそれに見合った看護技術が要求されることが多い。

　生活主体で設計された在宅に，医療施設の価値観を在宅療養者の価値観にそのまま導入することや，医療施設の療養環境と同じものを療養者とその家族に求めることはできない。在宅看護は，看護職と対象者との信頼を前提とした契約関係で成り立ち，それぞれの療養環境に合わせた看護が求められる。人と人との関係性の中ではコミュニケーション力が重視される。個別性の強い看護を提供するために，看護職の力量が発揮しやすい場でもある。

　本テキストは生活者の視点を重視して，在宅看護の概念と展開，社会資源の活用，在宅療養に多い疾患別に整理した看護の実践，安全管理などで構成されている。在宅における看護を本テキストで学び，実践のイメージ化から，実践につなげ，在宅看護だからできる看護の醍醐味を学んでほしい。

　2010 年 1 月

編者ら

第2章　在宅看護と地域包括ケアシステム　　　　和泉比佐子 73

第3章　在宅看護におけるケアマネジメント　　　　北村眞弓 95

第4章	在宅看護における訪問看護	酒井康江　113

第6章　在宅療養者の病期に対応する看護　189

第7章　在宅療養者と在宅看護過程　　　　上田　泉　237

第9章　在宅における医療管理を必要とする人の看護

表紙・イラスト　針谷由子

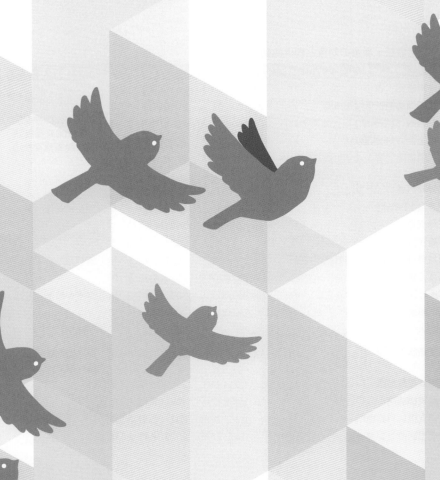

第1章

在宅看護の対象と考え方

I. 在宅看護の対象と背景

学習の ねらい

● 地域・在宅看護における対象と基盤となる概念を理解する。

● 多様な生活の場における対象者の健康課題と看護の役割を理解する。

● 在宅療養者の病期や症状，対象の価値観に応じた在宅看護を理解する。

　在宅看護は，医療施設の延長にある在宅療養者を対象と捉えがちであるが，在宅で生活する健康者も含めたすべての人々が，在宅看護の対象者である（**表1-1**）。看護は人々の健康を保つ力，不健康から抜け出す力に働きかける。在宅療養者，高齢者，障害児・者，難病患者，乳幼児，妊産婦などに対し，住み慣れた地域や住居において，看護を提供するのが在宅看護である。

1 国民の価値観と家族形態の多様化

　わが国の保健・医療・福祉の制度は，人口構造，平均寿命，出生数，世

表1-1　在宅療養・看護の対象と提供機関[1]

種　別	対象者数	調査年	根拠法
在宅身体障害児・者	4,287,000 人	2016（平成28）年	自立支援医療制度（精神保健福祉法 身体障害者福祉法 など）
精神障害者保健福祉手帳所持者	1,180,269 人	2020（令和 2 ）年	
自立支援医療（更生医療）	340,600 人	2020（令和 2 ）年	
自立支援医療（育成医療）	25,618 人	2020（令和 2 ）年	
在宅知的障害児・者	962,000 人 729,000 人	2016（平成28）年	
在宅精神障害者	3,891,000 人	2017（平成29）年	
乳幼児家庭全戸訪問	840,833 人	2020（令和 2 ）年	児童福祉法
結核登録患者	27,754 人	2021（令和 3 ）年	感染症法
結核新規登録患者	11,519 人	2021（令和 3 ）年	
特定医療費（指定難病）受給者証所持者	1,021,606 人	2021（令和 3 ）年	難病法
第 1 号要介護認定者	6,865,000 人	2021（令和 3 ）年	介護保険法
居宅サービス受給者	3,990,000 人	2021（令和 3 ）年	
指定訪問看護事業所利用者	1,049,000 人	2022（令和 4 ）年	
日本の総人口	123,226,568 人	2022（令和 4 ）年	戸籍法
指定訪問看護事業所	13,756 事業所	2022（令和 4 ）年	各医療保険法，介護保険法
在宅療養支援診療所	14,314 か所	2021（令和 3 ）年	医療法
在宅療養支援病院	1,439 か所	2021（令和 3 ）年	
在宅療養支援歯科診療所	11,362 か所	2021（令和 3 ）年	
認知症疾患医療センター	477 か所	2020（令和 2 ）年	

帯人数，家族形態，疾病構造，死因，医療費などを元に，その時代に合った形に作られ，改正されていく。それらの変化に対応しながら75年が経過している。2021（令和3）年の人口は1億2,550万人，65歳以上人口は3,621万人（高齢化率28.9％），65歳〜74歳人口は1,754万人（総人口比14.0％），75歳以上人口は1,867万人（総人口比14.9％）で，前期高齢者（65歳〜74歳）よりも後期高齢者人口が多い[1]。2025（令和7）年に団塊の世代（**1**）がすべて後期高齢者となり，人口ピラミットは形を変え逆ピラミッド型になり平均寿命は伸びたが，出生率は低下し，2022（令和4）年の出生数は80万人を下回わり，少子化の速度が早くなり，総人口減少の少子多死社会を迎えている。

単独世帯が増え，国がモデル家族としてきた夫婦（専業主婦）と子ども2人の家族形態が標準世帯ではなくなっている。2020年の人口動態調査では，共働き世帯は専業主婦世帯よりも多くなり，専業主婦は減少している。結婚後5年未満の離婚は32.5％に達し[1]，単身親家庭が増加している。非婚率も高まり，生涯おひとり様も増えている。家族に介護を頼れる時代ではなくなってきている。家族がいなくても在宅で看護や介護サービスを最期まで受けられる体制づくりが必要になっている。

人々の価値観は多様化し，多様な生き方を選択している。人生の過ごし方や家族の形態も変化している。在宅での看護の提供は，多様な価値観に柔軟に適応していかなくてはならない。

家族形態や世帯構成の変化は，要介護者と介護者の関係も変化させている。要介護者と介護者ともに65歳以上の老老介護（**2**），ともに認知症の認認介護（**3**），ともに感染症陽性者の陽陽介護（**4**）の実態もある。

さらに，本来大人が担うと想定されている家事や家族の世話などを日常的に行っているヤングケアラー（**5**）の存在が知られるようになってきた。2020（令和2）年度に厚生労働省と文部科学省が，中学生・高校生を対象とした「ヤングケアラーの実態に関する調査研究」では，世話をしている家族が「いる」中学2年生は5.7％，全日制高校2年生は4.1％がヤングケアラーである[2]との報告もある。家庭内での介護が，学齢期の子どもたちの生活習慣や学びの保障にも影響を及ぼしている。

2 疾病がある者と家族

人は生を受けてから死までの間に，病と無縁で生涯を終えることは難しい。わが国は，罹患し医療を必要とした時に，「いつでも，どこでも，だれでも」医療を受けることができる国民皆保険制度を整えている。療養場所は，医療施設だけでなく，在宅も療養の場である。在宅での看護提供において，重視しなければならないことは，対象者の理解と同等に，対象者の周辺にいる家族，近隣との付き合い，交友関係，大切にしていること，大切な人などを理解することである。在宅での看護は医療施設での看護以上に，対象者と対象者の周辺を含めた看護の提供が特徴である。

介護認定を受けている者は何らかの疾病を持っている。2022（令和4）年

1 団塊の世代

　1947（昭和22）〜1949（昭和24）年に生れ（出生数約806万人），2012（平成24）〜2014（平成26）年に65歳に達し，2022（令和4）〜2024（令和6）年に75歳に到達する。

2 老老介護

　65歳以上の高齢者が65歳以上の高齢者を介護する状況を表す。平均寿命の延伸は，夫婦や兄弟姉妹の高齢者世帯だけでなく，親子2世代の高齢世帯も増加している。

3 認認介護

　認知症で介護が必要になった高齢者を，認知症高齢者の家族（主に配偶者）が介護する状況を表す。

4 陽陽介護

　感染症に家族全員が感染し，外部からの人的な支援や外出してのサービスなどが受けられず，家族内で感染者が感染者を看護，介護，世話しなければならない状況を表す。インフルエンザなど家庭内感染で生じることが多いが，新型コロナウイルス感染症に家族全員が罹患し陽性になったときに顕在化した。

5 ヤングケアラー
ヤングケアラーはこんな子どもたちです[3]

　家族にケアを要する人がいる場合に，大人が担うようなケア責任を引き受け，家事や家族の世話，介護，感情面のサポートなどを

行っている18歳未満の子どもをいいます。

　障がいや病気のある家族に代わり，買い物・料理・掃除・洗濯などの家事をしている。

　家族に代わり，幼いきょうだいの世話をしている。

　障がいや病気のあるきょうだいの世話や見守りをしている。

　目を離せない家族の見守りや声かけなどの気づかいをしている。

　日本語が第一言語でない家族や障がいのある家族のために通訳をしている。

　家計を支えるために労働をして，障がいや病気のある家族を助けている。

　アルコール・薬物・ギャンブル問題を抱える家族に対応している。

　がん・難病・精神疾患など慢性的な病気の家族の看病をしている。

　障がいや病気のある家族の身の回りの世話をしている。

　障がいや病気のある家族の入浴やトイレの介助をしている。

Ⓒ一般社団法人日本ケアラー連盟

---

❻
「身体障害者」
在宅者：厚生労働省「生活のしづらさなどに関する調査」(2016年)
施設入所者：厚生労働省「社会福祉施設等調査」(2018年)等より厚生労働省社会・援護局障害保健福祉部で作成
「知的障害者」
在宅者：厚生労働省「生活のしづらさなどに関する調査」(2016年)
施設入所者：厚生労働省「社会福祉施設等調査」(2018年)等より厚生労働省社会・援護局障害保健福祉部で作成
「精神障害者」
外来患者：厚生労働省「患者調査」(2017年)より厚生労働省社会・援護局障害保健福祉部で作成
入院患者：厚生労働省「患者調査」(2017年)より厚生労働省社会・援護局障害保健福祉部で作成

版高齢社会白書では，介護が必要になった主な原因は認知症の18.1％が最も多く，脳血管疾患15.0％，高齢による衰弱が13.3％，骨折・転倒13.0％となっている。性別では，男性は脳血管疾患が24.5％，女性は認知症が19.9％となっている[4]。

　2012年の認知症患者数は約460万人，高齢者人口の15％であったが，2025年には5人に1人，20％が認知症になると予想されている。2019年の要介護となった原因の17.6％は認知症である。認知症高齢者が認知症高齢者を介護する認認介護も，比例して増加している[5]。

　2019(令和元)年の国民生活基礎調査における，要介護認定者のいる世帯は，核家族世帯が40.3％，単独世帯が28.3％，その他の世帯が18.6％である。同居者のいない要介護認定者は約30％であるが，単独世帯は要介護度の低い者の割合が高く，核家族世帯，三世代世帯では要介護度の高い者の割合が高い。主な介護者は，同居家族が54.4％で，別居の家族等が13.6％となっている。同居介護者と要介護者との続柄は，配偶者が23.8％，子が20.7％，子の配偶者が7.5％となっている。同居の主な介護者は，男性35.0％，女性65.0％で，年齢階層は60〜69歳が最も多く，男性28.5％，女性31.8％である。要介護者の年齢は，男性が80〜84歳(23.2％)，女性が90歳以上(28.6％)が最も多い。同居の主な介護者と要介護者等の組合せでは，70〜79歳の要介護者を70〜79歳が介護している割合が56.0％で最も多く，配偶者間の老老介護が行われている。80〜89歳の要介護者と50〜59歳の介護者の組み合わせは31.6％で，親子間の介護が想定される[6]。要介護者の年齢が高くなるにつれ，男性は子ども夫婦と同居の割合が高いが，女性は単独世帯または子ども夫婦と同居が高くなっている。

　同居家族がいなくても，訪問看護等を利用しつつ，在宅で暮らしている単独世帯は増加している。単独世帯の増加は，介護を家族に頼れない要介護者の増加となって表われている。在宅で家族の介護を受けられる世帯は少なくなってきている。

　ヤングケアラーの支援も含め，地域における多様な場での看護の役割や多職種連携で，対象を取り巻く環境や地域での生活を含めて，対象を理解し，価値観の尊重ができる在宅看護の提供が看護職の役割である。

3 障害がある者と家族

　2022(令和4)年の障害者白書(2016〜2018年の調査数❻)では，身体障害児・者436万人，知的障害児・者109万4千人，精神障害者419万3千人となっている。人口千人当たり身体障害者34人，知的障害者9人，精神障害者33人で，国民のおよそ7.6％が何らかの障害を有している。在宅の身体障害者428万7千人の年齢階層別では，18歳未満6万8千人(1.6％)，18歳以上65歳未満101万3千人(23.6％)，65歳以上311万2千人(72.6％)となっている。在宅の知的障害者96万2千人の年齢階層別は，18歳未満21万4千人(22.2％)，18歳以上65歳未満58万人(60.3％)，65歳以上14万9千人(15.5％)となっている[7]。

　身体障害者は加齢とともに増加しているが，知的障害者の発症時期は18歳未満が多く，人口の高齢化の影響を受けにくい特徴がある。発症年齢が低いと，介護者は親世代が多くなる。

1 障害者総合支援制度

　障害児・者への支援は障害者の日常生活および社会生活を総合的に支援するための法律（障害者総合支援法），児童福祉法，障害者及び障害児の福祉に関する法律等を根拠にしている。障害者および障害児が日常生活または社会生活を営むことができるよう，障害福祉サービス（**表1-2**）を提供する。

表1-2　障害福祉サービス[8]
障害福祉サービス等の体系（介護給付・訓練等給付）

		種　　類	対象	サービス内容
訪問系	介護給付	居宅介護	児　者	自宅で、入浴、排せつ、食事の介護等を行う
		重度訪問介護	者	重度の肢体不自由者又は重度の知的障害若しくは精神障害により行動上著しい困難を有する者であって、常に介護を必要とする人に、自宅で、入浴、排せつ、食事の介護、外出時における移動支援、入院時の支援等を総合的に行う（日常生活に生じる様々な介護の事態に対応するための見守り等の支援を含む）
		同行援助	児　者	視覚障害により、移動に著しい困難を有する人が外出する時、必要な情報提供や介護を行う
		行動援護	児　者	自己判断能力が制限されている人が行動するときに、危険を回避するために必要な支援、外出支援を行う
		重度障害者等包括支援	児　者	介護の必要性がとても高い人に、居宅介護等複数のサービスを包括的に行う
日中活動系		短期入所	児　者	自宅で介護する人が病気の場合などに、短期間、夜間も含め施設で、入浴、排せつ、食事の介護等を行う
		療養介護	者	医療と常時介護を必要とする人に、医療機関で機能訓練、療養上の管理、看護、介護及び日常生活の世話を行う
		生活介護	者	常に介護を必要とする人に、昼間、入浴、排せつ、食事の介護等を行うとともに、創作的活動又は生活活動の機会を提供する
施設系		施設入所支援	者	施設に入所する人に、夜間や休日、入浴、排せつ、食事の介護等を行う
居住支援系		自立支援援助	者	一人暮らしに必要な理解力・生活力等を補うため、定期的な居宅訪問や随時の対応により日常生活における課題を把握し、必要な支援を行う
		共同生活援助	者	夜間や休日、共同生活を行う住居で相談、入浴、排せつ、食事の介護、日常生活上の援助を行う
訓練系・就労系	訓練等給付	自立訓練（機能訓練）	者	自立した日常生活又は社会生活ができるよう、一定期間、身体機能の維持、向上のために必要な訓練を行う
		自立訓練（生活訓練）	者	自立した日常生活又は社会生活ができるよう、一定期間、生活能力の維持、向上のために必要な支援、訓練を行う
		就労移行支援	者	一般企業等への就労を希望する人に、一定期間、就労に必要な知識及び能力の向上のために必要な訓練を行う
		就労継続支援（A型）	者	一般企業等での就労が困難な人に、雇用して働く場を提供するとともに、能力等の向上のために必要な訓練を行う
		就労継続支援（B型）	者	一般企業等での就労が困難な人に、就労する機会を提供するとともに、能力等の向上のために必要な訓練を行う
		就労定着支援	者	一般就労に移行した人に、就労に伴う生活面の課題に対応するための支援を行う

障害者および障害児が，自ら選択した場所に居住し，自立した日常生活と社会生活を営むことができるように地域生活支援事業を行う。そのための情報提供を行い，相談に応じ，自立に向けた介護給付や訓練等のサービスを総合的・計画的に行う。

2 発達障害者支援センター

発達障害者支援センターは発達障害者支援法第14条に基づき都道府県，政令指定都市が設置（2023（令和5）年97か所）している。自閉症，アスペルガー症候群，その他の広汎性発達障害，学習障害，注意欠如多動性障害などの発達障害児・者と家族を対象としている。一人ひとりの発達障害児・者に，ライフステージを通じた切れ目のない支援を，地域の身近な場所で受けられる支援（相談，発達，就労）をする[9]。職員は管理責任者，相談支援担当相談員，発達支援担当相談員，就労支援担当相談員を配置している。

相談支援は，発達障害児・者とその家族，関係機関等からの日常生活（コミュニケーションや行動面で気になること，保育園や学校，職場で困っていることなど）の相談を受け，必要に応じて，保健，医療，福祉，教育，労働など利用できる制度の紹介を行う。発達相談は，家庭での療育方法，知的発達や生活スキルに関する発達検査など，発達障害児・者の特性に応じた療育や教育，支援の具体的な方法や支援計画の作成，助言を行う。就労支援は就労を希望する発達障害児・者に対して，就労に関する相談に応じ，公共職業安定所，地域障害者職業センター，障害者就業・生活支援センターなどの労働関係機関と連携して情報提供，就労支援を行う。

4 疾病や障害がある者の社会参加

社会参加は高齢者の健康維持や介護予防，認知症予防の1つになっている。高齢者の大半は何らかの疾病と共存している。2021（令和3）年度「高齢者の日常生活・地域社会への参加に関する調査」では，近所の人に，挨拶をするは82.8%，外でちょっと立ち話をするは57.3%になっている。親しくしている友人・仲間をどの程度持っているかでは，普通に持っていると感じる（39.1%），少し持っていると感じる（35.1%），たくさん持っていると感じる（5.3%）である。ふだんの外出について，よく外出する（55.6%），たまに外出する（29.9%）。情報機器の利用内容についてでは，インターネットで情報を集めたり，ショッピングをする（23.7%），情報機器を使わない（17.0%）となっており，75歳以上は，情報機器を使わない割合が高い。また，生きがいを「十分感じている」と回答した人の3割以上は，パソコンの電子メールで家族・友人などと連絡をとる，インターネットで情報を集めたりショッピングをする，SNS（Facebook, Twitter, LINE, Instagram など）を利用する，と回答している[10]。

障害者は，障害者の雇用の促進等に関する法律や，障害者総合支援法，発達障害者支援法などで，就学や就労などの社会参加支援が行われている。2021（令和3）年障害者白書の障害者の雇用・就労の総合的支援施策での障

害者への就労支援は，ハローワークを中心に行われている。就職を希望する障害者個々の障害特性に応じた，職業相談を実施し，就職と就職後の職場定着を支援している[11]。

学習の
まとめ

● 在宅看護の対象は在宅療養者だけでなく，在宅で生活する健康者も含めたすべての人々である。

● 介護認定を受ける者の主な病因は，認知症・脳血管疾患・高齢による衰弱・骨折転倒である。

● 何らかの障害を有している人は，国民のおよそ 7.6％である。

引用・参考文献は p.15

Ⅱ. 在宅療養を支援する仕組み

**学習の
ねらい**

● 2章以降で学習する在宅看護の仕組みについての, 大枠を理解する。
● 訪問看護・家庭訪問・障害者へのサービスは法律に基づいていることを理解する。

医療の必要な在宅療養者には, 主に訪問看護師が医師の指示書に基づいてケアを提供している。健康の保持・増進, 予防が必要な生活者には, 保健師が日常生活の場で予防活動や保健指導, 健康支援を展開している。

1 看護師の訪問看護

在宅医療・看護は, 健康保険法, 介護保険法, 障害者の日常生活及び社会生活を総合的に支援するための法律(障害者総合支援法), 高齢者の医療を確保する法律(高齢者医療確保法), 児童福祉法などを根拠にしている。住み慣れた居宅で, 保健・医療・福祉サービスを利用して, 訪問看護ステーション等の看護師から看護ケアの提供を受ける。主治医, かかりつけ医が, 訪問看護を必要と認めた対象者の指示書(訪問看護指示書)を処方する。訪問看護師は, 在宅療養者の, それまでの生活を基盤として, その人らしい生活の中でその人に合った看護ケアを実施する(**表 1-3**)。

さらに, 児童福祉法を根拠とする障害児通所支援(児童発達支援または放課後等デイサービス)や, 障害者総合支援法における重症心身障害者など, 医療的ニーズの高い身体障害児・者も訪問看護を利用できる。在宅医療・看護の対象は高齢者だけでなく, 看護ケアを必要とする人々に広がり続けている。

2 保健師の家庭訪問

保健所・市町村保健師は行政機関に属する。健康増進法, 母子保健法, 児童福祉法, 児童虐待の防止等に関する法律(児童虐待防止法), 高齢者虐待の防止, 高齢者の養護者に対する支援等に関する法律(高齢者虐待防止法), 障害者虐待の防止, 障害者の養護者に対する支援等に関する法律(障害者虐待防止法), 感染症の予防及び感染症の患者に対する医療に関する法律(感染症法), 障害者の日常生活及び社会生活を総合的に支援するための法律(障害者総合支援法), 高齢者の医療の確保に関する法律(高齢者医療確保法), 後期高齢者医療制度などに基づいて, 家庭訪問を行う。保健師の家庭訪問は, 訪問看護指示書を必要としない。

保健所・市町村保健師の家庭訪問は公的サービスの一環であるため, 対象者の費用負担はない。保健師の家庭訪問は医療の必要性が高くなくても行う。

　医療を必要とする前段階での家庭訪問で，育児不安の解消，生活習慣病予防やメンタルヘルス支援，虐待予防，乳幼児健康診査の事後指導，生活習慣病の予防と悪化防止，障害者の社会復帰支援，健康づくりに必要な社会資源の活用，結核患者の服薬指導などを目的に，保健師は臨機応変に家庭訪問を行う。

表 1-3　訪問看護の根拠

根拠法	概要
健康保険法	74 歳までのすべての年齢の疾病または負傷により，居宅において継続して療養を受ける状態にある者を対象に，居宅において指定訪問看護事業所の看護師等から療養上の世話または必要な診療の補助を受けたときは，訪問看護療養費の給付を行う。
高齢者医療確保法	後期高齢者医療広域連合は被保険者（75 歳以上の者）が居宅において指定訪問看護事業所の看護師等から療養上の世話または必要な診療の補助を受けたときは，訪問看護療養費の給付を行う。
介護保険法	要介護認定を受けた者を対象に，加齢に伴って生ずる心身の変化に起因する疾病等により要介護状態となり，入浴，排せつ，食事等の介護，機能訓練ならびに看護および療養上の管理その他の医療を要する者等について，これらの者が尊厳を保持し，その有する能力に応じ自立した日常生活を営むことができるよう，必要な保健医療サービスおよび福祉サービスに係る給付を行う。 居宅要介護者について，その者の居宅において看護師その他により行われる療養上の世話または必要な診療の補助を行う。
障害者総合支援法 自立支援医療制度 身体障害者福祉法	身体障害者手帳の交付を受けた 18 歳以上の身体障害者福祉法第 4 条に規定する身体障害者で，その障害を除去・軽減する手術等の治療によって確実に効果が期待できるものに対して提供される，更生のために必要な自立支援医療費の支給を行う。
障害者総合支援法 自立支援医療制度 児童福祉法 障害児通所支援（児童発達支援または放課後等デイサービス）	児童福祉法に規定する障害児で，その身体障害を除去，軽減する手術等の治療によって確実に効果が期待できる者に対して提供される，生活の能力を得るために必要な自立支援医療費の支給を行う。 医療的ケアの必要な重症心身障害児支援，療養通所介護と重症心身障害児を通わせる児童発達支援等の事業（児童発達支援，生活支援，放課後等デイサービス）などを行う。
自立支援医療制度 精神科訪問看護 （精神保健及び精神障害者福祉に関する法律（精神保健福祉法）第 38 条	精神科病院その他の精神障害の医療を提供する施設の管理者は，当該施設において医療を受ける精神障害者の社会復帰の促進を図るため，当該施設の医師，看護師その他の医療従事者による有機的な連携の確保に配慮しつつ，その者の相談に応じ，必要に応じて一般相談支援事業を行う者と連携を図りながら，その者に必要な援助を行い，およびその家族等その他の関係者との連絡調整を行う。
労働者災害補償保険法	事業の業務を要因とする事由または通勤により負傷し，または疾病にかかった労働者の社会復帰の促進を図るため，居宅における療養上の管理およびその療養に伴う世話その他の看護を行う。
母子保健法 子ども子育て支援法	母子保健事業（妊産婦保健指導，乳幼児育児支援，乳幼児健診事後指導），発達相談，療育相談，訪問指導などを行う。 利用者支援事業
母子保健法，児童福祉法，子ども子育て支援法	母子保健事業と利用者支援事業と子育て支援事業を 1 つにして，すべての市町村に，子育て包括支援センターを設置し，妊産婦・乳幼児等に切れ目なく必要な支援を行う。
児童福祉法 児童虐待防止法	子育て支援事業 乳幼児家庭全戸訪問事業（こんにちは赤ちゃん事業）は，生後 4 か月までの乳児のいるすべての家庭を訪問する。 児童虐待を受けた児童の保護及び自立の支援を行う。
感染症法	結核の服薬指導，2 類感染症・指定感染症の疫学調査を行う。
健康増進法	がん検診での保健指導，生活習慣病保健指導を行う。
高齢者医療確保法	40〜74 歳を対象にした特定健康診査後の特定保健指導を行う。

3 介護保険制度

1 介護保険制度の概要

　介護保険制度は 2000 年 4 月から開始され，市区町村（保険者）が実施主体となって介護保険制度を運営している。40 歳になると介護保険サービスの利用はできなくても，被保険者として介護保険に強制加入し，毎月介護保険料を支払う。65 歳以上の高齢者（第 1 号被保険者）は市区町村（保険者）が実施する要介護認定において寝たきりや認知症などにより，介護を必要とする状態（要介護状態），家事や身じたく等，日常生活に支援が必要な状態（要支援状態）と認定された場合はサービス（介護給付・予防給付）を受けることができる。40～64 歳までの医療保険に加入している人（第 2 号被保険者）で，介護保険の対象となる 16 の特定疾病（**表 1-4**）により介護が必要と認定された場合は，介護サービスを受けることが可能である。

　2015 年 4 月からは要支援認定者に対する介護保険の予防給付のうち介護予防訪問介護と介護予防通所介護は，介護予防・日常生活支援総合事業（以下「総合事業」という。）に移行され，市町村の事業として実施されている。要支援者と基本チェックリスト（第 2 章　表 2-2　p.83）で，支援が必要と判断された総合事業対象者に対して行う介護予防・生活支援サービス事業と，65 歳以上の高齢者に対して行う，通いの場（**1**）等での介護予防一般介護予防事業がある。

1 通いの場

通いの場とは，高齢者をはじめ地域住民が，他者とのつながりの中で主体的に取り組む，介護予防やフレイル予防に資する月 1 回以上の多様な活動の場・機会のことをいう。運営について，市町村が財政的支援を行っているものに限定されていない。
東京都介護予防・フレイル予防推進支援センター HP：(https://www.tmghig.jp/research/team/shiencenter/torikumi/)

2 要介護認定申請に必要なもの

(1)要支援・要介護認定申請書
(2)①第 1 号被保険者（65 歳以上）介護保険被保険者証。
　②第 2 号被保険者（40～64 歳）健康保険被保険者証。
(3)マイナンバーが確認できるもの。
(4)申請者の身元確認ができるもの。運転免許証，身体障害者手帳等。
(5)主治医の情報が確認できるもの。

表 1-4　介護保険の対象となる 16 の特定疾病

筋萎縮性側索硬化症
脳血管疾患
後縦靭帯骨化症
進行性核上性麻痺・大脳皮質基底核変性症およびパーキンソン病
骨折を伴う骨粗しょう症
閉塞性動脈硬化症
多系統萎縮症
関節リウマチ
初老期における認知症
慢性閉塞性肺疾患
脊髄小脳変性症
脊柱管狭窄症
糖尿病性神経障害・糖尿病性腎症および糖尿病性網膜症
両側の膝関節または股関節に著しい変形を伴う変形性関節症
早老症
末期がん

2 介護認定の申請およびサービス利用の流れ

　介護保険によるサービス利用には，市区町村の窓口で要介護認定（要支援認定を含む。以下同じ。）の申請が必要である（**図 1-1 2**）。申請後，介護支援専門員（ケアマネジャー）等が自宅や施設等を訪問し，認定調査を行い，市区町村が主治医に主治医意見書の作成を依頼する。その後，認定調

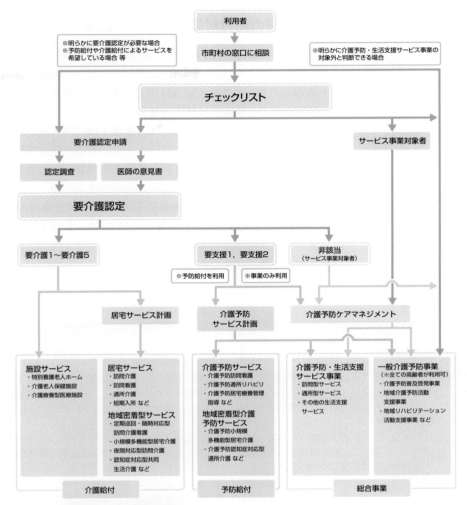

図 1-1　介護サービス利用の流れ
厚生労働省 HP：(https://www.kaigokensaku.mhlw.go.jp/commentary/flow_synthesis.html)

査結果や主治医の意見書に基づくコンピュータによる一次判定及び，一次
判定結果や主治医の意見書に基づく介護認定審査会による二次判定を経
て，市区町村が要支援1・2から要介護1〜5までの7段階の介護認定およ
び非該当を決定する。申請から認定の通知までは原則30日以内に行なう。
認定の有効期間は，新規，変更申請は原則6か月（状態に応じ3〜12か月ま
で設定），更新申請は原則12か月（状態に応じ3〜24か月まで設定）である。
　要介護度の判定後，介護（介護予防）サービスを利用する場合は，「要支援
1」「要支援2」は地域包括支援センターへ，「要介護1」以上で居宅のサービ
スを利用する場合は介護支援専門員（ケアマネジャー）のいる市区町村の指
定を受けた居宅介護支援事業者（ケアプラン作成事業者）・施設のサービス
を利用する場合は施設の介護支援専門員に依頼し，介護（介護予防）サービ
ス計画書（ケアプラン）を作成する。

3 介護保険の給付対象となるサービス

介護給付サービスの「居宅サービス」とは，**表1-5**の12のサービス，「地域密着型サービス」とは，**表1-6**の10のサービス，「施設サービス」とは，**表1-7**の4のサービスで，施設は指定介護老人福祉施設，介護老人保健施設，指定介護療養型医療施設の3種類である。

予防給付の「介護予防サービス」は，介護予防訪問入浴介護，介護予防訪問看護，介護予防訪問リハビリテーション，介護予防居宅療養管理指導，介護予防通所リハビリテーション，介護予防短期入所生活介護，介護予防短期入所療養介護，介護予防特定施設入居者生活介護，介護予防福祉用具貸与，特定介護予防福祉用具販売の10のサービスであり介護予防を目的としている。「地域密着型介護予防サービス」は，介護予防認知症対応型通所介護，介護予防小規模多機能型居宅介護，介護予防認知症対応型共同生活介護の3のサービスである。

表1-5　居宅サービス

サービスの種類	サービスの内容
訪問介護 （ホームヘルプサービス）	介護福祉士やホームヘルパーが自宅に赴き，入浴，排泄，食事等の介護，掃除，洗濯，調理等の援助，通院時の外出移動サポート等の日常生活上の世話を行う。
訪問入浴介護	居宅を訪問し，持参した浴槽により入浴の介護を行う。
訪問看護	主治医が病状安定しており訪問看護が必要だと認めた場合に，看護師，准看護師，保健師，理学療法士および作業療法士が居宅を訪問して療養にかかわる世話，または必要な診療の補助を行う。
訪問リハビリテーション	主治医が病状安定しており計画的な医学管理下におけるリハビリテーションが必要だと認めた場合に，理学療法士，作業療法士，言語聴覚士が居宅を訪問して心身の機能の維持回復，日常生活の自立を助けるためのリハビリテーションを行う。
居宅療養管理指導	病院や診療所または薬局の医師，歯科医師，薬剤師などが，通院が困難な要介護者等の居宅を訪問して心身の状況や環境等を把握し，それらを踏まえて療養上の管理及び指導を行う。
通所介護 （デイサービス）	老人デイサービスセンターなど，入浴，排泄，食事などの介護，そのほかの日常生活を送るうえで必要となるサービスおよび機能訓練を行う。
通所リハビリテーション （デイ・ケア）	主治医が病状安定しており，サービスの利用が必要だと認めた場合に，介護老人保健施設，病院や診療所で心身機能の維持回復，日常生活の自立を助けるためのリハビリテーションを行う。
短期入所生活介護 （ショートステイ）	特別養護老人ホームなどの施設に短期間入所し，入浴，排泄，食事などの介護，そのほかの日常生活を送るうえで必要となるサービスおよび機能訓練を行う。
短期入所療養介護 （ショートステイ）	介護老人保健施設などの施設に短期間入所し，看護，医学的な管理の必要となる介護や機能訓練，そのほかに必要となる医療，日常生活上の世話を行う。
特定施設入居者生活介護	都道府県知事の指定を受けた有料老人ホーム，養護老人ホームおよび軽費老人ホームに入居している要介護者等に特定施設サービス計画に基づき，入浴，排泄，食事等の介護，洗濯，掃除等の家事，生活等に関する相談および助言，日常生活の世話，機能訓練および療養上の世話を行う。
福祉用具貸与	要介護者等の心身の状況，希望および環境をふまえ適切な福祉用具の選定の援助，取付けや調整などを行い，(1)車いす，(2)車いす付属品，(3)特殊寝台，(4)特殊寝台付属品，(5)床ずれ予防用具，(6)体位変換器，(7)手すり，(8)スロープ，(9)歩行器，(10)歩行補助つえ，(11)認知症老人徘徊感知機器，(12)移動用リフト（つり具部分除く），(13)自動排泄処理装置の福祉用具を貸与する。
特定福祉用具販売	福祉用具のうち，入浴や排泄の際に用いられるなど貸与になじまないもの（特定福祉用具）(1)腰掛便座，(2)自動排泄処理装置の交換可能部品，(3)入浴補助用具，(4)簡易浴槽，(5)移動用リフトのつり具部分を販売する。

4 居宅介護支援と介護予防支援

　介護給付の居宅介護支援とは，介護支援専門員（ケアマネジャー）が，居宅サービス，地域密着型サービス，そのほか利用者が日常生活を送るために必要となるサービス等を適切に利用できるよう，心身の状況，置かれている環境，要介護者の希望等を勘案し，居宅サービス計画（ケアプラン）を作成するとともに，サービス事業者等との連絡調整を行い，介護保険施設等への入所を要する場合は，当該施設等への紹介を行う。

　要介護1〜5を対象とし，ケアプラン作成，関係機関との連絡調整，モニタリング（1か月に1回以上ケアマネジャーが訪問 3 ）を行う。

　同様のサービスとして要支援1・2でも受けることのできる介護予防支援があり，地域包括支援センターが相談窓口となる。

表1-6　地域密着型サービス

サービスの種類	サービスの内容
夜間対応型訪問介護	夜間の定期的な巡回や随時通報により，居宅を訪問して行われる入浴，排泄，食事などの介護，日常生活上の緊急対応を行う。
定期巡回・随時対応型訪問介護看護	定期的な巡回や随時通報により，居宅を訪問して行われる入浴，排泄，食事などの介護や療養生活を支援するための看護，日常生活上の世話を24時間対応で行う。
地域密着型通所介護	利用定員19人未満のデイサービスセンターなどの地域密着型通所介護の施設へ要介護者が通い，食事や入浴，排泄などの日常生活上の支援や，生活機能向上のための機能訓練などのリハビリテーションを行う。
療養通所介護	常時看護師による観察が必要な難病等の重度要介護者またはがん末期患者を対象に，療養通所介護計画に基づき，入浴，排泄，食事等の介護その他の日常生活上の世話と機能訓練を行う。
認知症対応型通所介護	認知症の要介護者に対して利用定員12人以下の通所介護事業所（デイサービスセンター等）で，入浴，排泄，食事等の介護，そのほかの日常生活への支援や機能訓練を行う。
小規模多機能型居宅介護	要介護者を対象に，1つの事業所がデイサービスを中心に訪問介護やショートステイを組み合わせ，入浴，排泄，食事などの介護，生活の支援や機能訓練を行う。
認知症対応型共同生活介護（グループホーム）	認知症のある要介護者が共同生活住居において，家庭的な環境と地域住民との交流の下で，入浴，排泄，食事等の介護その他の日常生活上の世話及び機能訓練を行う。
地域密着型特定施設入居者生活介護	地域密着型特定施設（ 4 ）に入居している要介護者等に対して，入浴，排泄，食事等の介護，日常生活上の世話，機能訓練および療養上の世話を行う。
地域密着型介護老人福祉施設入所者生活介護	地域密着型介護老人福祉施設（ 5 ）に入居している要介護者等に対して，家庭的な環境と地域住民との交流の下で行われる食事，入浴，排泄などの介護，日常生活上の世話，機能訓練，健康管理，療養上の世話を行う。
看護小規模多機能型居宅介護（複合型サービス）	要介護者を対象に，1つの事業所がデイサービスを中心に訪問介護やショートステイを組み合わせ，入浴，排泄，食事などの介護や療養生活を支援するための看護，在宅での生活の支援や機能訓練を行う。

3 介護支援専門員（ケアマネジャー）のモニタリング訪問

　介護支援専門員（ケアマネジャー）は，ケアプランを作成した介護サービス利用者を少なくとも月1回訪問し，利用者に面接して，サービスが適切に機能しているか，ケアプランの見直しの必要性があるかどうかなどを評価点検する。

4 地域密着型特定施設

　地域密着型特定施設とは，入居定員が30人未満の有料老人ホーム，養護老人ホーム及び軽費老人ホームで，入居者が要介護者とその配偶者などに限定されている。サービス付き高齢者向け住宅が有料老人ホームに該当する場合は特定施設になる。

5 地域密着型介護老人福祉施設

　地域密着型介護老人福祉施設とは，入居定員が30人未満の小規模な特別養護老人ホームで，要介護3以上が入所対象となる。要介護1・2は原則利用不可であるが認知症，知的障害，精神障害により日常生活に支障をきたす症状・行動が頻繁に見られ，在宅生活が困難な場合などの特例条件のある場合には利用可能となる。

表 1-7　施設サービス

サービスの種類	サービスの内容
介護福祉施設サービス	介護老人福祉施設は，特別養護老人ホーム（入所定員が 30 人以上）であり，入浴，排泄，食事などの介護，日常生活上の世話，機能訓練，健康管理および療養上の世話を行う。
介護保健施設サービス	介護老人保健施設において症状の安定した要介護者に看護，医学的な管理の必要となる介護，機能訓練，そのほかの必要な医療，日常生活上の世話を行う。
介護医療院サービス	介護医療院（**6**）において症状の安定した要介護者に，療養上の管理，看護，医学的な管理の必要となる介護，機能訓練，そのほかの必要な医療，日常生活上の世話を行う。
介護療養施設サービス	介護療養型医療施設において症状の安定した要介護者に，療養上の管理，看護，医学的な管理の必要となる介護，療養上の世話，機能訓練，必要な医療を行う。

6 介護医療院
　介護医療院とは，長期的な医療と介護のニーズをあわせ持つ高齢者を対象とし「日常的な医学管理」や「看取りやターミナルケア」等の医療機能と「生活施設」としての機能とを兼ね備えた施設である。
厚生労働省 HP(https://www.mhlw.go.jp/stf/seisakunitsuite/bunya/0000196478.html)

5 居宅介護（介護予防）住宅改修費

　要支援・要介護者が，自宅に手すりを取付ける等の住宅改修費の 9 割相当額が償還払いで支給される。なお，支給額は，支給限度基準額 20 万円が上限となる。住宅改修の種類には，手すりの取付け，段差の解消，滑りの防止及び移動の円滑化等のための床または通路面の材料の変更，引き戸等への扉の取替え，洋式便器等への便器の取替え，その他改修に付帯して必要となる住宅改修である。

6 地域支援事業（7）

7 地域支援事業
①介護予防・日常生活支援総合事業（総合事業）：「要支援者と虚弱高齢者」への介護予防・生活支援サービス事業，すべての第 1 号被保険者を対象とする一般介護予防事業，サービスビス事業対象者への介護予防ケアマネジメントを行う。
②包括的支援事業（地域包括支援センターの運営）：総合相談支援事業，権利擁護，包括的継続的ケアマネジメントを行う。
③包括的支援事業（社会保障充実分）：地域ケア会議の運営，在宅医療・介護連携の推進事業，認知症総合支援事業，生活支援体制整備事業を行う。
④任意事業：任意事業は，介護給付等費用適正化事業，家族介護支援事業，その他介護保険事業の運営の安定化及び被保険者の地域における自立した日常生活の支援のため必要な事業を行う。

　要介護認定において「非該当」なった場合に，市区町村が行っている地域支援事業などにより，生活機能を維持するためのサービスや生活支援サービスが利用できる。市区町村あるいは地域包括支援センターに相談する。
　地域支援事業は，「被保険者が要介護状態等となることを予防するとともに，要介護状態等となった場合においても，可能な限り，地域において自立した日常生活を営むことができるよう支援する」ための事業である。
　地域支援事業は市区町村で実施され，①介護予防・日常生活支援総合事業（総合事業），②包括的支援事業（地域包括支援センターの運営），③包括的支援事業（社会保障充実分），④任意事業がある。

学習のまとめ
● 訪問看護の根拠となる法律は，健康保険法・高齢者医療確保法・介護保険法・障害者総合支援法などですべての年代・障害をカバーしている。
● 45〜65 歳未満で介護保険の対象となるのは 16 の疾病である。
● 介護保険の給付対象となるサービスは，居宅サービス・地域密着型サービス・施設サービスである。

引用・参考文献

1）厚生労働統計協会，国民衛生の動向 2022-2023，2022.
2）「ヤングケアラーの実態に関する調査研究」
　　https://www.mext.go.jp/a_menu/shotou/seitoshidou/mext_01458.html
3）ヤングケアラーはこんな子どもたちです
　　https://www.mext.go.jp/a_menu/shotou/seitoshidou/1387008_00003.html
　　https://www.mhlw.go.jp/stf/young-carer.html
4）令和 4 年版高齢社会白書
　　https://www8.cao.go.jp/kourei/whitepaper/w-2022/zenbun/pdf/1s2s_02.pdf
5）平成 29 年版高齢者白書
　　https://www8.cao.go.jp/kourei/whitepaper/w-2020/zenbun/02pdf_index.html
6）令和元年国民生活基礎調査　https://www.mhlw.go.jp/toukei/list/20-21.html
7）令和 2 年版障害者白書
　　https://www8.cao.go.jp/shougai/whitepaper/r02hakusho/zenbun/index-pdf.html
8）障害福祉サービスの内容
　　https://www.mhlw.go.jp/stf/seisakunitsuite/bunya/hukushi_kaigo/shougaishahukushi/service/naiyou.html
9）発達障害者支援センターの事業内容
　　http://www.rehab.go.jp/ddis/action/work/
10）令和 3 年度高齢者の日常生活・地域社会への参加に関する調査
　　https://www8.cao.go.jp/kourei/ishiki/r03/zentai/pdf_index.html
11）令和 3 年版障害者白書
　　https://www8.cao.go.jp/shougai/whitepaper/r03hakusho/zenbun/index-pdf.html
12）介護予防・日常生活支援総合事業のサービス利用の流れ
　　https://www.kaigokensaku.mhlw.go.jp/commentary/flow_synthesis.html

Ⅲ. 在宅看護における権利の保障

**学習の
ねらい**

● 自ら権利主張や権利行使することができない人の判断能力低下の状況への対応について理解する。

● 虐待に至る要因には虐待者側の要因，被虐待者側の要因及び家庭の要因が重なり合って起きる。このリスク要因を把握し，予測して対応することの必要性を理解する。

● 健康に関する個人情報は，人の生命・生活に深く関連しており，個人情報保護に関する基本的な考え方や方針を理解し順守する必要があることを理解する。

● 看護師には人々が健康である権利を守り推進する義務があると同時に，看護師自身にも人間として安全で，かつ虐待，暴力行為，脅威または脅迫を受けない環境で看護を実践する権利を有していることを理解する。

1 在宅療養者の権利擁護（アドボカシー）と成年後見制度

1 人権の尊重

　人権について，国際連合は，1948年に世界人権宣言を採択し，すべての人間は生まれながらにして自由であり，尊厳と権利において平等であることを宣言した（世界人権宣言 **1**）。

　わが国では，日本国憲法第11条「国民は，すべての基本的人権を享有する。この憲法が国民に保障する基本的人権は，侵すことのできない永久の権利である」としている。

　WHOはその憲章の前文に有名な健康の定義を行った。この健康とは思想，宗教，政治の背景の区別なく生まれながらの権利であり，基本的人権であるとしている。この健康の確立を図ることはすべての国にとって最も大切な義務であるとして，国家の責任を明記している。

　わが国では憲法第25条によって国民の健康権が保障されている。通称，生存権と呼ばれる第25条は「すべて国民は，健康で文化的な最低限度の生活を営む権利を有する…」という出だしで，第2項に「国は，すべての生活部門において社会福祉，社会保障および公衆衛生の向上及び増進に努めなくてはならない」とし，第1項で国民の権利，第2項で国家義務を明らかにしている。この憲法のもと，国民は健康で，幸せに生きる権利の主体者であると同時に，人は必ず死ぬ存在であり，その人らしく死ぬ権利（生き抜く権利）もまた有している。国民の健康を基本的人権として確立した25条は，命と生活を守る専門職としての看護の出発点である。看護は人々がどのような状態にあれ，人間としての尊厳が損なわれることなく，身体の苦痛と精神の不安が取り除かれ，または軽減された状態で日常生活を続け，命を全うすることを護っていく専門職である。

② 障がいの自己修復支援

　従来，病気などにより健康に障がいをもつことは，個人的不幸とされてきた。しかし，社会の関心が高齢者や障がい者の問題に向けられるようになり，これまでの個人の問題としてのとらえから，社会の問題としてとらえられるようになってきつつある。医療の進展が人々にもたらした恩恵には，計り知れないものがあるが，その反面，救命や延命と引き換えに，しばしば不本意な生き方や理不尽な死に方を強いる場面に看護職は直面することがある。

　人が自らの意思と力で生命や生活をコントロールできなくなったときに，社会がその人の人間としての尊厳を損なうことなく生命と生活のありようを支援する手段，あるいはシステムをどのように準備することができるかは，その国の文化のレベルであるといわれている。

　人に対して行うケアサービスは多くの人の手と心を必要とする。ある研修会で，自宅のベッドに横になって微笑んでいる女性のスライドが出された時のことである。「この患者さんは，回復に向かっているのね」と友人に言うと，「いいえこの方は死に向かっているの」との答えが返ってきた。その女性は，「厳しい人生の末に，人間として認められ支援されているから…」という話の続きがあった。死の床にあって，名前を呼ばれ，ひとりの人格ある存在として，認められて支援がなされるとき，人は微笑みをもって死を迎えることができるのであろう。自らの意思と力で生命と生活をコントロールできなくなった時，普通の生活を支援することは，人としての尊厳を護ることなのである。看護職は，人の誕生から死に至るまでの生涯を通しての健康をまもり，最期にその人にふさわしい死を迎えるために必要な支援を提供する役割が期待されている。

③ 障がいの自己の修復と人権尊重

　障がいを持つ人は，これまでもっていた能力を次々と失っていく。個人の生活や社会的な生活場面において，職場や友人を失う等に遭遇し，人の世話になることや他者に依存する自己に直面することで，自己愛を見出すことが困難になる。障がいをもった人の人権について，コフートは自己愛喪失という概念を発表した（②）。それによると，人は自己を誉めてくれる人を失うと，自己を愛することができなくなり（自己愛喪失），自己の連続性が保てなくなる。障がいをもった人への支援は，自分をほめてくれ，認めてくれる人を新たに見つけることで，本人が自身への自己愛をもつことができ，自己の統合性を保つことができるようになる。

　看護職は，その人のよい所を見つけ出し少しでもほめること，心から愛すること，安心感を与えること，そして少なくとも同じ人間であると感じられるように行動することであり，障がい者が，このような人を一人でも多くもてるように支援することが大切である。

② コフート

　フロイトや自我心理学の自己構造論モデル（1923年：自我，超自我，エス）に代わる新しいパラダイムとしてコフートは双極性モデル（1977年：理想の極，野心の極）を発表した。コフートは戦争による欠乏が終了した実質的な戦後に生まれ育った世代は，物質的には恵まれているものの，自己の形成にとって必要な，自己愛が十分に満たされないまま育っている。これらの世代は，弱々しく，傷ついた自己を抱え，他者のことを考えるゆとりもない，「他者を失った若者」である。コフートはフロイトのような自立した自己ではなく，他者に依存する自己を認め，自己愛喪失という概念が出された。
文献：和田秀樹：自己愛の構造，講談社選書メチエ，1999。

4 人権擁護（アドボカシー）と成年後見制度

1）人権擁護（アドボカシー）とは

　アドボカシーは，「擁護・代弁」や「支持・表明」「唱道」などの意味を持ち，「権利擁護」のことである。看護では，「患者（利用者）の代弁者」，「患者（利用者）の弁護」，「患者（利用者）相談窓口」などの意味としても使われている。

2）権利擁護（アドボカシー）支援とは

　権利侵害行為の対象者は，権利侵害の対象になりやすく自ら権利主張や権利行使することができない状況にある高齢者や障がい者などで，これらの対象者には権利侵害の予防や対応，権利行使の支援を専門的に行う。判断能力が低下している場合などは，関係者と密に連絡を行い，情報収集などにより本人の意思に応じた判断ができるよう丁寧な対応が必要となる。地域包括支援センターでは，①高齢者が介護保険制度等社会サービスを利用する権利を行使できるように，意思表出や自己決定への支援を行う，②判断が低下すると，人権を侵害されたり虐待や不適切なケアに対して自己主張，自己決定ができないことが多いため，高齢者虐待防止法や消費者保護法，成年後見制度等の活用によって権利救済を行い，虐待や権利侵害を防止するなどの権利擁護支援を行っていく。

3）成年後見制度

　判断能力の不十分な人を法的に保護し，支援するのが成年後見制度である。成年後見制度には(1)任意後見制度と(2)法定後見制度がある。

(1) 任意後見制度は，本人が十分な判断能力があるうちに自ら選んだ人で，判断能力が不十分になったときに代わりに判断してもらいたいことを契約（任意後見契約）で決めておく制度である。

(2) 法定後見制度は，本人の判断能力が不十分になった後に家庭裁判所によって，成年後見人等が選ばれる制度。本人の判断能力によって3類型がある。

　・補助：判断能力が不十分な場合
　・保佐：判断能力が著しく不十分な場合
　・後見：判断能力が通常の状態で欠ける場合

4）権利擁護のネットワーク

　成年後見制度は，本人の権利擁護を担う一つの制度である。権利擁護に関する制度は様々にある。高齢者の権利擁護は地域支援事業として地域包括支援センターが担っており，障がい者の権利擁護は，相談支援事業として障害者相談支援事業者が担っている。支援する関係者が情報交換をして情報を共有し，本人を中心とする支援の輪を形成することが必要であり，本人の抱える問題の内容によって支援者の誰かがキーパーソンになって問題を解決できるよう協議を進める。

2 虐待の防止

1 虐待の防止（権利の保障の視点から）

　虐待は人権を侵す大きな社会問題として，児童・高齢者・障害者への虐待，ドメスティック・バイオレンス（DV）等が取り上げられている。2000年以降，法整備がすすめられ，児童虐待の防止等に関する法律（施行2000年），配偶者からの暴力の防止及び被害者の保護に関する法律（2001年），高齢者虐待防止法（2006年），障害者虐待の防止，障害者の擁護者に対する支援等に関する法律（2012年）が次々と成立してきた。

　訪問看護師は，地域住民の生活に密着した活動を行っていることから，多くの虐待場面に遭遇することがある。中でも高齢者の虐待は年々増加してきていることから，ここでは高齢者虐待を中心に述べる。

虐待とは

　虐待を意味するabuseは悪用，不当な扱い，乱用・誤用の意味で，自分の人生を自分で決め，人生を尊厳をもって過ごすことは，介護の必要の有無に関わらず誰もが望むことであるが，現実には家族や親族などが高齢者の人権を侵害する高齢者虐待が問題となっている。

　虐待について，高齢者虐待防止法（高齢者の養護者に対する支援等に関する法律）では，住まいが在宅と施設（病院以外）について規定されている。

（1）高齢者とは：65歳以上の者
（2）虐待者とは：①擁護者による高齢者虐待と，②要介護施設従事者等による高齢者虐待に分類される。
（3）擁護者とは：高齢者を現に擁護するものであって要介護施設従事者以外のもので，高齢者の世話をしている家族，親族，同居人等が該当する。
（4）要介護施設従事者等とは：老人福祉法及び介護保険法に規定する「要介護施設」または「要介護事業」の業務に従事する職員（**表1-8**）。

表1-8　高齢者虐待防止法に定める「要介護施設従事者等」の範囲

	要介護施設	要介護事業	要介護施設従事者等
老人福祉法による規定	・老人福祉施設 ・有料老人ホーム	・老人居宅生活支援事業	「要介護施設」または「要介護事業」の業務に従事する者
介護保険法による規定	・介護老人福祉施設 ・介護老人保健施設 ・介護療養型医療施設 ・地域密着型介護老人福祉施設 ・地域包括支援センター	・居宅サービス事業 ・地域密着型サービス事業 ・居宅介護支援事業 ・介護予防サービス事業 ・地域密着型介護予防サービス事業 ・介護予防支援事業	

2 高齢者虐待の状況

1）在宅療養と要介護施設の従事者等による虐待の状況

　虐待は，厚生労働省調べ（2019 年）によると要介護施設従事者等による高齢者虐待判断件数は 664 件，相談・通報件数は 2,267 件で，養護者による高齢者虐待判断件数は 16,928 件，相談・通報件数は 34,057 件と過去最多になっている。2019（令和元）年 10 月時点で居宅サービス（家で受けるサービス）を受けている人は 376 万 5,000 人。対して，施設サービスを受けている人は 94 万 8,000 人と約 4 倍の差がある。そのため，居宅と施設の虐待等の件数に大きな違いがある。要介護施設従事者による虐待および相談通報件数の増加について，平成 18 年度から平成 30 年度の 12 年間で約 10 倍となり，虐待防止の必要性はますます高くなっている。擁護者（家族等）と要介護施設従事者等の虐待防止には，介入時には虐待の起きている状況と，背景にある様々な要因を把握し専門的な知識や慎重さをもって対応していくことが求められる。ここでは，在宅看護に関連する要介護施設従事者等による虐待と養護者（家族等）による虐待の状況について概観する。

● 養護者（家族等）による虐待（在宅）

　<u>被虐待者数</u>：男性 4,315 人（24.8%），女性 13,111 人（75.2%）

　<u>虐待者</u>：息子（40.2%），夫（21.3%），娘（17.8%）

　<u>相談・通報者</u>：介護支援専門員（27.5%），警察（27.2%）

　<u>相談・通報受理からの期間</u>：事実確認開始まで 0 日，虐待判断まで 2 日，終結まで 81 日

　<u>主な発生要因</u>：虐待者の性格や人格に基づく言動（54.2%），被虐待者の認知症の症状（53.4%），養護者の介護疲れ・介護ストレス（48.3%）

　<u>虐待の種別（複数回答）</u>：身体的虐待（67.1%），心理的虐待（39.4%），介護等放棄（19.6%），経済的虐待（17.2%），性的虐待（0.3%）

　<u>死亡事例</u>：15 人

● 要介護施設従事者等による虐待（施設）

　<u>被虐待者数</u>：男性 316 人（29.8%），女性 741 人（69.9%）

　<u>虐待者</u>：入所施設職員

　<u>相談・通報者</u>：当該施設職員（23.8%），家族・親族（18.9%）

　<u>相談・通報受理からの期間</u>：事実確認開始まで 7 日，虐待判断まで 36 日，終結まで 102 日

　<u>主な発生要因</u>：教育・知識・介護技術等に関する問題（56.8%），職員のストレスや感情のコントロールの問題（26.4%）

　<u>虐待の種別（複数回答）</u>：身体的虐待（60.1%（うち身体拘束有 26.1%）），心理的虐待（29.2%），介護等放棄（20.0%），経済的虐待（3.9%），性的虐待（5.4%）

　<u>死亡事例</u>：4 人

　<u>虐待の事実が認められた施設</u>：特別養護老人ホーム（29.5%），有料老人ホーム（27.6%），グループホーム（14.8%），介護老人保健施設（11.2%）

　（出典：『令和元年度「高齢者虐待の防止，高齢者の養護者に対する支援などに

関する法律」に基づく対応状況などに関する調査結果』（厚生労働省）を基に作成
2020 年 12 月 30 日）

2）セルフネグレクト

　１人暮らし高齢者世帯，高齢者夫婦世帯の増加，認知症高齢者の増加により，地域特性に合った生活支援サービスや見守り等のサービス提供が必要であるが，社会から孤立し，生活行為や心身の健康維持ができなくなっている（セルフネグレクト）。

　セルフネグレクトは孤立死に至るリスクと考えられるが，その実態が十分把握されていない。

３ 虐待者と非虐待者及び家庭の要因

　高齢者虐待に至る要因には虐待者側の要因，被虐待者側の要因及び家庭の要因が重なり合って起きることが多い（**表 1-9**）。要因を把握したうえで，事例への支援と虐待予防対策を行っていくことが重要である。

　養護者虐待の要因として約 8 割が認知症であったことから，虐待は，介護者が思うようにいかない介護で，ストレスを感じやすいことが原因として考えられる。（『平成 28 年度老人保健事業推進費等補助金（老人保健健康増進等事業）報告書』（厚生労働省）2019 年 6 月 25 日）

４ 養護者と被虐待者への支援

1）在宅での個別支援

（1）家族への支援

　高齢者虐待の要因は虐待者側の要因，被虐待者側の要因及び家庭の要因のほか，生活苦，希薄な近隣関係，介護者の社会からの孤立，老老介護・単身介護の増加など多岐にわたることから，養護者の誰もが介護ストレスなどから，虐待と見なされる行為に至ってしまう可能性がある。虐待が生じている場合，虐待をしている介護者を加害者として捉えがちであるが，養護者自身が何らかの支援を必要としている場合もある。

　虐待が起きた世帯の家族形態は独身の子どもと同居が 33.0％と最も多く，子ども夫婦と同居は 15.2％，配偶者と離別・死別等をした子どもと同

表 1-9　虐待者側の要因，被虐待者側の要因及び家庭の要因

虐待者側の要因	・介護疲れ，介護ストレス ・虐待者の介護力の低下や不足 ・被虐待者と虐待発生までの人間関係 ・知識や情報の不足，理解力の不足や低下 ・精神状態が安定していない ・障害，疾病
被虐待者側の要因	・認知症の症状 ・身体的自立度の低さ
家庭の要因	・経済的困窮 ・家族関係の悪さ，家族員の問題

居が 12.1％，夫婦のみ世帯は 21.5％であり，被虐待者の 60.3％が子ども世代と同居していた（『平成 28 年度「高齢者虐待の防止，高齢者の養護者に対する支援等に関する法律」に基づく対応状況等に関する調査結果』（厚生労働省）2019年 6 月 25 日時点）。

　看護職は，他の家族員の健康状況や経済状況，近隣との関係など様々な問題を把握できる立場にあり，虐待の背景をとらえやすいことを生かして支援していくことが必要である。

（2）男性介護者への支援

　被虐待高齢者の養護者の内訳は息子，夫，娘の順に多い（p.20 参照）。近年の未婚化や，子どもと住居を別にする世帯の増加に伴い，介護の担い手が息子や夫など，男性が多くなっている。男性は家事や介護になれないことから，自分の思い通りにならない介護にストレスを感じやすい。女性よりも介護仲間が少ないことで，介護を思い込みで判断する傾向にある。一生懸命の介護が，かえって虐待につながっていることもある。特に独身の息子は既婚者の息子よりも虐待の発生率が高く，シングル介護者のリスクとして挙げられる。男性の介護ストレスを軽減するには，他者からのアドバイスや知識による支援の提供，客観的な視点や距離感を保ちながら，介護に取り組んでいける地域と社会のサポート体制の構築など，男性介護者への支援策が求められている。

2）関係者・関係機関のチームアプローチでの支援

　発生予防から通報等による事実確認，高齢者の生活の安定に向けた支援にいたる各段階において，複数の関係者が連携を取りながら高齢者や養護者の生活を支援できる体制を構築し，チームとして虐待事例に対応することが必要である。被介護者である親と介護者である子が同居している場合，介護の場に多くの人に関わってもらうことで，介護に対応していくと，介護負担を分散でき，虐待に至るリスクを軽減させることができる。また，高齢者虐待の特徴として，虐待している人が虐待しているという自覚のない場合や，虐待をされている人も虐待を受けているという自覚がない場合がある。虐待が疑われる事例の中には，高齢者の命に危険があることがあり，当事者同士の虐待の自覚のなさが虐待を助長することにもつながっていることがある。生命に関わるような緊急的な事態で，入院や措置入所などの緊急保護措置が必要な時の最優先は高齢者の安全確保であり，その対応に，養護者との信頼関係を築くことが困難な時もある。その場合，チームでのアプローチや仲介によって信頼関係を構築するなどでの支援を行うなど，高齢者虐待の事例に対しては担当者一人の判断で行うことを避けて組織的な対応を行うことが必要である。

3）養護者による虐待対応の終結

　養護者による虐待対応は，終結は施設への入所や入院，本人・養護者の死亡等，物理的に高齢者本人と養護者が距離をとったことで虐待が解消し，終結した割合が 6 割以上である。終結の判断を国は，「虐待が解消され

たこと及び高齢者が安心して生活をおくるために必要な環境が整ったことを確認」したときとしている（平成30年3月厚生労働省老健局「市町村・都道府県における高齢者虐待への対応と養護者支援について」：p71）。

5 高齢者虐待の早期発見・早期対応

高齢者虐待の問題では，虐待の未然防止が最も重要な課題である。そのためには，家庭内における権利意識の啓発，認知症等に対する正しい理解や介護知識の周知のほか，介護保険制度の利用促進などによる養護者の負担軽減策などが有効である。

看護職は，高齢者虐待の未然防止という視点で，家族への助言や情報提供，適切な介護サービスの利用による介護負担の軽減等，家族への支援を行うことができる。近隣との付き合いがあまりなく，孤立している高齢者世帯があれば民生委員や近隣住民への見守りや声掛けなど日常的なコミュニケーションを増やすような働きかけも可能である。できるだけ早い時期に養護者の介護不安，介護負担を把握し，養護者だけで介護を抱え込まないように，家族全体の協力状況を把握し，社会資源の利用を進めていく。

1）早期発見の気づきと早期対応

高齢者虐待への対応は，問題が深刻化する前に高齢者や養護者・家族に対する支援を開始することが重要である。民生委員や自治会，町内会等の地域組織との協力連携，地域住民への高齢者虐待に関する啓発普及，保健医療福祉関係者との連携体制をつくり，いざというときに早期発見し，早期対応ができる仕組みを整えておく。

介護に手がかかる場合や介護基盤に問題がある場合などは，放置すると虐待が発生する可能性（虐待のハイリスク状態）がある。訪問看護がかかわっている状況下で，何かおかしい，変だなと気づくこと，疑問を持つことが大切であり，ここからかかわりが始まる。どのようなリスク要因があるのかを把握し，予測しておく必要がある（➡表1-10）。

地域の中にある介護の集いや，認知症カフェ，介護教室などの仲間づくりも大変有効である。

2）関係機関・関係者の連携

高齢者虐待の発生には家庭内での長年の歴史を基にした人間関係や介護疲れ，金銭問題など多様な要因が重層的に関連している。そのため，発生予防から通報などによる事実確認，高齢者の生活の安定に向けた支援に至る各段階で，複数の関係機関・関係者が連携しながら，チームで対応していくことが求められる。

虐待の要因となる問題に対応できる関係機関，関係者と連携しつつ，地域包括支援センターが構築する高齢者虐待防止ネットワークを活用することが有効である。

高齢者虐待防止法第5条（高齢者虐待の早期発見等）では，要介護施設，病院，保健所その他の高齢者の福祉に業務上関係のある団体及び要介護施

表 1-10　高齢者虐待発見チェックリスト

虐待が疑われる場合の『サイン』として，以下のものがあります。複数のものにあてはまると，疑いの度合いはより濃くなってきます。これらはあくまで例示ですので，この他にも様々な『サイン』があることを認識しておいてください。

《身体的虐待のサイン》

チェック欄	サ イ ン 例
	身体に小さなキズが頻繁にみられる。
	太腿の内側や上腕部の内側，背中等にキズやみみずばれがみられる。
	回復状態が様々な段階のキズ，あざ等がある。
	頭，顔，頭皮等にキズがある。
	臀部や手のひら，背中等に火傷や火傷跡がある。
	急におびえたり，恐ろしがったりする。
	「怖いから家にいたくない」等の訴えがある。
	キズやあざの説明のつじつまが合わない。
	主治医や保健，福祉の担当者に話すことや援助を受けることに躊躇する。
	主治医や保健，福祉の担当者に話す内容が変化し，つじつまがあわない。

《心理的虐待のサイン》

	かきむしり，噛み付き，ゆすり等がみられる。
	不規則な睡眠(悪夢，眠ることへの恐怖，過度の睡眠等)を訴える。
	身体を萎縮させる。
	おびえる，わめく，泣く，叫ぶなどの症状がみられる。
	食欲の変化が激しく，摂食障害(過食，拒食)がみられる。
	自傷行為がみられる。
	無力感，あきらめ，投げやりな様子になる。
	体重が不自然に増えたり，減ったりする。

《性的虐待のサイン》

	不自然な歩行や座位を保つことが困難になる。
	肛門や性器からの出血やキズがみられる。
	生殖器の痛み，かゆみを訴える。
	急に怯えたり，恐ろしがったりする。
	ひと目を避けるようになり，多くの時間を一人で過ごすことが増える。
	主治医や保健，福祉の担当者に話すことや援助を受けることに躊躇する。
	睡眠障害がある。
	通常の生活行動に不自然な変化がみられる。

《経済的虐待のサイン》

	年金や財産収入等があることは明白なのにもかかわらず，お金がないと訴える。
	自由に使えるお金がないと訴える。
	経済的に困っていないのに，利用負担のあるサービスを利用したがらない。
	お金があるのにサービスの利用料や生活費の支払いができない。
	資産の保有状況と衣食住等生活状況との落差が激しくなる。
	預貯金が知らないうちに引き出された，通帳がとられたと訴える。

《ネグレクト（介護等日常生活上の世話の放棄，拒否，怠慢）のサイン（自己放任も含む）》

居住部屋，住居が極めて非衛生的になっている，また異臭を放っている。
部屋に衣類やおむつ等が散乱している。
寝具や衣服が汚れたままの場合が多くなる。
汚れたままの下着を身につけるようになる。
かなりのじょくそう（褥瘡）ができてきている。
身体からかなりの異臭がするようになってきている。
適度な食事を準備されていない。
不自然に空腹を訴える場面が増えてきている。
栄養失調の状態にある。
疾患の症状が明白にもかかわらず，医師の診断を受けていない。

《セルフネグレクト（自己放任）のサイン》

昼間でも雨戸が閉まっている。
電気，ガス，水道が止められていたり，新聞，テレビの受信料，家賃等の支払いを滞納している。
配食サービス等の食事がとられていない。
薬や届けた物が放置されている。
ものごとや自分の周囲に関して，極度に無関心になる。
何を聞いても「いいよ，いいよ」と言って遠慮をし，あきらめの態度がみられる。
室内や住居の外にゴミがあふれていたり，異臭がしたり，虫が湧いている状態である。

《養護者の態度にみられるサイン》

高齢者に対して冷淡な態度や無関心さがみられる。
高齢者の世話や介護に対する拒否的な発言がしばしばみられる。
他人の助言を聞き入れず，不適切な介護方法へのこだわりがみられる。
高齢者の健康や疾患に関心がなく，医師への受診や入院の勧めを拒否する。
高齢者に対して過度に乱暴な口のきき方をする。
経済的に余裕があるように見えるのに，高齢者に対してお金をかけようとしない。
保健，福祉の担当者と会うのを嫌うようになる。

《地域からのサイン》

自宅から高齢者や介護者・家族の怒鳴り声や悲嶋・うめき声，物が投げられる音が聞こえる。
庭や家屋の手入れがされていない，または放置の様相（草が生い茂る，壁のペンキがはげている，ゴミが捨てられている）を示している。
郵便受けや玄関先等が，1週間前の手紙や新聞で一杯になっていたり，電気メーターがまわっていない。
気候や天気が悪くても，高齢者が長時間外にいる姿がしばしばみられる。
家族と同居している高齢者が，コンビニやスーパー等で，一人分のお弁当等を頻繁に買っている。
近所づきあいがなく，訪問しても高齢者に会えない，または嫌がられる。
高齢者が道路に座り込んでいたり，徘徊している姿がみられる。

（参考）「東京都高齢者虐待対応マニュアル」（東京都）より

設従事者等，医師，弁護士その他高齢者の福祉に職務上関係のある者は，虐待を発見しやすい立場にあることを自覚し，高齢者虐待の早期発見に努めなければならないと規定している。

高齢者虐待防止法第7条（虐待者の早期発見等）では，高齢者の生命・身体に重大な危険が生じている場合にのみ発見者に通報義務が課され（罰則はない），その他の場合発見者は通報の努力義務とされている。通報は虐待の恐れのある場合に求められており，虐待が確定的である必要はない。

虐待の疑いがある場合には高齢者や家族から虐待サインがあることが多いので，それを見逃さずに発見し，後に続く対処と連携のために正確に記録し通報すること，高齢者の状態と訴えは時間的にも変化するので，継続的な記録が大切である。

3 個人情報の保護と管理

1 個人情報の保護と法律

健康・医療に関する情報は，人の生命，身体及びその活動に密接であることから，情報の活用には個人情報の保護に関する法律（個人情報保護法）に基づいている。わが国の個人情報保護法制は，個人情報を取り扱う主体の性質ごとに適応される法令が異なる。看護職は個人情報以外にも，公開されることを望まない私的な事柄であるプライバシーに関連した情報を得ることが多い。保健師助産師看護師法では，看護職は業務上知り得た人の秘密を漏らしてはならないことが述べられており，これに反した者は，6か月以下の懲役または10万円以下の罰金に処される。ほかにも，刑法，母体保護法，精神保健及び精神障害者福祉に関する法律，感染症の予防及び感染症の患者に対する医療に関する法律などにおいて，業務上知り得た人の秘密を保持しなければならない旨が罰則とともに定められている。

看護職には看護の実践にあたってその対象となる人々の権利を尊重し，個人情報保護と守秘義務の遵守のもと，情報を利活用することが求められている。

1）個人情報の保護に関する法律における医療・介護関係事業者の範囲

国，地方公共団体，独立行政法人等が設置するものを除く，個人情報の保護に関する法律における医療・介護関係事業者の範囲は次のとおりである。

①病院，診療所，助産所，薬局，訪問看護ステーション等の患者に対し直接医療を提供する事業者（以下「医療機関等」という）。

②介護保険法に規定する居宅サービス事業，介護予防サービス事業，地域密着型サービス事業，地域密着型介護予防サービス事業，居宅介護支援事業，介護予防支援事業，及び介護保険施設を経営する事業，老人福祉法に規定する老人居宅生活支援事業及び老人福祉施設を経営する事業その他高齢者福祉サービス事業を行う者（以下「介護関係事業者」）。

2）個人情報保護法の個人情報について

　法令上個人情報とは，「生存する個人に関する情報であり，当該情報に含まれる氏名，生年月日その他の記述等により特定の個人を識別することができるもの（他の情報と容易に照合することができ，それにより特定の個人を識別することができることとなるものを含む）」としている。これは，情報を関連づけたり，その他の情報との組み合わせで一人の人物を特定できるようであれば，それらの情報はすべて個人情報となることを意味する。

　また，要配慮個人情報については，「本人の人種，信条，社会的身分，病歴，犯罪の経歴，犯罪により害を被った事実その他本人に対する不当な差別，偏見その他の不利益が生じないようにその取扱いに特に配慮を要するものとして政令で定める記述等が含まれる個人情報」をいう。

　法令上個人情報とは，生存する個人に関する情報に限定されるが，当該患者（利用者）が死亡した後においても，医療・介護関係事業者が当該患者（利用者）の情報を保存している場合には，漏えい，滅失またはき損等の防止のため，個人情報と同等の安全管理措置を講ずる。

3）個人情報の取扱い

　個人情報の取扱いについては，法第3条において，「個人情報が，個人の人格尊重の理念の下に慎重に取り扱われるべきものである」とされていることを踏まえ，個人情報を取り扱うすべての者は，その目的や様態を問わず，個人情報の性格と重要性を十分認識し，その適正な取扱いを図らなければならない。

　医療分野は，個人情報の性質や利用方法等から，法第6条の規定に基づく特に適正な取扱いの厳格な実施を確保する必要がある分野の一つであり，積極的な取組が求められる。また，介護分野においても，介護関係事業者は，多数の利用者やその家族について，他人が容易には知り得ないような個人情報を詳細に知りうる立場にあり，医療分野と同様に個人情報の適正な取扱いが求められる分野である。

4）医療・介護関係事業者が行う措置の透明性の確保と対外的明確化

　医療・介護関係事業者は，透明性の確保と対外的明確化が求められ，個人の人格尊重の理念の下に個人情報を慎重に扱うべきであり，個人情報保護に関する考え方や方針に関する宣言（いわゆる，プライバシーポリシー，プライバシーステートメント等）及び個人情報の取扱いに関する明確かつ適正な規則を策定し，それらを対外的に公表することが求められる。

　なお，利用目的を広く公表することについて，以下のような趣旨があることに留意する。

　①医療・介護関係事業者で個人情報が利用される意義について患者（利用者）等の理解を得ること。

　②医療・介護関係事業者において，法を順守し，個人情報保護のため積極的に取り組んでいる姿勢を対外的に明らかにすること。

5）責任体制の明確化と患者（利用者）窓口の設置等

　個人情報の取扱いに関し，専門性と指導性を有し，事業者の全体を統括する組織体制・責任体制を構築し，規則の策定や安全管理措置の計画立案等を効果的に実施できる体制を構築する。また，患者（利用者）等に対しては，受付時，利用開始時に個人情報の利用目的を説明するなど，必要に応じて分かりやすい説明を行う必要があるが，加えて，患者（利用者）等が疑問に感じた内容を，いつでも，気軽に問合せできる窓口機能等を確保することが重要である。

② SNS の普及における倫理的課題

　近年，SNS の普及により，自らの日々の体験など様々な情報を，不特定多数の人に対して容易に発信することができるようになった。SNS でブログや写真等を掲載する看護職も少なくない。ブログ等は，私的な内容や感情を気軽に記載しやすいことから，看護職が書く内容によっては，患者または利用者等の個人情報の漏洩や，社会的信用の損失につながる場合もある。これらは，掲載した内容が個人情報等にあたる自覚がないことも多く，長期にわたり知らず知らずのうちに大きな倫理的課題を引き起こしている可能性もあることから注意が必要である。

③ 研究等に個人情報を用いる場合の情報管理について

1）研究倫理上の注意点

　看護職には，勉強会や研究発表等のために，多くの患者または利用者等の情報を収集し，それをデータ化する機会も多くある。看護職がケアを行う際の着眼点が全人的なものであることから，他の保健医療福祉サービスに関わる専門職と比べると，研究等のために収集する情報は，患者または利用者等の療養生活の実態などに関する文字データが中心であり，プライバシーに直結するものが多いという特徴を持つ。そのため，データの収集にあたっては，目的や管理方法等について説明し，患者または利用者等の同意を得た上で行い，慎重に取り扱うことが求められる。データを入れたUSB 等の紛失やメールによる誤送信など，そのデータが他人の目に触れてしまうような取り扱いは避ける。勉強会や研究発表等のための患者または利用者等の個人情報については，匿名性を担保できるよう十分な配慮をした上で，必要最小限の収集とすることが前提となる。

2）情報管理上の取り扱い

　研究において個人の診療情報等や要介護認定情報等を利用する場合が増加しているほか，患者・利用者への診療や介護と並行して研究が進められる場合もある。憲法上の基本的人権である学問の自由の保障への配慮から，法による義務等の規定は適用しないこととされているが，医学研究分野における関連指針や，関係団体等が定める指針に従うものとする。また，所属施設や関連省庁，職能団体などが作成している倫理指針に沿い，自分の研究等における個人情報等の取り扱いの妥当性を確認した上で，保管方

法への配慮を含め，徹底した個人情報保護のための手順を踏む必要がある。

（1）個人情報の匿名化

　当該個人情報から，当該情報に含まれる氏名，生年月日，住所，個人識別符号等，個人を識別する情報を取り除くことで，特定の個人を識別できないようにすることである。顔写真については，一般的には目の部分にマスキングすることで特定の個人を識別できないと考えられる。なお，必要な場合には，その人と関わりのない符号または番号を付すこともある。匿名化に当たっては，当該情報の利用目的や利用者等を勘案した処理を行う必要があり，あわせて，本人の同意を得るなどの対応も考慮する必要がある。また，特定の患者・利用者の症例や事例を学会で発表したり，学会誌で報告したりする場合等は，氏名，生年月日，住所，個人識別符号等を消去することで匿名化されると考えられるが，症例や事例により十分な匿名化が困難な場合は，本人の同意を得なければならない。

（2）個人情報データベース等とは

　特定の個人情報をコンピュータを用いて検索することができるように体系的に構成した個人情報を含む情報の集合体，またはコンピュータを用いていない場合であっても，紙面で処理した個人情報を一定の規則（例えば，五十音順，生年月日順など）に従って整理・分類し，特定の個人情報を容易に検索することができるよう，目次，索引，符号等を付し，他人によっても容易に検索可能な状態に置いているものをいう。

4 サービス提供者の権利の保護

1 看護師の権利の保護

　看護師は，その専門職として日常的に複雑な人権問題に直面する機会が増えてきている。看護師が行う職務において，すべての人々に配慮することは当然であるが，中でも，女性，児童，高齢者，避難民，被差別グループなどの弱者を重視していく必要がある。人権問題に関して，看護師は，患者や関係の人々に不利益になるように強いられることがある。このため，看護師としての自覚に基づき，自己の知識・技術・情報が人権侵害を引き起こさないように，警戒を強めておく必要がある。

　看護・看護師と人権との関係は様々な視点から特徴づけられるが，日常的な看護行為の一つひとつが人権（生命，意思，幸福の追求など）の向上にも大きく関与している。そしてそれらは看護が本来担っている最も大きな役割の一つとも思える。近年，看護における道徳的倫理観が強調されているが，それがあまりにも強すぎると，看護の提供側のみか受容側にも人権の軽視が顕れないかを危惧する。したがって，道徳倫理については，p.32 4 わが国の看護職の倫理綱領にみるように看護の職務や義務を整えて，むしろ看護・看護師の人権の向上という立場からアプローチすべきものと考える。

2 看護師と人権（Nurses and Human Rights）

　国際看護師協会（ICN）は，看護と人権について『世界人権宣言（世界人権宣言 1948，ニューヨーク国際連合）』，『経済的，社会的，文化的権利委員会一般意見第 14 条（経済的，社会的，文化的権利委員会一般意見第 14 条経済，到達可能な最高水準の健康に対する権利（2000），ニューヨーク，国際連合）』，及び国際連合の人権に関する主要な合意をまとめた『国際人権法（国際人権法 www2.ohchr.org/english/law/）』などの，国際的な人権に関する合意の枠組みと『ICN 看護師の倫理綱領』に即して解釈されるものである，と提言している。

　ICN は，各国看護師協会（NNAs）が自国の政府に対して，人権を尊重し保護する義務を果たすことと，保健医療ケアへの平等なアクセスを保証する法律または他の方策を採択し，支持するよう働きかけることを求める。

　ICN は，財政，政治，地理的条件，人種または宗教等にかかわらず，入手可能で，価格が妥当で，文化的に容認できる保健医療は，すべての個人にとっての権利であるとしている。すなわち，ケアを受けること・受けないことを選択する権利，治療や治療を拒否する権利，敬意をもって遇される権利，強制・強要された避妊手術を免れる等のインフォームドコンセントの権利，守秘に関する権利，尊厳のある死を迎えることや痛み，拷問，その他の残酷で非人道的または品位を傷つける治療を免れることなど，尊厳の権利が含まれている。看護師には，基本的な保健医療へのアクセスの阻害や，拷問，非人道的で残酷，品位を傷つける治療または患者の安全に関連する人権侵害があるときは，個人として，または各国看護師協会を通じて組織的に，声を挙げて訴える義務がある。

　各国看護師協会は，看護師が人権に関わる困難な状況に対応するうえで，助言，相談，支援，援助を求めることのできる効果的な仕組みを確保する必要がある。

　看護師には，人権を守る際に，自身が何を行い，何を行わないのか，説明する責任があり，一方で，各国看護師協会（NNAs）には，患者の権利に関連する保健医療・社会政策の形成や法制化に参加する責任がある。看護師が，二重忠誠―専門職としての義務と雇用者や権限所有者に対する義務の対立―に直面した場合は，看護師はケアを必要とする人々に対して，第一に責任を負う。これには，人権を守るために通報することなどの行動を起こすことも含まれる。

3 人権と看護

1）人権と基本的人権

　人権は誰もが生まれながらに有している権利をいい，人間としてなくてはならないものである。私達は誰もがその人らしく，幸せに暮らしたいと願っている。人間が人間であるかぎりにおいてもっている権利であり，だれかから与えられたものではなく，国家や憲法に先立って存在する，自然権である。この権利は政府の権力によってはもちろんのこと，憲法や法律

によっても，これを侵害することは許されない。この権利は，生命，自由，幸福追求の権利が，その中心部分をなしている。

人権と看護を考える際に最も基本になるのは，生命＝いのちを保つことと，尊厳ある生存の自由を持つ事と考えている。1948年の「世界人権宣言」は人命を守ることと，その最大の敵である戦争を地球上から消し去る事への切望から生まれたと言えよう。看護の立場からは，生命が存在して初めてその対象が生まれる。そして，その生命は単に生きていると言うことではなく，人間として「健康で文化的な最低限度の生活を営む権利（日本国憲法25条＝生存権）」を保障されていなくてはならない。日本国憲法では，健康で文化的な生活を送るために，自由に物が言える，教育を平等に受けられる，自由に職業を選び働ける，互いの合意で自由に結婚が出来る，などの様々な権利を総称して「基本的人権」といい，すべての人に与えられている。

2）看護の視点は健康権

看護の視点は健康権へと向けられる。例えば1947年のWHOの健康の定義は「単に疾病や病弱の無い事ではなく，身体的，精神的，および社会的に良好（Well being）な状態に置かれている事を言う」としている。

また，WHOは，障がい者の健康について，生活機能と障がいという観点から，「心身機能・身体構造」，「活動」，「参加」の3つの次元，および，関連する「健康状態」，「環境因子」，「個人因子」の各構成要素が双方向的な関連をもつ相互作用モデルであると提唱し，障がいをネガティブな要素としてとらえるのでなく，その人全体を捉えて細かく分析し，それぞれの特性を踏まえて生活や社会の中での困難を少なくすることを考え，医学から生活援助，福祉などの立場の人々の間での共通理解・広い視点でその人の生活そのものを把握すること，一人ひとりに合った支援をすることとしている。こうした健康の定義に則れば，健康の権利にとって食糧・衣服・住宅・教育・生命の尊厳・すべての差別格差の排除・法の前の平等，拷問の禁止，プライバシーの秘守，情報へのアクセス権，結社や集会や移動の自由などの獲得などは，欠くことの出来ない諸要素であろう。

3）人権と看護師の役割

看護・看護師の扱う人権はケアの受容側と提供側の両者から成り立つが，ICNは受容側のケアは，経済的，地理的，人種的そして宗教的な理由に関わらず，万人が有する権利であるとしている。さらにそれらの権利には，ケアの選択（ケアの受諾・拒絶），正確なインフォームドコンセント，秘守，そして尊厳ある死の権利の尊重をも含めている。他方，提供側の看護・看護師は，一人の人間として安全で，かつ虐待，暴力行為，脅威または脅迫を受けない環境で看護を実践する権利を有する，としている。つまり看護・看護師，医療・医師はそれらが職業として定着した歴史的な時点から，すでに深く人権と関わり合っているのである。

ICNは，すべての人権は相互に依存し不可分であり，いずれの人権で

あっても，それが侵害されれば，個人の健康とウェルビーイングは損なわれる可能性があると認識している。

看護師には，いつでもどこでも人々が健康である権利を守り，これを積極的に推進する義務がある。この義務には，利用可能な資源の範囲内で看護倫理に従い，適切な看護を保証することが含まれ，同時に看護師には，治療や処置または研究への参加に患者が同意する前に，適切な情報を患者が理解できる言語で伝える義務がある。同意を得るために強要または操作をすることは，非倫理的であり，人権と専門職の行動規範を侵害するものである。

1998年英国で制定された「人権法」のまとめには，「この人権法の目的は，人権と責任を尊重する文化を促進することにある。やがてこの文化は，我々の制度や社会全体に徐々に行きわたるだろう」と記され，人権を重視した文化の道程は，困難ながらもグローバルな観点からみて人類が必然的にたどるべきものであることを強調している。

4 わが国の看護職の倫理綱領

看護師は，自身が働いている国の看護法規に従って業務を行い，『ICN看護師の倫理綱領』や自国の看護師倫理綱領を援用する権利がある。また看護師には，自己の安全が守られ，虐待，暴力，脅迫，威嚇を受けることのない，報復の恐れのない働きやすい看護実践環境で業務に従事する権利がある。次に述べる「看護職の倫理綱領（2021.3.15公表 **3**）」は，看護職が専門職である証として，看護職の権利を守るものとして，前文および本文のタイトルを記載する。

前文

人々は，人間としての尊厳を保持し，健康で幸福であることを願っている。看護は，このような人間の普遍的なニーズに応え，人々の生涯にわたり健康な生活の実現に貢献することを使命としている。

看護は，あらゆる年代の個人，家族，集団，地域社会を対象としている。さらに健康の保持増進，疾病の予防，健康の回復，苦痛の緩和を行い，生涯を通して最期まで，その人らしく人生を全うできるようその人のもつ力に働きかけながら支援することを目的としている。

看護職は，免許によって看護を実践する権限を与えられた者である。看護職の実践にあたっては，人々の生きる権利，尊厳を保持される権利，敬意のこもった看護を受ける権利，平等な看護を受ける権利などの人権を尊重することが求められる。同時に専門職としての誇りと自覚をもって看護を実践する。

日本看護協会の『看護職の倫理綱領』は，あらゆる場で実践を行う看護職を対象とした行動指針であり，自己の実践を振り返る際の基盤を提供するものである。

また，看護の実践について専門職として引き受ける責任の範囲を，社会に対して明示するものである。

3 医療技術の進歩や人々の権利意識の高まり，価値観の多様化等により，私たち看護職は，多くの倫理的課題に直面するようになりました。看護職が専門職としてより質の高い看護を提供するためには，深い知識と確実な看護技術だけでなく，高い倫理性が不可欠です。そこで私たち看護職は，あらゆる場で活躍する専門職として自らの行動を律するために，「看護職の倫理綱領」を定めています。このように倫理綱領とは，専門職自身が専門職集団内部の人間の行動を規定する文書であり，専門職を専門職たらしめるものなのです。日本看護協会は，1988年にわが国初の看護職の行動指針として「看護師の倫理規定」を作成しました。その後，2003年には，それまでの時代の変化に応じた内容に改訂し，「看護者の倫理綱領」として公表しました。公表から17年が経過し，看護を取り巻く環境や社会情勢が大きく変化していることから見直しを行い，2021年3月に「看護職の倫理綱領」として公表するに至りました。

本文

1. 看護職は，人間の生命，人間としての尊厳及び権利を尊重する。
2. 看護職は，対象となる人々に平等に看護を提供する。
3. 看護職は，対象となる人々との間に信頼関係を築き，その信頼関係に基づいて看護を提供する。
4. 看護職は，人々の権利を尊重し，人々が自らの意向や価値観にそった選択ができるよう支援する。
5. 看護職は，対象となる人々の秘密を保持し，取得した個人情報は適正に取り扱う。
6. 看護職は，対象となる人々に不利益や危害が生じているときは，人々を保護し安全を確保する。
7. 看護職は，自己の責任と能力を的確に把握し，実施した看護について個人としての責任をもつ。
8. 看護職は，常に，個人の責任として継続学習による能力の開発・維持・向上に努める。
9. 看護職は，多職種と協働し，よりよい保健・医療・福祉を実現する。
10. 看護職は，より質の高い看護を行うために，自らの職務に関する行動基準を設定し，それに基づき行動する。
11. 看護職は，研究や実践を通して，専門的知識・技術の創造と開発に努め，看護学の発展に寄与する。
12. 看護職は，より質の高い看護を行うため，看護職自身のウェルビーイングの向上に努める。
13. 看護職は，常に品位を保持し，看護職に対する社会の人々の信頼を高めるよう努める。
14. 看護職は，人々の生命と健康をまもるため，さまざまな問題について，社会正義の考え方をもって社会と責任を共有する。
15. 看護職は，専門職組織に所属し，看護の質を高めるための活動に参画し，よりよい社会づくりに貢献する。
16. 看護職は，様々な災害支援の担い手と協働し，災害によって影響を受けたすべての人々の生命，健康，生活をまもることに最善を尽くす。

5 在宅看護職のサービス提供時の留意事項

　在宅訪問する看護職が，サービス提供時に特に留意すべきことを以下に述べる。

1) 無自覚に患者(利用者)の尊厳を侵さない

　Ⅲ1 1人権の尊重で記載したように，看護・介護は常に「人として尊重されている状態」でなければならない。しかし，「患者(利用者)のために必要である」と考え，行っている場合がある。たとえば「無理やり食べさすのは，栄養状態を維持・改善するため」「入浴は清潔のために必要である」「ベッドの柵は転倒防止に必要である」などと，本人や家族の意思を聞かずに，良いことをしているつもりで行動をし，無意識のうちに尊厳を侵して

いる場合があることに注意する。

2)「パターナリズム」による権利侵害をしない

　強者と弱者の関係がある場合に起きやすいパターナリズムは，弱者が機能低下によって他者に依存しなければいけない状態にあると，対等な関係ではなく，強者のいうことに弱者は反論できなくなる。看護者は立場的に強い存在になり得ることも多々あり，パターナリズムによる「権利侵害」が起こりやすいことを注意しておく。

3) 虐待は目撃した段階で通報する

　虐待を受けていると思われる患者（利用者）を発見した場合，速やかに市町村に通報する必要がある。通報者は，通報したことによって刑法の秘密漏示罪の規定や，その他守秘義務に関する法律によって罰せられることや，解雇その他不利益な扱いを受けることはないことを周知し，通報者の保護されている点に留意しておく。

4) 身体拘束の禁止

　身体拘束は，看護援助技術の一つとして必要とみなされた患者に，患者（利用者）の意思では自由に動くことができないように，身体の一部を拘束する，または運動を制限することである。必要とみなされる場合は手術後の患者や知的障害がある患者の安全面への配慮からやむを得ず実施されているが，人権擁護の観点から人権侵害となることに留意し看護師はそのような行為，もしくは疑わしい行為を行わないように注意する。

（1）身体拘束の例

　①徘徊などをしないよう車いすやベッドに体幹や四肢をひもなどで縛る。
　②転落しないようにベッドに体幹や四肢をひもなどで縛る，柵で囲む。
　③自分で降りられないように，ベッドを柵（サイドレール）で囲む。
　④点滴・経管栄養等のチューブを抜かないよう，四肢をひもなどで縛る。
　⑤点滴・経管栄養等のチューブを抜かない，または皮膚をかきむしらないように手と指の機能を制限するミトン型の手袋などをつける。
　⑥車いすやいすからずり落ちたり，立ち上がらないよう，腰ベルト，車いすテーブルなどをつける。
　⑦立ち上がる能力がある人の立ち上がりを妨げるようないすを使用する。
　⑧脱衣やおむつが外れるのを制限するため，介護衣（つなぎ服）を着せる。
　⑨他人への迷惑行為を防止するためにベッドなどに体を縛る。
　⑩行動を落ち着かせるために，向精神薬を過剰に服用させる。
　⑪自分の意思で開けることのできない居室などに隔離する。

（2）身体拘束の例外

　当該利用者やほかの利用者などの生命や身体を保護するために「やむを得ない場合」は例外的に認められる。これは，3要件（切迫性，非代替性，一時性）のすべて満たす場合であるが，3要件を満たしても身体拘束廃止委員会などの組織としての判断や利用者，家族への説明，記録が必要である。

（例外の3要件）
①切迫性（利用者本人やほかの利用者の生命または身体が危険にさらされる可能性が高い）
②非代替性（身体拘束その他の行動制限を行う以外に代替する方法がない）
③一時性（身体拘束その他の行動制限が一時的なもの）

**学習の
まとめ**

● 在宅療養者の権利擁護は，自ら権利主張や権利行使することができない状況にある高齢者や障がい者などの，権利侵害の予防や対応，権利行使の支援を，関係者と密に連絡を行い，情報収集などにより本人の意思に応じた判断ができるよう丁寧な対応を行っていく。成年後見制度には①任意後見制度と②法定後見制度がある。

● 虐待は人権を侵す大きな社会問題として，児童・高齢者・障がい者への虐待，ドメスティック・バイオレンス（DV）等がある。虐待および虐待相談通報件数は年々増加している。対応は起きた要因を把握したうえで，事例への支援と予防対策を行っていくことが重要である。

● 看護職は個人情報以外にも，公開されることを望まない私的な事柄であるプライバシーに関連した情報を得ることが多い。情報の取扱いは，個人の人格尊重の理念の下に情報の性格と重要性を十分認識し，その適正な取扱いを図らなければならない。

● 看護・看護師の扱う人権はケアの受容側と提供側の両者から成り立つが，受容側のケアは，経済的，地理的，人種的そして宗教的な理由に関わらず，万人が有する権利であるとしている。と同時に看護師自身にも，人間として安全で，かつ虐待，暴力行為，脅威または脅迫を受けない環境で看護を実践する権利を有していることを理解する。

引用・参考文献

1）国際連合：世界人権宣言(1948)，ニューヨーク．
2）国際連合．経済的，社会的，文化的権利委員会，一般意見第14条，到達可能な最高水準の健康に対する権利，ニューヨーク．2000.
3）日本WHO協会：人権と健康．(japan-who.or.jp)
4）厚生労働省：平成30年度「高齢者虐待の防止，高齢者の養護者に対する支援等に関する法律」に基づく対応状況等に関する調査結果．
5）厚生労働省：医療・介護関係事業者における個人情報の適切な取扱いのためのガイダンス(令和2年10月一部改正)個人情報保護委員会．
6）国際連合：国際人権法(www2.ohchr.org/english/law/)
7）小玉孝郎：人権と看護：看護と介護．2010．vol 36(kin-ikyo-chuo.jp)
8）日本看護協会：看護職の倫理綱領(2021.3.15)．
9）厚生労働省老健局：市町村・都道府県における高齢者虐待への対応と養護者支援について．平成30年3月
10）日本看護協会．個人に関する情報と倫理．日本看護協会．pdf．(nurse.or.jp)
11）ICN所信声明「看護師と人権」．
(https://www.nurse.or.jp/nursing/international/icn/…)

Ⅳ. 在宅療養者の自立・自律支援

- 看護職は対象者の価値観を尊重し，権利擁護への取り組みを意識して支援することを理解する。
- 意思決定は，アドバンス・ケア・プランニング（ACP）のプロセスを通して，本人と家族などと医療・ケアチームが繰り返し話し合うことで支援していくことを理解する。
- セルフケア不足患者の看護目標は自立であり，ADLや疾患・障がいを考慮して，患者の状態に合う在宅で達成可能な設定をすることが重要であることを理解する。
- 社会参加の支援が目指すのは共生社会であり，人と人，人と資源が世代や分野を超えてつながり，支える・支えられるという関係性が固定しない社会であることを理解する。

1 価値観の尊重と意思決定支援

1 自立・自律支援とは

　日本人の寿命は，この半世紀余りに約30年の延伸をした。高齢者や障がいをもった人々を支援する基本理念として共通するものに，「自立・自律支援」があげられる。

　高齢者や障がいをもった人々が大切に思うのは，ごく普通の日常生活である。

　看護職がその人自身が持っている生命力，英知を大切にし，生きがいのある生活をエンパワメントしていくには，常に権利擁護への取り組みを意識して支援していくことが求められている。看護職は，看護の対象が生きることに喜びを感じながら，人生の意義・生きる意義を感じることを通して，専門職としての役割を果たすことを基本としている。

2 地域ケアと意思決定

　地域ケアは，利用者が住み慣れた地域で，希望する自分らしい暮らし，生き方を人生の最期まで全うするために，コミュニティを基盤として，ケアを提供していくものである。利用者の健康状態が変化し，生活の場が病院や施設，在宅などに変わっても，医療・ケアの関係者がチームでシームレスな医療やケアなどのサービスを提供し，その人らしい生活を支えていくことをねらいとしている。

　わが国は超高齢社会・多死社会が進行中であり，人々の看取り場所は，従来の病院集中から，在宅や施設に広がってきている。様々な場で提供される医療や介護保険サービスは，本人の意思が尊重され，反映されることが重要である。

3 人生の最終段階における意思決定

　人生の最終段階における治療の開始・未開始及び中止等の医療の在り方
の問題は，従来から医療現場で重要な課題となってきた。近年の超高齢・
多死社会の進行に伴い在宅や施設における療養や看取り需要が増大してき
ている。誰もが迎える人生の最終段階は健康上の様態や患者を取り巻く環
境は多様であり，慎重な対応が求められる。地域包括ケアシステムを推進
していく中で，医療や介護保険サービスは本人の意思が尊重されることが
重要である。しかし，エンドオブライフ期にある人々の意思決定能力は弱
いことが多い。近年，諸外国で普及しつつあるアドバンス・ケア・プラン
ニング（advance care planning ACP）の考え方が重要視されるようになって
きた。

　在宅でのサービス利用の意思決定は，エンドオブライフの質として，
QOL（quality of life），QODD（quality of dying and death）に大きく影響してい
る。ケア従事者は利用者の思いを職種間で情報共有し，アドバンス・ケ
ア・プランニングとして，ケアを進めていくことが重要である。

4 アドバンス・ケア・プランニング（advance care planning ACP）とは

1）人生の最終段階における医療・ケアの意思決定

　厚生労働省はアドバンス・ケア・プランニング（ACP）の既念を盛り込
み，2018 年 3 月人生の最終段階における医療・ケアの決定プロセスに関す
るガイドライン（改訂）を出した。それによる，ACP とは，年齢と病期にか
かわらず成人患者と家族および医療従事者が今後の治療・療養についてあ
らかじめ話し合う自発的なプロセスであり，価値・人生の目標，将来の医
療に関する望みを理解し共有するプロセスであるとしている。すなわち，
①患者が望めば，家族や友人とともに行うこと，②患者の同意のもと，話
し合いの結果が記述され，定期的に見直され・ケアに関わる人々の間で共
有されることが望ましい，③ACP の話し合いは，患者本人の気がかりや意
向，患者の価値観や目標，病状や予後の理解の確認と共有，④治療や療養
に関する意向や選好とその提供体制を含んでいる。

2）ACP の進め方（概要）

①ACP とは，年齢や病期に関わらず成人患者と価値，人生目標，将来の
　医療に関する望みを理解し，共有し合うプロセスのことである。
②ACP 目標は，重篤な疾患並びに慢性疾患において，患者の価値や目
　標，選好を実際に受ける医療に反映させることである。
③多くの患者にとって ACP のプロセスには自分が意思決定できなく
　なった時に備えて，信用できる人もしくは人々を選定しておくことも
　含んでいる。
④ACP は，患者，信頼できる人々，医療従事者とともに行われることが
　望ましい。

⑤話し合いは，患者が自分の病状や予後，これからの治療についてどれくらい知っておきたいかのレディネスに応じて行われる。

⑥ACP は健康状態や患者の生活状況が変わるごとに繰り返し行われるべきである。

⑦はじめに ACP は患者が最も大切にしていることに基づいて意思決定ができるように，医学的ケアとしての全体の目標がなにか，に焦点をあてる必要がある。

⑧患者が自ら意思決定できなくなった時に備え，患者に成り代わって意思決定ができる人（人々）を選定することにも焦点があてられる。

⑨患者の健康状態が変化するにしたがって，ACP は特定の治療やケアについてどうしていくのかに焦点が移っていく。

⑩治療の決定は医療従事者と主に法令に従い，患者の変化していく健康状態や予後について共通の理解を得ながら行われる。

⑪話し合いの内容は，信用できる人（人々）並びに医療従事者とともに話し合った後で，記録に残し共有される。

⑫記録された内容は，必要となった時にすぐに参照できるように保存され，必要に応じて更新される。

3）段階別 ACP の進め方と支援

　アドバンス・ケア・プランニングは，利用者本人の人権尊重を基本としつつ人生最期における医療・ケアについての意思決定の実現を支援するプロセスである。目標は，人生の最終段階における医療・ケアを利用者の意向に沿って実現していくために役立てる。ACP は利用者の人生観や価値観，希望を傾聴しつつ，家族，近しい人や医療・ケアチームが繰り返し話し合いを行い，本人の意思決定を支援していくことであり，馴染みやすい言葉となるように ACP を人生会議という名称で呼ぶこともある。

　地域ケアシステムにおける ACP は，健康状態の変化による人生曲線に沿って，3 つの段階に分けられる。患者・利用者本人の変化する健康状態や環境によって，ACP は繰り返し実施する。第 1 段階の支援は地域で，自らの価値観と自分の人生が有限であることを認識し，人生をよりよく生きることにつなげる。第 2 段階と第 3 段階は，本人の価値観や人生観を確認しながら，価値観に基づいて本人の最善に向けて話し合う。第 3 段階は人生の最終段階であり，差し迫った状況下で看取りを見据えた医療・ケアの具体的な選択をする。

●第 1 段階

　対象は健康なすべての成人，生や死を考える人

　支援内容は ACP の目的・必要性，死生観，人生観，生き方を考える対話の経験，もしもの時の意向など

　職種は市町行政職，保健師，地域ボランティアなど

　場と方法は地域，集団教育と個別相談

●第 2 段階

　対象は疾病や障がいをもつ人，高齢者

支援内容は自分の生き方の再考，個別の状況に応じた医療やケア，人生の最終段階に備えた意向など

職種は退院支援・ケアマネジャー，診療所関係者，訪問看護師など

場と方法は診療所，在宅，個別相談

● 第 3 段階

対象は重篤な病状，人生の最終段階の人

支援内容は人生の最終段階の医療，ケア，療養生活の意向・代弁者の選定など

職種は在宅医師や看護師等の支援チーム

場と方法は病院，救急，高齢者施設，ホスピス・在宅，個別相談

4) ACP と看護職の課題

ACP は医療とケアの分野で重要なキーワードとなっている。しかし，患者にとって①将来を予測すること自体が困難であること，②不安と否認があることや医療従事者が ACP の話し合いを避ける傾向にあることなど，看護職にとっても大きな課題である。ACP のメリットとしては，①患者の自己コントロール感が高まること，②意思の代理決定者と医師のコミュニケーションが改善すること，③より患者の意向が尊重されたケアが実践されることで，患者と家族の満足度が向上し，家族の不安や抑うつが減少することが報告されている[1]。

2 QOL の向上

1 QOL と QODD と在宅療養者の支援

わが国の超高齢社会，多死社会と医療・福祉需要の増大を背景に，地域の医療福祉システムは大きな変換期となっている。在宅看護は看護の知識と技術を用いて，在宅療養者と家族の一人ひとりが高い QOL と QODD を保って人生を生き抜いていくための支援の在り方を考えなければならない。近年，これまでの生に対する前向きな姿勢を問う QOL に加えて，どのように死を迎えるかに焦点を当てた QODD が注目されてきている。

2 QOL と看護

1) QOL とは

QOL はクオリティ・オブ・ライフの略で，「人生の質」や「生活の質」と訳されている。よい人生・高い生活の質とは何か？は難問であるが，人が自身に，生きていることの意義を問いかけたとき，自分が生きている，意義のある命であると，自らの命の存在感を確かに認められることであろう。この，意義ある命ということを自分が納得してこそ，人は初めて人生に納得し，人生に生きがいと生きがいのある生き方を見出すことができる。つまり，QOL はその人にとって，命にかかわる深い意味を持っている。

世界保健機構（World Health Organization：WHO）は，1948 年の総会にお

いて，憲章の中で，健康を「not merely the absence of disease, but psychological and social well-being」，すなわち「たんに疾病がないということではなく，完全に身体的・精神的および社会的に満足のいく状態にあること」と定義した。

その後50年を経てた1998年にdynamicとspiritualityを健康の定義に加えることを提案したが時期尚早として事務局預かりとなった。がしかし，超高齢社会と多死社会を背景に，わが国においては，QOL・QODDを構成する重要なキーワードとして認識されてきている。

(1) QOLと看護

看護職が看護の対象のQOLを高めるための支援目標は3つある。1つは早世の予防，すなわち早期の死亡をなくして遺伝子が本来的に持っている期間を生きることができるように支援することである。すなわち，生活習慣病などの予防に関する支援である。

2つは，1986年のWHO総会(Ottawa Conference)で採択されたように，「健康は，生きることの目的ではなく，生きていくために必要不可欠な資源である」と位置づけ，その人の人生に健康を添えることである。

3つは生きがいや目的を持つことができ，その人が人生の意義・意味を感じることができるように支援することである。

(2) 看護におけるQOLへの取り組み

医療・看護分野でのQOL向上のための取り組みは。1940年代末にKarnofskyらが，がん患者における化学療法の臨床評価のなかで取り上げたことが始まりである。1960年以降欧米では，がんや高血圧などを中心にQOLへの取り組みが発展してきた。日本でも，1980年代以降・保健・医療の現場において，種々の慢性疾患をもつ患者を対象にさまざまな取り組みが行われてきた。近年は介護や高齢者の健康などの現場においても進められている。さらに，地域全体の健康に関する取り組みも行われてきている。このように臨床や地域といった場を超えてQOL向上を目指し支援を行うことは，人々がそれぞれの人生や生活を楽しみながら生きていることにつながっていく。それが患者や家族ばかりでなく，周囲の人々に生きることへの希望と勇気・安心を与え，社会全体の安寧に寄与するものである。

(3) QOLの要素

土井由利子によればSpilker, B. は，QOLの要素を左の図のように，3つのレベルで説明している(文献[2]，土井由利子訳)。最上位のレベル3は包括的なQOLとし，包括的QOLを構成している領域をレベル2で5つの領域とした。5つの領域を構成する要素をレベル1に位置づけた。

レベル1の5つの領域の構成要素は，WHOの定義した健康概念にほぼ相当し，①physical status and functional abilities(身体的状態)，②psychological status and well-being(心理的状態)，③social interactions(社会的交流)，④economic and/or vocational status(経済的/職業的状態)，⑤religious and/or spiritual status(宗教的/霊的状態)に分類されるとした。

われわれ日本人のQOLを考えるとき，5つ目のreligious and/or spiritual statusというのはなじみが薄いと思われるが，この場合のreligionとは信

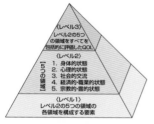

QOLの定義—領域とレベル
Bert Spilker編著　土井由利子訳
(訳者による改訳)：Quality of
Life and Pharmacoeconomics in
Clinical Trials 2nd Edition. 1996

仰・崇拝・遵守・組織といった活動, spiritualiy とは, 信条・実存・超越といった自分自身の中の一部の意味でつかわれている。

(4) QOL の種類：2 つの QOL

　QOL は右の図に示すように, 健康と間接的に関連する QOL と健康と直接関連する QOL の 2 つの分野に分けられる。健康と直接関係のある QOL (health-related QOL) は, QOL のうちで人の健康に直接影響する部分の QOL であり, 身体的状態, 心理的状態, 社会的交流状態, 霊的状態, 役割機能や全体的な well-being などを含む。もう一つの QOL は, 環境や経済や政治など, QOL のうちで間接的に健康に影響する QOL (non health-related QOL) で, 医療などの介入により直接影響を受けることのない部分の QOL である。

①健康と関連のある QOL (health-related QOL HRQOL)

　治療や看護によってもたらされた効果や副作用は, 医療従事者などの第三者により臨床的に評価されるとともに, 患者の信条, 価値観, 判断に基づいて患者自身による評価を受ける。さらに, 身体的状態・心理的状態・社会的交流・経済的状態・霊的状態および全体的 well-being などが HRQOL に関連してくる。

②健康と直接関連のない QOL (non-health-related QOL NHRQOL)

　健康とは直接関連がないが, 間接的に健康に影響する NHRQOL については, HRQOL に準じて 4 つの領域に分類される。そして 4 つの領域は互いに関連しあっている。4 つの領域は, ①personal-internal (人-内的：価値観・信条, 望み・目標, 人格, 対処能力など), ②personal-social (人-社会的：ソーシャル・グループ, 経済状態, 就業状態など), ③external-natural environment (外的-自然環境：空気, 水, 土地, 気候, 地理など), ④external-social environment (外的-社会環境：文化施設, 宗教施設, 学校, 商業施設, 医療施設・サービス, 行政・政策, 安全, 交通・通信, 社会的娯楽施設, 地域の気質, 人口構成, ビジネス施設など) である。

　健康には様々なレベルがある。健康レベルが高い人 (図の A. 健康な人) の場合は, 健康に直接関連する QOL は小さい。しかし健康レベルが低い人 (図の B. 患者) では健康に直接関連する QOL は大きくなる。QOL の大きさは同一人物であっても, その時々の健康状態によって変化する。つまり, 健康レベルが A の健康な状態と B の患者の状態とでは, QOL の中に占めるこの 2 種類の QOL の相対的比重 (重要性) は変化する。さらにこの 2 つの QOL は相互に影響しあっているのである。

3 QOL と QODD

1) QOL から QODD へ

　生活の向上と医学の進歩によりわが国の国民の平均寿命は延伸してきたが, 人は何時か死ぬ運命にある。超高齢社会となった日本では高齢者, 特に認知症末期の高齢者への医療をどのようにするか, 終末期のケアも含めて医療関係者だけでなく一般市民も含めて議論されるようになり, 良い死とはどのような死であるかについて, QOL から QODD へと連動して関心

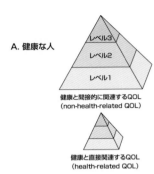

A. 健康な人

健康と間接的に関連するQOL
(non-health-related QOL)

健康と直接関連するQOL
(health-related QOL)

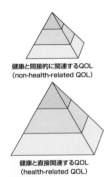

B. 患者

健康と間接的に関連するQOL
(non-health-related QOL)

健康と直接関連するQOL
(health-related QOL)

QOL の種類
注1：〈レベル 3〉すべての領域を包括的に全体評価した QOL
　　〈レベル 2〉領域 (1. 身体的状態, 2. 心理的状態, 3. 社会的交流, 4. 経済的・職業的状態, 5. 宗教的・霊的状態)
　　〈レベル 1〉各領域を構成する要素
注2：ピラミッドの大きさは相対的重要度を表す (ピラミッドが大きいほど QOL の重要性が大きい)。
Bert Spilker 編著　土井由利子訳 (訳者による改訳)：Quality of Life and Pharmacoeconomics in Clinical Trials 2nd Edition. 1996

が高まってきた。QODD（Quality of Dying and Death）は死が間近に迫った場合には，生に対する前向きな姿勢を問う QOL から，どのように死を迎えるかに焦点が移り，死にゆく過程や遺族ケアを含む Dying に視点を当て，いかに満足して死を迎えるかという死に至る質を問う。どこで死を迎えるか，どのように死を迎えるか，死に場所，死に方を考え，さらに人生の振り返りや遺言や墓の準備，家族や仲間とのコミュニケーションが QODD の質を高める。

終末期は死の過程で遭遇する全人的苦痛である不安，孤独，別れの寂しさや悲しさ，死に対する恐怖などが複雑に絡み合う痛みがある。関係者はその状態を理解し，その人らしい最期を実現するために寄り添っていく。専門家と家族を地域で支えていくという視点で寄り添っていくことが求められる。

2）質の高い死の国際比較

質の高い死とは何かについて，イギリスの経済誌エコノミストの調査機関が 2015 年に，世界 80 か国を対象として，調査している。調査は，緩和ケアとその保健医療状況，保健医療分野の人材，経済的負担，ケアの質，地域社会との関わりの 5 領域について実施された。

報告書による死の質が高い国の特徴は，①保健医療サービスに対する公的支出の高さ，②医療従事者に対する専門的緩和ケアトレーニングの実施，③利用者の財政的負担の軽減，④オピオイド（モルヒネ系）鎮痛剤の幅広い使用，⑤終末期や緩和ケアに対する国民の意識の高さにあった。

国別に死の質が高かった国は，1 位がイギリス，2 位以下はオーストラリア，ニュージーランドで，日本は 14 位であった。アジアでは 1 位が台湾（世界全体 6 位），2 位シンガポール（世界全体 12 位），3 位が日本であった。日本の特徴は，終末期医療は地域コミュニティとの関わりという点で高得点であったが，麻薬鎮痛剤の使用得点が低いという結果であった。この調査の課題は，医療の 5 領域の側面から調査・分析したものであり，今後は広義の文化・習俗・宗教などを見ていく必要がある。

3）在宅療養者への支援

臨死期に至る在宅療養者の QODD の課題は，老い・看取り，そして死の現場，死後の家族などの一連の死に関連する環境で，まさか自分が（家族が）こんな身体になるなんてと現実を受け入れられない，または，受け入れようとしている姿がある。この状況に対して看護は QODD の観点から，どのように対応していくことができるのか，について臨床の中で専門職として新たなケアを見出していくことが求められる。

3 セルフケア

1 セルフケアとは

　セルフケアとは，他者の助けを借りずに，自分自身で健康を管理し，健康維持のための取り組みをすることである。患者は ADL の低下などにより，セルフケア不足に陥りやすいので，看護師は患者がセルフケアできるように日常生活を援助し，健康の維持・増進に向けて支援する。セルフケアには，食事（栄養のバランスの取れた食事，食育，食事療法），運動（ウォーキング，ストレッチ），衛生（洗顔，入浴，歯磨き），休養（睡眠，ストレス管理，レクリエーション）などがある。

2 オレムのセルフケアの看護理論

　ドロセア・オレムにより 1959-2001 年に開発されたセルフケア不足看護理論（Self-care deficit nursing theory）がある。オレムは，人間は元来セルフケアを行う力を持っているが，それができなくなった（＝セルフケア不足）時に看護を必要とすると考え，編み出された看護理論で，リハビリテーション，プライマリケアなど，患者の自立生活運動を支援する場において特によく用いられている。オレムは，セルフケアとは個人が生命，健康，安寧を維持する上で自分自身で開始し，遂行する諸活動の実践であると定義づけた。セルフケア要件は 3 つあり，3 つの要件のうち，いずれかができなくなった時，患者はセルフケア不足に陥るため，セルフケア不足に対する看護援助を行う必要があるとした。この理論は，3 つのセルフケア要件，3 つのセルフケア不足のシステム，5 つのセルフケアに対する援助方法がある[3]。

1）セルフケア要件の 3 つのカテゴリー
①普遍的セルフケア（人生のあらゆる段階すべてに共通するもの，食事摂取，排泄，休息など）
②発達的セルフケア（発達することを助長し，それを阻害する諸条件から守り，正常な成長・発達を遂げるための悪影響を軽減する）
③健康逸脱に関するセルフケア（疾病や障害が原因で生じるもの）

2）セルフケア不足の 3 つのシステム
①全代償的看護システム（全くセルフケアができない患者）
②一部代償的看護システム（一部でセルフケアができない患者）
③支持・教育的看護システム（ほとんどを自分でできる患者）

3）セルフケアに対する 5 つの援助方法
　看護師は対象のセルフケア能力も勘案して，適切な援助方法を選択する。
①他者に代わって行動する，②他者を指導する，③他者を支持する，④他者を教育する，⑤個人の発達を促進する環境を提供する

3 セルフケア不足の看護目標と看護計画

　セルフケア不足の患者の看護目標は自立であり，看護目標は，その患者のADLや疾患・障害を考慮して，患者の状態に合った達成可能な看護目標を設定することが重要である。

　看護計画は，まず看護目標を設定する。次に前述の3つの看護システムのうち，該当する援助システムにより看護計画を立てる。さらに5つの援助方法を用いて，具体的な計画を立案する。具体的内容は，セルフケア不足の項目（入浴・清潔，更衣・整容，排泄，摂食）や患者のADLなどによって大きく変わる。セルフケア不足の観察項目には，バイタルサイン，検査データ，残存機能（障害の有無），安静度，ADLの自立度，認知障害の有無，生活習慣などがある。

　セルフケアの看護アプローチでは，セルフケア不足の患者は，セルフケアをすることに痛みがある，面倒臭いなどの理由で，セルフケア不足の問題を解決することができない。正木治恵は，セルフケア援助に関する研究―糖尿病患者の1事例を通して，セルフケアの援助のためには次の2つのアプローチを使い分けることが効果的であるとしている。
①存在認知的アプローチ（患者の存在を価値あるものとして認知して，患者の持つ力を信じ，患者があるがままの自分を語れるように接していくアプローチ）
②指導的アプローチ（セルフケアのプロセスを判断して，それに応じて指導・教育していくアプローチ）

　看護師は支援のアプローチだけでなく，対象者にもセルフケアを満たすためにできる範囲で役割を果たしてもらうことが大切あり，改善のために何をしていくべきかという意識を共有することが大事になる。

4 社会参加への援助

1 社会参加から地域共生社会へ

　かつてわが国は，遠くの親戚よりも近くの他人という言葉があり，近隣の助け合いが日常的にあったが，近年の超高齢化の進行，少子化・多死化により人口も減少しつつあり，地域・家庭・職場という生活領域での支え合いが弱まってきた。老老世帯，独居世帯や地域から孤立など，必要な社会的資源につながっていない人達が増えてきている。心筋梗塞を発症した高齢者の6か月後までの死亡率は，75歳以上の高齢者においては，友人が2人以上いると26％だが，友人が一人もいないと死亡率は69％まで上昇するとの報告がある[4]。人との関係が失われることで，私たちの生活の質は低下し，生命のリスクは高くなる。社会参加は，人と人のつながりの上に成り立っている。

　これまで障がい者施策は行政措置で実施されていた経緯から，障がい者の意志が尊重されることが難しかった。しかし，デンマークのニルス・エ

リク・バンク＝ミケルセンが提唱したノーマライゼーションの理念に基づき，障がい者の自立と社会参加の促進が，施設や交通機関などにおいて導入されてきた。ノーマライゼーションは，障がい者を排除するのではなく，障がいを持っていても健常者と均等に当たり前に生活できるような社会こそが，通常な社会であるという考え方である。障がいのある人もない人も，互いに支え合い，地域で生き生きと豊かに暮らしていける社会である。生活をする上で障がいという言葉を意識する必要がなく参加できる社会，障がいを持つ人を含めた国民一人ひとりの主体性が尊重され，お互いの権利を尊重し，支え合う社会を目指している。

　以上のような状況下で，人と人とのつながりを強化あるいは再構築することで，人生における様々な困難に直面した時，誰もが互いに支え合うことで，孤立せず，その人らしい生活を送ることができ，そのような社会の構築が目指されているのである。

❷ 地域共生社会とは

　令和3年4月に地域共生社会の実現のための社会福祉法等の一部を改正する法律が施行された。

　共生社会とは，これまでの社会構造の変化や暮らしの変化に即応して，障がい者を助けなければいけないという義務感で成り立つ社会ではなく，国民一人ひとりが豊かな人間性を育み生きる力を身に付け，年齢や障がいの有無等にかかわりなく，暮らせる社会である。制度・分野ごとの縦割りや支え手，受け手という関係を超えて，地域住民や地域の多様な主体が参画し，人と人，人と資源が世代や分野を超えてつながることで，住民一人ひとりの暮らしと生きがい，地域をともに創っていくという社会を目指すものである。

　人としての自立・自律とは，誰にも頼らずに生活できることではなく，頼れる先をたくさん持っており，何かあると助けを求める力を持っていることである。重要なのは誰かにやってもらうのではなく，自分たちもやれる・やりたくなるものであり，誰もが役割と目的を持ち，支える・支えられるという関係性が固定しない社会のことである。

1）共生社会が目指す方向
（1）公的支援の縦割りから丸ごとへの転換
　①人口減少に対応する個人や世帯の抱える複合的課題などへの包括的な支援。
　②分野をまたがる総合的サービスの提供支援。
（2）縦割りから丸ごとの地域づくりを育む仕組みへの転換
　①住民の主体的な支え合いを育み，暮らしに安心感と生きがいを見出す。
　②地域の資源を活かし，暮らしと地域社会に豊かさを生み出す。
2）地域共生社会の実現に向けての4つの視点
（1）地域課題の解決力の強化
　身近な地域で，住民が世代や背景を超えてつながり，相互に役割を持ち，

支え手，受け手という関係を超えて支え合う取り組みを支援する。これにより，すべての国民が，生活の楽しみや生きがいを見出し，様々な困難を抱えた場合でも，社会から孤立せず，その人らしい生活を送ることができる社会を実現する。

（2）地域丸ごとのつながりの強化

耕作放棄地の再生や森林などの環境の保全，空き家の利活用，商店街の活性化など，地域社会が抱える様々な課題は，高齢者や障がい者，生活困窮者などの就労や社会参加の機会を提供する資源でもある。社会・経済活動の基盤でもある地域において，社会保障・産業などの領域を超えてつながり，地域の多様なニーズに応えると同時に，資源の有効活用や活性化を実現するという循環を生み出す。これにより，人々の暮らしと地域社会の双方を支えていく。

（3）地域を基盤とする包括的支援の強化

地域包括ケアの理念を高齢者のみならず，生活上の困難を抱える障がい者や子どもなどへ広げる。誰もが地域において自立した生活を送ることができるよう，地域住民による支え合いと公的支援を連動させ，地域を丸ごと支える包括的な支援体制を構築し，切れ目のない支援を実現する。

（4）専門人材の機能強化・最大活用

地域の多様なニーズを把握し，住民とともに地域づくりに取り組む。地域生活の中で本人に寄り添った支援をする。専門性の確保に配慮しつつ，養成課程のあり方を見直すことで，保健医療福祉の各資格を通じた基礎的な知識や素養を身につけた専門人材を養成する。

3 地域共生社会と看護

看護は，医療と生活の視点を持つ専門職としての役割がある。地域共生社会では，多様な人々が担い手となるため，住民の健康管理・重症化予防が大切になり，地域づくりの視点が求められる。

看護は，高齢者はサービスを受ける人とはせずに，病気や障がいを持ってもその人が活躍できる状況を想定し，環境を整えること，地域の困り事や資源をマネジメントすることも求められている。

また，訪問看護ステーションは，複合的な課題を抱えるケースへの対応が求められ，個別サービスだけではなく，その地域や住民のために看護は何ができるかを考え，行動に移し，さらに情報を発信していくことが期待されている。

看護は，訪問看護や地域包括支援センターでの活動実績を基盤に，障がい者や子育て中の母子などへの支援を複合的な視点で包括的に確保・提供するという地域全体の住民を，包括的なケアシステムに取り込み，看護活動を展開していくことが求められている。

- 近年の高齢・多死社会の進行に伴い在宅や施設での療養や看取り需要が増大している。人生の最終段階におけるケアは多様であり，地域包括ケアシステムを推進していく中で，本人の意思が尊重されることが重要である。
- 人生の最終段階にある人々の意思決定能力は弱いことが多く，アドバンス・ケア・プランニング(ACP)の考え方が重要視されるようになってきた。
- 在宅でのサービス利用の意思決定は，QOL(quality of life)，QODD(quality of dying and death)に大きく影響している。看護師は利用者の思いを職種間の情報共有につなぎ，チームでケアを進めていくことが重要である。
- ACP とは，性・年齢・健康状態にかかわらず，患者と患者家族および医療関係者が今後の治療・療養についてあらかじめ話し合う自発的なプロセスであり，価値，人生の目標，将来の医療に関する望みを理解し共有するプロセスである
- セルフケアの看護アプローチには，①存在認知的アプローチ，②指導的アプローチがある。加えて対象者にもセルフケアを満たすためにできる範囲で役割を果たしてもらうことが大切であり，改善のために何をしていくべきかという意識を共有することが大事になる。
- 地域共生社会とは，制度・分野ごとの縦割りや支え手，受け手という関係を超えて，地域住民や地域の多様な主体が参画し，人と人，人と資源がつながる社会であり，めざす方向は，①公的支援の縦割りから丸ごとへの転換，②我が事・丸ごとの地域づくりを育む仕組みへの転換である。

引用・参考文献

1) 梶井文子.【非がん疾患のエンドオブライフ・ケア―ガイドラインを踏まえて―】認知症，老衰の人に対するエンドオブライフ・ケア. Geriatric Medicine 59 巻 6 号．p579-583．2021
2) 土井由利子：QOL の概念と QOL 研究の重要性，保健医療科学 53．2006
3) ドロセア・E/オレム：オレム看護論第 4 版．看護実践における基本概念．医学書院．2005.
4) Ann Intern Med. 1992 Dec 15；117(12)：1003-9. Emotional support and survival after myocardial infarction. A prospective, population-based study of the elderly.
・厚生労働省：「人生の最終段階における医療の決定プロセスに関するガイドライン」の改訂について．2018.3.(mhlw.go.jp)
・厚生労働省：「地域共生社会」の実現に向けて．2017.（mhlw.go.jp)
・片山陽子：地域における ACP の実践　健康長寿ネット　機関誌 Aging & Health　No. 96．2021 年 1 月　公益財団法人長寿科学振興財団.
・Temel JS, Greer JA, Muzikansky A, et al. Early palliative care for patients with metastatic non-small-cell lung cancer. N Engl J Med. 2010；363(8)：733-742.
・Gree JA, Pirl WF, Jackson VA, Jackson VA, et al. Effect of early palliative care on chemotherapy use and end-of-life care in patients with metastatic non-small-cell lung cancer. J Clin Oncol 2012：30(4)：394-400.
・日野原重明：QOL は何処よりきて何処へ行くのか，萬代　隆編，Quality of Life―医療新次元の創造―，pp1-25．メディカルレビュー社，1996

V. 在宅における病状・病態の経過の予測と予防

● 在宅療養者の看護には，在宅療養者の特徴に応じた病状・病態の予測が求められる。
● 高齢者，神経難病・悪性新生物・精神疾患の療養者，医療的ケア児の病状・病態の予測とは何かを理解できる。

1 在宅療養者の病状・病態の予測

　在宅看護では，疾患による症状の悪化を最大限防ぎながら，地域や在宅でその人らしい生活を続けるための支援を行うことである。対象者は，病気や障がいを抱えながら地域・在宅で生活している乳幼児から高齢者までと幅広い療養者である。訪問看護を利用している方の内訳をみると，65歳以上の高齢者が8割を占めている（**図1-2**）。

　また在宅療養者で訪問看護ステーション利用者の疾患別では，脳血管疾患が一番多く，次いで筋肉骨格系，認知症，悪性新生物，心疾患と続いている（第4章図4-17，p.141）。

　介護保険の利用者は約55.4万人，その他医療保険の利用者（小児等の40歳未満および要介護者・要支援者以外）は約28.9万人となっている（**図1-3**）。

　これらのことから在宅療養者は，慢性的な経過を辿る疾患の方が多く，経過が長い方が多いと言える。

　年齢的には，高齢者が多くを占め，身体的・生理的老化の進行によって，臓器機能の低下，恒常性機能の低下，他の疾患の併存，記銘力の低下や保守的傾向，不安・失望感・孤独感を抱き，環境の変化に対する適応力の低下，さらに社会的役割の変化や親族・友人などの喪失の経験などからフレイル（**1**）になっていると予測される。

　慢性的に徐々に進行していく神経系の難病の療養者は，神経系が侵され，ADLの低下をもたらす。進行の度合い・経過は，疾患の種類によって異なる（➡p.312）。

　循環器系，消化器系，呼吸器系などの疾患も慢性疾患であり，長年の生活習慣が関与している。生活習慣を見直し，悪化する要因を取り除くことで，病状・病態の進行を妨げることができる。疾患により，日常生活上注意すべきことが異なり，病状・病態の進行を左右する。

　悪性新生物（がん）の療養者は，がんの種類，治療方法や年齢等によって経過が異なる。がんは，死と隣り合わせという負のイメージを持たれている方も多いが，症状が上手くコントロールされ，何年もがんと共存している方もいる（➡p.223）。経過が短い方もいれば，治療や日常生活で症状のコントロールが可能である。

　精神疾患の療養者は，入退院を繰り返していたり，長期入院生活を経て

1 フレイル：高齢期に生理的予備機能が低下することでストレスに対する脆弱性が亢進し，生活機能障害，要介護状態，死亡などの転帰に陥りやすい状態である。筋肉の低下により動作の俊敏性が失われて転倒しやすくなるような身体問題のみならず，認知機能障害やうつなど精神・心理的問題，独居や経済的困窮などの社会的問題を含む概念（日本老年医学会提唱）。

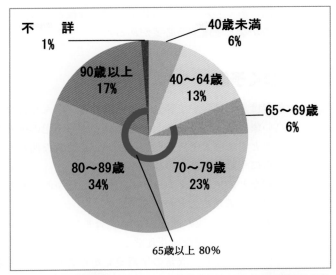

図1-2　訪問看護ステーションにおける性別・年齢別利用者数の構成割合

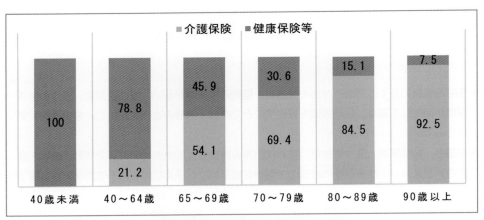

図1-3　訪問看護ステーション利用者における年齢階級別保険割合
2019年度介護サービス施設・事業所調査データより作成

地域・在宅で生活していたりと経過も症状も様々である。療養者を取り巻く環境に変化があったり，内服薬の服用を忘れたりした場合など，急激に症状が悪化し，日常生活に順応できなくなることがあり，早期対処が求められる。

　小児の在宅療養者は，生まれつき，もしくは出生時の何らかの影響から医療的ケア（人工呼吸器，酸素や痰の吸引等の生きていくために日常的に医療機器を必要とする）や専門的なリハビリが必要であったり，あるいは精神的・知的な面でのフォローが必要となる。医療的ケアの必要な小児は，些細な変化で急性増悪することもあるが，「話しかけても理解できない」「表情に出せない」「会話ができない」「上手く伝えられない」などの場合が多い。落ち着いた状態で在宅生活を継続していくために，身体的・精神

的にどのような状況にあるのか，また病状や病態が今後どのようになって
いく可能性があるのかなど予測する必要がある。

2 予測に基づく予防

　在宅看護の対象者は，慢性疾患で経過の長い療養者，がんや神経難病な
ど医療依存度の高い療養者，医療的なケアを必要とする小児の療養者，精
神的な関わりを必要とする療養者，重度ではないが予防的な関わりを必要
とする療養者，さらに年齢幅も広く多様である。

　病状・病態，年齢などのアセスメントから現状と今後予測されること等
の課題を判断し，対策を講じることが必要である。

　バイタルサインの測定や外観の観察のフィジカルアセスメントから，
「いつもと様子がちがう」「元気がない」「食欲がない」「動きたがらない」など
日常生活の微妙な変化を察知し，異常の早期発見から必要な医療や看護等
の早期介入で悪化の予防につなげることができる。現在の病状・状態は，
何を意味しているのだろうかと悪化する要因や可能性をアセスメントし，
悪化しない，現状維持できるあるいはADLの向上を目指せる関わりが必要
となる。

　現状のみならず，予防的関わり，ケアが重要となる。

学習の
まとめ

- 在宅療養者の多くは高齢者が多くを占め，慢性的な疾患が多い。慢性疾患は，長年の生活習慣が関与しており，生活習慣を見直すことで病状・病態の進行を左右し，悪化予防が可能である。
- 高齢者，神経難病，悪性新生物，精神疾患等の療養者，医療的ケア児等の特徴と病状・病態のアセスメントから今後の経過の予測が可能であり，予測に応じた予防的ケアが重要である。

VI. 生活の場に応じた看護の特徴と看護の役割

● 在宅看護の場に応じた特徴が理解できる。

● 外来看護，訪問看護，入所施設・通所施設での看護の役割が理解できる。

1 外来看護

外来には，病気や障がいを抱えながら生活している療養者が通院する。循環器系，呼吸器系，神経系の難病，がんや精神疾患などの療養者は，治療を受けながら仕事や学校に通い，在宅で療養生活を続けている。

外来の看護師は，療養者が安心して医師の診察や必要な医療的ケアを受けられるように医師と療養者との間を調整し取り次ぐ。療養者が診察時に医師の説明が理解できているかどうかを確認したり，分かりやすくかみ砕いて説明したりすることも必要となる。

また，高齢者や認知症の療養者では，外来予約日に受診忘れなどで受診していない場合がある。予定通り受診していない場合，自宅やケアマネジャーなどへの連絡，安否の確認，受診を促すことも役割である。

また，入院が予定されている療養者には，不安なく順調に入院生活に移行できるように調整することも役割である。入院前から入院中に行われる治療の説明や入院生活に関する説明，服薬中の薬の確認，褥瘡と栄養のスクリーニングなどを外来で実施する。

入院治療が終了し退院後外来でフォローとなる場合，外来の看護師は，病棟や入退院支援部門の看護師との連携が必要となる。退院前に入院中の患者を訪問したり，退院支援カンファレンスに参加し情報を共有し，退院後に必要な支援を把握しておくことが必要となる。そのために常に，病棟看護師，入退院支援部門の看護師等との連携しやすい状況にしておくことが重要である。

2 訪問看護

訪問看護師は，療養者の生活の場である自宅・居宅系施設（以下居宅 **1**）に出向いて看護を提供する。生活の場で看護を提供するのが在宅看護であり，その役割は地域包括支援センター，保健所・市町村保健センター，子育て支援センター，医療機関の訪問看護部門や訪問看護ステーションが担っている。

その中でも訪問看護ステーションの看護師は，病気や障がいを抱えながら居宅で生活している療養者へ，かかりつけ医からの訪問看護指示書を受け直接的な看護を実践し，療養者を支えることが役割である。

訪問看護の強みは，地域で暮らす乳幼児から高齢者までのすべての世代

1 居宅系施設は，在宅ではないが在宅に準じた生活の場である。医療の提供，治療が中心の医療機関とは違い，暮らし・生活する場であり，特別養護老人ホームをはじめ，有料老人ホーム，認知症グループホーム，サービス付き高齢者住宅，ケアハウス，小規模多機能型居宅介護施設のこと。

の方に関係職種と協力し合い，在宅療養者一人ひとりに必要な支援が行えることである。

　特に最近では，がんの終末期や医療的ケア児，医療依存度の高い在宅療養者が増えており，多方面からのアセスメントとケアが必要となっている。医療依存度の高い療養者において訪問看護師はケアの中心となり，多職種の関係者と連携・協働しケアを実践する。居宅で直接的に医療ケア・処置等ができる訪問看護師の役割は重要である。

3 入所施設での看護

2 介護老人福祉施設は，要介護高齢者のための生活施設である。
　介護老人保健施設は，要介護高齢者にリハビリ等を提供し，在宅復帰・在宅支援を目指す施設である。
　介護療養型施設は，医療の必要な要介護高齢者のための長期療養施設である。2023年度末（2024年3月）に廃止される。
　介護医療院は，要介護高齢者の長期療養・生活のための施設。

　介護保険制度における施設は，介護老人福祉施設（特別養護老人ホーム），介護老人保健施設，介護療養型医療施設と介護医療院（Ⅱ➡p.14 表1-7）である。入所施設は，「入所者の暮らしの場」である。看護師は，入所者がその人の持つ病や障がいや加齢に伴う心身機能の低下と上手く付き合いながら暮らしていくためにその人の人生の最期まで責任を持って介護職やリハビリ職等と連携・協働し，支援する。

　特に入所施設では医師が常駐していない施設も多く，看護師は入所者の健康問題において中心となり，先々のリスクを予見したアセスメントを行い，そのリスクを予防するケアをプランに盛り込み介護職やリハビリ職等の関係者と共有することが必要となる。看護師は，生活者として入所者一人ひとりに寄り添い，生活の歴史，価値観，習慣，楽しみなどを理解すること，さらに日々の生活やリハビリテーション等から状態の変化を読み取り，なんらかの変化を見つけた場合，適切な医療につなげる判断と適切な看護の提供が重要な役割である。

4 通所施設での看護

　通所施設は，療養者が生活している場（居宅）から定期的に通所介護（デイサービス），通所リハビリテーション（デイケア），小規模多機能型居宅，看護小規模多機能型居宅等に通うことのできる施設である（➡p.13 表1-6）。

　通所している療養者（以下利用者）が可能な限り居宅において，自らの持っている能力に応じ，自立した日常生活を営むことができるよう生活機能の維持・向上，さらに心身の機能の維持と家族の身体的・精神的負担の軽減を図っている。通所施設には，看護師，介護職，リハビリ職等が利用者への必要な日常生活上のケアおよび機能訓練を行っている。

　看護師は，利用者の健康状態を確認し，予定しているケア（入浴やリハビリテーション等）の実施可否を判断する。通所ケアでは，家族（介護者）と連絡ノートを利用し，居宅での状況を確認する。看護師は，介護職やリハビリ職等の関係者と現状を共有し利用者へのケアや適切な医療につなげる役割を担っている。

- 各々の場における看護師は，場の特徴と対象者の特徴を踏まえ，対象者が不安なく対象者の住まいで過ごすことができる看護の提供が必要であり，そのためには，関係機関，多職種との連携が重要となる。
- 看護師は，適切なアセスメントから必要な時に必要な関係機関や多職種に繋げるという重要な役割を担っている。

Ⅶ. 在宅療養者の家族への看護

**学習の
ねらい**

● 在宅看護を継続させていくうえで大切なポイントは，療養者に対する看護だけに目を向けるのではなく，家族にも目を向けて看護を行うことである。

● 家族は療養者と家族成員を各々にみるだけではなく，家族という集団を1つの有機体とみなし，看護の対象ととらえることが重要である。

● そこで必要な考え方が，家族を「家族システム」としてとらえて家族像を描くことである。

● 家族への支援について，家族の定義，特徴，発達過程，構造・機能などを考えながら，在宅における家族看護の視点について学習を深めていく。

1 家族とは

　家族の範囲を説明することは，近年，多様な価値観や社会状況の変化に伴って大変難しくなってきている。例を示すと，戸籍上の婚姻関係はないのに同居して介護を続けている夫婦，同居している実子と住んでいるが関係性が悪く関わりが全くなされていない親子など，多様な家族像が示される。したがって，家族を考えるうえでは，まず，家族の概念について考えることは重要であり，幾つかの家族の定義を以下に示す。

1 家族社会学者森岡清美・望月嵩の定義[1]

　家族とは，夫婦・親子・きょうだいなど少数の近親者を主要な成員とし，成員相互の深い感情的かかわりあいで結ばれた，幸福（well-being）追求の集団である（**1**）。

2 社会学者バージェス Burgess の定義（家族看護学者フリードマン Friedman, M. M. の文献[2]から）

● 家族は，結婚，血縁，養子などによって結合された人々からなる。

● 家族成員は，通常一つの世帯を形成し，ともに生活しているか，別々に生活していても，その世帯を自分の家庭であると認識している。

● 家族成員同士は，夫と妻，母親と父親，息子と娘，兄弟，姉妹などの家族内の社会的役割にしたがって，相互作用とコミュニケーションを行っている。

● 家族は，基本的に社会の文化に由来し，また，家族固有のものを含む共通の文化を共有している。

3 家族看護学者フリードマン Friedman, M. M. の定義[3]

　家族とは，絆を共有し，情緒的な親密さによって互いに結びついた，しかも，家族であると自覚している，2人以上の成員である。

---

1 幸福（well-being）追求とは

　well-being とは，世界保健機構（WHO）の憲章（1947年）の「健康」の定義で用いられている言葉で，近年はウェルビーイングと表記されることも多い。well-being の訳は満足のいく状態，安寧，幸福，福祉などと一般的には訳されることが多い。しかし，本章では個人の権利や自己実現が保障されること，また，身体的・精神的・社会的にその人にとって最良の状態がwell-being（ウェル・ビーイング）であり，すべての人が一律に元気であるという意味の最良の健康ではない。

4 家族看護学者ハンソン Hanson, S. M. H の定義[4]

　お互いに情緒的，物理的，経済的サポートを依存し合っている 2 人かそれ以上の人々である。家族のメンバーとは，その人たち自身が家族であると認識している人々のことである。

5 家族とは（2）

　上記の家族の定義などをふまえ，以下のとおり家族の特徴を整理する。
- 家族とは，戸籍上や同居を問わず，お互いに家族成員と自覚している 2人以上のメンバーからなる人々の集団である。
- 個人が幸福（well-being）追求，つまりは自己実現や発達課題を達成するために，基盤となる集団である。
- 集団の中の役割や責任を分担し，情緒的，物理的，経済的サポートを依存しあっている。

2 家族の特徴

1 家族に関するデータ的分析

　わが国は世界の主要先進国の中で最も高齢化が進んでおり，このことは家族形態の変化にも現れている。世帯数と平均世帯人員の年次推移は，1953（昭和 28）年ごろには 1 世帯あたり平均 5 人の人員で約 1,718 万世帯であったものが，2019（令和元）年には 2.39 人で約 5,178 万世帯と，世帯数の増加とともに世帯人員は減少傾向にある（図 1-4）。65 歳以上の高齢者のいる世帯は，1986（昭和 61）年には 977 万世帯（26.0%）程度であったものが，2019（令和元）年には 2,558 万世帯（49.4%）と世帯数は約 2.6 倍に増加している。構造別にみると，単独世帯および夫婦のみの世帯割合が増加するとともに，三世代世帯は減少し，世帯規模や家族機能が縮小化している（図 1-5）。

　主な介護者と要介護者等との続柄および同別居の構成割合を見ると，同居者が介護を担う割合が 54.4% で，その内訳は配偶者が最も高く，次いで子，そして子の配偶者という順になっている。また，別居の家族等が介護を担っている割合は 13.6% で，超高齢化社会により配偶者が介護するだけでなく，子どもが介護する割合が増加していることを示している。さらに，事業者に介護を委託している割合は 12.1% で，介護の産業化が進行している。介護者の性別では，男性 35%，女性 65% で，女性が男性の約 2 倍多くなっている。また，介護者を性別・年齢階級別にみると 60 歳代の介護者が最も多く，次いで男性では 80 歳以上，70 歳代，女性では 70 歳代，50 歳代の順となっている。（図 1-6）。また，介護保険開始前の 1998 年（平成 10 年）の状況と比較すると，介護者の割合は男性が約 2 倍強で男性の介護参画割合が増加している。さらに，子の配偶者の介護割合は約 3 割であったところから 1 割弱へと減少しており，嫁の介護割合が大幅に減少している。女

2 家族の定義

　本稿では，看護学と社会学による家族の定義を紹介した。

　しかし，近年，家族の概念は複雑化しており，シングル単位，同性間パートナーシップ，さらには離婚や再婚などによるステップファミリー，シングルペアレントファミリー，引いては虐待に伴う養護施設及び，認知症によるグループホーム入所などの共同生活を含めて多様化している。

　加えて，愛玩動物などは民法において「ペットは動産（不動産以外の物ないし財産をいう概念）」とみなされていたが，近年では飼主にとって家族の一員とみなし，ペットの医療をめぐる高額賠償になる裁判例も示されている。

　したがって，在宅看護における療養者と家族の支援を行う際にも，ペットを家族とみなして在宅看護を考える意識をもつことが必要とされてきている。

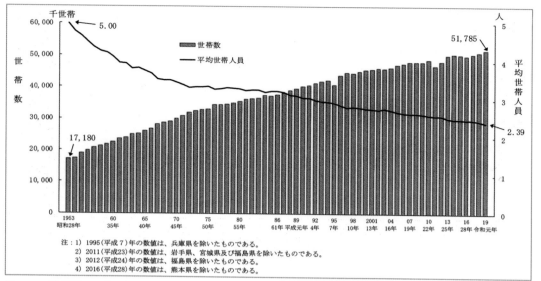

注：1）1995（平成7）年の数値は、兵庫県を除いたものである。
　　2）2011（平成23）年の数値は、岩手県、宮城県及び福島県を除いたものである。
　　3）2012（平成24）年の数値は、福島県を除いたものである。
　　4）2016（平成28）年の数値は、熊本県を除いたものである。

図1-4　世帯数と平均世帯人員の年次推移（厚生労働省　令和元年国民生活基礎調査の概況）

	千世帯		単独世帯	夫婦のみの世帯	親と未婚の子のみの世帯	三世代世帯	その他の世帯
昭和61年	9,769	1986（昭和61）年	13.1	18.2	11.1	44.8	12.7
平成元年	10,774	'89（平成元）	14.8	20.9	11.7	40.7	11.9
平成4年	11,884	'92（　4）	15.7	22.8	12.1	36.6	12.8
平成7年	12,695	'95（　7）	17.3	24.2	12.9	33.3	12.2
平成10年	14,822	'98（　10）	18.4	26.7	13.7	29.7	11.6
平成13年	16,367	2001（　13）	19.4	27.8	15.7	25.5	11.6
平成16年	17,864	'04（　16）	20.9	29.4	16.4	21.9	11.4
平成19年	19,263	'07（　19）	22.5	29.8	17.7	18.3	11.7
平成22年	20,705	'10（　22）	24.2	29.9	18.5	16.2	11.2
平成25年	22,420	'13（　25）	25.6	31.1	19.8	13.2	10.4
平成28年	24,165	'16（　28）	27.1	31.1	20.7	11.0	10.0
平成29年	23,787	'17（　29）	26.4	32.5	19.9	11.0	10.2
平成30年	24,927	'18（　30）	27.4	32.3	20.5	10.0	9.8
令和元年	25,584	'19（令和元）	28.8	32.3	20.0	9.4	9.5

注：1）1995（平成7）年の数値は、兵庫県を除いたものである。
　　2）2016（平成28）年の数値は、熊本県を除いたものである。
　　3）「親と未婚の子のみの世帯」とは、「夫婦と未婚の子のみの世帯」及び「ひとり親と未婚の子のみの世帯」をいう。

図1-5　世帯構造別にみた65歳以上の者のいる世帯数の構成割合の年次推移（出典図1-4に同じ）

性の就労増加，日本の家制度の消失など，介護の状況がこの約20年の間に大きく変化していることが示されている（**図1-6，1-7**）。

　性別にみた介護者の悩みやストレスの原因は，家族の病気や介護が7〜8割と最も多く，次いで介護者自身の病気や介護，収入・家計・借金等，家族との人間関係，自由にできる時間がない，自分の仕事などであった。（**図1-8**）。

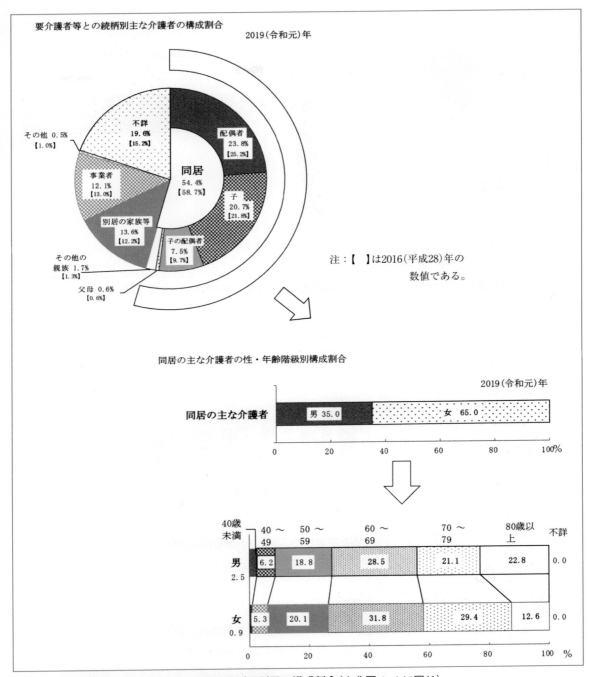

図1-6　主な介護者と要介護者等との続柄及び同別居の構成割合（出典図 1-4 に同じ）

　介護内容別にみた介護者の組合わせ状況の構成割合は，洗髪，入浴介助，身体の清拭などの清潔の援助は事業者が5〜6割を占め，洗濯，買い物，服薬の手助け，食事の準備・後始末は家族が6〜7割，掃除，話し相手，食事介助，着替，洗顔，散歩などは家族が5〜6割を占めていた（図1-9）。清潔の援助における介護負担は大きく，訪問入浴や訪問看護などの利用が多い

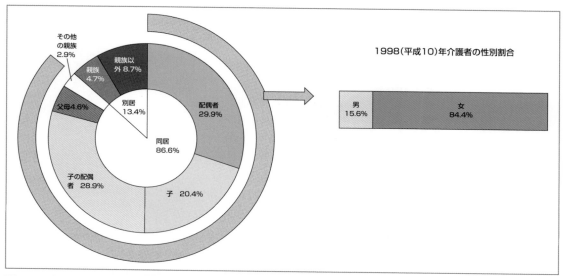

図1-7　主な介護者と要介護者等との続柄及び同別居の構成割合（厚生労働省 平成10年 国民生活基礎調査）

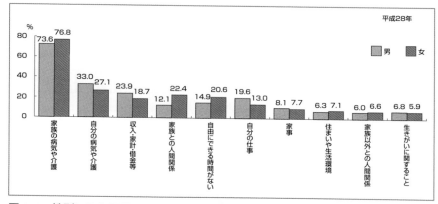

図1-8　性別にみた同居している主な介護者の悩みやストレスの原因の割合（複数回答）（出典図1-4に同じ）

ことが伺える。

　在宅看護を展開するうえで，看護職は介護に関連した家族の状況を把握しておく必要がある。さらに，看護職は実際に関わる療養者の疾患にだけ焦点をあてるのではなく，療養者を介護している家族の健康状況，家族として療養者を支援できる対処能力，介護する家族のストレスと対処方法などを総合的に把握し，介入することが求められる。

2 家族看護の目的

　家族看護は，看護職が療養者などの個人に働きかけるのではなく，家族という集団に対してアプローチする方法で，家族システムを機能させ，家族成員各々が健康を維持できるように支援することであり，家族の「健康」

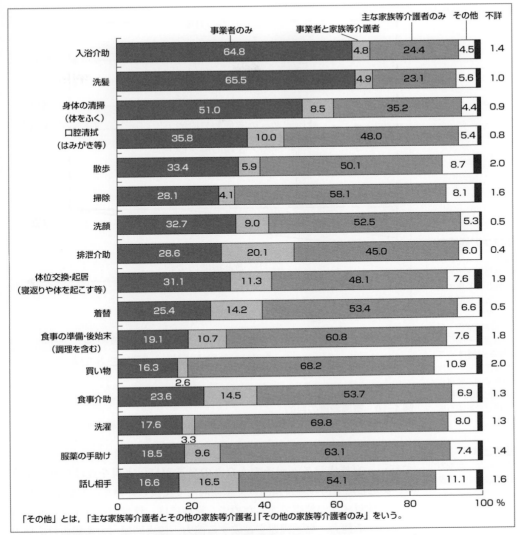

図1-9　介護内容別にみた介護者の組合せの状況別構成割合（出典図1-4に同じ）

がキーワードとなる。

　まず初めに，家族成員各々の健康を考えると，WHOの健康の定義にそっ
て「身体的，精神的，社会的に良好な状態にあること」で，さらに個人の発
達課題もふまえて「自己実現できる（やりたいことがやれる）こと」だと言え
る。しかし，ここで述べている個人の健康は，限りなく五体満足で元気で
あるという狭義の健康の概念ではなく，たとえ障がいや病気をもっていた
としても，その人なりにwell-beingな状態にあることを意味する。

　したがって，家族の「健康」も同様に考えると，家族成員各々が障がいや
病気をもっていたとしても，その人なりにwell-beingな状態にあること
で，そうなるためには家族として家族成員各々が健康を維持し，自己実現
がはかられる必要がある。そのため，家族の健康をとらえる際には，家族
システム（➡3. 参照）の中で家族成員同士が自立してやれることは自立し

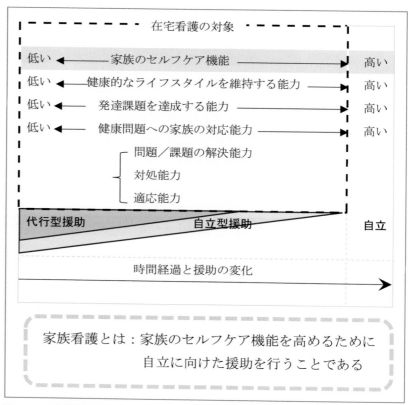

図1-10　家族看護の目的
鈴木和子・渡辺裕子：家族看護学　理論と実践 p13-14 を参考に筆者作成

**３ 家族のセルフケア機能を
高めるとは？**

家族成員各々が健康であって，
自分の夢や目標に向かって最大限
の力を発揮できるように援助する
ことである。そのためには，健康
な家族成員では，正常に成長・発
達したり，疾病や障害を予防して
より良い健康状態を保持するこ
と，また，疾病や障害をもつ家族
成員では，これらを早期に発見し
て治療を行い，重症化予防，再発
予防に努めることができるように
援助することである。

４ 代行型の援助とは？

療養者を含めた家族が，家族内
の役割や機能を活用しても，療養
者の健康課題に向けて対処できな
い場合に，さまざまな社会資源を
用いることで，出来ない部分を補
填していけるように支援するこ
と。例を挙げると，老老介護をし
ている夫婦間では，おむつ換えや
入浴等の介護負担は大きく，家族
だけで解決することは困難であ
る。そのため，訪問介護や訪問入
浴などのサービスを利用して，介
護という家族機能を代行してもら
うように支援することである。

５ 自立型の援助とは？

療養者を含めた家族が，家族内
の役割や機能を十分に活用しなが
ら，療養者の健康課題に向けた対
処行動を自分たちで決定して行え
るように支持的，教育的に支援す
ること。例を挙げると，介護情報
に関する相談窓口を紹介すること
で，家族が課題解決できるように
支援することである。

て行い，家族成員各々がその人なりの発達や自己実現を遂げられるよう
に，安定した生活の維持に向けて家族同士で支援していくことが望まれる。
　家族成員各々が健康であるために，家族には，健康的なライフスタイル
を維持する能力，発達課題を達成する能力，健康問題への家族の対応能力
の３つのセルフケア機能が必要となる（図1-10）。しかし，在宅看護で扱う
対象者（利用者）は，疾病や障害などによりこれらの３つのセルフケア機能
が削がれた状態にある。そのため，対象者と介護者という家族に対して看
護者が関わり援助する必要性が生じてくる。
　したがって，在宅看護における家族看護の目的は，自立した生活が送れ
なくなった疾病や障害をもった対象者を介護する家族のセルフケア機能を
高める（**３**）ことを考え，対象自身がリハビリテーションにおける生活機能
向上を目指すと共に，住宅改修及び介護用具や生活補助具，在宅サービス
などを用いて，対象者と介護者が家族として自立した生活が行えるように
自立に向けた自立型援助を行うことである。つまり，初期は看護者が代
わって代行型の援助（**４**）を行うことがあったとしても，徐々に対象者と介
護者が家族として自分たちにできる方法を獲得して介護を行えるように共
に考え，方法を提示して，自立型援助（**５**）に移行させ，最終的には対象者
と介護者だけで自立して家族内でセルフケアできるように支援していくこ

とを目指すものである。しかし，前述したとおり家族の縮小化等において，老老介護や就労している家族が終日介護を担うことが困難な家族も増加している。また，在宅看護の対象は健康レベルの低下した人々であり，自立が望めないことも多い。したがって，自立を最終目標とするのではなく，看護者や介護者などの事業者が代わって介護を担うことで，上記に述べた自立型援助を継続して家族が崩壊することなく，対象者が望む場所で人生の最期まで生活できるように援助していくことが，在宅看護における家族看護の目的である。

❸ 家族看護の意義

　家族に焦点をあてて看護を行うことの意義を考えると，Hanson, S. M. H[5]は下記の5点を述べている。
- 健康行動や病気行動は家族の中で学習される。
- 1人または複数のメンバーが健康上の問題をもった場合，家族ユニット全体が影響を受ける。つまり，家族は個人の健康やウェルビーイングにとって重要な因子である。
- 家族は個人の健康に影響を及ぼし，個人の健康や健康行動は家族に影響を及ぼす。
- ヘルスケアは個人だけを対象とするより，家族に重点を置くほうが効果的である。
- 家族の健康を促進，維持，再構築することは社会の存続にとって重要である。

　個人にターゲットをあてて働きかけただけでは効果が得られない場合でも，家族をシステムとしてとらえて家族成員の1人に働きかけることで，その家族成員から他の家族成員に良い影響が及び，個人に働きかけるよりも大きな効果が期待できることがある。また，家族という社会，文化，価値観の中で，その家族に応じた「健康」を維持するための工夫や方法が新たに考えられ伝承されていくことも期待できる。

　ここで，図1-11を参考に家族看護の働きかけを確認してみる。従来の患者個人への働きかけや健康教育であれば，図1-11の左の図のように糖尿病患者であるA氏にのみ，食事指導や糖尿病に対する知識や普及を働きかける。しかし，家族看護の視点を加えると右側の図のように，糖尿病をもつA氏とその家族に働きかける方法が考えられる。例えば，家族全体に糖尿病の知識の普及と食事療法についての重要性を働きかけることで，A氏1人だけが糖尿病に向き合うのではなく，家族がA氏に対して支援できそうなことを一緒に考えるイメージである。糖尿病は食事や運動療法が重要である。したがって，2人の娘たちがA氏とともに交代で一緒に犬の散歩にいくなど生活の中に家族でできる運動を取り入れる，妻が糖尿病食について理解し食事療法を取り入れ日々の食事を作るとともにお弁当をもたせてくれるなどの工夫ができると理想的である。単に，看護者が家族に対して，行動を示しても本人たちが意図するものでなくては継続し得ない。そのため，家族が患者であるA氏に対して支援できることを各々が考えら

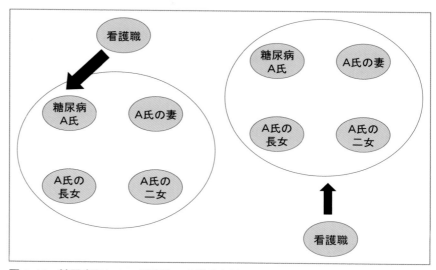

図 1-11　糖尿病をもつ A 氏家族への働きかけ

れるように，家族メンバーに働きかけたり，家族のキーパーソンに働きかけたりして支援する必要があり，こうした支援が家族看護の具体的なイメージである。

3 家族のシステムについて

　家族は，人が生活していくうえで最も身近な集団であり，社会的にも精神的にも影響を受けるものである。例えば，数十年連れ添った夫婦の中でも老いるにしたがってさまざまな健康課題が起こり，それに伴って家族の中の関係性や役割，機能は変化する。このような場合に，家族のシステムがどれだけ機能し，これらの健康課題に対処できるかによって，家族の生活は大きく変わっていく。病気が家族に及ぼす影響について，**図 1-12** を参考にイメージしてみると良い。

　家族は家族ユニットとして，家族員の誰かが病気になった際，「介護役割を担う家族員」と「それ以外の家族員」に【身体的負担】，【精神的負担】，【行動的制限】，【経済的負担】などの影響を及ぼす。つまりは，家族員の病気が，家族全体に波及していくことが理解できるだろう。短期間であれば対処可能であったとしても，病気の期間が長くなるほど，また，介護負担が大きくなるほど，家族は「家族役割の変化」，「家族の関係性の変化」，「社会的役割への影響」などに対処して危機を乗り越えようとしている。したがって，看護師は在宅療養者のことだけに視点をあてるだけでなく，これらに付随するさまざまな側面を丁寧にとらえて，家族に波及する影響を考えて関わる必要がある。

　鈴木[6]は，家族という集団を 1 つの有機体とみなし，構造・機能・発達過程の 3 側面から家族システムを理解する考え方を述べ，家族の特性 5 点を次のように示している（➡**6**）。

6 健康的な家族とは？
　鈴木[*]は健康な家族の共通性を次のとおり述べている。
①父母連合（父親と母親の親密さ）が比較的強く，親子関係と同じぐらい大切にされている。
②両親と子どもの間で対等の話し合いができる機会や関係がつくられている。
③家族が共通の目的や関心をもち，共に活動する機会を多くもっている。
④それぞれの家族成員が自分の目的や生きがいをもち，互いにそれを尊重している。
⑤家族が社会と適度の交流をもっている。
＊）鈴木和子・渡辺裕子・佐藤律子：家族看護学における家族の理解，家族看護学　理論と実践　第 5 版，32-33 頁，日本看護協会出版会，2019

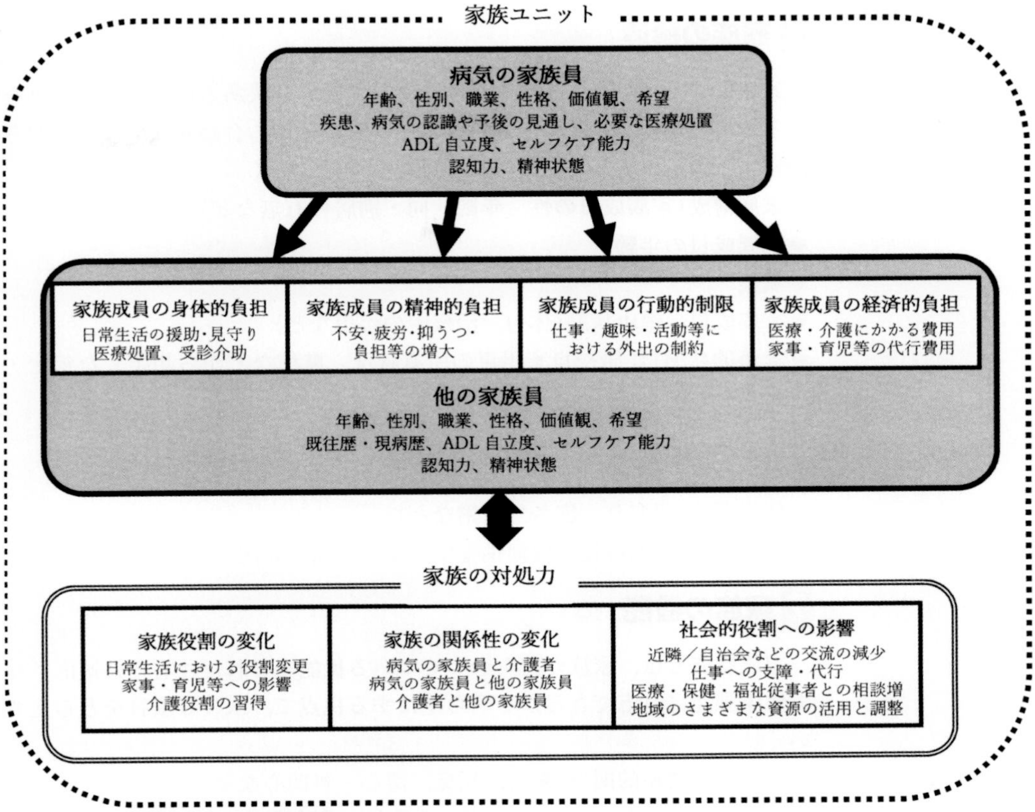

図 1-12　病気が家族に及ぼす影響
野嶋佐由美・中野綾美：家族エンパワーメントをもたらす看護実践，へるす出版 p.11 を参考に筆者作成

- 全体性 Wholeness：家族成員の変化は必ず家族全体の変化となって現れる。
- 非累積性 Nonsummativity：全体の機能は家族成員の機能の総和以上のものになる。
- 恒常性 Homeostasis：家族システムは内外の変化に対応して安定状態を取り戻そうとする。
- 循環的因果関係 Circular Causality：1 家族成員の行動は家族内に次々と反応を呼び起こす。
- 組織性 Organization：家族には階層性と役割期待がある。

　家族は良くも悪くもお互いに影響を受けるとともに影響を及ぼしあい，1 つのグループとしてそれぞれの役割や機能を果たしながらともに生活している。そのため，喜びなどが共有されて倍増されることもあれば，逆に感情的に爆発しあい家族そのものが機能しない状態に陥ることもある（5 家族の危機を参照）。看護者は，このような家族の特性を踏まえて家族を理解する必要がある。

　したがって，次に家族をとらえていく際に重要な視点となる家族の構造，機能，発達過程について説明する（鈴木[7]の家族アセスメントモデルの構造的側面を改編）。

1 家族の構造

家族構造とは，家族が健康課題に対して問題解決あるいは，対処行動をとるために用いることのできる資源をどれだけ持ち合わせているかを明らかにするための視点で，次の9項目をとらえていく。
- 家族構成（家族成員の性，年齢，同・別居の有無など）
- 家族成員の年齢
- 職業
- 家族成員の健康状態（体力，治療中の疾患など）
- 経済的状態（住居や自家用車の所有状況，職種などから想定した年金・所得など）
- 生活習慣（生活リズム，食生活，余暇や趣味，飲酒，喫煙など）
- ケア技術を習得する力
- 住宅環境（間取り，広さ，設備など）
- 地域環境（交通の便，保健福祉サービスの発達状況，地域の価値観）

2 家族の機能

家族機能とは，家族が持ち合わせている機能をどれだけ有効に適応させて健康課題に対応できるかを明らかにする視点で，次の6項目をとらえていく。
- 家族内の情緒的関係（愛着，反発，関心・無関心など）
- コミュニケーション（会話の量，明瞭性，共感性，スキンシップ，ユーモアなど）
- 役割構造（役割分担の現状，家族内の協力や柔軟性など）
- 意思決定能力とスタイル（家族内のルールの存在・柔軟性・キーパーソンなど）
- 家族の価値観（生活上のこだわり，信仰，生活スタイルなど）
- 社会性（社会的関心度，情報収集能力，近隣との関係性・対話能力など）

家族構造と機能をとらえることは類似していて難しい。しかし，構造は家族を外面的にとらえて網羅できる内容であり，機能は家族成員の話を各々の立場から聞き，家族成員間の考えや関係性などの内面をとらえたものと理解するとわかりやすい。家族を包括的にとらえるうえでは，両者を統合的にアセスメントすることが重要である。

3 発達過程

■ 発達課題と発達過程について

発達課題と用いた際には，発達上の各々の時期において，「到達する目標」として掲げたものであることが多い。しかし，発達過程と用いた際には，各々の時期に応じた発達課題に至るまでに連続的にとらえた過程（プロセス）を指すことが多い。

人間の発達過程をとらえるうえで，小児ではエリクソンの自我発達理論やピアジェの認知発達理論などで子どもの発達をとらえ，青年期以降になるとレビンソンの発達段階などを用いて個人の発達過程をとらえることが重要である。しかし，家族看護を考える際には，家族成員のさまざまな年齢の発達過程をとらえていくことと，個人の発達過程とは異なる「家族」という集団における発達過程があることを理解する必要がある（➡**■**）。

1）個人の発達過程

　家族成員各々の発達過程をとらえるうえでは，上記に示したエリクソンやピアジェ等の発達理論を用いてもよいが，幼児期から老年期まで網羅されているハヴィガーストの発達理論[8]が用いやすいと思われるのでここで紹介する。家族成員各々の年齢を踏まえ，どの発達過程に位置しているかを確認することで，概ねの発達課題が理解できる。

R.J. ハヴィガースト著，児玉憲典，飯塚裕子訳，三島二郎序：ハヴィガーストの発達課題と教育　生涯発達と人間形成　DEVELOPMENTAL TASKS AND EDUCATION（Third edition），1972，川島書店，1997.

R. J. ハヴィガーストの発達課題と特徴

a. 幼児期（早期児童期）：0歳～6歳まで

【特徴】：身体各部分や諸器官の連続的成熟に基づき，子どもの神経系は更に複雑になり，これらの課題の成功や失敗などが，主として社会的（家族的）環境に依存しているという意味で社会的基礎をもっている時期である。

【発達課題】：①歩行の学習，②固形食摂取の学習，③しゃべることの学習，④排泄の統制を学ぶ，⑤性差および性的な慎みを学ぶ，⑥社会や自然の現実を述べるために概念を形成し言語を学ぶ，⑦読むことの用意をする，⑧善悪の区別を学び，良心を発達させはじめる。

b. 児童期（中期児童期）：6歳～12歳ごろまで

【特徴】：外に向かう3つの大きな前進（①子どもが家庭から出て仲間集団に加わるという前進，②身体面での神経筋の技能を必要とする遊びや作業の世界への前進，③精神面での大人の考え方や論理，象徴，コミュニケーションの世界への前進）を特徴とし，これら全てにおいて自分独自のスタイルとレベルを作りあげる。

【発達課題】：①通常の遊びに必要な身体的技能を学ぶ，②成長しつつある生体としての自分に対する健全な態度を身につける，③同年代の者とやっていくことを学ぶ，④男女それぞれにふさわしい社会的役割を学ぶ，⑤読み書きと計算の基礎的技能を発達させる，⑥日常生活に必要なさまざまな概念を発達させる，⑦良心，道徳心，価値尺度を発達させる，⑧個人としての自立を達成する，⑨社会集団や社会制度に対する態度を発達させる。

c. 青年期：12～18歳の時期

【特徴】：知的な学習だけではなく，身体面および，情緒面や社会性で成熟し，親から情緒的に自立する時期である。性差が広がると共に，互いに異性を引き付けあうことを学ぶ。また，共通の関心に基づいて一緒に行動し，共通の目標を追及するうえで個人的な違いを軽視することを学び，職業に対する関心が前面に出てくる。

【発達課題】：①同年代の男女と新しい成熟した関係を結ぶ，②男性あるいは女性の社会的役割を身につける，③自分の体格をうけいれ，身体を効率的に使う，④親や他の大人たちから情緒面で自立する，⑤結婚と家庭生活の準備をする，⑥職業につく準備をする，⑦行動の指針としての価値観や倫理体系を身につける―イデオロギーを発達させる，⑧社会的に責任ある行動をとりたいと思い，またそれを実行する。

d. 早期成人期（壮年期初期）：18〜30歳までの時期

【特徴】：個人あるいはせいぜいふたりの個人が，社会から最小限の配慮と援助のもとで人生の最も重大な課題に取り組むべく前進しなければならないという意味で，生涯で最も個人主義的な時期であり，また，最も孤独な時期である。

【発達課題】：①配偶者の選択，②結婚相手と暮らすことの学習，③家庭をつくる，④育児，⑤家の管理，⑥職業の開始，⑦市民としての責任をひきうける，⑧気心の合う社交集団をみつける。

e. 中年期：30〜60歳にかけての時期

【特徴】：社会に対する影響力は最大となり，社会的な責任，市民としての責任を求められる時期にある。そのため，発達課題は身体の変化と環境の圧力から生じ，自分自身の価値観や願望によってみずからに課せられる要請や義務から生じる。

【発達課題】：①十代の子どもが責任を果たせる幸せな大人になるように援助する，②大人の社会的な責任，市民として責任を果たす，③職業生活で満足のいく地歩を築き，それを維持する，④大人の余暇活動をつくりあげる，⑤自分をひとりの人間としての配偶者に関係づける，⑥中年期の生理学的変化の受容とそれへの適応，⑦老いてゆく親への適応

f. 老年期：およそ60歳以上

【特徴】：①体力や知的能力，経済力の面で色々な限界がことのほか明確となり，中年期の活動的な役割から降りることを伴い，祖父母など他の役割を身につける。精神面では，種々の限界のやむを得ない縮小はなく，社会面では，人との交際や社会的な関心の縮小から，他のものの拡大で捉える見込みがある。

【発達課題】：①体力と健康の衰退への適応，②退職と収入の減少への適応，③配偶者の死に対する適応，④自分の年齢集団の人と率直な親しい関係を確立する，⑤柔軟なやりかたで社会的な役割を身につけ，それに適応する，⑥満足のいく住宅の確保

2）家族の発達過程

次に，家族の発達過程をとらえるうえで，森岡[9]は家族の発達段階を8段階説として，次のとおり示した。Ⅰ：子どものいない新婚期，Ⅱ：第1子出生〜小学校入学（育児期），Ⅲ：第1子小学校入学〜卒業（第1教育期），Ⅳ：第1子中学校入学〜高校卒業（第2教育期），Ⅴ：第1子高校卒業〜末子20歳未満（第1排出期），Ⅵ：末子20歳〜子ども全部結婚独立（第2排出期），Ⅶ：子ども全部結婚独立〜夫65歳未満（向老期），Ⅷ：夫65歳〜死亡（退隠期）である。つまり，家族の発達過程には，結婚による家族の形成期，第1子誕生してから排出するまでの拡大期，子どもの排出による縮小期，そして夫婦が死亡するまでの消滅期という4つの過程をたどる。

また，望月・本村[10]は，家族の発達段階を婚前期，新婚期，養育期，教育期，排出期，老年期，孤老期という7段階で示し，それぞれの段階に求められる基本的発達課題を**表1-11**のとおり示した。つまり，婚前期には二

表1-11　家族のライフサイクル段階別にみた基本的発達課題

	基本的発達課題(目標)	目標達成手段(経済)	役割の配分・遂行	対社会との関係	備　考
養育期	・乳幼児の健全な保育 ・第2子以下の出産計画 ・子の教育方針の調整	・子の成長にともなう家計の設計 ・教育費・住宅費を中心とした長期家計計画の再検討	・父・母役割の取得 ・夫婦の役割分担の再検討 ・リーダーシップ・パターンの再検討	・近隣の子どもの遊戯集団の形成 ・保育所との関係 ・親族との関係の調整(祖父母と孫)	・妻の妊娠時への夫の配慮 ・小児慢性疾患等在宅療養児及びきょうだいへの対処
教育期	・子の能力・適性による就学 ・妻の再就職と社会活動への参加 ・子の進路の決定 ・家族統合の維持	・教育費の計画 ・住宅の拡大・建設費の計画 ・老親扶養の設計 ・余暇活動費の設計 ・子の勉強部屋の確保	・子の成長による親役割の再検討 ・子の家族役割への参加 ・夫婦関係の再調整 ・余暇活動の設計 ・家族の生活時間の調整 ・妻の就業による役割分担の調整	・老親扶養をめぐっての親族関係の調整 ・PTA活動への参加 ・婦人会,地域社会活動への参加 ・婦人学級・成人学級など学習活動への参加 ・夫の職業活動の充実	・家族成員の生活領域の拡散への対処 ・小児慢性疾患等在宅療養児の就学に向けた対処 ・家族成員の慢性疾患や事故等による中途障害に向けた対処
排出期	・子どもの就職・経済的自立への配慮 ・子の情緒的自立への指導 ・子の配偶者選択・結婚への援助	・子の結婚資金の準備 ・老後の生活のための家計計画 ・子の離家後の住宅利用の検討	・子の独立を支持するための役割 ・子の離家後の夫婦関係の再調整 ・子の離家後の生活習慣の再調整	・地域社会活動への参加 ・奉仕活動への参加 ・趣味・文化活動への参加	・妻の更年期への対処
老年期	・安定した老後のための生活設計 ・老後の生きがい・楽しみの設計	・定年退職後の再就職 ・老夫婦向きの住宅の改善 ・健康維持への配慮 ・安定した家計の維持 ・遺産分配の計画	・祖父母としての役割の取得 ・やすらぎのある夫婦関係の樹立 ・夫婦としての再確認 ・健康維持のための生活習慣	・子どもの家族との関係の調整 ・地域社会活動・奉仕活動・趣味・文化活動参加の維持 ・子どもの家族との協力関係の促進 ・老人クラブ・老人大学への参加 ・地域活動への参加(生活経験を社会的に生かすこと)	・健康維持 ・介護予防に向けた対処 ・内閉的生活の傾向への対処 ・家族成員の慢性疾患に伴う重症化に向けた対処(介護)
孤老期	・ひとりぐらしの生活設計	・ひとりぐらしの家計の設計 ・ひとりぐらしの住宅利用 ・遺産分配の計画	・子どもによる役割の補充 ・社会機関による役割の補充	・社会福祉サービスの受容 ・老人クラブ・老人大学への参加 ・新しい仲間づくり,友人関係の活用	・孤立はしても孤独にならないこと

出典:望月嵩・本村汎(編),1980『現代家族の危機』有斐閣,pp.12-13. を参考に筆者が追記

者関係を確立し,新婚期に入ると夫婦関係と共にお互いの両親等も含めた新しい家族関係を形成し,生活設計,出産計画等を確立していく必要がある。養育期に入ると乳幼児の健全な保育と共に第2子以降の出産を考え,父母という新しい役割を取得していく必要がある。教育期には,子どもの能力・適性にあった就学,進路の決定を調整するが,この時期には家族のまとまりが難しくなるため,これらの問題に対処する必要が出てくる。排出期になると,子どもが就職し,親は情緒的自立や配偶者の選択・結婚への援助など,子どもの独立への支援が必要となる。老年期になると子どもが巣立ち,安定した老後のための生活設計や生きがい等を見つけていく必

要があり，孤老期には配偶者を看取って，ひとり暮らしの設計などを考えていく課題がある。

　在宅で療養している療養者とその家族は，家族の中に疾病や障がいをもっている者が存在したとしても，基本的な発達課題を達成しながら，家族としての過程を積み重ねていく。そのため，対象とする家族が，現在どの発達過程にあるのかをとらえ，これらの発達課題が達成できるように関わることも，在宅看護の重要ポイントである。

4 家族と介護者

　家族成員間の関係性は先に述べた家族の機能にも通ずるが，在宅で療養を長期的に継続するためには，介護者の身体的健康と精神的な健康が維持される必要がある。そのため，療養者と介護者の関係性だけをみるのではなく，家族と介護者の関係性について，特に介護者をその他の家族成員がどのようにサポートしているのかを把握しておく必要がある。

　家族関係を見る視点は，①療養者と介護者のみに焦点化されやすい傾向がある。しかし，家族を見る際には②療養者と介護者以外の家族成員，③介護者と家族成員，④家族成員同士の関係性も把握することで，家族をシステムとしてとらえやすくなる。

　中でも家族関係をとらえる際に重要な点は，家族成員同士が築いてきた家族の歴史，価値観などが積み重なって，今の家族関係を形成していることである。主たる介護者と療養者との関係は，夫婦関係，親子関係，父母と義理の娘(嫁)であるなどさまざまな関係が想定される。しかし，配偶者が介護する際にはその子どもたちとの関係があったり，子どもが介護する際には，その子どもの配偶者とその他の家族との関係，他のきょうだいとの関係も影響してくる。嫁が介護する際にはその配偶者である実の息子との関係性やその他の家族との関係性なども影響する。つまり，介護者は介護だけに専念できるわけではなく，他の家族成員との関係もうまく調整しながら，日常生活を維持していく必要がある。

　ここで，事例を示しながら介護者と家族との関係を考えてみたい。

　75歳の認知症の女性Aさんの場合，Aさんの次男の妻47歳Bさんが介護を担っていたとする。認知症は進んでおり徘徊がひどく，隣の市まで歩いて行き警察で保護も数回されている状況にある。Aさんの次男：Bさんの夫は商社に勤めており出張が多く休みも仕事に行く状況にあり，2人の息子は大学生でサークル活動やアルバイトに忙しく，家族のコミュニケーションが少ない状況にある。こうした事例を踏まえて，介護者と家族を考えてみる。

　Bさんに話を聴くと，「一人で家事と介護をこなして自分の時間もないし，自分の存在がないようで虚しい」と言う。また，Bさんは嫁として介護をするのは当然だと考えており，家族に対する嫁の役割意識が強いことがわかった。そこで，訪問看護師はBさんが家族に対し

て，どのように自分に接してもらいたいと思っているのかを確認した。Bさんは認知症の介護の大変さを家族にも理解してほしく，夫にも休みの日にはAさんの徘徊に付き合ってほしいことを訴えた。また，Bさんは更年期障害もあり今は身体が辛いため，息子たちにも家事のサポートをお願いしたいことを訴えた。看護師はBさんの気持ちを家族に伝えて調整するとともに，デイサービスを利用して，Bさんにも週に1度は外にでて好きな映画を見る，友達とお茶をするなどのゆとりの時間をもつようにアドバイスした。また，家族成員に集まってもらい，介護の意義について話し合ったことで，Bさんは落ち着きAさんの在宅生活を維持できた例がある。

このように，看護職は単に対象となる療養者だけではなく，介護者とその家族の調整も行っていくことが求められる。介護者の健康については，身体的，精神的，行動的，社会的という4つの側面に着目して，総合的にアセスメントしていくことが必要である。また，家族成員からの精神的（情緒的）なサポート，つまりは家族から気に掛けてもらっていることや感謝の気持ちを伝えられることが，介護を継続できる要因につながるため，このような支援方法も必要である。また，Aさんの場合は嫁として介護役割意識が高く，サービスを活用することに抵抗を感じており，サービスを活用していなかったと考えられる。しかし，継続的に介護を行う上で，精神的なゆとりは重要であり，デイサービスなどの資源を1日だけ活用するところから勧めてみることも重要である。

したがって，在宅看護における家族支援を考えると，下記の4点を踏まえておく必要がある。
①介護者の健康（身体的・精神的・行動的・社会的）を保持する。
②介護者の思いを踏まえて，介護の分担や家族内役割について家族と調整を行う。
③介護の意義を家族で考え，家族内のコミュニケーションを促進する。
④介護者や家族の希望を踏まえて，資源の活用を促進する。

5 家族の危機

森岡・望月[11]は，家族の危機を「家族が直面している問題状況のことを指し，家族がこれまでに経験してきた生活様式では対処できないような事態に直面し，その対応に失敗すれば，家族の存続が困難となるような状況である」と述べている。加えて家族危機は，家族の生活過程に常に存在し，家族生活は家族危機の克服の過程であるとも述べている。

1 家族解体論と家族危機

森岡・望月[12]は，家族の危機と家族解体の過程について次のように述べている。「家族が一生を通じて集団として統一性を維持し，その機能を円滑に遂行している状態を家族組織化過程という。家族はこの過程で，家族生

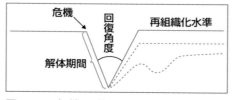

図1-13　危機調整のジェット・コースター・モデル

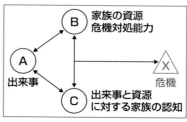

図1-14　ABC-X モデル

活上に生じるさまざまな事態に遭遇し，組織してきたものを解体しなければならない場合がある（解体過程）。今までの組織を解体させた家族は，新たなものをつくるべく新たな組織化にむかい（再組織化過程），その際再組織ができなければ家族は崩壊する。このような家族集団としての生活過程は，組織化→解体→再組織化…再解体→再々組織化という過程を継続的にたどって展開される。

　これは，次に示すヒル Hill, R[13]が ABC-X モデルを説明する際に用いたジェット・コースター・モデル（**図1-13**）とも一致しており，危機調整の過程は，組織解体→回復→再組織化という過程をとるものである。

2 ABC-X モデル

　ヒル（Hill, R）[14]は，家族危機の理論的枠組みとして ABC-X モデルで示している（**図1-14**）。つまり，家族のストレス源となる出来事 A は，そのまま危機 X をもたらすのではなく，家族のもっている資源や危機対処能力 B 要因や，家族が出来事を認知したり，家族がもっている資源を認知する C 要因との相互作用により，危機 X が生じたり生じなかったりすることを示した。A のストレス源が家族に与える影響よりも，B 要因と C 要因を併せた力が大きいと，家族はストレスを処理して危機に陥らずに適応していく。しかし，B 要因と C 要因を併せた力が，ストレス源 A よりも小さいと危機に陥ってしまう。

3 二重 ABC-X モデル

　マッカバン McCubbin, H[15]らは，時間と出来事の累積の概念を導入した二重 ABC-X モデルを提示した（**図1-15**）。このモデルは，ヒルのモデルに加えて危機に陥って脆弱している家族のもとに，新たなストレス源となるさまざまな要因 aA が累積していく。さまざまな要因には，a で示された最初のストレス源（出来事）と，家族の生活過程に通常見られる変化や発達過程の移行を含む出来事，最初の危機状況 X に対処するための行動などがあり，これらがストレス源となり得る。次に，bB 要因として新たな資源は，危機状況によってもたらされた緊張を和らげ，家族の情緒的支え，社会的資源の活用，人間関係の改善などで，既存の資源と総体になったものである。次に cC 要因としての認知は，累積されたストレス源と既存および新たな資源，危機回復の目処等を含めた危機状況全体に対する家族の認知を

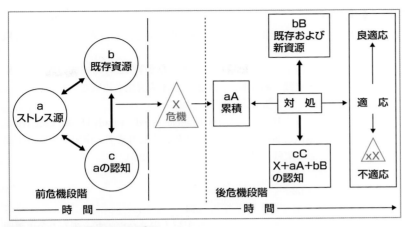

図1-15　二重 ABC-X モデル
出　典：McCubbin, H., 1981,〝Family stress theory：The ABC-X and double ABC-X models〟, in McCubbin and Patterson, J. M.(eds.),〝*Systematic Assessment of Family Stress, Resources and Coping*, University of Minnesota

示している。

4 発達過程上のストレス度

　家族は想定される発達過程に伴って，起こりうるさまざまな環境や状況の変化に適応していく必要がある。また，家族は想定外の事故や病気等の突発的な状況においても，対処していく必要がある。しかし，このようなさまざまな環境や状況によって，どのくらいのストレスが加わっているのか，社会的再適応評価尺度[16]を参考に検討してみるとよい（**表1-12**）。

学習の
まとめ

- 在宅看護を考えるうえでは多様な家族像があり，自分の考える家族像との違いなどと照らしあわせながら，理解していく必要がある。
- 家族の特徴については，データ的な解釈を踏まえて学習を進め，実際に関わる家族の考え方やこだわりなどの価値観，家族の歴史，文化，関係性などを踏まえて，対象を理解する必要がある。
- 家族看護の目的は，家族の自立に向けて家族内でセルフケアできるように，家族機能を高めることである。
- 家族看護の意義は，個人に働きかけるよりも家族という集団に働きかけることで，大きな効果が得られるとともに，家族という社会，文化，価値観の中で，その家族に応じた健康を維持するための工夫や方法が新たに考えられ伝承されていく。
- 家族のシステムは，家族構造，家族機能，家族発達過程の3側面から捉えて，家族という集団を1つの有機体として捉えアセスメントしていく必要がある。

表1-12　社会的再適応評価尺度
Social Readjustment Rating Scale

出来事	ストレス値
配偶者の死	100
離婚	73
配偶者との離別	65
拘禁（期間）	63
親密な家族メンバーの死	63
自分のけがや病気	53
結婚	50
失業（解雇）	47
婚姻上の和解	45
（定年）退職	45
家族メンバーの健康上の変化	44
妊娠	40
性的な障害	39
新しい家族メンバーの誕生	39
仕事の再調整	39
経済状態の変化	38
親密な友人の死	37
転職	36
配偶者との口論の数の変化	35
1万ドル以上の借金（抵当）	31
借金やローンでの抵当流れ	30
仕事での責任の変化	29
息子や娘の独立	29
姻戚とのトラブル	29
自分の特別な成功	28
妻の就業・離職	26
進学・卒業	26
生活条件の変化	25
個人的な習慣の変更	24
上役（ボス）とのトラブル	23
労働時間や労働条件の変化	20
住居の変化	20
学校の変化	20
気晴らしの変化	19
宗教活動の変化	18
社会活動の変化	19
1万ドル以下の抵当やローン	17
睡眠習慣の変化	16
同居の家族数の変化	15
食習慣の変化	15
休暇	13
クリスマス	12
軽微な法律違反	11

（Holmes, T. H. and Rahe, R. H. The Social Readjustment Rating Scale. Journal of Psychosomatic Research. 11：213-218. 1967.）

引用・参考文献

1）森岡清美・望月嵩：家族とは．新しい家族社会学，四訂版16刷，p4，培風館，2006
2）鈴木和子・渡辺裕子・佐藤律子：第2章　看護学における家族の理解，家族看護学　理論と実践　第5版，p28-29，日本看護協会出版会，2019
3）前掲書2），p29
4）Shirley May, Harmon Hanson, Sheryl Thalman Boyd：Family Health Care Nursing Theory, Practice, and Research, 村田惠子・荒川靖子・津田紀子監訳：家族看護学　理論・実践・研究，p5，医学書院，2001
5）前掲書4），p6
6）前掲書2），p50-52
7）前掲書2），第3章　家族看護過程，p64
8）R. J. ハヴィガースト著，児玉憲典・飯塚裕子訳：ハヴィガーストの発達課題と教育　生涯発達と人間形成，川島書店，1997
9）前掲書1），p68-69
10）望月嵩，本村汎（編）：現代家族の危機　新しいライフスタイルの設計，p12-13，有斐閣，1980
11）前掲書1），p78
12）前掲書1），p82
13）前掲書1），p82
14）望月嵩：家族社会学入門　結婚と家族，p149，培風館，1996
15）前掲書1），p83-84
16）林峻一郎編・訳，R. S. ラザルス講演　ストレスとコーピング，ラザルス理論への招待，p90，星和書店，1990

第2章

在宅看護と
地域包括ケアシステム

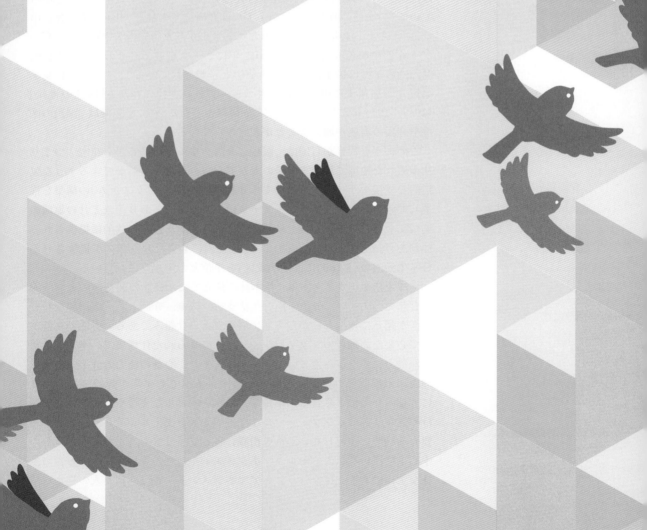

第2章 在宅看護と地域包括ケアシステム

- 地域包括ケアシステムおよび地域共生社会の概念を理解する。
- 地域包括ケアシステムにおける自助・互助・共助・公助について理解できる。
- 地域包括支援センターの役割と機能を理解できる。
- 地域包括ケアシステムにおける多職種連携について理解できる。

1 地域包括ケアシステムとは

　第1章にもあるとおり，わが国は欧米諸国に例を見ない早さで少子高齢化が進んでいる。総務省統計局(2022年9月15日現在推計)によると65歳以上の人口(老年人口)は，3,627万人(29.1%)と3人に1人が高齢者となっている[1]。また，国立社会保障・人口問題研究所の推計(出生中位・死亡中位)によると，老年人口は2040年の約3,920万人(35.3%)で第二次ベビーブーム世代が老年人口に入る2042年にピークを迎え，その後は減少に転じ，2065年には約3,381万人(38.4%)と予想されている[2]。このように少子高齢化が加速する中で，第一次ベビーブーム世代いわゆる「団塊の世代」(1947〜1949年に生まれた者)が75歳以上となる2025年以降は，国民の医療や介護の需要が増えることが想定されている。

　このような背景から国は，医療と介護を病院や施設等から在宅，つまり住み慣れた地域で最期までその人が望む自分らしい生活ができるような包括的な支援やサービスを提供する体制「地域包括ケアシステム」の構築を推進している。地域包括ケアシステムは，**図2-1**のとおりそれぞれの地域の実情に合った医療・介護・予防・住まい・生活支援が一体的に提供される体制を目指しており，おおむね30分以内に必要なサービスが提供される日常生活圏域(具体的には中学校区)を単位として想定されている。

　地域包括ケアシステムは，植木鉢に見立てたた概念の**図2-2**のとおり前提としてのすまい，介護予防と生活支援，医療，介護という専門的なサービスが相互に連携しながら在宅生活を支える仕組みである。生活の基盤として必要な高齢者のプライバシーが十分に守られた住環境で，本人の希望と経済力にかなった住まいを確保する。また，心身の能力の低下，経済的理由，家族関係の変化など様々な要因があっても生活が継続できるように，訪問介護による食事の準備などのフォーマルな支援や近隣住民の声かけや見守り等のインフォーマルな支援で生活を支える。そして，要支援・要介護状態に移行しないよう専門職による支援はもちろんであるが，その中心は住民自身によるセルフマネジメントや地域の住民，NPO等も含め多様な主体による支援を行う。ケアマネジメントに基づき個々人の抱える健

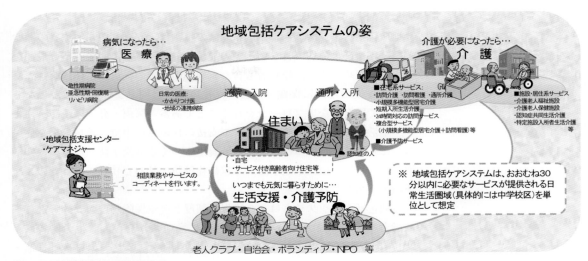

図 2-1　地域包括ケアシステム
（厚生労働省 HP：（https://www.mhlw.go.jp/seisakunitsuite/bunya/hukushi_kaigo/kaigo_koureisha/chiiki-houkatsu/dl/link1-4.pdf））

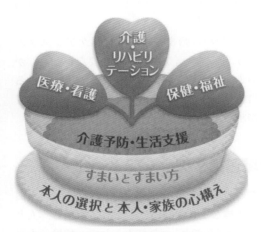

図 2-2　地域包括ケアシステムの概念
地域包括ケア研究会：平成 28 年度　老人保健事業
推進費等補助金　老人保健健康増進等事業　地域包
括ケアシステム構築に向けた制度及びサービスの
あり方に関する研究事業報告書 p48，2016 年 3 月

康課題にあわせて専門職の多職種連携により「介護・リハビリテーション」
「医療・看護」「保健・予防」が必要に応じて生活支援と一体的に提供され
る。これらの包括的な支援は，単身世帯や高齢者夫婦世帯が主流になる中
で，本人・家族が在宅生活を選択することの意味を理解し，意思決定でき
るよう支援することが重要である。厚生労働省は，地域包括ケアシステム
の構築に向けて，全国・都道府県・二次医療圏・老人福祉圏・市町村・日
常生活圏域別の特徴や課題の抽出等の地域分析を客観的かつ容易に把握で
きるように，介護・医療関連情報を国民も含めて広く共有することを推進

し，地域包括ケア「見える化」システム³⁾を提供している。

　地域包括ケアシステムにおける看護の役割は，安心した在宅療養の開始と継続支援による切れ目ないケアの提供，健康の維持・回復や望む最期を実現するための支援，療養者も含む家族への看護の提供，主体的な意思決定への支援のために保健・医療・福祉等の多機関および多職種からなるチームで総合的なアプローチを行うことである。医療・介護・予防・住まい・生活支援のすべてのサービスや支援の仕組みの中で，地域分析や住民の声に基づく地域のつながりや地域資源をつくる0次予防，健康の保持増進・疾病予防という1次予防から重症化予防・リハビリテーションの3次予防を目指して看護を展開する。

　地域包括ケアシステムは，介護保険制度と医療保険制度の両分野から，高齢者を地域で支えていくことを目的に推進されたが，厚生労働省は，2017年度より「精神障害にも対応した地域包括ケアシステムの構築推進・支援事業」により，都道府県等の取組に対して財政的な補助や技術的な支援等を開始している。また，妊娠期から子育て期にわたる切れ目のない支援を提供する地域の拠点が，母子保健法の改正により子育て世代包括支援センター（法律上は「母子健康包括支援センター」）として法定化（2017年4月1日施行）され，その設置が推進された。

　医療・介護のニーズを持つ高齢者から始まった地域包括ケアシステムは，障害者や子育て世代，ひとり親家庭，医療的ケアが必要な子ども，がんや難病などの慢性疾患を持つ人々，生活上の困難を抱える方等あらゆる対象者へと拡大され，地域の自主性や主体性に基づき地域の特性に応じてシステムを構築していくことが求められている。

2 地域共生社会と地域包括ケアシステム

　厚生労働省は，制度・分野ごとの『縦割り』や「支え手」「受け手」という関係を超えて，地域住民や地域の多様な主体が『我が事』として参画し，人と人，人と資源が世代や分野を超えて『丸ごと』つながることで，住民一人ひとりの暮らしと生きがい，地域をともに創っていく社会を目指す地域共生社会の実現を掲げている⁴⁾。また，①地域課題の解決力の強化，②地域丸ごとのつながりの強化，③地域を基盤とする包括的支援の強化，④専門人材の機能強化・最大活用の4つの柱を中心に，地域を基盤として人と人とのつながりを強化し，その人らしい生活を実現できる地域共生社会の実現に向けて地域を基盤とした包括的支援体制の構築を目指し，2017年の介護保険法，社会福祉法の改正をはじめとして社会保障制度の見直しが行われた。

　①地域課題の解決力の強化：地域住民がお互いに支え合う支え合い機能を強化するとともに，地域包括支援センターなどの公的機関や，社会福祉協議会，社会福祉法人やNPO法人など住民を主体とする団体などが協働し，主体的に地域課題を明らかにし，解決する体制を強化する。また，多様・複合的な課題について，保健・医療・福祉，権利擁護，雇用・就労，

産業，教育，住まいなどに関する多機関が連携し，住民に身近な圏域のすべての住民を対象とする包括的相談支援体制を構築し，福祉政策と雇用政策の両面から地域の支え合い活動に関わる人材の育成を促すために地域福祉計画を充実させる。

②**地域丸ごとのつながりの強化**：多様な就労・社会参加の場の整備や地域の支え合い活動へ関わる多様な人材の育成および参画や地域の民間資金の活用を推進する。また，まちづくりなどの分野における取組と連携し，人と人，人と資源がつながることで地域における循環を生み出すような取組を支援する。

③**地域を基盤とする包括的支援の強化**：高齢者だけでなく生活上の困難を抱える障害者や子どもなどが住み慣れた地域において自立した生活を送ることができるよう，切れ目のない包括的な支援体制を構築する。また，ホームヘルプサービス，デイサービスなどについて，高齢者や障害児者が共に利用できる「共生型サービス」を創設，人口減少など地域の実情に応じて市町村の従来の縦割りを超えた柔軟な保健活動の体制に見直し，精神疾患，がん，難病その他の慢性疾患などの健康課題をもつ住民に対しては保健と福祉の連携を密にして横断的な包括的支援の体制を強化する。

④**専門人材の機能強化・最大活用・多様な担い手の育成・参画**：住民と協働した地域づくりや多様なニーズをもつ対象者に寄り添う支援ができる保健・医療・福祉の各資格に共通する基礎課程創設を検討し，専門性の確保に配慮しつつ各資格の養成課程のあり方を再検討する。

地域住民の複雑化・複合化した支援ニーズに対応するために市町村が創意工夫をもって包括的な支援体制を円滑に構築・実践できるよう，社会福祉法に基づき2021年4月からは重層的支援体制整備事業（**1**）も展開されている。

地域共生社会の実現には，地域住民が住み慣れた地域で暮らし続けられるように，住まいの安定化を基盤に，介護・医療・予防の専門的支援や多様な生活支援を包括的に提供する体制である地域包括ケアシステムを深化・推進させ，あらゆる年代・対象に対する包括的支援体制の構築と，地域の多様な主体が「我が事」として参画することが必要とされている。

3 地域包括ケアシステムと「自助・互助・共助・公助」

地域包括ケアシステムが効果的に機能するためには，公的機関および専門職，対象者およびその家族，地域住民，NPO等も含め多様な主体よる「自助・互助・共助・公助」の仕組みが重要である。少子高齢化や社会保障費を考慮すれば共助・公助の大幅な拡充を期待することは難しい現状であり，自助・互助の果たす役割が大きくなっていくことが予測される。

「自助・互助・共助・公助」は，時代とともにその範囲や役割を変化させてきた。核家族化がすすみ高齢者の単身世帯や夫婦のみの世帯が増加するという世帯構造の変化に伴い，自助として主に女性の家庭内役割として位

1 重層的支援体制整備事業では，市町村全体の支援機関・地域の関係者が断らず受け止め，つながり続ける支援体制を構築することをコンセプトに，「属性を問わない相談支援」，「参加支援」，「地域づくりに向けた支援」の3つの支援を一体的に実施することを必須にしている。社会福祉法第106条の4第2項で「包括的相談支援事業」「参加支援事業」「地域づくり事業」，それを支える事業として4項で「アウトリーチ等を通じた継続的支援事業」「多機関協働事業」を規定している。
厚生労働省：地域共生社会のポータルサイト地域共生社会とは
https://www.mhlw.go.jp/kyousei
syakaiportal/

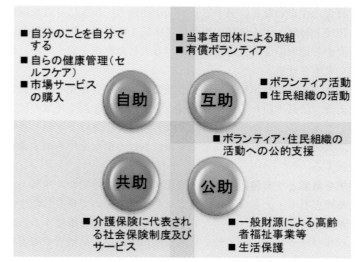

図2-3　地域包括ケアシステムを支える「自助・互助・共助・公助」
地域包括ケア研究会：平成28年度 老人保健事業推進費等補助金 老人保健健康増進等事業　地域包括ケアシステム構築に向けた制度及びサービスのあり方に関する研究事業報告書 p50，2016年3月

置づけられていた介護は，介護の社会化という共助や公助へと変化した。地域包括ケアシステムにおいて，高齢者は疾病予防や介護予防に努め，自分の生活を自分で支える自助の主体である一方，生活支援サービスなどの担い手として互助の主体でもある。そして，自助・互助に求められる範囲やその役割についても変化し，たとえば高齢者向けのシェアハウスや異世代ホームシェアなどによる相互扶助の新しい形も創られてきている。

　また，都市部は都市部以外と比較して住民同士のつながりが希薄であり，意図的に互助を強化するような地域づくりが必要である。一方，民間サービス市場が大きくサービス購入という自助が可能となる場合も多くなる。住民同士のつながりが比較的つよい都市部以外の地域では，互助の果たしている役割が大きく，サービス購入を望んでも民間サービス市場が小さく自助で賄えない部分も生じてくる。

　図2-3のとおり「自助・互助・共助・公助」を費用負担による区分でみた場合，「自助」は「自らの負担」であり自費で一般的な民間市場サービスを購入するという方法も含まれる。たとえば，自費でのホームヘルプサービスを導入すること，保険適応外の診療を受けるなどがある。「互助」は，相互に支え合っているという意味で「共助」と共通点があるが，費用負担が制度的に裏付けられていない自発的なものであり，地域の住民組織活動，ボランティア活動や当事者団体による取組などがある。「共助」はリスクを共有する仲間（被保険者）の負担であり社会保険などである。社会保険の1つである介護保険は，自己負担が費用の1割は自助，残りの保険給付分の負担を共助である保険料と公助である税が折半しているが，全体としては共助をベースとする仕組みと考えることができる。「公助」は税による負担の公的負担であり，一般財源による高齢者福祉事業や生活保護などである。

今後も「自助・互助・共助・公助」の範囲や役割は，時代や地域により変化するものであり，それぞれの主体が取組を検討，推進していくことが重要である。

4 地域包括支援センターについて

1 地域包括支援センターの役割

2005 年の介護保険法の改正で新設された地域包括支援センターは，「住民の健康の保持及び生活の安定のために必要な援助を行うことにより，地域の住民を包括的に支援すること」を目的とし，市町村が設置をしている。

地域包括支援センターの運営形態は 2021 年 4 月末現在，市町村直営20.5%，委託型 79.5%で委託型が増加傾向にある。直営とは市町村が地域包括支援センターを運営，委託とは社会福祉法人，社会福祉協議会，医療法人等に運営を委託することであるが，いずれにおいても市町村は設置主体として運営に適切に関与する。地域包括支援センターは，市町村の福祉行政を担う公益的な機関であり，公正で中立な事業運営を行う。

地域包括支援センターの体制整備，センターの設置・変更・廃止やセンター業務の法人への委託の可否の決定，毎年度の事業計画や収支予算・収支決算などセンターの運営に関する事項の確認などについては市町村がセンター設置の責任主体として行うことが定められている[5]。その際，市町村が事務局となって設置される地域包括支援センター運営協議会の議を経なければならなく，設置の可否やセンターの担当圏域設定などの最終的な決定は，市町村が行う。

市町村を中心とした地域包括ケアシステムにおける地域住民にとってのワンストップの相談窓口である地域包括支援センターは，2021 年 4 月末現在，全国で 5,270 か所（ブランチ（支所）を含めると 7,305 か所）で，地域の高齢者の総合相談，権利擁護や地域の支援体制づくり，介護予防などの必要な支援などを行い，高齢者が住み慣れた地域で最期までその人が望む自分らしい生活ができるような包括的な支援やサービスを提供する。

地域包括ケアを実現するためには，以下の 4 つの視点が必要となる。

● 総合性：高齢者の多様な相談を総合的に受け止め，尊厳ある生活の継続のために必要な支援につなぐ。

● 包括性：介護保険サービスのみならず，地域の保健・医療・福祉サービスやボランティア活動，支え合いなどの多様な社会資源を有機的に結びつける。

● 継続性：高齢者の心身の状態の変化に応じて，生活の質の確保を目指し適切なサービスを継続的に提供する。その際，現在の継続性だけでなく，過去，現在，未来の時間軸で高齢者の生活の継続性を見る。

● 予防性：地域の高齢化率の推計，世帯形態の変化などの将来予測，地域住民の生の声の把握などに基づく地域（地区）診断から，地域における将来の課題を見据えた予防的な対応をする。

2 地域包括支援センターの業務

　地域包括支援センターの主な業務は，**図 2-4** および**表 2-1** にあるように地域支援事業，介護予防支援事業，任意事業がある。地域包括支援センターが実施する業務は，地域支援事業の包括的支援事業，指定介護予防支援，多職種協働による地域包括支援ネットワークの構築，地域ケア会議の実施である。また，介護予防・日常生活支援総合事業（総合事業）の第一号介護予防支援事業および一般介護予防事業，任意事業の委託を受けることができる。

　地域包括支援センターには原則として保健師，社会福祉士，主任介護支援専門員の 3 職種が配置され，それぞれの専門性を活かしながら職種横断的に業務を行う。3 職種の確保が困難な場合には各職種に準ずる者（**2**）を配置することができる。

1）地域支援事業の包括的支援事業
（1）地域包括支援センターの運営
　地域包括支援センターで行う業務は，総合相談支援事業，権利擁護，包括的継続的ケアマネジメント，総合事業の介護予防・生活支援サービス事業に関する介護予防ケアマネジメントであり，その概要は以下のとおりである。

　①**総合相談支援事業**：地域の高齢者が住み慣れた地域で安心してその人らしい生活を継続していくことができるよう様々な相談に対応し，適切な保健・医療・福祉サービス機関または制度の利用につなげる等の支援を行う。初期段階および継続的・専門的な相談支援，地域の包括的な支援のネットワークの構築，地域の高齢者の状況の実態把握を行う。

---

2 3 職種に準ずる者

保健師に準ずる者として，地域ケア，地域保健等に関する経験のある看護師，かつ，高齢者に関する公衆衛生業務経験を 1 年以上有する者。社会福祉士に準ずる者として，福祉事務所の現業員等の業務経験が 5 年以上または介護支援専門員の業務経験が 3 年以上あり，かつ，高齢者の保健福祉に関する相談援助業務に 3 年以上従事した経験を有する者。主任介護支援専門員に準ずる者として，ケアマネジメントリーダー研修を修了し，介護支援専門員としての実務経験を有し，かつ，介護支援専門員の相談対応や地域の介護支援専門員への支援等に関する知識及び能力を有している者。
厚生労働省 HP：（https://www.mhlw.go.jp/file/06-Seisakujouhou-12300000-Roukenkyoku/0000205731.pdf）

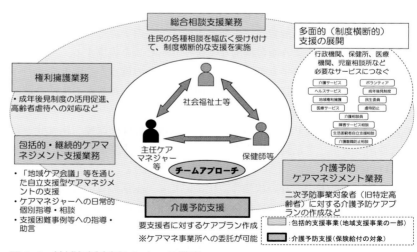

図 2-4　地域包括支援センターの業務
（厚生労働省 HP：https://www.mhlw.go.jp/content/12300000/000756893.pdf を一部改変［確認 2022/09/19］）

表 2-1　地域支援事業の各事業の目的および概要

	事業	目的	概要	補助経費
総合事業	介護予防・生活支援サービス事業	地域における生活支援や介護予防のサービスの充実を図る。	訪問型サービス，通所型サービス等を実施する。	サービス提供に関する人件費，間接経費等。
	一般介護予防事業	高齢者が要介護状態等となることの予防または要介護状態等の軽減もしくは悪化の防止を図る。	住民主体の通いの場を充実，リハビリテーション専門職等の関与により，介護予防の推進を図る。	通いの場の運営のための間接経費等。
包括的支援事業	地域包括支援センターの運営	相談の受付や制度横断的支援，高齢者虐待への対応，支援困難事例の対応等を通じて住民の健康の保持および生活の安定等を図る。	総合相談支援，権利擁護，ケアマネジメントの支援，介護予防ケアマネジメントを実施する。	センターに配置される保健師等の人件費等。
	地域ケア会議の開催	地域の多様な関係者による検討の場を通じて，支援や支援体制の質の向上を図る。	保健医療や福祉の専門職等が参画し，個別事例や地域課題の検討を行う。	会議に参加する者への謝金等。
	在宅医療・介護連携推進事業	地域の医療・介護の関係団体が連携して，包括的かつ継続的な在宅医療と介護を一体的に提供するための必要な支援を行う。	地域の医療・介護関係者による会議の開催，在宅医療・介護関係者の研修等を実施する。	会議開催，研修会開催に係る経費等。
	認知症総合支援事業	認知症の早期診断・早期対応や認知症ケアの向上等の体制整備を図る。	認知症初期集中支援チームによる支援と認知症地域支援推進員による地域の体制整備を行う。	チームや推進員の運営費等。
	生活支援体制整備事業	多様な日常生活上の支援体制の充実・強化と高齢者の社会参加を推進する。	生活支援コーディネーターの設置による地域資源の開発等。	生活支援コーディネーターの人件費等。
任意事業	介護給付費等適正化事業	介護保険事業の運営の安定化のため，介護給付費等の費用の適正化を行う。	認定調査状況のチェック，ケアプラン点検，住宅改修等の点検等。	適正化業務を行う者の人件費等。
	家族介護支援事業	現に介護を行う家族に対する支援を通じて介護負担の軽減等を行う。	介護知識や技術に関する教室や介護者同士の交流会の開催等。	教室や交流会の開催経費等。

厚生労働省 HP：https://www.mhlw.go.jp/jigyo_shiwake/dl/h30_jigyou02a_day2.pdf

　②**権利擁護事業**：高齢者が，地域において安心して尊厳のある生活を営むことができるよう，本人の持っている権利の理解促進，権利侵害の予防・発見，権利保障に向けた対応を行う。成年後見制度の活用促進，老人福祉施設等への措置の支援，高齢者虐待への対応，困難事例への対応，消費者被害の防止に関する諸制度の活用を行う。

　③**包括的・継続的ケアマネジメント支援事業**：個々の高齢者の状況や変化に応じた包括的・継続的なケアマネジメントを実現するため，多機関・

多職種による連携・協働の体制づくりや個々の介護支援専門員に対する支援等を行う。後述する「地域ケア会議」等を通じて自立支援へのケアマネジメントの支援，包括的・継続的なケア体制の構築，地域における介護支援専門員のネットワークの構築・活用，介護支援専門員に対する日常的個別指導・相談，地域の介護支援専門員が抱える支援困難事例等への指導・助言を行う。介護支援専門員への直接的な支援だけでなく，住民や介護サービス事業者など，地域の主体全体を対象とした適切なケアマネジメントのための啓発等の働きかけも行う。

④**介護予防ケアマネジメント事業**：要支援・要介護が非該当になった高齢者で基本チェックリスト(**表 2-2**)により要介護状態のリスクの高い状態にあると認められる高齢者を対象とする。要介護状態になることを予防するため，その心身の状況等に応じて，対象者自らの選択に基づき，訪問型サービス，通所型サービス，その他生活支援サービス，一般介護予防事業，市町村の独自施策によるサービス等が包括的かつ効果的に提供されるよう総合事業の介護予防・生活支援サービス事業に関するケアマネジメントを行う。介護予防ケアマネジメント業務は，後述の第一号介護予防支援事業の要支援1，2の認定を受けた高齢者のうち介護予防給付の利用はしないが総合事業の一般介護予防事業のみを利用する方へのケアマネジメントと一体的に実施される。介護予防ケアマネジメントでは，高齢者の心身機能の改善だけではなく，地域の中で生きがいや役割を持って生活できるような居場所に通い続けられるよう心身機能，活動，参加にバランスよくアプローチしていくことが重要である。

(2) 多職種協働による地域包括支援ネットワークの構築

包括的支援事業の効果的な実施のために，介護に関わるサービスに限らず，地域の保健・福祉・医療サービス，ボランティア活動やインフォーマルサービスなど様々な社会資源が有機的に連携するための体制整備を行う必要がある。連携体制を支える共通的基盤として次項で述べる地域ケア会議等を通して多職種協働による「地域包括支援ネットワーク」を構築する。地域包括支援ネットワークの構築に当たっては，センター単位でのネットワーク，市町村単位のネットワーク，市町村の圏域を超えたネットワークなど，地域特性に応じた形でネットワークを構築し，地域の多機関・多職種との相互のつながり，日常的に連携をとれる体制づくりが重要である。

(3) 地域ケア会議の実施

地域包括支援ネットワークを通じて，高齢者個人に対する支援の充実と社会基盤の整備を図るための方法の一つとして，「行政職員をはじめ，地域の関係者から構成される会議体」(以下「地域ケア会議」)を，センター(または市町村)が主催し，設置・運営する。地域ケア会議の目的に応じて，行政職員，センター職員，介護支援専門員，介護サービス事業者，保健医療関係者，民生委員，住民組織等の中から，必要な出席者を調整する。

地域包括支援センターは地域ケア会議のうち「地域ケア個別会議」を主催し，多職種が協働して個別ケースの支援内容を検討することによって，高齢者の課題解決および介護支援専門員のケアマネジメントの実践力を高め

表 2-2　基本チェックリスト

No.	質問項目	回答 （いずれかに○を お付け下さい）		
1	バスや電車で 1 人で外出していますか	0.　はい	1.　いいえ	10 項目 以上に 該当
2	日用品の買物をしていますか	0.　はい	1.　いいえ	
3	預貯金の出し入れをしていますか	0.　はい	1.　いいえ	
4	友人の家を訪ねていますか	0.　はい	1.　いいえ	
5	家族や友人の相談にのっていますか	0.　はい	1.　いいえ	
6	階段を手すりや壁をつたわらずに昇っていますか	0.　はい	1.　いいえ	運動 3 項目以上 に該当
7	椅子に座った状態から何もつかまらずに立ち上がっていますか	0.　はい	1.　いいえ	
8	15 分位続けて歩いていますか	0.　はい	1.　いいえ	
9	この 1 年間に転んだことがありますか	1.　はい	0.　いいえ	
10	転倒に対する不安は大きいですか	1.　はい	0.　いいえ	
11	6 ヵ月間で 2～3 kg 以上の体重減少がありましたか	1.　はい	0.　いいえ	栄養 2 項目に 該当
12	身長　　cm　体重　　kg（BMI＝　　　）（注）			
13	半年前に比べて固いものが食べにくくなりましたか	1.　はい	0.　いいえ	口腔 2 項目以上に 該当
14	お茶や汁物等でむせることがありますか	1.　はい	0.　いいえ	
15	口の渇きが気になりますか	1.　はい	0.　いいえ	
16	週に 1 回以上は外出していますか	0.　はい	1.　いいえ	閉じこもり
17	昨年と比べて外出の回数が減っていますか	1.　はい	0.　いいえ	
18	周りの人から「いつも同じ事を聞く」などの物忘れがあると言われますか	1.　はい	0.　いいえ	認知機能 1 項目以上 に該当
19	自分で電話番号を調べて，電話をかけることをしていますか	0.　はい	1.　いいえ	
20	今日が何月何日かわからない時がありますか	1.　はい	0.　いいえ	
21	（ここ 2 週間）毎日の生活に充実感がない	1.　はい	0.　いいえ	うつ 2 項目以上に 該当
22	（ここ 2 週間）これまで楽しんでやれていたことが楽しめなくなった	1.　はい	0.　いいえ	
23	（ここ 2 週間）以前は楽にできていたことが今ではおっくうに感じられる	1.　はい	0.　いいえ	
24	（ここ 2 週間）自分が役に立つ人間だと思えない	1.　はい	0.　いいえ	
25	（ここ 2 週間）わけもなく疲れたような感じがする	1.　はい	0.　いいえ	

（注）BMI＝体重（kg）÷身長（m）÷身長（m）が 18.5 未満の場合に該当とする。

表 2-3　事業対象者の基準

①質問項目 No. 1～20 までの 20 項目のうち 10 項目以上に該当
②質問項目 No. 6～10 までの 5 項目のうち 3 項目以上に該当
③質問項目 No. 11～12 の 2 項目のすべてに該当
④質問項目 No. 13～15 までの 3 項目のうち 2 項目以上に該当
⑤質問項目 No. 16 に該当
⑥質問項目 No. 18～20 までの 3 項目のうちいずれか 1 項目以上に該当
⑦質問項目 No. 21～25 までの 5 項目のうち 2 項目以上に該当

（注）この表における該当（No. 12 を除く。）とは，回答部分に「1. はい」または「1. いいえ」に該当することをいう。
厚生労働省　介護予防マニュアル第 4 版
https://www.mhlw.go.jp/content/12300000/000931684.pdf

ることを図る。また，地域の関係機関等の相互の連携を強化することで地域での包括的な支援のネットワークづくりをして，高齢者の実態把握や課題解決を図る。そして，個別ケースの課題分析等を積み重ねることにより，地域包括支援センターまたは市町村主催による「地域ケア推進会議」では地域に共通した課題を明らかにし，インフォーマルサービスや地域の見守りネットワークなど，地域づくりや地域資源を開発し，地域の課題解決を図る。市町村に対して地域に必要な政策を立案・提言することで，政策の形成にも寄与する。

2）介護予防・日常生活支援総合事業（総合事業）

（1）第一号介護予防支援事業（居宅要支援被保険者に係るもの）

要支援1・2になった要介護状態のリスクの高い状態にあると認められる居宅の高齢者（居宅要支援被保険者）を対象に，介護予防および日常生活支援のために，心身の状況等に応じて，対象者自らの選択に基づき，訪問型サービス，通所型サービス，その他生活支援サービス，一般介護予防事業，市町村の独自施策によるサービス等が包括的かつ効果的に提供されるよう総合事業の介護予防・生活支援サービス事業に関するケアマネジメントを行う。

（2）一般介護予防事業

一般介護予防事業は，市町村が住民の互助や民間サービスと連携し，介護予防のために高齢者の生活機能の改善や生きがい作りを重視し，通いの場を継続的に拡大していくような地域づくりの推進と地域におけるリハビリテーション専門職等を活かした自立支援を目指す事業である。介護予防把握事業，介護予防普及啓発事業，地域介護予防活動支援事業，一般介護予防事業評価事業，地域リハビリテーション活動支援事業の5つの事業がある[6]。

介護予防把握事業：地域の実情に応じて収集した情報等から閉じこもり等の支援を要する者を把握し，住民主体の介護予防活動へつなげる。

介護予防普及啓発事業：介護予防に関するパンフレットの配布や講演会の開催，運動，栄養，口腔等に係る介護予防教室を開催するなど介護予防活動の普及や啓発を行う。

地域介護予防活動支援事業：市町村が介護予防に有用と考えられる住民主体の通いの場等の介護予防活動の育成や支援を行う。

一般介護予防事業評価事業：PDCAサイクル（**3**）に基づき介護保険事業計画に定める目標値の達成状況等の検証，一般介護予防事業を含めた総合事業全体を評価し，地域づくりの観点から評価結果に基づき事業全体の改善を行う。

地域リハビリテーション活動支援事業：地域における介護予防の取組を強化するために，通所，訪問，地域ケア会議，サービス担当者会議，住民主体の通いの場等におけるリハビリテーション専門職等の関わりを促進する。

3 PDCAサイクル
PDCAサイクルとは，Plan（計画）→Do（実行）→Check（評価）→Act（改善）を繰り返すことで業務を継続的に改善していく手法である。厚生労働省HP：（https://www.mhlw.go.jp/content/12301000/000340994.pdf）

3）任意事業

　任意事業は，介護給付等費用適正化事業，家族介護支援事業，その他介護保険事業の運営の安定化及び被保険者の地域における自立した日常生活の支援のため必要な事業である[7]。

● **介護給付等費用適正化事業**：認定調査状況チェック，ケアプランの点検，住宅改修等の点検，医療情報との突合・縦覧点検，介護給付費通知の主要5事業のほか，給付実績を活用した分析・検証事業などである。
● **家族介護支援事業**：介護教室の開催，認知症高齢者見守り事業，家族介護継続支援事業（健康相談・疾病予防等事業，介護者交流会の開催，介護自立支援事業）である。
● **その他に必要な事業**：成年後見制度利用支援事業，福祉用具・住宅改修支援事業，認知症対応型共同生活介護事業所の家賃等助成事業，認知症サポーター等養成事業，重度のALS患者の入院におけるコミュニケーション支援事業などである。

4）指定介護予防支援

　指定介護予防支援は，介護保険における予防給付の対象となる要支援1・2と認定された者が介護予防サービス等について適切な利用等できるように心身の状況や環境等を勘案し，介護予防サービス計画を作成するとともに，当該介護予防サービス計画に基づく指定介護予防サービス等の提供が確保されるように，介護予防サービス事業者等の関係機関との連絡調整などを行う。有料老人ホーム・サービス付き高齢者向け住宅も，自宅（居宅）に位置づけられるので，介護予防給付の対象になる。

　この指定介護予防支援の業務は，地域包括支援センターの業務であり介護保険法の規定に基づき，市町村の指定を受ける必要がある。指定介護予防支援は，地域包括支援センターあるいは委託された居宅介護支援事業所の介護支援専門員が介護予防サービス・支援計画書（**図 2-5**）を作成する。利用できるサービスは，介護予防通所介護，介護予防訪問介護，地域密着型介護予防サービス，介護予防短期入所介護，福祉用具の貸与や購買である。

5）包括的支援事業（社会保障充実分）

　厚生労働省は2015年に介護保険法を改正し，地域包括支援センターの機能強化（**図 2-6**）を図り，地域包括支援センターで行う地域支援事業における包括的支援事業（社会保障充実分）として，地域ケア会議の開催（➡ p.82），在宅医療・介護連携の推進事業，認知症総合支援事業，生活支援体制整備事業を実施することとした。なお，市町村は，包括的支援事業（社会保障充実分）の実施については，地域包括支援センター以外に委託することも可能である。

（1）在宅医療・介護連携の推進事業

　地域包括ケアシステムの構築においては，地域における現状の社会資源を正確に把握し，住民のニーズに基づき地域のめざすべき姿を明確にし，

※ ケアマネジメント結果等記録表として使用する際は、網掛け部分の記載は省略可能

No.
利用者名 A 殿　　認定年月日 ○年 4月 1日　認定の有効期間 ○年 4月 1日～ ○年 9月 30日

初回・紹介・継続　　認定済・申請中　　要支援1・要支援2　　地域支援事業

計画作成者氏名　○○ ○○
計画作成（変更）日 ○○ 年 4 月 1 日（初回作成日 ○○ 年 4 月 1 日）　　委託の場合：計画作成者事業者・事業所名及び所在地（連絡先）： ○○居宅介護支援センター　　担当地域包括支援センター： ○○地域包括支援センター

目標とする生活
| 1日 | 腰痛や膝関節痛が悪化せず、散歩や買い物など の家事ができる。 |
| 1年 | 夫婦の穏やかな生活をずっと続けていきたい。 |

アセスメント領域と現在の状況	本人・家族の意欲・意向	領域における課題（背景・原因）	総合的課題	課題に対する目標と具体策の提案	具体策についての意向 本人・家族	目標	支援計画 目標についての支援のポイント	本人等のセルフケアや家族の支援、インフォーマルサービス（民間サービス）	介護保険サービスまたは地域支援事業（総合事業のサービス）	サービス種別	事業所（利用先）	期間
活動・移動について	本人：ひざ、腰が痛が...散歩を継続する気持ちはある。	■有 □無 体力、筋力の低下により転倒のおそれが...	1. 筋力・歩行能力の低下によって転倒の危険があり、今後は活動量が低下し、体力・筋力の低下のおそれがある。	（目標）毎日、散歩や買い物等近所への外出を行えるようになる。（具体策）①毎日自由に行く習慣をつける。②下肢の筋力をつけ活動性を維持できる。	本人：日々の散歩や買い物など近所への外出をはじめ、今のまま出かけたい。...地域サービスへの参加も検討したい。	1. 毎日、散歩や買い物等近所への外出を行えるようになる。	（1）大人数で何かをするということは、好きではないが社会参加による運動の活動等の拡大（転倒予防体操教室など）。	夫婦そろって散歩を継続する。好きな運動の継続、社会参加による運動の活動等の拡大（転倒予防体操教室への参加）。	筋力向上、運動機能向上をする。	介護予防通所介護	○○事業所	3か月 ○年 ○月 ○日～ ○月 ○日
日常生活（家庭生活）について	本人・妻の手伝いで買物など一緒に...腰が痛むことがある。	■有 □無 力仕事などを行うことはできないが...	2. 力仕事など負担の重い家事を行うと腰に痛み等が出現し、体調を崩すこともあり、支援が必要な可能性がある。	（目標）休に負担の大きい家事を基本的には夫婦で行う。①布団は基本的には夫婦で行う。②夫婦でできない掃除などは支援を得る。	本人・夫婦でやりきれない通院や力仕事などの買物の負担が少ないので家事は自分でやらず、誰かに頼む。	2. 休に負担の大きい家事を除き、日々の家事は基本的には自分たちで行う。	（2）できるだけ現在の生活機能を維持し、足の機能を落とさないので、家事の工夫、支援が必要。夫婦での負担の大きい家事を行っていく。	妻と協力しての家事分担。重いものを動かすなど負担の大きい掃除・買物は、自分でやらず、誰かに頼む。	住民ボランティア 介護予防訪問介護	○○ケアサービス	3か月 ○年 ○月 ○日～ ○月 ○日
社会参加・対人関係・コミュニケーションについて	本人：妻と一緒に...地域の活動に参加してもよい。	■有 □無 夫婦での生活であるが、機会があったら地域の活動に参加してもよいと思う。									
健康管理について	本人：妻が丈夫で...	■有 □無 健康状態の把握と健康管理が行われている。									

健康状態について　主治医意見書、健診結果、観察結果等を踏まえた留意点
□主治医意見書より：転倒・骨折による留意が必要であるという意見がある。医学...

【本来行うべき支援が実施できない場合】妥当な支援の実施に向けた方針
...

基本チェックリストの（該当した項目数）／（質問項目数）を記入して下さい

	運動不足	改善	口腔	閉じこもり	物忘れ	うつ
予防給付または 地域支援事業	4/5	0/2	1/3	0/2	0/3	1/5

総合的な方針：生活不活発病の改善予防のポイント
一人の生活機能が低下しないように支援し、体調不良になったときには、早期把握・対応をしていけるよう近所等の地域の支援を得ていく。

【意見】疾病のコントロールに留意し夫婦二人の生活が維持できるよう支援する。現状を維持しご夫婦 二人の生活を維持できるよう支援する。地域への社会参加も実現して欲しい。

地域包括支援センター 意見　　【確認印】 ○○

計画に関する同意
上記計画について、同意いたします。
○○年 4月 1日 氏名 A 印

（2015年 12月 19 日　厚生労働省老健局：地域包括支援センター業務マニュアルを改変）

図2-5　介護予防サービス・支援計画書（ケアマネジメント結果等記録表）
（2015年 12月 19 日　厚生労働省老健局：地域包括支援センター業務マニュアルを改変）

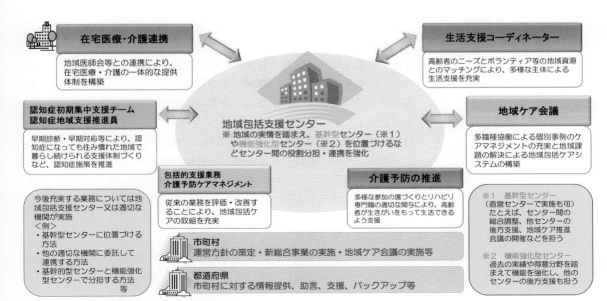

図 2-6　地域包括支援センターの機能強化
厚生労働省 HP：https://www.mhlw.go.jp/file/05-Shingikai-12301000-Roukenkyoku-Soumuka/0000115404_1.pdf

医療機関と介護事業所等の関係者との協働・連携を推進することが必須である。高齢者のライフサイクルを意識して，医療と介護が主に共通する4つの場面（日常の療養支援，入退院支援，急変時の対応，看取り）に取り組む必要がある。

● **地域の医療・介護の資源の把握**：地域の医療機関，介護事業者等の住所，機能等を把握し，自治体等が把握している既存情報と合わせて，リスト化やマップを作成し，活用する。

● **在宅医療・介護連携の課題抽出と対応策の検討**：地域の医療・介護関係者等が参画する会議を開催し，在宅医療・介護連携の現状把握と課題抽出および対応策等を検討する。

● **在宅医療・介護連携に関する相談支援**：地域の在宅医療と介護の連携を支援するコーディネーター配置の相談窓口を運営し，医療・介護関係者，地域包括支援センター等からの在宅医療，介護サービスに関する相談を受ける。必要に応じて，退院時の地域の医療関係者と介護関係者の連携の調整や，高齢者・家族のニーズに合わせて地域の医療機関・介護事業者等を紹介する。

● **地域住民への普及啓発**：在宅医療や介護サービスに関する講演会の開催，パンフレット作成および配布等により，地域住民の在宅医療・介護連携の理解を促進する。

● **医療・介護関係者の情報共有の支援**：情報共有の手順等を含めた情報共有ツールの整備，地域の医療・介護関係者間の情報共有を支援する。情報共有ツールには，情報共有シート，連絡帳，地域連携クリティカルパス，認知症ケアパス等がある。支援が必要な個人情報については，個人

情報の保護の観点から十分留意して，支援関係者間で共有する仕組みづくりや運用をする。

●**医療・介護関係者の研修**：地域の医療・介護関係者の連携を推進するために，他職種でのグループワーク等の研修会（地域ケア会議を含む），医療関係者に介護に関する研修会，介護関係者に医療に関する研修会などを開催する。

●**対応策の評価・改善**：対応策の立案時に評価の時期や指標を定めておき，実施した対応策について評価し，その評価結果を踏まえ目標設定や課題抽出，対応策の実施内容等について改善のための検討をする。医療と介護が主に共通する4つの場面を意識した取組におけるデータを把握し，評価する。

(2) 認知症総合支援事業

認知症総合支援事業には，認知症初期集中支援推進事業，認知症地域支援・ケア向上事業，認知症サポーター活動促進・地域づくり推進事業がある。

●**認知症初期集中支援推進事業**：認知症になっても本人の意思が尊重され，できる限り住み慣れた地域のよい環境で暮らし続けるために，認知症の人やその家族に早期から関わる「認知症初期集中支援チーム」（以下：支援チーム）を配置し，早期診断・早期対応に向けて支援する。支援チームは，地域包括支援センター，認知症疾患医療センターを含む病院・診療所等に配置し，認知症に係る専門的な知識・技能を有する医師の指導のもと，複数の専門職が家族の訴え等により認知症が疑われる人や認知症の人およびその家族を訪問し，アセスメント，家族支援等の初期の支援を包括的・集中的に行い，自立生活への支援を行う。地域包括支援センター職員や市町村保健師，かかりつけ医，かかりつけ歯科医，認知症サポート医，認知症に係る専門的な知識・技能を有する医師，認知症疾患医療センター職員，介護事業者との連携を常に意識し，情報が共有できる体制づくりをする。

●**認知症地域支援・ケア向上事業**：認知症の容態の変化に応じ，すべての期間を通じて，必要な医療，介護および生活支援のサービスが有機的に提供され，認知症の人に対して効果的な支援が行われる体制を構築し，地域の実情に応じて，認知症ケアの向上を図る。市町村において認知症疾患医療センターを含む医療機関や介護サービスおよび地域の支援機関の連携を図るための支援や認知症の人やその家族を支援する相談業務，地域において「生きがい」をもった生活を送れるよう社会参加活動のための体制整備等を行う認知症地域支援推進員（以下：推進員）を配置し，当該推進員を中心として，医療・介護等の連携強化等により地域における支援体制の構築と認知症ケアの向上を図る。また，本人と家族が共に活動する時間と場所を設け，本人支援，家族支援および一体的支援からなる一連のプログラムを実施する。

●**認知症サポーター活動促進・地域づくり推進事業**：認知症の人やその家族の支援ニーズと認知症サポーターを中心とした支援を繋ぐ仕組みを地

域ごとに整備し，共生社会を推進する。チームオレンジコーディネーターを地域包括支援センター，市町村本庁，認知症疾患医療センター等に1名以上配置し，認知症サポーター養成講座や実際の活動につなげるためステップアップ講座を受講した者を中心に支援をつなぐ仕組みをチームオレンジという。チームオレンジによる支援は，地域のニーズを踏まえ外出支援，見守り・声かけ，話し相手，認知症カフェの同行支援等の対人援助や単身高齢者が多く暮らす地域への定期的な巡回などがある。

(3) 生活支援体制整備事業

生活支援体制整備事業は，単身や夫婦のみの高齢者世帯，認知症の高齢者の増加に対して，地域住民に身近な存在である市町村が中心となって，NPO法人，民間企業，協同組合，ボランティア，社会福祉法人，社会福祉協議会，地縁組織，介護サービス事業所，シルバー人材センター，老人クラブ，家政婦紹介所，商工会，民生委員等の生活支援サービスを担う事業主体と連携し，多様な日常生活上の支援体制を充実させ，高齢者の社会参加を一体的に推進する。

そのために生活支援コーディネーター(地域支え合い推進員)を市町村区域(第1層)および日常生活圏域(中学校区域等)(第2層)に配置し，高齢者の生活支援・介護予防サービス(以下：生活支援等サービス)の体制整備を推進する。具体的には，地域に不足するサービスの創出，サービスの担い手の養成，高齢者等が担い手として活動する場の確保等の社会資源を開発する。また，地域の支援ニーズとサービス提供主体の活動のマッチング等，関係者間の情報共有，サービス提供主体間の連携の体制づくり等を行う。

就労的活動支援コーディネーター(就労的活動支援員)を配置し，就労的活動の場を提供できる民間企業・団体等と就労的活動の取組を実施したい事業者等とをマッチングし，高齢者個人の特性や希望に合った活動をコーディネートし，役割がある形での高齢者の社会参加等を促進する。

5 地域包括ケアシステムにおける多職種連携

地域包括ケアシステムにおいては多職種によるチームアプローチを行うことになるが，チームで目標を共有し，個々の見方や知恵や力を合わせ協力し合い，課題解決の対処を協働(Collaboration)する。チームに関与している人々はそれぞれの専門性を活かしながら独自の動きをとりながらも相互に連絡をとりあう状態が連携(Linkage cooperation)であり，協働する際の手段が連携であり，十分な連携のもと協働することで個人・家族，集団，地域の課題解決につながる。また，協働活動の際には，個々の組織が随時双方向に情報交換を行なう連絡，1つの組織で保健と福祉の統合化が図られたように組織内で恒常的なつながりを持って業務を行う統合も必要である。

チームアプローチの意義は，対象の複雑なニーズの充足を図り，個々の専門職種では解決困難な課題もチームで効果的な支援を創造し，質の高い

ケアを提供し，ネットワークづくりを容易にすることで他の対象の支援に活用できる。また，関係する人々や関係機関が成長，発展する機会にもなる。チームアプローチの方策は，対象の情報の共有から始まり，課題解決のための目標を共有して援助方針を明確化する。メンバーの専門性，役割，機能について相互理解した上で役割分担し，カンファレンスや他機関との調整を行いチームケアを推進する。チームメンバーは対等な関係であり，お互いがもつ限界についても理解しておくことが重要である。

地域包括ケアシステムを支える主体は，本人・家族，行政，医療機関，介護事業者，民間企業，NPO，地域の団体，地域住民などであり，いずれもがチームメンバーとなる。

1 行政における連携・協働

行政(市町村)は，地域包括ケアシステム構築において中心的な役割を果たす立場にあり，介護保険の「保険者」として保険者機能を有する。また，介護保険等では対応できない部分について，インフォーマルサービスなどの生活支援サービスの基盤整備やサービス利用のコーディネート機能を整備し，自助や互助による地域での日常生活の質を維持・向上するための様々な施策や取組により，地域おける課題や個人の日常生活上の課題解決を図る役割がある。

行政組織における看護職である保健師は，組織内では地域包括ケアシステムの構築に向けて高齢者や障害者，子どもに関わる施策をはじめとする保健医療福祉分野に限らず，まちづくりや教育，経済分野など組織横断的な連携・協働をする。組織外では，医療分野の主治医をはじめとする医師や歯科医師・薬剤師，福祉分野では介護福祉士や社会福祉士・介護支援専門員など，また，民生委員，NPO，民間ボランティア，地域の団体，地域住民などとも連携・協働する。

保健師には，地域のケアコーディネートと事例に対するケアマネジメントの役割がある。地域のケアコーディネートは，地域包括ケアシステムの構築を要する健康課題の実態に関わる情報を収集し総合的に分析し健康課題を抽出することを出発点として，PDCAサイクルに基づき関係機関や地域の人々と協働し健康課題解決の計画を立案，構築に必要な地域の住民組織との協働，住民組織への支援，施策化，社会資源の開発，ネットワーク化を行う。また，関係機関と協働し地域包括ケアシステムをモニタリング・評価する。事例に対するケアマネジメントは，複雑な問題やニーズをもった対象者の発見から，対象者の強み(Strengths)と弱み(Weaknesses)をアセスメントし，本人が望むような生活を目指し，そのために必要なサービスが受けられるよう，また本人が選択・決定できるよう，情報提供し，複数の社会資源の調整を行い，サービス利用に関してモニタリングし，評価するという一連のプロセスを経ながら継続的に行う。

2 地域包括支援センターにおける連携

地域包括支援センターの設置主体は市町村であり市町村事業を実施する

機関であり，看護職として保健師あるいは条件を満たした看護職が配置されている。

　地域包括支援センターの保健師等は，市町村・福祉事務所，保健センター，保健所，警察署，消防署などの行政機関，病院，診療所，歯科診療所，薬局，医師会などの医療の関係機関，他の地域包括支援センター，居宅介護支援事業所，訪問看護ステーション，訪問介護事業所，訪問リハビリテーション事業所などの居宅サービスの提供機関，介護老人福祉施設，介護老人保健施設，介護療養型医療施設などの居宅および施設サービスの提供機関，弁護士，司法書士，民生委員・児童委員，社会福祉協議会，自治会・町内会，老人クラブ，ボランティア団体，家族会などの当事者団体などの専門家や住民組織などさまざまな機関の人々と連携・協働する。

　地域支援事業の包括的支援事業，多職種協働による地域包括支援ネットワークの構築，地域ケア会議の実施，指定介護予防支援事業，任意事業をとおして事例のケアマネジメントと地域のケアコーディネートを行う。住み慣れた地域で最期までその人が望む自分らしい生活ができるような包括的な支援やサービスの提供のために日々の業務において，また「地域ケア個別会議」や「地域ケア推進会議」で多機関・多職種と連携・協働する。

3 居宅介護支援事業所および介護サービス事業所における連携

　各事業所により働いている職種は若干の違いがあるが，介護支援専門員（ケアマネジャー），看護師，理学療法士，作業療法士，言語聴覚士，介護福祉士，ホームヘルパーなどが介護予防や生活支援のためのサービスを提供している。

　居宅介護支援事業所の介護支援専門員（ケアマネジャー）は，介護保険の要介護認定を受けた利用者と契約を結び，ケアマネジメント業務を行う。認定者に適した介護サービスを利用できるよう，介護保険者（市町村）や介護サービス事業所等との連絡調整を行うとともに，利用者・家族の意向を踏まえて専門的見地から介護サービスを利用するための担う介護サービス計画書（ケアプラン）を作成する。介護支援専門員は，サービス担当者会議の開催により，利用者の状況等に関する情報を関係者と共有し，専門的な見地からの意見を反映したケアプランを作成する。その際，訪問看護，訪問リハビリテーション，通所リハビリテーション，居宅療養管理指導，短期入所療養介護，定期巡回・随時対応型訪問介護看護および看護小規模多機能型居宅介護は，主治医または歯科医師等がその必要性を認めた場合に限られているため，医療サービスをケアプランに組み込む場合には主治医の指示が必要であり，医療者との連携が必須である。また，医療サービス以外の居宅サービスをケアプランに組み込む場合であってもそのサービス等について主治医等の医学的観点からの留意事項を得る必要がある。また，介護支援専門員は定期的に介護サービスのモニタリングと再評価し，ケアプランを更新し適切なサービスを提供するために多職種と連携・協働する。疾病の診断や治療計画，疾患の将来予測などは医師，療養上の工夫

や家族への教育は看護職，社会資源の利用についてはソーシャルワーカー，生活動作や居宅の物理的環境の診断などは理学療法士や作業療法士，本人・家族のセルフケア能力の向上につながるような本人・家族の対処力は直接サービスを提供するヘルパーやボランティアなどとの情報共有が重要である。

４ 継続看護および訪問看護における連携

　地域包括ケアシステムでは，地域における医療の関係機関が連携して，包括的かつ継続的な在宅医療の提供を行うことが必要である。そのためには，在宅医療を提供する病院，診療所，薬局，訪問看護ステーション，地域包括支援センターなどの医療機関や福祉機関，そこに従事する多職種が連携・協働することが重要である。

　在宅医療においては，入院医療機関と在宅医療に係る機関との協働による退院移行支援（➡p.434），多職種協働による本人・家族の日常生活を支える観点からの医療の提供，急変時における緊急往診および入院への支援，住み慣れた自宅等本人が望む場所での看取りの支援での連携・協働がある（➡p.223）。

　看護職は，継続看護や入院前からの退院支援の視点を持ち，関係する多職種が療養の場の移行支援に取り組む必要があり，本人や家族の意思を尊重し，病院における看護と訪問看護の連携（看看連携）が重要である。病院の退院調整看護師と病棟看護師が協力して患者の在宅生活をイメージしながら支援し訪問看護師に療養生活での情報を提供する。訪問看護師は退院前カンファレンス等に参加し情報提供を受け，療養環境の移行に伴って生じるトラブルの予測と備えを行い，在宅生活での情報を退院調整看護師と病棟看護師にフィードバックする。

　訪問看護師は介護職などと協働して日常生活を継続的にアセスメントし，悪化や変化の予兆をできるだけ早くとらえ，主治医や入院医療機関との連携をとり重症化を防止する。また，急性期病棟や基幹病院からの転床や転院だけではなく自宅からの入院や自宅からの緊急入院に対応する地域包括ケア病棟を有する入退院支援の看護師や病棟看護師とも連携する。そして，介護支援専門員とも連携し，本人・家族の日常生活を支えるために看護アセスメントからの視点でのサービスの計画をケアプランに反映させる。

　看取りへの支援では在宅での日常生活を支える支援の段階から本人・家族の選択を把握しておくことが不可欠で，本人・家族の生活歴や考え方を理解して療養生活を支える多職種との信頼関係の中で，意思決定への支援を行う。

５ 住民等との連携・共同

　地域包括ケアシステムでは，本人・家族を含む地域住民，NPO・ボランティア団体や自治会といった住民組織などの連携のもと提供されるインフォーマルな支援も重要である。地域では住民主体のサロンや自主グルー

プが運営され，高齢者の集いの場や認知症カフェがある。お互いに声を掛け合って外出することで閉じこもり予防，うつ，認知症予防など，要介護状態に陥るリスクの改善も期待される。また，民生委員が中心になって電話・家庭訪問による安否確認や食品・生活必需品の定期買い出しを行う，自治会や住民組織で，独居高齢者への給食会や配食サービスの実施もある。

　多様な主体が連携しながら，高齢者をはじめとしたケアが必要な人々への支援を持続可能な支援にしていくことが重要である。しかし，人間関係が希薄化する地域社会において，見守りや声掛けを担う関係をどのように構築していくかという課題もある。地域のなかで交流を図る場や情報提供を行う場づくりも公共施設の空きスペースや商店街の空き店舗，民家，マンション・アパートなど，様々な場所を活用することも可能と考える。そのためには，本人・家族を含めた地域住民および住民組織と行政等が地域ケア会議などをとおして，地域の課題とあるべき姿を共有し，ともに解決策を考え展開していく必要がある。

- 地域包括ケアシステムの構築は，住み慣れた地域で最期までその人が望む自分らしい生活ができるような地域の実情に合った医療・介護・予防・住まい・生活支援が一体的に提供される体制をつくることである。
- 地域を基盤として人と人とのつながりを強化し，その人らしい生活を実現できる地域共生社会の実現に向けて地域を基盤とした包括的支援体制の構築を目指している。
- 多様な主体による自助・互助・共助・公助の範囲や役割は，時代や地域により変化するものであり，それぞれの主体が取組を検討，推進する。
- 地域包括支援センターには原則として保健師，社会福祉士，主任介護支援専門員の3職種が配置され，地域支援事業，介護支予防支援事業，任意事業を実施する。
- 地域包括ケアシステムにおいては多職種によるチームアプローチにより個別および地域の課題解決のために連携・協働する。

引用・参考文献

1）総務省統計局：統計からみた我が国の高齢者―「敬老の日」にちなんで―．統計トピックス No. 132．2022.9　https://www.stat.go.jp/data/topics/topi1291.html
2）国立社会保障・人口問題研究所：日本の将来推計人口（平成 29 年推計）報告書．人口問題研究資料第 336 号．2017.4
3）厚生労働省：地域包括ケア「見える化」システム　http://mieruka.mhlw.go.jp/
4）厚生労働省：「地域共生社会」の実現に向けて（当面の改革工程）（https://www.mhlw.go.jp/file/04-Houdouhappyou-12601000-Seisakutoukatsukan-Sanjikanshitsu_Shakaihoshoutantou/0000150632.pdf）
5）厚生労働省通知「地域包括支援センターの設置運営について」の一部改正について
https://www.mhlw.go.jp/file/06-Seisakujouhou-12300000-Roukenkyoku/0000205731.pdf
6）厚生労働省 HP（https://www.mhlw.go.jp/content/12300000/000855081.pdf）
7）厚生労働省 HP（https://www.mhlw.go.jp/file/06-Seisakujouhou-12300000-Roukenkyoku/0000205728.pdf）

在宅看護における
ケアマネジメント

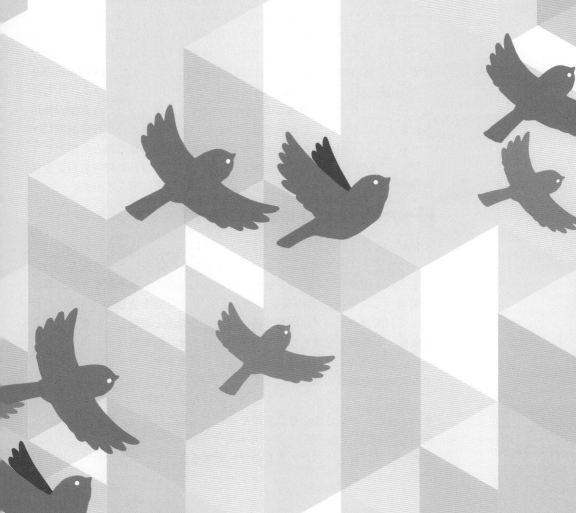

第3章　在宅看護におけるケアマネジメント

学習の
ねらい

- ●ケアマネジメントの概念について説明できる。
- ●介護保険制度における介護支援専門員の役割およびケアマネジメントのプロセスについて説明できる。
- ●障害者総合支援法によるサービス利用について説明できる。
- ●国際生活機能分類(ICF)の概念と活用方法について理解できる。
- ●社会資源の活用について理解できる。

1 ケアマネジメントの概念

1 ケースマネジメントからケアマネジメントへ

　ケアマネジメントとは，ケースマネジメントから発展した概念である。ケースマネジメントとは白澤によれば，「対象者の社会生活上での複数のニーズを充足させるため適切な社会資源と結びつける手続きの総体」としている[1]。1970年代後半にアメリカで精神障がい者の在宅生活を支えるためにつくられた手法で，アメリカから世界の国々に波及し精神障がい者だけでなく，他の障がい者や高齢者にも範囲を拡げていった。1990年イギリスの「国民保健サービスおよびコミュニティケア法」にマネジメントするのはケースではなくケアであることからケアマネジメントという言葉が使用されるようになった。わが国では，2000年に施行された介護保険制度にケアマネジメントが導入され，ケアマネジメントを担う専門職としてケアマネジャー(介護支援専門員)が誕生し，2006年に施行された障害者自立支援法(現在の障害者総合支援法)でもケアマネジメントが導入された。

2 ケアマネジメントの理念

　介護保険制度の創設でケアマネジメントについて，広く人々に知られるようになった。ケアマネジメントを「多様な生活課題(ニーズ)をもつ利用者とその家族が自己の能力を最大限に発揮しながらもさまざまな社会資源を活用することで生活の質を高めるとともに自立を支援する活動[2]」(篠田)，「利用者のニーズに応じて各々に適した資源を調整し，必要とされる多職種・多機関と連携しながら全体を統合させ，問題解決を目指すこと。さらに個別のニーズに応じて不足する社会資源をアセスメントし，地域ケアシステムを形成・発展させること[3]」(髙﨑)としている。

　このようにケアマネジメントとは，多様な生活課題(ニーズ)をもつ人とその家族が，さまざまな社会資源を活用することにより，地域で継続的に生活してQOL(生活の質)を高められるように支援する活動であり，多様化したニーズに対応するため既存のサービスを改善し，新たな社会資源の開

発をも行うことと定義することができよう。

2 介護保険制度における居宅サービスのケアマネジメント

1 介護保険制度におけるケアマネジメントの理念

　介護保険制度におけるケアマネジメントは，個々のサービス利用者の立場に立って，サービスを調整・統合し，利用者の状況に最もふさわしい適切なサービスを常に継続して確保し続け，利用者の QOL を保持していくために行われる実践である。利用者の生活全般の状況を総合的に把握して，ニーズに応じたサービスを一体的に提供する機能を持つ。

　介護保険法の第 1 条(目的)には，要介護状態となった者の「尊厳の保持」と，その有する能力に応じ「自立した日常生活」を営むことができるよう，必要な保健医療福祉サービスの給付を行うことが謳われている。

2 介護支援専門員(ケアマネジャー)の役割

　介護保険制度において，都道府県の指定を受けた居宅介護支援事業所が，介護支援専門員(ケアマネジャー)を配置し，ケアマネジメントを行う。介護保険施設(介護老人福祉施設，介護老人保健施設など)では，施設内の介護支援専門員がケアマネジメントを行う。

　要介護と認定された人の依頼を受けて，その利用者の希望や心身の状態を考慮して介護サービス計画を立案し，サービス事業者等との連絡調整を行なうのが主な業務である。地域におけるフォーマルなサービスのみならず，近隣やボランティアなどのインフォーマルなサービスも活用し利用者の生活を支える活動である。介護保険の理念である自立支援の視点，自己選択の視点，悪化防止，状態の軽減を目指す視点を持って活動することとしている。要介護度に応じて支給限度額が決まっているので，その額におさまるようにコスト管理するのも特徴である。

　介護支援専門員になるには，医師，歯科医師，薬剤師，保健師，助産師，看護師，理学療法士，作業療法士，言語聴覚士，歯科衛生士，社会福祉士，介護福祉士，精神保健福祉士など保健・医療・福祉専門職者(21 の国家資格)または相談援助業務従事者で，5 年以上の実務経験を有している者が，都道府県知事が行う「介護支援専門員実務研修受講試験」に合格し，実務研修を終了して介護支援専門員名簿に登録されることが必要である(**1**)。

3 ケアマネジメントのプロセス

　介護支援専門員のケアマネジメントの過程は，①インテーク(受理・初回面談)→②アセスメント(情報収集・課題分析)→③ケアプラン原案作成→④サービス担当者会議・ケアプラン決定→⑤サービス提供・給付管理→⑥モニタリング→⑦終結または再アセスメント(ケアプランの見直し)となり，PDCA サイクルをたどる[4](図3-1)。

1 ケアマネジャーの基礎資格
　現在活動している介護支援専門員の基礎資格として最も多いのは，介護福祉士である。

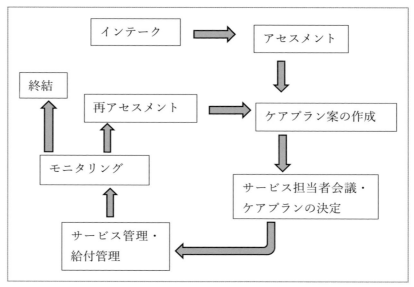

図3-1　ケアマネジメントのプロセス

1）インテーク（初回面談）

　インテークの前に，ケースを発見してスクリーニングを行うなどのプロセスがある。医療機関からの紹介や，要介護状態の本人・家族からの直接相談や依頼で，介護保険の申請・認定を受けるところから支援が必要な場合もある。「要支援」が想定される場合は，地域包括支援センターなどを紹介する。

　ケアマネジメントの対象者となった場合，介護保険の重要事項の説明を行い契約を結び，初回面談（インテーク）でケアマネジメントに必要な情報を集める。

2）アセスメント（課題分析）

　インテークで収集した情報や利用者・家族に関わる人から得た情報などをもとに，生活全般にわたる解決すべき課題（ニーズ）を把握していくことが目的である。利用者の身体機能状況，精神心理状況，社会環境的状況を把握することで，利用者の生活ニーズをアセスメントする。

3）ケアプラン原案作成

　介護サービス計画には，居宅生活者を対象の居宅介護サービス計画と介護保険施設の入所者対象の施設介護サービス計画，要支援者対象の地域包括支援センターの委託による介護予防サービス計画がある。

　居宅サービス計画原案は，利用者がサービスの利用を始める前に検討する計画のたたき台であり，サービス担当者会議において，利用者・家族，多職種の検討用の計画原案である。

　「居宅サービス計画書（1）」では，＜利用者および家族の生活に対する意向＞として，サービスを利用しながらどのような生活をしたいと考えてい

るのかを利用者と家族が発した言葉で記載しておくものである。＜総合的な援助の方針＞は，各々のサービス担当者がどのようなチームケアを行おうとするかを示すもので，利用者や家族に分かりやすい内容とし専門用語を使わない。

「居宅サービス計画書(2)」では，＜生活全般の解決すべき課題(ニーズ)＞で，生活するうえで困っていること，解決してどうなりたいかを示すものであり，優先順位をつける。＜長期目標＞は，解決すべき課題に対応して設定し，＜短期目標＞は段階的に対応し，解決に結びつけるものである。

「週間サービス計画表」では，サービスの記載と利用者の起床や就寝，食事など1日の過ごし方を記載するものである。

4) サービス担当者会議・ケアプランの決定

サービス担当者会議は，介護支援専門員が居宅サービス計画の作成のために，利用者と家族の参加を基本とし，計画原案に位置づけた居宅サービスの担当者を招集して行う(**2**)。ケアチームのメンバー全員が居宅サービス計画に盛り込まれた総合的な援助の方針，目標を協議しよりよいケアプランに修正をする。サービス担当者会議は，各サービス担当者が同じ目的に向かってそれぞれの専門性を発揮できるようにすることが重要となる。決定したケアプランに基づいて，各サービス事業者は計画を立てることになる。会議の記録記載として，「サービス担当者会議の要点」表に，開催目的と検討した項目内容と結論を書き留めておく。

2 サービス担当者会議

介護支援専門員が開催する会議で，原則としてケアプラン作成・変更時，要介護認定更新時，要介護認定区分変更時，福祉用具を利用する場合に開催することが義務となっている。

居宅サービス計画書（1）

介護保険制度利用者の居宅サービス計画を記載するもので利用者の同意を得る様式である。

作成年月日　　年　　月　　日

| 初回 ・ 紹介 | 継続 | 認定済 ・ 申請中 |

利用者名：　　　　様　生年月日：　　年　月　日　　住所：　　市　　町　　　住宅
居宅サービス計画作成者氏名：
居宅介護支援事業者・事業所名及び所在地：　　病院組合介護支援事業所　　県　　市　　　町
居宅サービス計画作成（変更）日：　　年　月　日　　初回居宅サービス計画作成日：　　年　月　日
認定日：　　年　月　日　認定の有効期間：　　年　月　日～　　年　月　日

要介護状態区分	・ 要介護1 ・ 要介護2 ・ 要介護3 ・ 要介護4 ・ 要介護5
利用者及び家族の生活に対する意向	本人：このまま家で暮らしたい。 家族：自宅で看ていきたい。胃ろうを造設して注入に不安があるので，訪問看護を優先的に利用したい。また，たまには家族が息抜きもしたいのでショートステイの利用もしていきたい。
介護認定審査会の意見及びサービスの種類の指定	
総合的な援助の方針	本人・家族の希望にもあるように自宅で生活が継続できるよう援助していきます。訪問診察や訪問看護を導入し医療の不安が少しでも解消できるようサービスを調整していきます。また，娘さんが1人で介護しているため介護負担の軽減のためにも必要があれば短期入所等の利用も検討していきたいと思います。 何かあればいつでもご相談ください。 緊急連絡先：自宅（11−1111）
生活援助中心型の算定理由	1. 一人暮らし　　2. 家族等が障害・疾病等　　3. その他（　　　　　　　　　　　　　　　　）
私は、居宅サービス計画について説明を受け、内容に同意しました。	説明・同意日　　年　　月　　日　署名・捺印

居宅サービス計画書（2）

利用者の生活上の課題を明確にし、サービスの目標と援助内容を記載する。
利用者と共有することが基本である。

作成年月日　　年　月　日

利用者名：＿＿＿＿＿＿＿＿＿様

生活全般の解決すべき課題（ニーズ）	目標				援助内容					
	長期目標	（期間）	短期目標	（期間）	サービス内容	※1	サービス種別	※2	頻度	期間
下肢筋力低下のため歩行ができず家族の介護だけでは外出や移動ができない。外出や移動がしたい。	外に出ることができる。	●●〜●●	気分転換をはかる。	●●〜●●	屋内の段差部分にスロープを設置することで車いすで容易に移動ができるようになる。	○	福祉用具貸与	株式会社●●		●●〜●●
					・外出の機会を定期的につくる。	○	通所リハビリテーション	デイケアセンター	週2回	●●〜●●
					・スロープを設置し安易に外出ができる。	○	短期入所療養	●●苑	随時	●●〜
家族の介護だけでは自宅で入浴するのが困難でありサービスを利用したい。	定期的に入浴することができる。	●●〜●●	身体の保清を保つ。	●●〜●●	入浴・洗身介助	○	通所リハビリテーション	デイケアセンター	週2回	●●〜●●
					清拭・着脱介助 全身状態のチェック	○	訪問看護	訪問看護ステーション	週2回	●●〜●●

※1　「保険給付対象かどうかの区分」について、保険給付対象内サービスについては○印を付す。
※2　「当該サービス提供を行う事業者」について記入する。

週間サービス計画表

作成年月日　　年　月　日

1週間単位のサービス計画を時系列に記載するものである。

利用者名：＿＿＿＿＿＿＿＿

		月	火	水	木	金	土	日	主な日常生活上の活動
深夜	4:00								
	5:00								
早朝	6:00								起床
	7:00								着替, 洗顔, 朝食
	8:00								
午前	9:00	通所リハビリテーション			通所リハビリテーション				
	10:00								
	11:00								
	12:00								昼食
午後	13:00								
	14:00		訪問看護			訪問看護			
	15:00								
	16:00								
	17:00								
夜間	18:00								夕食
	19:00								
	20:00								
	21:00								
	22:00								就寝
深夜	23:00								
	0:00								
	1:00								
	2:00								
	3:00								

週単位以外のサービス	福祉用具貸与（車いす貸与、特殊寝台貸与、特殊寝台付属品貸与、床ずれ防止用具貸与、スロープ貸与）、短所入所療養介護

5）サービス提供・給付管理

　各サービス事業所は，連携しサービスを提供する。介護支援専門員はケアの提供について「サービス利用票」「サービス利用票別表」を用いて，利用者・家族とサービス内容と1か月の費用について確認をする。

6）モニタリング

　ケアプランの通りにサービスが提供されているかを確認し，サービスの進行状況を管理していく。必要なサービスが提供されているか，新たな課題が発生していないか，利用者宅を少なくとも1か月に1回訪問し利用者に面接を行う。サービスを利用するうえで不具合が起きている場合は，サービス提供事業者と調整を図り，利用者が快適に利用できるようにする。

7）終結または再アセスメント

　終結とは，利用者が死亡した時，転居した時，医療機関に入院，施設に入所，自立によりサービスが不要になった時である。一方，モニタリング結果よりニーズが充足されていない，目標が達成されていない，新たな課題が発生した場合，再アセスメントを行い，ケアプランの見直しを行う。

4 介護保険のケアマネジメントと訪問看護

　訪問看護の事業所は，介護支援専門員が立てたケアプランにおける援助の方針，解決すべき課題（ニーズ）と援助目標を把握し，同じ方向性のもとに，訪問看護の目標と看護計画を立てて実施することになる。利用している他のサービス事業所も，同じ方向性のもとに計画を立てて援助を行うことで，利用者の課題の解決に導かれることとなる。一人ひとりの利用者が，介護支援専門員と健康をサポートする訪問看護師や関係事業所員のチームワークで，安寧した在宅生活を送ることができると言える。

3 障がい者・医療的ケア児のケアマネジメント

1 障害者総合支援法の理念

　介護保険の第2号被保険者で特定疾病に該当しない要介護者や40歳未満の難病や事故等により障がいをもつ要介護者は，介護保険の該当者ではないため，障がい者対象の支援制度によるサービスを活用することとなる。そして，訪問看護の利用においては，医療保険による訪問看護となる。この場合，安定した生活を送るために，訪問看護師と福祉サービス担当者等の連携によるコーディネーションが必要となる。

　障がい者の生活支援においては，2006年（平成18年）に「障害者自立支援法」が施行され，身体障がい者，知的障がい者，精神障がい者の施策を一元化し，利用者本位のサービス体系にし，就労支援の強化，サービス支給決定の透明化や明確化を図った。2013年（平成25年）には，「障害者の日常生活および社会生活を総合的に支援するための法律（障害者総合支援法）」が

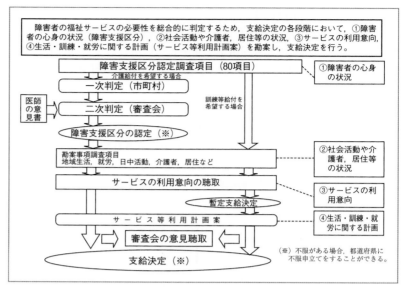

図 3-2　障害者総合支援法における支給決定プロセス[5]
厚生労働統計協会：国民の福祉と介護の動向 2021/2022

　障害支援区分によって利用でき
るサービスが異なる。種類として
は「居宅介護」「重度訪問介護」「同
行援護」「行動援護」「療養介護」「生
活介護」「短期入所」「重度障害者等
包括支援」「施設入所支援」がある。

4 特定相談支援事業所

　障がい者のサービス等利用計画
を作成しモニタリングを行い利用
者がより良い生活が送れるように
支援する事業所である。それに対
して一般相談支援事業所とは，病
院を退院したり施設を退所して地
域で生活を営んでいくうえで生じ
る悩みや不安などの解消に向け
て，移行から定着に関する総合的
に支援を行う事業所である。

5 相談支援専門員

　障がいのある人が自立した日常
生活，社会生活を営めるように障
害サービス等利用計画の作成や地
域生活への移行・定着に向けた支
援，その他各種，障がい児・者の
全般的な相談支援を行う。障がい
者の保健・医療・福祉・就労・教
育の分野における相談支援・介護
等直接支援の実務経験（3〜10年）
と所定の研修を修了することで資
格を得る。

施行された。対象に難病患者が含められた。「自立した日常生活または社会
生活を営むことができるように」から「基本的人権を享有する個人としての
尊厳にふさわしい日常生活または社会生活を営むことができるよう」に目
的が変わったのである。障がいのある人が地域でその人らしく生活できる
ために総合的な支援を行うことを理念としたものである。障がいの程度区
分に応じて利用が異なる「介護給付」サービス（**3**）と，区分にかかわらず利
用できる「訓練等給付」「地域相談支援」がある。

2 障害者総合支援法による支援サービスの利用（図3-2，3-3）

1）申請・区分決定

　サービスを利用する場合，まず市町村の担当窓口に申請をする。「介護給
付」サービスを受ける場合は，市町村の障害支援区分認定調査と医師の意
見書により，審査会で障害支援区分が審査・判定される。区分認定結果は，
「非該当」「区分1〜6」の分類で，「区分6」が最重度である。

2）サービス等利用計画案の依頼・計画案の作成

　利用者は，指定特定相談支援事業者（**4**）と計画案作成について利用契約
を行う。計画の作成は，利用者本人やその家族が作成することもできるが，
指定特定相談支援事業者や指定障害児相談支援事業者である相談支援専門
員（**5**）に委託する。事業者は，利用者と家族にサービスの利用に関する意
向を把握し，解決すべき課題をアセスメントしサービス等利用計画案を作
成する。指定特定相談支援事業者が作成するが，各サービス事業者および
利用者本人と家族を含めたサービスプラン会議で確認し合い，調整後サー
ビス等利用計画案が決まる。

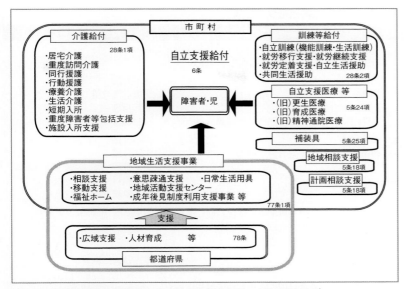

図 3-3　障害者総合支援法における総合的なサービスの体系[6]

3）計画案の提出・支給決定

　利用者はサービス等利用計画案を市町村窓口に提出し，また計画相談支援給付費支給申請書などを提出する。市町村は，計画案や調査した結果をもとに支給決定を行う。

4）障害福祉サービスの開始・モニタリング

　計画をもとに，各サービス事業所は個別支援計画を立てて，サービスの利用を開始する。指定特定相談支援事業者等のモニタリングにより，定期的な計画の見直しをして，生活の維持・改善を図ることとなる。

3 障害福祉サービスと介護保険サービスの調整による支援

　障がい者が受けている障害者総合支援法のサービスは，65歳（介護保険の特定疾病の人は40歳）を境に介護保険法によるサービスが優先となる。しかし，同行援護や行動援護，自立訓練（生活訓練），就労移行支援などは介護保険サービスにないため，障害者総合支援法が利用できる（**表3-1**）。その場合，介護支援専門員が担当し居宅サービス計画を作成する。

4 障がい者・医療的ケア児の生活支援とケアマネジメント

　障がい児・者の生活上のさまざまな問題について，「基幹相談支援センター」が相談に応じ障害福祉サービスの利用支援を行っている（**図3-4**）。介護保険制度における「地域包括支援センター」と同様に，障がい児・者を対象とした相談支援センターである。虐待防止・権利擁護を行い，地域の相談支援事業者への指導・助言などを行う。

　2021年9月に施行した「医療的ケア児及び家族に対する支援に関する法律（医療的ケア児支援法）」においては，基本理念として医療的ケア児の日

表 3-1　介護保険サービスと障害福祉サービス

サービスの種類	介護保険サービス	障害福祉サービス
予防系	介護予防訪問看護 介護予防通所リハビリテーション　など	—
訪問系	訪問看護 訪問介護 訪問入浴介護 定期巡回・随時対応型訪問介護看護　など	居宅介護 重度訪問介護 同行援護 行動援護　など
通所系	通所介護 通所リハビリテーション　など	療養介護 生活介護 自立訓練（機能訓練・生活訓練） 就労移行支援 就労継続支援　など
短期滞在系	短期入所生活介護，短期入所療養介護　など	短期入所（福祉型・医療型）
居住系	特定施設入居者生活介護 認知症共同生活介護　など	共同生活援助
入所系	介護老人福祉施設 介護老人保健施設 介護療養型医療施設（2024年3月末廃止予定） 介護医療院	障害者支援施設
計画作成	介護支援専門員	相談支援専門員
基幹センター	地域包括支援センター	基幹相談支援センター

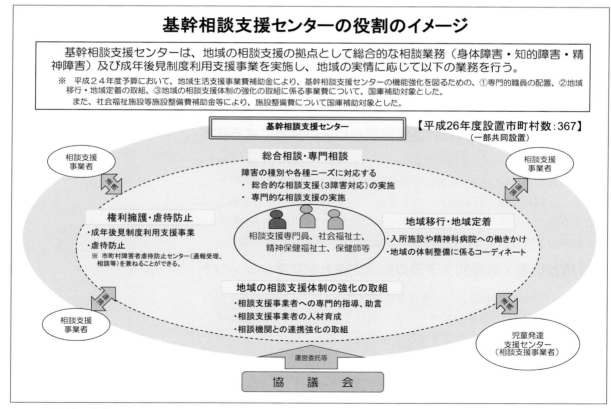

図 3-4　基幹相談支援センターの役割のイメージ

常生活・社会生活を社会全体で支援すること，個々の状況に応じて関係機関・民間団体が連携し医療・保健・福祉・教育・労働について切れ目のない支援であること，18歳以上になっても適切な保健医療福祉サービスを受けながら生活できる支援，医療的ケア児（**6**）と保護者の意思を最大限に尊重した施策であること，住んでいる地域にかかわらず等しく適切な支援を受けられる施策であることとした。目的には，家族の負担を軽減し家族の離職を防止することがあげられている。国や地方公共団体は，努力義務から責務になり，保育所や学校等での医療的ケア児の受け入れ支援体制が拡充される。

都道府県ごとに医療的ケア児支援センターが設立され，医療的ケア児と家族の困りごとの相談や支援を行うこと，医療・保健・福祉・教育・労働等の関係機関への情報提供や研修を行うことになっている。

医療的ケア児と家族にとって，訪問看護は，医療機関と連携して在宅での生活を支える医療を提供しサポートする重要な存在である。その児が健やかに成長するために医療専門の支援とともに地域の福祉・教育の支援が重要となる。訪問看護師は，児と家族をサポートするために基幹相談支援センターや医療的ケア児支援センター，保育所や学校の関係職種と連携し必要性に応じてコーディネートし生活上の課題を解決していく。

6 医療的ケア児

日常生活及び社会生活を営むために恒常的に医療的ケア（人工呼吸器による呼吸管理，喀痰吸引その他の医療行為）を受けることが不可欠である児童（18歳未満の者及び18歳以上の高等学校等に在籍している者）。

4 ICF（国際生活機能分類）の概念とアセスメント
（**第6章 在宅療養者の病期に対応する看護 Ⅰ.回復期参照**）

1 ICF（国際生活機能分類）とは

ICF（国際生活機能分類：International Classification of Functioning, Disability and Health）とは，障害のあるなしに関わらず，すべての人々を対象に，健康状況とそれに関連した状況を生活機能という視点から分類したものである。WHO（世界保健機構）は，1970年代から人間の障害に関する分類法について検討し，1980年に機能障害と社会的不利に関する分類である国際障害分類（ICIDH）を発表した。しかし，障害というマイナス面中心のモデルであったことやモデル図の矢印が一方方向であったために病気の発症が機能障害となり能力障害を起こし社会的不利となるなどの誤解と批判を受けた。この分類の改訂版として，2001年にWHOの総会においてICFが採択された[7]。2002年に日本語版が発行されて，介護支援専門員の実務研修によるケアプラン作成[8]や介護職による介護過程やリハビリテーション分野に活用されるようになってきた。

生活機能とは，人が生きることの全体を示すもので「心身機能・身体構造」「活動」「参加」の3つの要素から成り立っていて，ICFの中心ともいえる概念である。「生活機能」といった場合は，必ずこの3つの内容を含んでいるものと考える[9]。そして，「生活機能」に大きな影響を与える背景因子として，「環境因子」と「個人因子」の2つがある。これらにはそれぞれ大分類があり，大分類の下位に中分類があり，さらに詳細な小分類があり，多数

の組み合わせにより約 1,500 項目に分類することができる。保健・医療・福祉の専門職者と利用者・家族を含めたすべての関係者の相互理解と協力のための共通言語としてつくられたものである。関係者全員が ICF という同じ基準で連携してケア・支援することで，生活機能の向上を図り，QOL を上げていくことが可能になる。

2 ICF モデルの特徴

ICF モデルの生活機能を示している「心身機能・身体構造」「活動」「参加」は，それぞれ「生命レベル」「生活レベル」「人生レベル」と位置づけられる。

ICF の特徴としては，人の生活機能が疾病や傷害のために低下しているとしても，マイナス面だけでなく残存能力や潜在能力などのプラス面も同時に持っているため，それを重視する考え方になっている。生活機能に大きな影響を与えるものとして「健康状態」と背景因子としての「環境因子」「個人因子」，これらすべての因子が相互に影響し合う相互作用となっていることも大きな特徴である。

3 ICF の視点に基づくケアプラン立案のためのアセスメント

ICF の構成要素の内容を以下に示す。

①「**健康状態(変調または疾病)**」：疾病や創傷，体調の変化などのこと。妊娠，ストレス，肥満，加齢なども健康状態の指標となる。

②「**心身機能・身体構造**」(生命レベル)：身体の生理的機能，思考や意識などの心理的機能のこと。身体の器官・肢体などの解剖学的構造のこと。

③「**活動**」(生活レベル)：生活上の目的を持った具体的な行為のこと。歩行や日常生活に必要な動作，家事，仕事，余暇活動など。ICF では「できる活動」と「している活動」の2つの面に分けている。「活動」は「参加」の具体的な表れである。

④「**参加**」(人生レベル)：家庭や社会に関与し役割を果たすこと。職場などの組織での役割，主婦としての役割，地域の会合や趣味の集まりに参加することなど。

⑤「**環境因子**」：家族や友人などの周囲の人との関わりなどの人的環境因子。建物や道路，交通機関，自然環境などの物的環境因子。医療や福祉のサービスなどの制度的環境因子がある。

⑥「**個人因子**」：年齢，性別，学歴・職歴・家族歴などの生活歴，価値観，ライフスタイルなど，その人の「個性」ともいえる因子である。

構成要素①〜⑥について，それぞれ現在の状況を把握記述する。そしてこの6要素は，互いに影響を与え合う相互作用をもっているので，関連性をアセスメントする。①「健康状態」は，「生活機能」の②・③・④の3つのレベル各々にどのような影響を与えているかアセスメントする。また逆に例えば生活習慣病のように「活動」レベルが，健康状態の発生に影響を与えているという場合もある。3つのレベルの間においても影響をアセスメントする＜心身機能・身体構造と活動との関係性＞＜活動と参加の関係性＞

＜心身機能・身体構造と参加の関係性＞。背景因子である「環境因子」「個人因子」についても，それぞれ「生活機能」との互いの影響をアセスメントする。例えば，利用している社会資源（環境因子）の歩行補助用具は「活動」に影響を与えている。生活歴や価値観など（個人因子）は，人生レベルの「参加」に大きく影響している。このような相互作用をアセスメントすることにより，今後現状が続くことで予測されるリスクや防ぐべきこと，また強みを強化することで活動や参加が促進する因子を抽出する。そして生活上の解決すべき課題（ニーズ）を導き出し，長期目標，短期目標を設定していく。

5 社会資源の活用

1 社会資源とは

　多様な生活課題（ニーズ）をもつ利用者とその家族が社会資源を活用することで，生活の質を高めることができたり自立した生活を送ることができる。社会資源とは，問題解決のために利用される施設・設備，資金・物品，諸制度，技能，知識などの物的・人的資源の総称である。サービス提供者からの支援が，利用者のセルフケア能力を高めていけるように，適切な社会資源を活用するためのアセスメントやプランニングが重要となる。

2 フォーマルサービスとインフォーマルサービス

　フォーマルサービス：医療機関，ケア施設・事業所，行政機関，社会福祉法人など一定の手続きと受給要件を満たしていれば利用できる社会的サービスのことである。地域包括ケアシステムにおける「共助」「公助」である。

　インフォーマルサービス：家族や親戚，友人，近隣，自治会，ボランティアなど私的な人間関係を通して提供されるサービスのことである。地域包括ケアシステムにおける「互助」である。生活課題の解決に向けて，フォーマルサービスのみでは十分とは言えず不足の場合もありインフォーマルサービスが加わることで生活の質が高まると言える。

3 生活しやすい居住環境の整備

　日本の住宅は，一般に狭く段差が多いのが特徴である。何らかの障害を持ちながら自宅での療養生活を可能にするために，住宅改修や福祉用具の購入あるいはレンタルできる制度を活用する。

　介護保険により，要支援，要介護の認定を受けた人は，20万円の住宅改修費の支給を利用することができる（介護予防住宅改修費，居宅介護住宅改修費）。住宅改修できる内容は，①手すりの取り付け②段差の解消③床または通路面の材料の変更④引き戸等への扉の取り替え⑤洋式便器等への便器の取り替え等である。事前に担当の介護支援専門員（または地域包括支援センター）に相談し，必要に応じて，作業療法士や理学療法士，住環境コーディネーター（7）など専門家の意見を聞いてから行うことが大切であ

7 住環境コーディネーター
　高齢者や障がい者が現状の住環境をより住みやすく・使いやすくするための提案を行う役目を担う資格である。ケアマネジャーや建築士などと連携しながら適切な住宅改修プランを提案したりする。民間資格で1級〜3級まであり，検定試験に合格することで資格取得できる。

8 福祉用具専門相談員

日常生活で福祉用具を使用する人に対して，選び方と使い方を説明するなどのアドバイスをする専門職。介護保険法に基づく指定を受けた福祉用具貸与・販売事業所では，常勤で2名以上の配置が義務づけられている。利用者の担当ケアマネジャーと連携しながら本人にあった福祉用具を提案し，自立した生活を支援する役割である。

9 排泄予測支援機器

膀胱内の状態を超音波で把握し，尿量を推定し排尿タイミングを予測する機器である。

2022年4月から介護保険の特定福祉用具販売に追加された。

る。住宅改修は市町村に事前の申請が必要である。自宅での住宅改修例を示す。

介護保険の福祉用具貸与サービスでは，福祉用具専門相談員(8)に相談できる。福祉用具のレンタルの品目は，①車いす ②車いす付属品 ③特殊寝台 ④特殊寝台付属品 ⑤床ずれ防止用具 ⑥体位変換器 ⑦手すり ⑧スロープ ⑨歩行器 ⑩歩行補助杖 ⑪認知症老人徘徊感知機器 ⑫移動用リフト(つり具部分除く) ⑬自動排泄処置装置である。下線の品目は，要支援1・2，要介護1の人は対象外である。ただし，要支援1・2，要介護1であっても，医師の医学的所見による意見と適切なケアマネジメントの結果であることを市町村担当課が確認していれば，貸与が認められる。

特定福祉用具販売については，直接肌にふれる排泄や入浴で使用する用具が対象で，レンタルではなく購入することになる。介護保険の居宅サービスでは，1年間で10万円を限度額として，自己負担は1割である(高額収入者は自己負担が2・3割である)。10万円を超えた額は全額自己負担となる。①腰掛け便座 ②自動排泄処理装置(交換部分) ③排泄予測支援機器(9) ④入浴補助用具 ⑤簡易浴槽 ⑥移動用リフトの釣り具の部分の6種類があり，指定を受けた福祉用具販売会社に限られる。

訪問入浴介護は，移動入浴車による訪問で入浴の介護を行う居宅サービスの1つである。看護師1名と介護職員2名からなる専門の訪問入浴スタッフが移動入浴車で自宅に訪問し，居室内に浴槽を設置して入浴の介助を行う。要介護者のうち要介護5の利用者がもっとも多い。

＜福祉用具などの活用＞

ベッド用品
ギャッジベッド
サイドレール(ベッド柵)

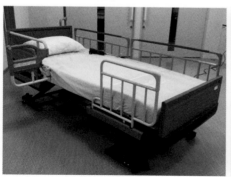

電動ベッドはリモコンで操作し，背上げ，膝上げ，高さ調整ができる。高さは，介護者が介護しやすいように高くすることができる。介護保険制度の貸与では，「特殊寝台」という。
(第6章図6-2も参照)

ベッド用手すり(介助バー)

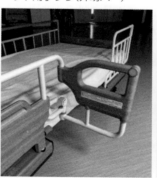

ベッドから直角に曲がる手すりで，起き上がり，立ち上がり，車いすへの移乗時に体を支える。
(第6章図6-2も参照)

エアマット

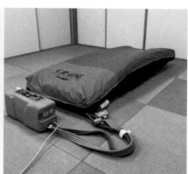

写真のエアマットは，30分や60分おきなど時間を設定し，エアマットの左右の角度を自動で変化させる電動体位変換エアマットである。
(第6章図6-2(つづき)も参照)

生活用品

電動昇降座いす

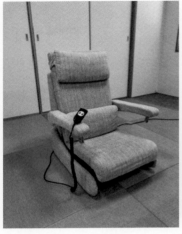 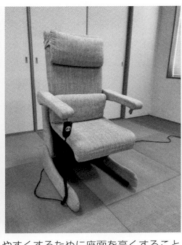

電動昇降ポータブルトイレ（家具調）

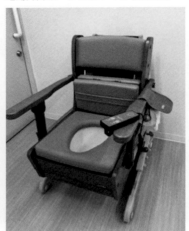

下肢筋力が弱っている場合，立ち上がりやすくするために座面を高くすることができる座いすである。

手すり（住宅改修）（第6章図6-2（つづき）も参照）

居室の手すり

浴室の手すり

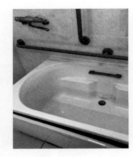

可動式手すり

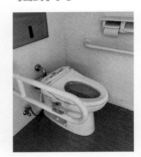

手すりが不要時は，壁側に立てて置くことができる。

天井突っ張り式手すり

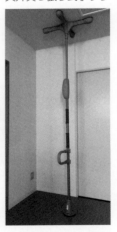

住宅改修で手すりを付けることができない賃貸住宅において，介護保険の貸与で設置できる手すりである。

　看護職は，療養者とその家族に看護を提供するだけでなく，その生活をよりよいものにするために，健康状態や生活状態に合わせた社会資源の活用を支援する役割もある。

　保健・医療・福祉の社会資源に関する知識を増やすように努力し，変化する制度やサービスについて，敏感に関心をむける必要がある。地域においてフォーマルサービスだけでなく互助としてのインフォーマルサービスも重要である。

移動用品（第6章図6-2も参照）

リクライニング車いす

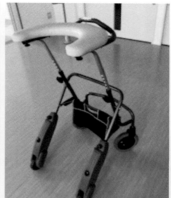

歩行器

移動用リフト

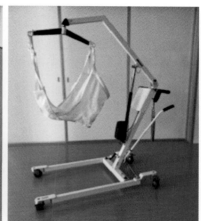

背もたれを180度近くまで倒すことができる機能やティルト機能のついた車いすなどがある。
ティルト機能では，写真のように座位角度はそのまま90度に保ちながら背面が倒れるので，体が前にづれ落ちることがない。

要介護者をベッドから車いすに移動するための電動リフトで，床移動式（写真）と浴室などに取り付ける固定式がある。
リフトは介護保険で貸与されるが吊り具のスリリングシートは，特定福祉用具として購入する。

入浴関連用品（第6章図6-4も参照）

シャワーキャリー

簡易浴槽

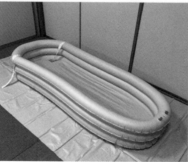

方向変換ターンテーブル

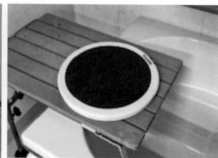

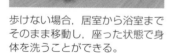

座った状態で向きが楽に変換できる。また足下において，ベッドから車いすなどの移乗時の方向変換などにも使用できる。

歩けない場合，居室から浴室までそのまま移動し，座った状態で身体を洗うことができる。

食事関連用品

持ちやすい・握りやすい自助具

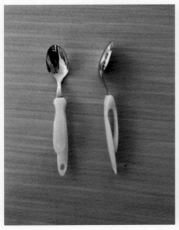 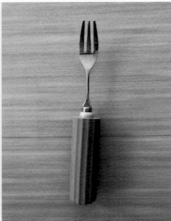 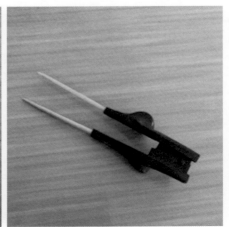

工夫された食器

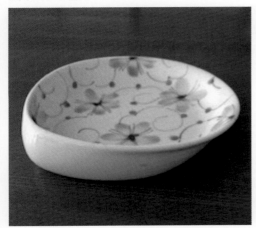

スプーンで
すくってこ
ぼれにくい
形の皿

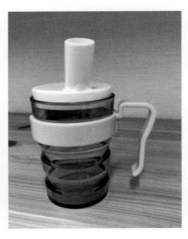

持ちやすく
こぼれにくい
コップ

**学習の
まとめ**

● ケアマネジメントとは，多様な生活課題（ニーズ）をもつ人とその家族が，さまざまな社会資源を活用することにより，地域で継続的に生活して QOL を高められるように支援する活動である。

● 介護支援専門員は，要支援者・要介護者からの相談・依頼により，その利用者の心身の状態を考慮し居宅サービス計画を立て，介護サービス事業者等との連絡調整を図りケアマネジメントを行う。

● 障害者総合支援法によるサービス利用は，介護保険のサービス対象外の障がいをもった人が，地域でその人らしい生活が送れるように支援するものである。相談支援専門員が，障害サービス等利用計画を立て，全般的な相談支援を行う。

● 国際生活機能分類（ICF）は，健康状況とそれに関連した状況を生活機能という視点から詳細に分類されていて，保健，医療，福祉等の専門職者，利用者・家族の共通理解を持つことができる。生活機能とは，人が生きることの全体を示すもので，「心身機能・構造」「活動」「参加」の 3 つのレベルから成る。

● 社会資源には，一定の手続きにより受給できるフォーマルサービスと，私的な人間関係を通して提供されるインフォーマルサービスがあり，在宅療養者が双方を活用し安寧で自立した生活が送れるように支援する必要がある。

引用参考文献

1）白澤政和：ケースマネジメントの理論と実際―生活を支える援助システム，中央法規出版，p11，1992.

2）篠田道子：ケアマネジメントと退院調整，篠田道子編集，ナースのための退院調整　第 2 版，日本看護協会出版会，p14，2012.

3）髙﨑絹子：介護保険と看護の課題，p48，日本看護協会出版会，1998.

4）（編集）介護支援専門員実務研修テキスト作成委員会：六訂 介護支援専門員実務研修テキスト上巻，一般財団法人　長寿社会開発センター，p296-301，2018.

5）厚生労働統計協会：国民の福祉と介護の動向 2021/2022，p121

6）厚生労働統計協会：国民の福祉と介護の動向 2021/2022，p123

7）障害者福祉研究会編：ICF　国際生活機能分類―国際障害分類改訂版，中央法規出版，p3-4，2002.

8）（編集）介護支援専門員実務研修テキスト作成委員会：六訂 介護支援専門員実務研修テキスト下巻，一般財団法人　長寿社会開発センター，p38，2018.

9）上田敏：ICF の理解と活用，きょうされん，p15-31，2010.

参考文献

1）島内節・粟盛須雅子（編）：在宅での療養と介護を支える制度のかしこい使い方～乳幼児から高齢者まで～，医学と看護社，2020.

第4章

在宅看護における
訪問看護

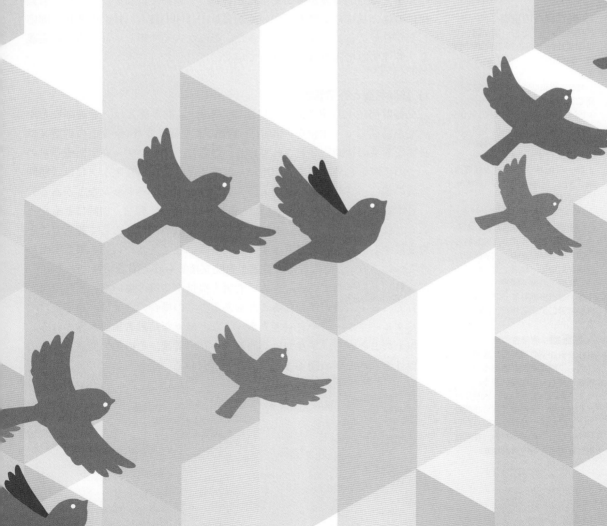

I. 訪問看護の理解

●訪問看護や在宅看護，その他の関連用語を含めて言葉の意味を理解できる。
●訪問看護の提供方法とその種類について理解できる。
●訪問看護を提供するそれぞれの機関の特徴について理解できる。

1 訪問看護とは

　　介護保険や医療保険に基づく訪問看護ステーションが誕生したのは，1990年代，平成に入ってからのことである。看護基礎教育の中に「在宅看護論」が加わったのも1997(平成9)年のことだった。一見，訪問看護は新しい看護の領域だと思われがちだが，起源は一世紀以上も前，明治時代にさかのぼる。その時代，療養者の生活の場に出向く看護が主流で，近代看護の芽生えは訪問看護から始まったといっても過言ではない。その後，看護提供の場は病院にシフトしていくが(**1**)，訪問看護も，社会の変化に即応しながら絶えることなく続いてきた。そんな古くて新しい訪問看護の定義を，関連する用語を含めおさえていく。

1) 訪問看護と在宅看護

　　公益財団法人日本訪問看護財団によると「訪問看護とは，看護師などが居宅を訪問して，主治医の指示や連携により行う看護(療養上の世話又は必要な診療の補助)」と記されている。さらに，在宅ケア・在宅医療(**2**)の一つの手段として訪問看護が用いられることもある。在宅ケアには，訪問看護の他に，訪問介護・訪問入浴・訪問リハビリテーションなどがある。

　　日本在宅看護学会によると「在宅看護とは，疾病，障害，加齢にともなう暮らしにくさがあっても，その人が自分の居場所で自分らしく暮らすことを支援する看護活動全般をさす。訪問看護は在宅看護の目的を果たすための一つの手段で，他にも外来看護や退院支援等も在宅看護実践である。(一部抜粋)」と記されている。一方，看護を提供する場の違いで，病院看護と対称的に在宅看護が使われることもある。この場合の在宅は，自宅だけでなくグループホームや有料老人ホームなど様々な高齢者施設も含まれる。

　　以上のことから，本章では訪問看護や在宅看護，その他の関連用語との関係性を次ページの**図4-1**のように位置付ける。

---

1 死亡場所の推移
(平成29年8月3日　第1回　人生の最終段階における医療の普及・啓発の在り方に関する検討会)
　1951(昭和26)年では自宅での死亡が82.5%病院での死亡が9.1%であったものが，1976年(昭和51)年に病院死が自宅死を上回る。2015(平成27)年には自宅での死亡が12.7%，病院74.6%，老人ホーム6.3%，介護老人保健施設2.3%，診療所2.0%，その他2.1%となっている。

2 在宅ケア：生活の場である地域において，疾病や障害をもったあらゆる年齢層の方およびその家族を対象に，健康増進・疾病予防・状態の回復や維持・ターミナルケアなど多様なニーズに保健医療福祉等の関係者が行う援助である。
在宅医療：療養者の自宅あるいは療養者が望む場所に，医療者が訪問し，療養者に必要あるいは療養者が望むものを提供することで在宅ケアの一部をなす。医師が行う訪問診療，看護職が行う訪問看護，理学療法士が行う訪問リハビリテーションなどがあり，在宅看護は在宅医療の一部をなす。

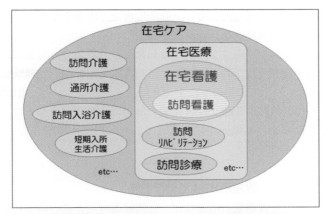

図4-1　在宅看護と訪問看護　その他関連用語との関係性

2）訪問看護の対象者

　介護保険や医療保険など保険給付をともなう訪問看護の場合，対象者を「患者」ではなく「利用者」と呼ぶことが多い。それは，訪問看護の内容や時間，回数や料金など，対象者・家族が納得した上で，訪問看護ステーションと契約をとりかわし，実際のサービス利用がはじまるからである。つまり，訪問看護サービスを利用する「利用者」として対象者を位置づけている。これは，訪問介護や通所介護など，他の在宅ケアサービスにおいても同様である。

2 訪問看護の提供方法と種類

　訪問看護は，すべての年齢層を対象とし，健康レベルも疾病予備群やリハビリテーション群，またターミナルケア群など様々である。そのため訪問看護を提供する機関も多岐にわたる。

　主には訪問看護ステーションによる訪問看護，医療機関による訪問看護，地方公共団体による家庭訪問（**3**），民間企業や個人経営等による訪問看護がある。

1）訪問看護ステーションによる訪問看護

　訪問看護ステーションによる訪問看護には，医療保険によるものと介護保険によるものと2種類ある。

　介護保険による訪問看護は，介護保険法が1997（平成9）年に公布，2000（平成12）年に施行されたことで，都道府県知事より「指定居宅サービス事業者」「指定介護予防サービス事業者」として指定を受けスタートした。2007（平成19）年頃，いったん減少に転じたが，その後，微増傾向が続いている。

　医療保険による訪問看護は，1991（平成3）年の老人保健法の改正で，「老人訪問看護制度」が設けられたことにはじまる。しかし，この時の対象者は65歳以上の高齢者に限られていた。1994（平成6）年に健康保険法が改正さ

3 訪問看護・家庭訪問いずれも，保健師や看護師が対象者の自宅に訪問して看護を提供することをいうが，家庭訪問は保健所や保健センターの保健師が保健指導の一環として行われるものである。母子保健法や精神保健福祉法など各種法律に基づき実施される。訪問看護ステーションや医療機関による訪問看護と区別して表現される。

れ「訪問看護制度」が創設されると，在宅で医療・療養を受けるすべての人を対象とする訪問看護ステーションが誕生した。

いずれも，訪問看護の主な担い手は保健師や看護師で，対象者との契約により訪問看護が実施される。つまり，利用者・家族が，訪問看護の内容や時間，回数や料金等に納得した上でサービスが提供される。利用料金は，健康保険の場合は診療報酬，介護保険の場合は介護報酬をもとに，利用した回数や時間によって細かく決められており，自己負担割合も1～3割と使う保険によって異なる。

2）医療機関（病院・診療所）による訪問看護

老齢人口や生活習慣病の増加など，訪問看護のニーズの高まりをいち早くキャッチした一部の病院が1970年頃より開始した。何らかの理由で通院できない方，入院を望まない方，入院待機中の方など，その医療機関に受診している患者が利用することが多い。医療機関所属の看護師が訪問看護を行い，サービス内容は訪問看護ステーションと変わらない。利点として，主治医と連携がとりやすくベッドの確保が容易なので，急変時など夜間の受入体制が整っていることがあげられる。他にも，利用者・家族は顔見知りの看護師が訪問してくれるので安心できたり，自宅で継続看護が受けやすい。一方，生活上のニーズに対応困難なことがあり，地域の社会資源が活用されにくいという課題がある。2000（平成12）年からは介護保険法の指定居宅サービス事業者のみなし指定を受け，指定保険医療機関からも介護保険による訪問看護が行われるようになったが，年々，数は減少傾向にある。保険を使うことができるので自己負担割合は1～3割である。

3）地方公共団体の保健師による訪問看護（家庭訪問）

地方公共団体は地方自治体とも呼ばれ，日本の都道府県や市区町村を統括する行政機関である。その中で，保健行政をつかさどり家庭訪問を行っているのが保健所（**4**）や保健センター（**5**）に勤める保健師である。保健師は，母子保健法や感染症法，精神保健福祉法や健康増進法など様々な法律に基づき家庭訪問を行い，利用料金はかからない。対象者は管轄する地域のすべての住民なので，年齢層も健康レベルも様々である。対象者の潜在的な健康ニーズにも対応しているので，住民の求めがなくても，保健師が健康上必要と判断すれば家庭訪問が行われるのが特徴である。診療の補助や療養上の世話は主に訪問看護ステーションの看護師が行い，地方自治体の保健師は健康増進や疾病予防，生活指導や社会資源の紹介など行うことが多い。

4）民間企業や個人経営等による訪問看護

医療技術の進歩により高度な医療処置を必要とする人でも在宅療養が可能となった。また，旅行に同行して欲しい，休日や夜間も付き添って欲しいなど，人々の価値観やニーズも多様化した。それに応えるべく，製薬会社や医療機器メーカーなどの民間会社が訪問看護サービスを提供したり，

4 保健所：旧保健所法が全面改正され，1997（平成9）年「地域保健法」が施行された。これにより，都道府県・政令指定都市・中核市または特別区が設置する公衆衛生活動の中核機関として位置づけられた。おおよそ人口10万人に1か所の基準で設置される。事業内容として精神保健や難病保健，感染症対策，住民の健康保持増進などがあり，地域保健対策の広域的・専門的拠点として機能している。

5 保健センター：1978（昭和53）年から厚生省は市町村が設置する保健センター整備につとめてきたが，1997（平成9）年「地域保健法」施行により法的根拠の明確化（第18条）と国家補助制度が後押しとなり，地域住民に対する保健サービスの拠点として増加していった。具体的には，地域住民に対する健康相談や保健指導，予防接種や各種検診など，あらゆる年齢層の健康課題の解決に向けた取り組みがなされている。最近では，多職種・多機関との連携をはかるべく総合保健福祉センターとしての役割が期待されている。

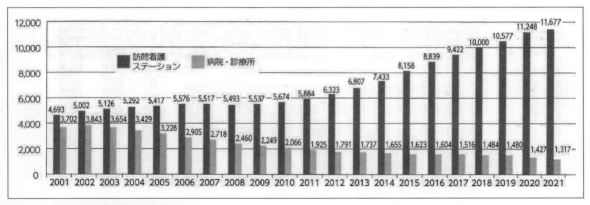

図 4-2　訪問看護事業者数の推移
厚生労働省「介護給付費等実態統計（各年 9 月に請求した訪問看護事業所数）」

失禁ケアや人工肛門などを専門にケア提供する開業看護師もでてきた。事業所と療養者との自由契約の場合が多く，利用料金も様々である。保険適応外であるため費用はかかるが，回数や時間，年齢や疾病に制限がない。今後，これらが質・量ともに充実することにより，療養者・家族の選択肢が広がり，よりきめ細やかな看護が可能になる。しかし，都市部に偏在し，いつでも誰でもサービスが受けられるとは限らないのが課題である。

学習のまとめ

- 在宅医療は在宅ケアの一部として位置づけられる。さらに，在宅看護は在宅医療の一部として位置づけられ，訪問看護は在宅看護の一つの手段として考えられている。
- 訪問看護を提供する機関には，主に，訪問看護ステーションによるもの，医療機関によるもの，地方公共団体によるもの，民間企業や個人経営者によるものがある。
- 訪問看護ステーションによる訪問看護には，医療保険または介護保険によるものの 2 種類あり，利用者・家族との契約により実施される。保健師や看護師が担い，利用料金は，回数や時間，使う保険によって異なる。
- 医療機関による訪問看護は，その医療機関を受診している患者が利用することが多いので，医師と連携がとりやすく，急変時など受入れ体制が整っていることが多い。
- 地方公共団体による訪問看護は家庭訪問といわれ，保健所や保健センターに勤める保健師が担う。管轄する地域住民すべてが対象で，法律に基づき行われる。料金はかからない。
- 民間企業や個人経営者による訪問看護は，自由契約により行われ利用料金も様々である。回数や疾病に制限はないが，都市部に偏在するなどの課題がある。

Ⅱ. 訪問看護制度の法的枠組み

**学習の
ねらい**

● 介護保険法の制定の経緯や目的について理解できる。
● 介護保険制度のしくみや概要（要介護認定の申請からサービス利用までの流れ，介護保険
　給付対象のサービス，利用者負担や介護保険料）について理解できる。
● 医療保険制度のしくみや概要について理解できる。
● 訪問看護の利用者が障害者総合支援法や難病法，生活保護法が適用される場合のしくみや
　概要について理解できる。
● 利用者の権利擁護のための制度について理解できる。
● 介護保険外サービスの概要について理解できる。

　訪問看護ステーションの実務に法律は欠かせない。熟知していないと利用者が欲している時に必要なサービスを紹介し提供できない。また，法律は，社会の変化に応じて改正されるので，その動向をいち早く入手し，変更点や追加された事項を把握する。ここでは，特に訪問看護に関係が深い法律を説明する。

1 介護保険法

　かつて，高齢者の介護は老人福祉制度と老人医療制度によって支えられてきた。しかし，利用手続きや利用者負担の面で不均等があり，総合的なサービス利用という面で課題があった。また，市町村の行政処分で一定の基準に基づいてサービスの種類や提供機関等を決定するという措置制度であったため，利用者が自由にサービスを選択できないという問題を抱えていた。介護を必要とする高齢者の増加や介護の長期化がある一方で，家族の介護力低下も社会問題化されていた。

　介護保険制度は，社会保険の一つとして給付と負担を明確にすることで，これらの問題を解決しようと1997（平成9）年に介護保険法が交付され2000（平成12）年に施行された。これにより，利用者は介護サービスを自由に選択できるばかりでなく，社会全体で介護を支える仕組みができたので，保健・医療・福祉の専門家がチームで利用者の在宅療養を支えることが可能となった。

1）保険者

　保険者は，介護保険制度を運営する市町村及び特別区である。保険者は介護保険料の算定や徴収，保険証の交付や介護認定などを行う。

2）被保険者

　介護保険によるサービスの提供を受ける人で加入者ともいわれる。具体

表 4-1　介護保険制度における被保険者・受給権者等
（国民衛生の動向 2020/2021　p.244）

	第1号被保険者	第2号被保険者
対象者	65歳以上の者	40歳以上65歳未満の医療保険加入者
受給権者	・要介護者（寝たきりや認知症で介護が必要な者） ・要支援者（要介護状態となるおそれがあり日常生活に支援が必要な者）	左のうち，初老期における認知症，脳血管疾患などの老化に起因する疾病（特定疾病）によるもの
保険料負担	所得段階別定額保険料（低所得者の負担軽減）	・健保：標準報酬×介護保険料率（事業主負担あり） ・国保：所得割，均等割等に按分（国庫負担あり）
賦課・徴収方法	年金額一定以上は年金からの支払い（特別徴収），それ以外は普通徴収	医療保険者が医療保険料として徴収し，納付金として一括して納付

的には，65 歳以上の第 1 号被保険者と，40 歳以上 65 歳未満で医療保険に加入している第 2 号被保険者である。第 2 号被保険者のうち，サービスを利用できる方は，老化が原因とされる 16 特定疾病（➡第 1 章 p.10 **表 1-4**）にかかり介護や支援が必要であると認定された方である（**表 4-1**）。

3）介護保険者証と介護保険負担割合証

　第 1 号被保険者は，65 歳になったら保険者である市区町村から介護保険被保険者証が交付される。第 2 号被保険者には，要介護認定により介護や支援が必要と認められたのち交付される。

　負担割合証は，要介護認定を受け，実際サービスを受けることになった利用者に公布される。

4）要介護認定の申請から結果通知までの流れ（➡第 1 章図 1-1p.11）

（1）申請

　まず，サービスを利用しようとする者または家族が市町村の窓口に行って要介護認定の申請を行う。窓口では，介護保険の保険証や医療保険証，主治医（かかりつけ医）がわかる診察券やお薬手帳などを持参する。

（2）基本チェックリスト（➡第 2 章表 2-2p.83）

　65 歳以上の高齢者が自分の生活や健康状態を振り返り，心身の機能で衰えているところがないかどうかをチェックするためのものである。日常生活動作・運動器機能・低栄養状態・口腔機能・閉じこもり・認知機能・うつ傾向等をたずねる 25 の質問項目がある。

（3）要介護認定（図 4-3）

　申請後，認定調査（**1**）が行われ，その結果を用いてコンピューター判定（一次判定）が行われる。これにより，要介護認定等基準時間が算出される。次に，心身の状態について書かれた主治医の意見書と一次判定の結果を用いて，介護認定審査会（**2**）による審査（二次判定）が行われ，要介護状態区分が決定する。要介護状態別の状態像を，**図 4-4** に示すが，これは平均的な状態像であり，同じ介護度でも状態が一致しないことがある。「要介護」

1 **認定調査**：調査員が自宅を訪問し，利用者や家族から心身の状況について聞き取り調査を行う。この調査は全国共通の調査票（概況調査・基本調査・特記事項）を用いて公平に行われ料金は無料である。どのくらい介護を行っているか，または，介護を必要としているかを客観的にはかるための調査である。

2 **介護認定審査会**：保険者である市区町村の付属機関として設置され，保健・医療・福祉の学識経験者で構成される合議体である。委員の任期は 2 年で守秘義務が課せられる。申請者の要介護度を公平かつ公正に審査・判定する。

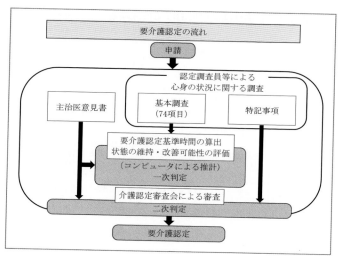

図 4-3　要介護認定の流れ(厚生労働省老人保健課)

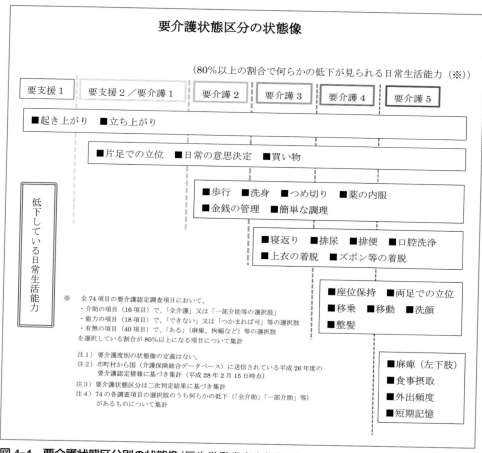

図 4-4　要介護状態区分別の状態像(厚生労働省老人保健課)

と認定された方は介護サービス（介護給付）を，「要支援」と認定された方は
介護予防サービス（予防給付）または介護予防・生活支援サービス事業が利
用できる。介護や支援が必要ない方は「非該当」とされる。申請者への結果
通知は，原則として30日以内に行われるが，もし要介護認定結果に納得で
きない場合，都道府県が設置している介護保険審査会へ不服申し立て（審
査請求）を行うことができる。

（4）要介護認定の有効期間および更新申請

　要介護認定には有効期間が付され，継続してサービスを受けるためには
認定の更新を受ける必要がある。状態が悪化または軽減した場合は有効期
間内であっても区分の変更申請ができる。有効期間は原則，新規・変更の
場合は6か月，更新の場合は12か月であるが，2012（平成24）年度から，
新規でも12か月まで延長された。更新申請は，有効期間満了日の60日前
から可能である。

5）ケアプラン作成からサービス利用までの流れ

　要介護状態区分が決まると，介護支援専門員（**3**）にケアプラン作成を依
頼する。介護支援専門員は，知人等から情報を得て自ら探してくることも
あるが，要介護認定を受けた市区町村から居宅介護支援事業所一覧の開示
を受け決める場合もある。ケアプランは，利用者の希望をもとに，サービ
スの種類や回数，時間などを決める介護サービス計画のことである（利用
者自らケアプランを作成することも可能）。居宅サービス計画書や週間
サービス計画表など第1表から第7表までである（**図4-5**，**図4-6**，具体的な
記載例は第3章 p.99，100参照）。

　要支援の方は，地域包括支援センターの保健師などが介護予防プランを
作成する。施設入所の場合は，施設の介護支援専門員により施設サービス
計画が作成される。いずれのケアプランも，要介護状態区分別の支給限度
額を超えないように考慮されている。利用者（または家族）の同意によりプ
ランが決定されれば，サービス事業者と契約を交わし，ケアプランに基づ
いたサービスが利用できるようになる。なお，ケアプラン作成にかかる費
用は，全額を介護保険でまかなうので利用者負担はない。

6）介護保険の給付対象となるサービス（図4-7）

（1）介護給付におけるサービス

　要介護の者に支給されるサービスで，居宅サービス・施設サービス・地
域密着型サービスなどがある。

（2）予防給付におけるサービス

　要支援1・2の者に支給されるサービスである。介護予防訪問介護と介
護予防通所介護は，2018（平成30）年度までに，すべての市町村において地
域支援事業の介護予防・生活支援サービス事業に移行された。

（3）地域密着型サービス（p.13 表1-6，表4-3）

　住み慣れた地域で，地域の特性に応じた多様で柔軟なサービス提供が可
能となるよう，市町村が指定・監督等を行う。利用者は原則として当該市

3 **介護支援専門員**：指定居
宅介護支援事業所に所属し，介護
サービス計画（ケアプラン）の作
成，居宅サービス事業者や介護保
険施設等との連絡調整を行う。介
護サービスが適切に利用できるよ
うケアマネジメントを行う専門職
として，ケアマネジャーとも呼ば
れている。資格獲得には，ある一
定の実務経験が必要であり，都道
府県が実施する研修を受講し試験
に合格しなければならない。2006
（平成18）年に改正された介護保
険制度では，介護支援専門員の資
質・専門性の向上等の観点から，
5年ごとの更新制となり研修受講
が義務化された。（➡p.97）

　同年，主任介護支援専門員とい
う資格が生まれた。新人ケアマネ
ジャーの指導・育成・相談，地域
課題の発見や解決など，地域の介
護力アップに努めることが期待さ
れている。ケアマネジャーとして
の実務経験をもち，都道府県が行
う所定の研修を受けた者に与えら
れる。

| 第1表 | | | 居宅サービス計画書（1） | 作成年月日 | | 年 | 月 | 日 |

居宅サービス計画書（1）

作成年月日　　　年　　月　　日

初回 ・ 紹介 ・ 継続　　　認定済 ・ 申請中

利用者名　　　　　　　　殿　　生年月日　　年　　月　　日　　住所

居宅サービス計画作成者氏名

居宅介護支援事業者・事業所名及び所在地

居宅サービス計画作成（変更）日　　　　年　　月　　日　　初回居宅サービス計画作成日　　　年　　月　　日

認定日　　　年　　月　　日　　認定の有効期間　　年　　月　　日 ～ 　　年　　月　　日

要介護状態区分	要介護1 ・ 要介護2 ・ 要介護3 ・ 要介護4 ・ 要介護5
利用者及び家族の生活に対する意向を踏まえた課題分析の結果	
介護認定審査会の意見及びサービスの種類の指定	
総合的な援助の方針	
生活援助中心型の算定理由	1．一人暮らし　　2．家族等が障害、疾病等　　3．その他（　　　　　　　　　　　）

| 第2表 |

居宅サービス計画書（2）

作成年月日　　　年　　月　　日

利用者名　　　　　　　　殿

生活全般の解決すべき課題(ニーズ)	目標				援助内容					
	長期目標	(期間)	短期目標	(期間)	サービス内容	※1	サービス種別	※2	頻度	期間

※1 「保険給付の対象となるかどうかの区分」について、保険給付対象内サービスについては○印を付す。
※2 「当該サービス提供を行う事業所」について記入する。

図 4-5　第1表，第2表　居宅サービス計画書

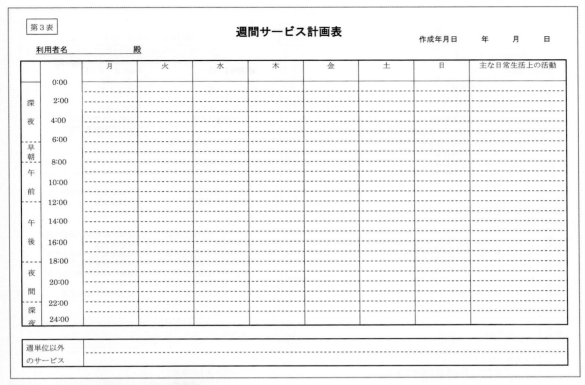

図4-6　第3表　週間サービス計画表

町村の被保険者のみが利用可能である。その中でも，看護小規模多機能型居宅介護（2012年に「複合型サービス」として創設され，2015年にこの名称となった）と定期巡回・随時対応型訪問介護看護（2012年に創設）は，訪問看護が特に関与するものとして押さえておきたい。いずれのサービスも，要介護度によって負担額は異なるが，1か月ごとの定額制（介護度別の包括料金）である。

　①看護小規模多機能型居宅介護とは，医療依存度の高い人や退院直後で状態が不安定な人，在宅での看取り支援など，住み慣れた自宅での療養を支えるサービスである。主治医との連携のもと，訪問看護・訪問介護・通い・泊まりを24時間365日，1つの事業所が提供する。メリットとして，次のようなことがあげられる（**4**）。
　　・利用者や家族の状況に合わせてサービスを柔軟に提供できる。
　　・顔なじみの職員が対応するので利用者にとって安心。
　　・利用手続きが1回でよい。
　　・専属のケアマネジャーが配置される。
　②定期巡回・随時対応型訪問介護看護とは，定期巡回訪問，または随時通報を受け利用者の居宅を介護福祉士等が訪問し，入浴・排せつ・食事等の介護，調理・洗濯・掃除等の家事等を行うとともに，看護師等による療養上の世話や診療の補助を行うサービスである。訪問介護と訪問看護が同一の事業所で行われる一体型と，訪問介護を行う事業者が地域の訪問看護

4 **看護小規模多機能型居宅介護の特徴と魅力**
（日本訪問看護財団：訪問看護のあゆみ　より）

ケアマネジャー：専属のケアマネジャーが常駐し，サービスを一元管理する。

通いサービス：少人数で家庭的で温かい雰囲気を大切にし，利用者の体調や予定に合わせたサービスを提供する。介護度が重く医療ニーズの高い人でも利用することができる。

泊まりサービス：利用者や家族の都合に合わせて，通いながらそのまま泊まることができる。緊急の泊りにもできるだけ対応。

介護スタッフによる訪問：必要に応じて介護スタッフが自宅に赴き安否を確認したり，必要なケアを提供する。通いや宿泊と同じ顔なじみのスタッフが訪問する。

看護師による訪問：24時間連絡がとれる体制をとり，必要に応じて自宅に訪問する。安心して療養生活が継続できるよう，主治医と連携をとり，医療的なケアを行う。

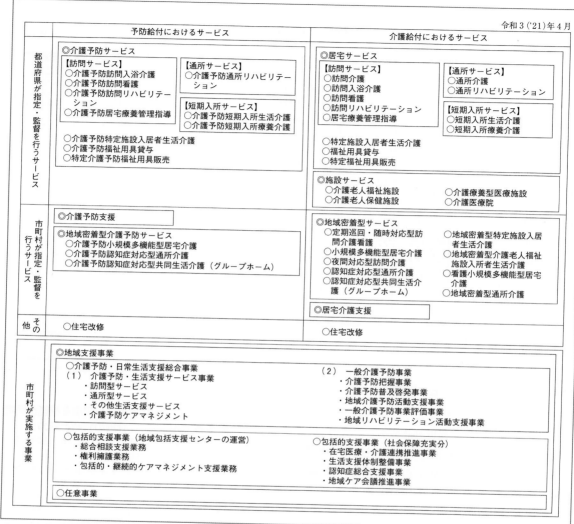

令和3（'21）年4月

図 4-7　介護保険の給付対象となるサービス
（国民衛生の動向 2020/2021　p.245）

5 **包括的支援事業**：専門職
やボランティアなど様々な社会資
源を統合した包括的ケアが必要で
あるという観点から，総合相談支
援（高齢者や家族から相談受付）や
権利擁護（高齢者の尊厳ある生活
の実現），地域ケア会議（事例検討
により上がった地域の課題を検
討）などがある。

6 **任意事業**：市町村が，地域
の実情に応じて必要と判断し実施
する事業で，家族介護支援事業な
どがある。

事業所と連携して行う連携型がある。

　　・定期的に訪問介護サービスを提供
　　・24時間オペレーターが通報を受け利用者の状況に応じてサービ
　　　スを手配
　　・オペレーターの要請を受けて訪問介護サービスを提供
　　・定期的に訪問看護サービスを提供

（4）地域支援事業（図4-8）

　介護予防の推進と，地域における包括的・継続的なマネジメント機能を
強化する目的で，市町村の地域包括支援センターが中心となり実施してい
る。地域支援事業には，介護予防・日常生活支援総合事業（総合事業）と包
括的支援事業（**5**），任意事業（**6**）がある。総合事業はさらに，訪問型サー

サービスの種類	サービスの内容
訪問介護 （ホームヘルプサービス）	ホームヘルパーが要介護者等の居宅を訪問して，入浴，排せつ，食事等の介護，調理・洗濯・掃除等の家事，生活等に関する相談，助言その他の必要な日常生活上の世話を行う
訪問入浴介護	入浴車等により居宅を訪問して浴槽を提供して入浴の介護を行う
訪問看護	病状が安定期にあり，訪問看護を要すると主治医等が認めた要介護者等について，病院，診療所または訪問看護ステーションの看護師等が居宅を訪問して療養上の世話または必要な診療の補助を行う
訪問リハビリテーション	病状が安定期にあり，計画的な医学的管理の下におけるリハビリテーションを要すると主治医等が認めた要介護者等について，病院，診療所，介護老人保健施設または介護医療院の理学療法士または作業療法士が居宅を訪問して，心身の機能の維持回復を図り，日常生活の自立を助けるために必要なリハビリテーションを行う
居宅療養管理指導	病院，診療所または薬局の医師，歯科医師，薬剤師等が，通院が困難な要介護者等について，居宅を訪問して，心身の状況や環境等を把握し，それらを踏まえて療養上の管理および指導を行う
通所介護 （デイサービス）	老人デイサービスセンター等において，入浴，排せつ，食事等の介護，生活等に関する相談，助言，健康状態の確認その他の必要な日常生活の世話および機能訓練を行う
通所リハビリテーション （デイ・ケア）	病状が安定期にあり，計画的な医学的管理の下におけるリハビリテーションを要すると主治医等が認めた要介護者等について，介護老人保健施設，介護医療院，病院または診療所において，心身の機能の維持回復を図り，日常生活の自立を助けるために必要なリハビリテーションを行う
短期入所生活介護 （ショートステイ）	老人短期入所施設，特別養護老人ホーム等に短期間入所し，その施設で，入浴，排せつ，食事等の介護その他の日常生活上の世話および機能訓練を行う
短期入所療養介護 （ショートステイ）	病状が安定期にあり，ショートステイを必要としている要介護者等について，介護老人保健施設，介護療養型医療施設等に短期間入所し，その施設で，看護，医学的管理下における介護，機能訓練その他必要な医療や日常生活上の世話を行う
特定施設入居者生活介護 （有料老人ホーム）	有料老人ホーム，軽費老人ホーム等に入所している要介護者等について，その施設で，特定施設サービス計画に基づき，入浴，排せつ，食事等の介護，生活等に関する相談，助言等の日常生活上の世話，機能訓練および療養上の世話を行う
福祉用具貸与	在宅の要介護者等について福祉用具の貸与を行う
特定福祉用具販売	福祉用具のうち，入浴や排せつのための福祉用具その他の厚生労働大臣が定める福祉用具の販売を行う
居宅介護住宅改修費 （住宅改修）	手すりの取り付けその他の厚生労働大臣が定める種類の住宅改修費の支給
居宅介護支援	在宅の要介護者等が在宅介護サービスを適切に利用できるよう，その者の依頼を受けて，その心身の状況，環境，本人および家族の希望等を勘案し，利用するサービス等の種類，内容，担当者，本人の健康上・生活上の問題点，解決すべき課題，在宅サービスの目標およびその達成時期等を定めた計画（居宅サービス計画）を作成し，その計画に基づくサービス提供が確保されるよう，事業者等との連絡調整等の便宜の提供を行う。介護保険施設に入所が必要な場合は，施設への紹介等を行う

表 4-2　介護保険制度における居宅サービス等(p.12 再掲)

（国民衛生の動向 2020/2021　p.246）

サービスの種類	サービスの内容
定期巡回・随時対応型訪問介護看護	重度者を始めとした要介護高齢者の在宅生活を支えるため，日中・夜間を通じて，訪問介護と訪問看護が密接に連携しながら，短時間の定期巡回型訪問と随時の対応を行う
小規模多機能型居宅介護	要介護者に対し，居宅またはサービスの拠点において，家庭的な環境と地域住民との交流の下で，入浴，排せつ，食事等の介護その他の日常生活上の世話および機能訓練を行う
夜間対応型訪問介護	居宅の要介護者に対し，夜間において，定期的な巡回訪問や通報により利用者の居宅を訪問し，排せつの介護，日常生活上の緊急時の対応を行う
認知症対応型通所介護	居宅の認知症要介護者に，介護職員，看護職員等が特別養護老人ホームまたは老人デイサービスセンターにおいて，入浴，排せつ，食事等の介護その他の日常生活上の世話および機能訓練を行う
認知症対応型共同生活介護（グループホーム）	認知症の要介護者に対し，共同生活を営むべく住居において，家庭的な環境と地域住民との交流の下で，入浴，排せつ，食事等の介護その他の日常生活上の世話および機能訓練を行う
地域密着型特定施設入居者生活介護	入所・入居を要する要介護者に対し，小規模型（定員30人未満）の施設において，地域密着型特定施設サービス計画に基づき，入浴，排せつ，食事等の介護その他の日常生活上の世話，機能訓練および療養上の世話を行う
地域密着型介護老人福祉施設入所者生活介護	入所・入居を要する要介護者に対し，小規模型（定員30人未満）の施設において，地域密着型施設サービス計画に基づき，可能な限り，居宅における生活への復帰を念頭に置いて，入浴，排せつ，食事等の介護その他の日常生活上の世話および機能訓練，健康管理，療養上の世話を行う
看護小規模多機能型居宅介護（複合型サービス）	医療ニーズの高い利用者の状況に応じたサービスの組合せにより，地域における多様な療養支援を行う
地域密着型通所介護	老人デイサービスセンターなどにおいて，入浴，排せつ，食事の介護，生活等に関する相談，助言，健康状態の確認その他の必要な日常生活の世話および機能訓練を行う（通所介護事業所のうち，事業所利用定員が19人未満の事業所）

表 4-3　介護保険制度における地域密着型サービス(p.13 再掲)

（国民衛生の動向 2020/2021 p.247）

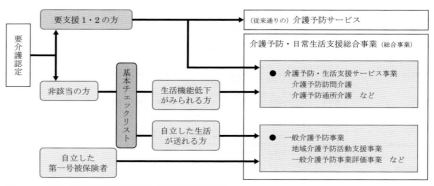

図 4-8　地域支援事業を利用するまでの流れ

ビスや通所型サービス等を行う介護予防・生活支援サービス事業と，地域介護予防活動支援事業や一般介護予防事業評価事業等を行う一般介護予防事業がある。

7）利用者負担

　ケアプランに基づいてサービスを利用する時，利用者がサービス事業者に支払うのは，かかった費用の1〜3割である。その負担割合は，利用者の合計所得金額で決まる。利用するサービスによっては，別途，食費や居住費などが必要になる場合がある。また，費用が一定以上の限度を超えて1か月あたりの自己負担が高額になると，申請することで，超えた分が「高額介護サービス費」として後から支給される。2008（平成20）年度からは，医療保険と介護保険の自己負担額を合算して年間の限度額を超えた場合は，申請することで，超えた分が「高額医療合算介護サービス費」として後から支給されるようになった。

　介護保険のサービスを利用する際は，要介護状態区分別に，保険から給付されるサービス費用のひと月あたりの上限額（支給限度額）が決められている。この上限の範囲内でサービスを利用する際は，利用者負担は1〜3割だが，上限を超えてサービスを利用した場合は，超えた分は全額利用者負担となる。（**1**）

8）介護保険料

　介護保険の財源は，国（25％）や都道府県（12.5％），市区町村（12.5％）が負担する公費（税金）と，被保険者が納める保険料である。65歳以上の第1号被保険者の保険料は，居住地の市区町村が3年ごとに介護保険事業計画を策定し，この先3年間の介護サービス総費用を予測して算出されるので，地方自治体により金額が異なる。2018（平成30）年から2020（令和2）年までの介護保険料基準額の全国平均は5,869円で，介護保険制度がはじまった当初の2,911円から比べても，上昇傾向にあることがわかる。

　納め方は，年金が年額18万円以上の人は年金から天引きとなる特別徴収，年金が年額18万円未満の人は納付書等で各自納める普通徴収がある。

1 要介護状態区分別の支給限度額（一か月）の目安

要介護度	支給限度額
要支援1	50,320
要支援2	105,310
要介護1	167,650
要介護2	197,050
要介護3	270,480
要介護4	309,380
要介護5	362,170

自己負担（1割）

◎支給限度額に含まれないサービス：特定福祉用具購入，住宅改修費，居宅療養管理指導，特定施設入居者生活介護，認知症対応型共同生活介護，地域密着型特定施設入居者生活介護，地域密着型介護老人福祉施設入所者生活介護，介護保険施設に入所して利用するサービス

表 4-4　介護保険法の主な改正点

改正年	主な改正点
2005（平成 17）年	介護予防重視型システムへの転換（新予防給付の創設），地域密着型サービスの創設，地域支援事業と地域包括支援センター（8）の創設，介護支援専門員の 5 年ごとの資格更新制導入，主任介護支援専門員資格の創設，介護保険施設等における食費や居住費は保険給付外
2008（平成 20）年	法令遵守等の業務管理体制の整備（事業者に対する規制の強化）
2011（平成 23）年	地域包括ケアシステム（9）の推進，地域ケア会議開催の推進，定期巡回・随時対応サービスの創設，複合型サービス（のちに看護小規模多機能居宅介護）の創設，介護予防・日常生活支援総合事業の創設，介護職員等の特定行為（喀痰吸引・経管栄養）業務従事者認定，市民後見人による認知症対策の推進，高齢者住まい法の改正（サービス付き高齢者向け住宅への一本化）
2014（平成 26）年 ◎	地域包括ケアシステムの構築（地域ケア介護の推進，予防給付の訪問介護と通所介護を地域支援事業に移行），複合型サービスが看護小規模多機能型居宅介護に改称，費用負担の公平化（低所得者の保険料軽減，一定以上の所得がある者は自己負担割合 2 割）
2017（平成 29）年	介護医療院（10）の創設（介護療養型医療施設の経過措置は令和 6 年3 月まで），地域共生社会の実現（高齢者と障害児者が同一の事業所でサービスを受けやすくする）

◎　この年の改正は，2014（平成 26）年に施行された地域における医療及び介護の総合的な確保を推進するための関係法律の整備等に関する法律（医療介護総合確保推進法）に基づくものであった。

40 歳以上 65 歳未満の被保険者の保険料は，加入している医療保険の保険料算定方法に基づいて決められ，医療保険の保険料と合わせて給与から天引きされる（国民健康保険に加入している人は世帯主が国民健康保険税として納める）。

9）介護保険法のこれまでの改正の経緯

　2000（平成 12）年 4 月に介護保険制度がスタートして約 20 年あまりがたった。その間，高齢者を取り巻く環境は大きく変化した。第 1 号被保険者は，制度創設当初は 2,165 万人から 3,528 万人（2019 年 4 月）となっている。要介護認定者も，218 万人であったものが 659 万人（2019 年 4 月）と増加の一途をたどっている。社会の変化とともに様変りしてきた介護保険法の主な改正点を表 4-4 に示す。

2 医療保険制度

　すべての国民がいずれかの医療保険制度に加入するという国民皆保険制度は，わが国の特徴であり 1961（昭和 31）年に実現した。疾病や負傷をして医療機関にかかると，被保険者は医療費の 1〜3 割を支払い，残りの 7〜9 割を保険者が保険給付としてカバーする。保険者と医療機関の間には，医療機関からの請求を審査する審査支払機関がある。被保険者は，毎月，保険者に保険料を支払う。被保険者と保険者，医療機関と審査支払機関の関係を，図 4-9 で示す。

8 地域包括支援センター：2005（平成 17）年の介護保険法の改正により，公正・中立的な立場から地域における介護予防マネジメントや総合相談，権利擁護などを担う中核機関として創設された。（第 2 章参照）この機関は市町村または市町村から地域包括支援事業の委託を受けた法人が設置・運営主体となり，保健師・社会福祉士・主任介護支援専門員という 3 職種が配置されている。

9 地域包括ケアシステム：高齢者の日常生活圏域（30 分程度でかけつけられる圏域）において，医療，介護，予防，住まい，生活支援（見守り・配食・買い物など）という 5 つの視点での取組みが包括的（利用者のニーズに応じた適切な組み合わせによるサービス提供），継続的（入院，退院，在宅復帰を通じて切れ目のないサービス提供）に行われる社会の姿をいう。（第 2 章参照）

10 介護医療院：長期にわたり療養が必要な要介護者を対象とし日常的な医学管理や看取り等の機能と，生活施設としての機能を兼ね備えた施設。介護療養型医療施設に代わるものとして創設された。

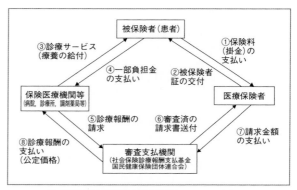

図 4-9　保険診療の概念図（国民衛生の動向 2020/2021 p228）

表 4-5　医療保険制度の概要（国民衛生の動向 2020/2021 p227）

		被保険者	保険者	受診の際の自己負担	財　源
職域保険（被用者保険）	健康保険	一般被用者等	全国健康保険協会	3割ただし,未就学児2割,70歳以上の者2割（現役並み所得者は3割）	保険料（本人・使用者）国庫負担・補助（給付費の16.4%）
			各健康保険組合		保険料（本人・使用者）
	船員保険	船員	全国健康保険協会		
	国家公務員共済組合	国家公務員	各省庁等共済組合		
	地方公務員等共済組合	地方公務員	各地方公務員共済組合		
	私立学校教職員共済	私立学校教職員	私立学校振興・共済事業団		
地域保険	国民健康保険	一般国民（農業者・自営業者等）	各都道府県各市町村		保険料（一世帯当たり）国庫負担・補助（給付費の41%）
			各国民健康保険組合		保険料（一世帯当たり）国庫負担・補助
		被用者保険の退職者	各市町村		保険料（一世帯当たり）
後期高齢者医療制度		75歳以上の者および65〜74歳で一定の障害の状態にあり広域連合の認定を受けた者	後期高齢者医療広域連合	1割（一定以上所得がある方は2割現役並み所得者は3割）	保険料　＜約10%＞支援金　＜約40%＞公費　　＜約50%＞

　医療保険は，被用者保険と国民健康保険，後期高齢者医療の3つに大別される。これらの概要を**表4-5**で示す。

3 高齢者の医療を確保する法律（高齢者医療確保法）

　2007年，日本の高齢化率は21%を超え「超高齢社会」に突入した。かつては，老人保健法と呼ばれたが，年々，増大する医療費の適正化を推進し高齢者福祉の推進を図ることなどを目的に，2008（平成20）年に高齢者医療確保法に改正，施行された。

これにより，75歳以上の高齢者に係る医療については，財政基盤の安定化を図るという観点から，運営主体を広域連合（都道府県内の全市町村が加入）とし，従来の医療保険制度からは独立した後期高齢者医療制度を実施することとなった。

被保険者は75歳以上の者および65歳以上74歳で一定の障害があり広域連合の認定を受けた者である。自己負担は1割である（一定以上所得がある方は2割，現役並み所得者は3割）。

4 障害者の日常生活及び社会生活を総合的に支援するための法律（障害者総合支援法）

2003（平成15）年度より，地域生活を進める上で利用者自らが福祉サービスを選択できる「支援費制度」が導入され，障害保健福祉施策が飛躍的に充実した。しかし，財源の確保や施策の対象とならない精神障害者の支援や自治体間格差是正などの対応が求められるようになり，身体障害者，知的障害者，精神障害者，障害児すべてを対象とする障害者自立支援法が2006（平成18）年に施行された。さらに，2013（平成25）年，難病患者も支援対象とした障害者総合支援法に改正された。本法は，障害者種別間の格差解消，日常生活支援や就労支援など目的に応じたサービス体系の再編，利用者がサービス費用を応能負担（各自の所得に応じて利用料など負担）するなど，障害者の希望と必要性に応じて全国どこでもサービスが受けられることを目指している。

具体的には，介護給付や訓練給付などを行う「自立支援給付」と，相談支援などを行う「地域生活支援事業」がある。自立支援給付の中には，自立支援医療（**11**）といわれる公費負担医療制度がある（図4-10）。

実際，障害福祉サービスを提供する事業所は，あらかじめ都道府県知事の指定を受ける必要がある。居宅介護など，介護保険制度にもあるようなサービスは，介護保険サービスを優先して受け，不足する分を障害福祉サービスで補う。

サービスが支給決定されるまでの流れとして，利用者からの申請を受けた市町村は，障害者の心身の状況を調査する。他にも，社会活動や介護者等の状況，サービスの利用意向や訓練就労に関する評価などを行って支給が決定される（図4-11）。実施主体は市町村で，国と都道府県はそのサポートを行う。

5 難病の患者に対する医療等に関する法律（難病法）

難病法は，基本方針の策定，難病に係る公平かつ安定的な医療費助成の制度の確立，難病の医療に関する調査および研究の推進，療養生活環境整備事業の実施を内容とし，2014（平成26）年に成立した。医療費助成の対象疾患は，指定難病として300疾患以上あり，都道府県が実施主体となり国がその2分の1を負担する。利用者の自己負担割合は2割で，所得に応じ

11 自立支援給付は，長期におよぶ医療費による負担を軽減し，自立した日常生活や社会生活おくるために設けられた公費負担制度である。医療費の自己負担が1割となり，かつ，世帯の収入に応じて自己負担額の上限（月額）が設定されている。「更生医療」は18歳以上で身体障害者手帳の交付を受けた者，「育成医療」は18歳未満の児童で特定の障害を持つ者，「精神通院医療」は精神疾患を有し通院による精神医療を継続的に有する者が対象となる。これらの者が訪問看護サービスを受ける場合，訪問看護事業者は事前に都道府県知事に申請して指定自立支援医療機関として指定を受ける必要がある。更生医療と育成医療は，市町村から自立支援医療費が給付されるが，精神通院医療は都道府県から支払われる。

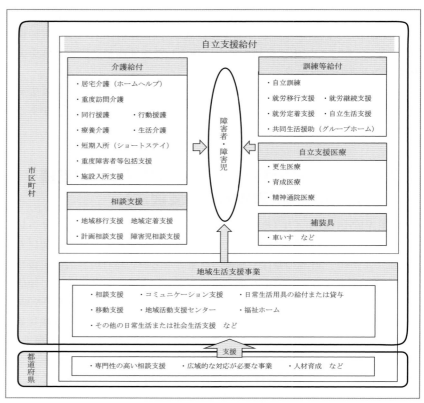

図 4-10　障害者総合支援法　自立支援システムの全体像

て負担限度額を設定している(医療保険・介護保険の給付が優先される)。指定難病の医療費助成を受ける場合は，難病指定医の診断書を添えて都道府県の窓口(保健所など)に申請する必要がある。その結果，支給認定を受けた場合は医療受給者証の交付を受けるが，効力は申請日に遡って発揮される。あらかじめ，都道府県知事により指定を受けた指定医療機関(病院・診療所の他に，訪問看護事業者や薬局など)で受診した際，医療受給者証を提示することで利用者は医療費の助成を受けられる(**図 4-12**)。

6 生活保護法

　この法律は，日本国憲法第 25 条「すべて国民は，健康で文化的な最低限度の生活を営む権利を有する。国は，すべての生活部面について，社会福祉，社会保障及び公衆衛生の向上及び増進に努めなければならない。」に基づき，国が生活に困窮するすべての国民に対し，その困窮の程度に応じ必要な保護を行い，最低限度の生活を保障するとともに，その自立を助長することを目的とする。社会保険など他の制度を利用してもなお生活に困窮している人を対象としており「最後のセーフティネット」と呼ばれている。
　生活保護には 8 つの扶助があるが，生活保護受給者が訪問看護を利用する場合は，そのうち，医療扶助または介護扶助(いずれも現物給付)により

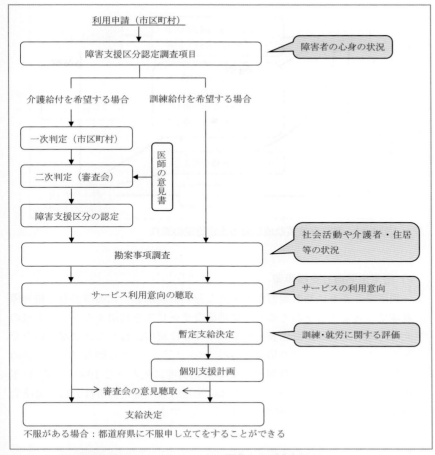

利用申請（市区町村）

障害支援区分認定調査項目 ← 障害者の心身の状況

介護給付を希望する場合　　　訓練給付を希望する場合

一次判定（市区町村）

二次判定（審査会） ← 医師の意見書

障害支援区分の認定

勘案事項調査 ← 社会活動や介護者・住居等の状況

サービス利用意向の聴取 ← サービスの利用意向

暫定支給決定 ← 訓練・就労に関する評価

個別支援計画

審査会の意見聴取

支給決定

不服がある場合：都道府県に不服申し立てをすることができる

図 4-11　障害者総合支援法　サービス支給決定までの流れ

費用が給付され利用者負担はない。あらかじめ，訪問看護ステーションは，生活保護法の指定事業者として都道府県知事等の指定を受ける必要がある。65 歳以上で介護保険対象者であれば，ケアマネジャーがケアプランを提出すると，福祉事務所から介護券が発行される。介護保険対象者以外の場合，福祉事務所から医療券が交付される。介護券または医療券に書かれた公費番号を記入し請求することで訪問看護ステーションに報酬が支払われる。

7 利用者の権利擁護に関する制度（⑫）

1）成年後見制度

認知症患者や知的障害者，精神障害者など判断能力が不十分な成年者を保護する制度として 2000（平成 12）年に始まった。法定後見制度（判断能力の程度に応じて，補助・保佐・後見がある）は，本人の住所地を管轄する家庭裁判所が後見人を選任する。任意後見制度は，将来的に判断能力が低下することに備えて，後見人をあらかじめ本人が選任する。

⑫ **成年後見制度と日常生活自立支援事業の違い**

日常生活自立支援事業では法律行為の代理，代行は出来ないという違いがある。たとえば，悪徳商法に引っかかった時の対処や不動産の売買や賃貸契約に関わる法律行為は出来ない。日常生活自立支援事業で出来ることは，公共料金の支払いや生活保護費の計画的な支出などの金銭管理，年金や介護保険などの書類の手続きなどである。加えて，社会福祉協議会との契約が理解でき（契約能力の判断），毎月お宅を訪問する生活支援員の顔や役割を忘れていないことが，この事業を受ける上で大切になってくる（買物代行や家事代行，通院の付添や保証人などは支援の対象外）。

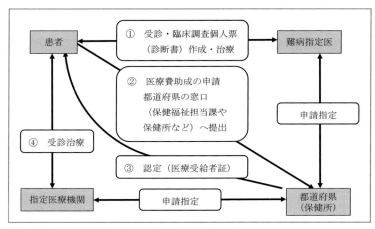

図 4-12　難病医療費助成制度の支給認定の流れ

2）日常生活自立支援事業

　利用できる方は判断能力が不十分な認知症高齢者，知的障害者，精神障害者等で，日常生活をおくるために必要なサービスを利用するための情報の入手，理解，判断，意思表示を本人だけでは適切に行うことが難しい方である。また，この事業の契約の内容について判断できる能力があると認められる方である。介護保険及び成年後見制度に先だって 1999（平成 11）年10 月から実施されている。実施主体は都道府県・指定都市社会福祉協議会（窓口業務等は市町村の社会福祉協議会等）である。

8 その他の福祉サービス

　介護保険の給付対象サービスには，サービス内容が限られていたり，利用基準に制限がある。また介護認定の結果，非該当の方や，比較的元気な高齢者は介護保険サービスが利用できない。そこで，介護保険サービスが提供できない部分を補うサービスがある。たとえば，訪問美容サービスや緊急通報システムなどで，市区町村など地方自治体が提供するものから民間企業が行うものまで幅広くあり，利用方法や費用が異なる。主なサービス内容を**表 4-6** に示す。

　利用者・家族が，自らのニーズに基づきインフォームド・チョイス（**13**）できるよう，看護職は日頃からこれら介護保険外サービスにも熟知しておかなければならない。

　国がすすめる地域包括ケアシステムの実現に期待されているのもこれら介護保険外サービスであり，制度と制度の隙間を埋めよりきめ細かい支援ができるという点でも，今後，需要が高まるといわれている。

9 訪問看護制度の課題とその解決にむけて

　1992（平成 4）年，高齢者を対象とした「訪問看護ステーション」がはじめ

---

13 インフォームド・チョイス

　インフォームド・コンセント（informed consent）とは，「正しい情報を得た（伝えられた）上での合意」を意味する概念である。対象者（患者）が，治療や検査，治験等についてよく説明を受け，十分理解した上で（informed），対象者が自らの意志に基づいて合意する（consent）ことである。単なる「同意」だけでなく，「拒否」することもインフォームド・コンセントに含まれる。

　インフォームド・チョイス（informed choice）とはインフォームド・コンセントをより一歩進めた概念で，十分な説明を受けたうえで，対象者側が自らの意志で選ぶことである。

　インフォームド・コンセントを「説明と同意」と言われることに対して，インフォームド・チョイスは「説明と選択」と言われる。

表 4-6　介護保険外サービスの主な種類

	市区町村など地方自治体によるサービス	介護サービス事業者によるサービス	民間企業によるサービス
概要	サービスの種類や料金，利用条件など市区町村により異なる。主に，一人暮らしや高齢者のみ世帯が対象になる。比較的，安価で利用できる。利用に際し市区町村窓口や地域包括支援センターに問い合わせる。	普段，介護保険サービスを提供している事業者によるサービス。介護保険外サービスなので全額自己負担となる（10割）。利用に際し，直接，事業所に問い合わせるか，担当のケアマネジャーや地域包括支援センターに相談する。	市区町村が提供するサービスに比べると費用はかかるがサービス内容が豊富で利用者のニーズにも即応できるメリットがある。口コミやインターネット，担当のケアマネジャーから情報を得ることが多い。
サービスの一例	・おむつ支給サービス ・訪問理容師サービス ・寝具の丸洗いサービス ・配食サービス ・緊急通報サービス	・入院中のお遣いや洗濯 ・夜間見守り ・窓ふき ・草取り ・ペットの世話	・弁当チェーン等が行う配食サービス ・警備会社等が行う家事代行サービス ・タクシー会社が行う移送/送迎サービス ・旅行や冠婚葬祭への外出付添い看護

て誕生した。それから約30年あまり，時代の変化とともに訪問看護事業は飛躍・発展してきたが，未だ解決できていない課題(**14**)もある。これらを解決すべく，訪問看護に関連する3つの団体（公益社団法人日本看護協会・公益財団法人日本訪問看護財団・一般社団法人全国訪問看護事業協会）が2008（平成20）年に訪問看護推進連携会議を設置し，翌年，「訪問看護10ヵ年戦略」を打ち出した。これを見直し，再編したのが，2015（平成27）年に策定された「訪問看護アクションプラン2025」である。訪問看護に関係する者たちが，在宅療養者の急増や重度化等に対応し，地域包括ケアシステムを実現するために，2025年に向けて目指すべき姿とその達成に向けたプランをまとめたものである。

14 訪問看護制度の主な課題
・事業所の規模が小さく安定的な事業運営が困難である。
・全国的に事業所が偏在（不足）している。
・マンパワー不足で新規利用者の受入が困難なことがある。
・需要が増しニーズが多様化している。
・報酬設定が低く，採算が合わない。
・診療報酬上，評価されていない内容が多い。
・訪問前の準備，訪問後の記録や連絡，請求等の業務に多くの時間を要する。
・訪問看護サービスの内容・評価のPR不足。
・在宅看取り可能な医師の不足。

── **訪問看護アクションプラン 2025** ──

　（「訪問看護アクションプラン2025～2025年を目指した訪問看護～」一般社団法人　全国訪問看護事業協会より　https://www.jvnf.or.jp/2017/actionplan2025.pdf）

Ⅰ　訪問看護の量的拡大
1訪問看護事業所の全国的な整備
2訪問看護師の安定的な確保
3医療機関と訪問看護ステーションの看護師の相互育成

Ⅱ　訪問看護の機能拡大
1訪問看護の提供の場の拡大
2訪問看護事業所の機能の拡大
3看護小規模多機能型居宅介護の拡充
4訪問看護業務の効率化

Ⅲ　訪問看護の質の向上
1健康の維持・回復，生活や穏やかな人生の最終段階を支える視点を
　持つ専門家の育成

②看護の専門性を発揮して多職種と協働

③訪問看護ステーション管理者のマネジメント力の向上

④看護基礎教育への対応強化

Ⅳ　地域包括ケアへの対応

①国民への訪問看護の周知

②地域包括ケアシステムの構築

③地域での生活を包括的に支援する訪問看護ステーションの機能強化

④訪問看護の立場からの政策提言

- 介護保険法は，高齢者福祉の地域格差，措置制度や介護力低下などの社会問題を解決し，社会全体で介護を支える仕組みをつくろうと，社会保険の一つとして創設された。
- 介護保険の保険者は市町村および特別区で，被保険者は 65 歳以上の第 1 号被保険者と，40 歳以上 65 歳未満の医療保険に加入している第 2 号被保険者である。
- 介護保険サービスを受けるには，保険者の担当窓口に要介護認定の申請をし，調査や審査を経て要介護または要支援と認定されなければならない。
- 要介護状態区分が決まると，介護支援専門員が，居宅サービスや施設サービス，地域密着型サービス等から，利用者の希望にそったケアプランを作成する。
- 介護保険の財源は国や都道府県等が負担する公費と，被保険者が納める保険料でまかなわれており，介護保険サービスの利用者負担は，かかった費用の 1〜3 割である。
- 医療保険は被用者保険と国民健康保険，後期高齢者医療の 3 つに大別され，被保険者はかかった医療費の 1〜3 割を支払う。
- 訪問看護の利用者が，障害者総合支援法や難病法，生活保護法が適用される場合，訪問看護ステーションは都道府県知事に指定事業者として認められる必要があるなど，別な手続きやルールがある。
- 利用者の権利を擁護するため，成年後見制度や日常生活自立支援事業がある。
- 介護保険外サービスは，地方自治体によるもの・介護サービス事業者によるもの・民間企業によるものがあり，今後，需要が更に高まり地域包括ケアシステムの実現にも欠かせない。

Ⅲ． 訪問看護サービスの仕組みと提供

- 訪問看護ステーションの開設基準について理解できる。
- 訪問看護サービスが提供されるまでの流れと仕組みについて理解できる。
- 訪問看護ステーションの設置主体や人員配置など事業所としての実態を理解できる。
- 機能強化型訪問看護ステーションの概要について理解できる。
- 訪問看護ステーションの管理・運営に必要な要素とその留意点について理解できる。

1 訪問看護ステーションの開設基準

　介護保険法に基づく訪問看護事業を立ち上げる際には，開業する予定の都道府県知事または市町村長に指定居宅サービス事業所・指定介護予防サービス事業所の指定を受ける必要がある（指定申請）。

　健康保険法に基づく訪問看護事業を行うためには，あらかじめ地方厚生（支）局長による指定訪問看護事業者の指定を受ける必要があるが，介護保険法に基づく指定を受けた場合は，健康保険法に基づく指定訪問看護事業者の指定も受けたことになる。また，指定の有効期限は6年であり，6年に一度更新申請を行う必要がある。

　指定を受けるためには，①運営基準　②人員基準　③設備基準の3つの指定基準を満たす必要がある。

1）運営基準

　主な運営基準を以下に示す。
- 居宅介護支援事業者や他のサービス事業者と密接な連携につとめる。
- 主治医より訪問看護指示書を受け，訪問看護計画書・訪問看護報告書を主治医に提出する。
- 訪問看護提供にあたっては，懇切丁寧に行い，利用者または家族に対して療養上必要な事項について理解しやすいように説明を行う。
- 利用者急変時は，必要な応急処置を行うとともに，速やかに主治医へ連絡をし指示を求めるなど必要な措置を講じる。

2）人員基準

　保健師，看護師又は准看護師が常勤換算にて2.5名以上配置する（健康保険法の場合は助産師も含む）。このうち1名は常勤でなければならない。管理者として，専従かつ常勤の保健師または看護師が1名必要である。理学療法士，作業療法士，言語聴覚士などのリハビリテーション専門職も適当数配置することができるが，必須ではない。この他にも，事務職や看護補助者も置くことができる。居宅介護支援事業所の介護支援専門員など，他の事業所との兼務も可能である。

3）設備基準

　主な設置基準は次の通りである。同一敷地内に他のサービス事業所を併設する場合，備品は共有できるが専用の区画を設ける。
- 運営に必要な面積を有する専用の事務室を設ける。
- 事務室内には受付，相談等に対応する適切なスペースを確保する。
- 感染症予防など訪問看護に必要な設備や備品を確保する。

2 訪問看護サービス開始までの流れ 図4-13，表4-7

　訪問看護サービスは，利用者の年齢や疾患によって，介護保険・医療保険どちらの保険を使うか決まってくる。保険別に，訪問回数・訪問時間・対象者を表4-8に示す。いずれも，居宅等において療養を必要とする状態（通院が困難等）にあり，訪問看護が必要であると主治医が判断した人が訪問看護の対象となる。サービス開始までの流れは使う保険によって異なるので，以下に説明する。（**1**）（**2**）

1）介護保険

　まず，第1号被保険者・第2号被保険者が，介護認定の結果，要介護または要支援の判定結果が得られていなければならない。しかも，第2号被保険者の場合「介護保険で定める16特定疾病」（第1章p.10参照）に罹患している方に限られる。要支援と認定された場合は地域包括支援センターが介護予防ケアプランを作成し，要介護と認定された場合は居宅介護支援事業所の介護支援専門員がケアプランを作成する。訪問看護が盛り込まれたケアプランに利用者が同意し，主治医からの訪問看護指示書が訪問看護ステーションに交付されれば，訪問看護はスタートする。

2）医療保険

　医療保険で訪問看護を受ける場合の対象者は次のとおりである。
- 40歳未満の方
- 40歳以上65歳未満で16特定疾病以外の方
- 40歳以上65歳未満で16特定疾病で要介護・要支援認定非該当の方
- 65歳以上で要介護・要支援認定が非該当の方

　介護保険によるサービスと医療保険によるサービスが重複する場合は，原則として介護保険が優先（**3**）されるが，次の場合は，医療保険による訪問看護の対象者となる。

　要介護・要支援認定者のうち以下の場合
- 厚生労働大臣が定める疾病等（**4**p.139）に罹患している方
- 特別訪問看護指示書が出ている方
- 精神科訪問看護指示書が出ている方

　主治医が訪問看護の必要性を判断し，訪問看護指示書が交付されれば訪問看護サービスが開始される。

1 介護保険，医療保険いずれも，サービス開始のきっかけは，退院後に自宅での療養を希望する患者に対して，医師や看護師などの専門職が訪問看護の必要性を検討するところから始まることが多い。利用者となる本人（または家族）が心身の衰えや疾病を理由に，自ら，かかりつけ医や訪問看護ステーション，地域包括支援センター等に相談し，訪問看護がはじまる場合もある。

2 保険を使わない自費の訪問看護
　住み慣れた我が家で自宅療養をする方の大きな支えとなるのが訪問看護だが，回数や時間に制限があり，実際には十分な支援が受けられないケースもある。そこで全額自費にはなるが，保険を使わずに，事業所が独自に設定した利用料金で訪問看護を利用できる。たとえば，旅行への同伴や結婚式への付添いなど，利用者・家族のきめ細やかな要望に対応している訪問看護ステーションもある。

3 介護保険優先の原則：健康保険法第55号2項により「介護保険給付は医療保険給付に優先する」ただし，厚生労働大臣が定める病気等，急性増悪時には医療保険が優先される。

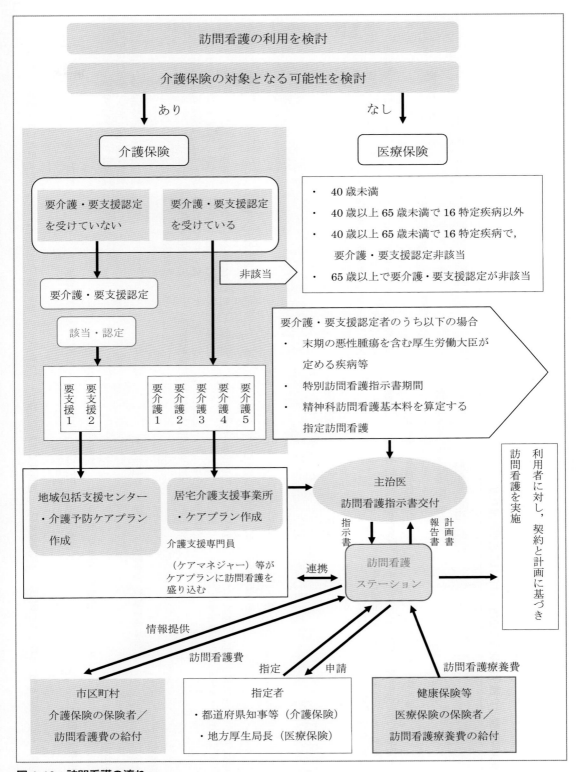

図 4-13　訪問看護の流れ
(令和 2 年度訪問看護実務相談 Q ＆ A，一般社団法人全国訪問看護事業協会，2020　p2)

表4-7 医療保険制度と介護保険制度に位置づけられる訪問看護

	医療保険制度				介護保険制度
	健康保険法等 健康保険制度（一般）	高齢者の医療の確保に関する法律（改正老人保健法） 後期高齢者医療制度	自立支援医療	公費負担医療等	
保険等適応と訪問看護受給者	被用者保険（全国健康保険協会管掌健康保険＜協会けんぽ＞・組合健保・共済組合・船員保険）／国民健康保険（退職者医療制度含む）／被保険者（世帯）／被扶養者（家族）	後期高齢者医療広域連合の被保険者／75歳以上の後期高齢者／65歳以上75歳未満で一定の障害が認められた者	身体障害者（更生医療）、障害児（育成医療）、精神障害者（精神通院医療）	生活保護法（医療扶助）／難病法による指定難病者など	要介護・要支援の認定者／65歳以上の第1号被保険者／40歳以上65歳未満の第2号被保険者で16特定疾病の該当者
内容	主治医が治療の必要の程度につき訪問看護を必要と認めた者／看護師等が居宅または居住系施設を訪問して行う看護（療養上の世話または必要な診療の補助）				
給付率	7割給付（ただし義務教育就学前は8割給付）一部負担の割合は一律3割（ただし義務教育就学前は2割）	9割給付（ただし現役並み所得の高齢者は7割給付）一部負担の割合は1割（一定以上所得者は2割、現役並み所得は3割）	9割給付（ただし上限額を控除した額（各種保険が優先される）＋負担上限の月額を控除した	全額公費の場合と、他法による医療給付を受けたあとの自己負担分を給付対象とする	9割給付（ただし、平成30年8月～65歳以上の一定以上の所得者は7割給付）
実施者の報酬	（訪問看護ステーション）訪問看護療養費（加算あり）報酬の単位は「円」／（保険医療機関）在宅患者訪問看護・指導料（加算あり）診療報酬の単位は1点 ※1点10円				介護給付費（訪問看護費と加算あり）報酬の単位は単位）地域差があり。1単位10円～11.40円
支払者	各種医療保険者	後期高齢者医療広域連合（都道府県を区域とした地方公共団体）		公費負担医療実施機関	市町村長

※自己負担額が一定の限度を超える場合は医療保険では高額療養費、介護保険では高額介護サービス費がある。後期高齢者医療制度では2つを合算して年間限度額がある。

表 4-8　利用者の年齢・疾病別の訪問看護対象者と訪問回数・訪問時間

		介護保険	医療保険	
			週に3日まで 1日に1回	週4日以上 1日複数回の訪問が可能（◎1）
	回数	回数に制限はないが支給限度額を 考慮し回数が決められる		
	時間	1回につき… 20分未満 30分未満 30分以上1時間未満 1時間以上1時間30分未満	30〜90分/回	
対象者	40歳未満		医療保険加入者すべて（疾病に関係ない）	・厚生労働大臣が定める疾病等に罹患している者 ・特別訪問看護指示書期間 （14日間を限度として月1回まで，病状の急性増悪等） ↓ 気管カニューレを使用している者，真皮を超える褥瘡の者は月に2回まで可能
	40歳以上 65歳未満	医療保険加入者で16特定疾病に該当し要支援または要介護と認定された者	1. 16特定疾病で要介護・要支援非該当の者 2. 16特定疾病以外の者 3. 要介護・要支援認定者のうち ・厚生労働大臣が定める疾病等に罹患している者 ・特別訪問看護指示書期間（14日間限度） ・精神科訪問看護（◎2）を受けている者	
	65歳以上	要支援・要介護と認定された者	要介護・要支援非該当の者	

◎1　1つのステーションが1日3回まで入れる。同一対象者に複数の訪問看護ステーションが入る場合もあるが条件があり，算定できる報酬にも条件がある。
◎2　精神科訪問看護は精神科専門医による指示書が必要で，訪問看護ステーション看護師は指定の研修を受講しなければならない。

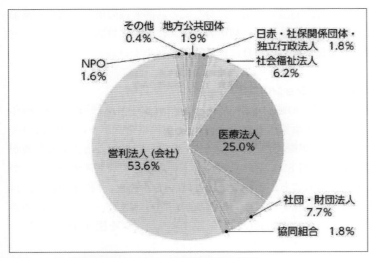

図 4-14　訪問看護ステーションの設置主体別割合
厚生労働省「令和元年介護サービス施設・事業所調査の概況」

4 厚生労働大臣が定める疾病等

・末期の悪性腫瘍
・多発性硬化症
・重症筋無力症
・スモン
・筋委縮性側索硬化症
・脊髄小脳変性症
・ハンチントン症
・進行性筋ジストロフィー症
・パーキンソン病関連疾患
（進行性核上性麻痺，大脳皮質基底核変性症，パーキンソン病（ホーエン・ヤールの重症度分類がステージ3以上であって生活機能障害度がⅡ度またはⅢ度のものに限る））
・多系統萎縮症
（線条体黒質変性症，オリーブ橋小脳萎縮症及びシャイ・ドレーガー症候群）
・プリオン症
・亜急性硬化性全脳症
・ライソゾーム病
・副腎白質ジストロフィー
・脊髄性筋萎縮症
・球脊髄性筋萎縮症
・慢性炎症性脱髄性多発神経炎
・後天性免疫不全症候群
・頸髄損傷
・人工呼吸器を使用している状態

3 訪問看護サービスの展開

1）訪問看護ステーションの設置主体と設置形態（図 4-14）

　設置主体として，医療法人や社団法人，社会福祉法人や非営利法人（NPO）などがある。最近の傾向として，営利法人（株式会社）で開設する訪問看護ステーションが増えている。
　設置形態としては，医療機関や高齢者施設に併設されている「併設型」と，併設施設のない「単独型」がある。併設型は，利用者確保が比較的容易

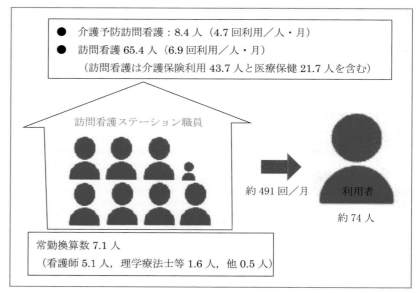

● 介護予防訪問看護：8.4 人（4.7 回利用／人・月）
● 訪問看護 65.4 人（6.9 回利用／人・月）
　（訪問看護は介護保険利用 43.7 人と医療保健 21.7 人を含む）

訪問看護ステーション職員

約 491 回／月

利用者
約 74 人

常勤換算数 7.1 人
　（看護師 5.1 人，理学療法士等 1.6 人，他 0.5 人）

図 4-15　平均的な訪問看護ステーションの訪問看護
厚生労働省「平成 29 年介護サービス施設・事業所調査」

である一方で，併設施設の利用者に対しての訪問看護の場合，報酬が減額されることがある。単独型は，利用者ニーズに柔軟に対応できる反面，安定的に利用者確保が難しい場合に経営難に陥りやすい。

2）訪問看護ステーションの規模

　利用者が 39 人以下の訪問看護ステーションは 40.9％（厚労省；平成 29 年介護サービス施設・事業所調査より）あり小規模事業所が多い。利用者 100 人以上は 17.2％だが微増傾向にある。看護職員別にみると，4 人未満が 45.1％，7 人以上は 17.8％と，こちらの数字からも訪問看護ステーションが小規模事業所であることがわかる。最近は，理学療法士や作業療法士，言語聴覚士などリハビリテーション専門職が訪問看護ステーションに占める割合が増加している。平均的な訪問看護ステーションを**図 4-15** に示す。

3）介護保険と医療保険の訪問看護の割合

　2018 年 9 月，1 か月間の利用者割合の推計は，介護保険が 65.7％（前年 70.4％），医療保険が 34.3％（前年 29.6％）で，小児疾患やがん末期，精神科疾患の利用者が多い訪問看護ステーションでは医療保険利用者の割合が高くなっている。費用の面でみてみると，医療費の伸び率が介護給付費の伸び率より高くなっている（**図 4-16**）。

4）訪問看護ステーション利用者の傷病別内訳

　脳血管疾患が最も多く 15.4％，次いで筋肉骨格系が 9.0％，認知症が 8.6％，悪性新生物が 8.3％，心疾患が 6.0％となる（**図 4-17**）。傷病別の順位は，例年このような傾向で大きく変化はない。

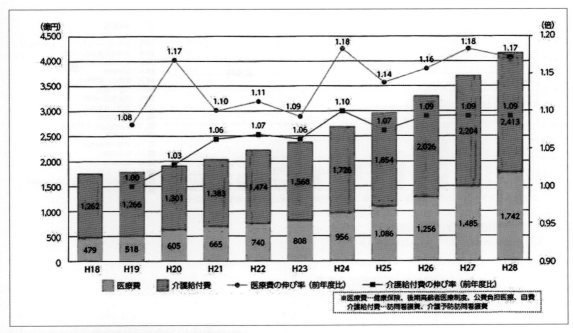

図 4-16　訪問看護に係る医療費・介護給付費
国民医療費の概況（平成 18～28 年度），介護給付費実態調査（平成 18～28 年度）資料：厚生労働省「第 419 回中医協　総-1」

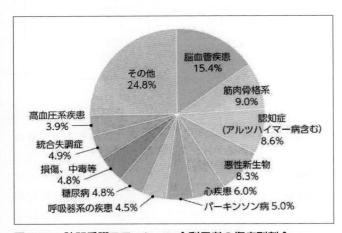

図 4-17　訪問看護ステーション全利用者の傷病別割合
厚生労働省「平成 28 年介護サービス施設・事業所調査」

5）訪問看護の内容

　病状観察が最も多く，次いで利用者への療養指導，リハビリテーション，家族の介護指導・支援，身体の清潔保持と続く。医療処置に係る看護内容は，全体の 60.6％ある（**図 4-18**）。精神科訪問看護の場合は，症状観察，心理的支援，服薬管理，家族支援が主なものである。

6）訪問看護の費用

　医療保険の診療報酬は，病院や診療所等が行ったサービスへの対価とし

141

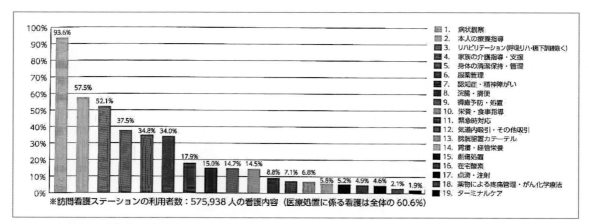

図 4-18　訪問看護の内容（複数回答）
厚生労働省「平成 28 年介護サービス施設・事業所調査」

表 4-9　訪問看護の費用

	介護保険	医療保険
訪問看護ステーションへの報酬	翌月 10 日までに都道府県の国民健康保険団体連合会へ請求すると保険者より訪問看護費の（7〜）9 割が支払われる。	翌月 10 日までに社会保険診療報酬支払基金または国民健康保険団体連合会へ請求すると保険者より訪問看護療養費の（7〜）9 割が支払われる。
利用者負担	訪問看護費・介護予防訪問看護費の 1 割（利用者所得に応じて 2〜3 割）を支払う（交通費は報酬に含まれる）。	訪問看護療養費の 3 割（利用者の年齢や収入に応じて 1 割または 2 割）を支払う。営業日以外の訪問看護や交通費等は，訪問看護ステーションが定めた料金を別途支払う。

て受け取る報酬で 2 年ごとに改定される。各保険者は訪問看護療養費の7〜9 割を訪問看護ステーションに支払う。

　介護保険の介護報酬は，看護や介護を行った対価として介護保険サービス事業者が受け取る報酬で 3 年ごとに改定される。保険者である市町村が訪問看護費（介護予防訪問看護費）の 7〜9 割を訪問看護ステーションに支払う。（6 年ごとに診療報酬・介護報酬の同時改定が行われる。）利用者負担や報酬の請求については，**表 4-9** 参照のこと。

7）訪問看護に係る各種記録用紙

　訪問看護を行う上で記録・書類の管理は欠かせない。最近は，デジタル化・ペーパーレス化が進み，パソコンやタブレットで記録を行い，情報も画面上で管理するところが多くなった。ここでは，よく使用される訪問看護指示書や訪問看護計画書等，保険の種別に関係なく使われる共通書式と，医療保険の場合にのみ使用する書式を示す（**表 4-10**）。その他にも，訪問看護開始時に必要な，契約書や重要事項説明書，個人情報同意書等がある。

表 4-10　訪問看護に係る各種記録用紙(章末参照)

介護保険	医療保険
	【訪問看護指示書】 在宅療養者に対して主治医が訪問看護を必要と判断した際に，患者が選定する訪問看護ステーションに対し交付される。有効期限は 6 か月。 **【在宅患者訪問点滴注射指示書】** 週 3 日以上の点滴注射が必要と認められる場合(末梢静脈に限る)に交付される。有効期間は，指示日から最長 7 日まで。 **【訪問看護計画書・訪問看護報告書】** 利用者ごとに，1 か月に 1 回，訪問看護ステーションが書かなければならない。主治医へ提出し，利用者にも内容を説明し同意を得る。 **【訪問看護記録書】** 利用者ごとに，初回訪問時等に把握した利用者の基本的な情報，主治医に係る情報などを記入する記録書Ⅰと，訪問毎に記入する記録書Ⅱがある
	【特別訪問看護指示書】 訪問看護指示書が出ている利用者の急性増悪時，終末期，退院直後など頻回な訪問が必要な場合，月に 1 回交付可能で，最長 14 日間有効。月に 2 回算定できるのは，気管カニューレを使用している者，真皮を超える褥瘡の者である。 **【精神科訪問看護指示書】** 精神科を専門とする医師が精神科訪問看護基本療養費を算定する訪問看護に交付する。 (精神科特別訪問看護指示書・精神科訪問看護計画書・精神科訪問看護報告書・精神科訪問看護記録書Ⅰ/Ⅱもあり)

◎　主治医が交付する各種指示書は診療報酬として算定されるので，使っている保険の自己負担割合に応じて利用者も一部負担する。

4　機能強化型訪問看護ステーション(表 4-11，図 4-19)

　機能強化型訪問看護ステーションは，24 時間 365 日対応，重症者の受入，在宅ターミナルケアの実績，地域住民への情報提供などに対応し，より手厚い人員体制・医療体制を整えた訪問看護ステーションである。機能強化型 1・2 は 2014(平成 26)年の診療報酬の改定で創設され，機能強化型 3 は 2018(平成 30)年に制度化された。**表 4-11** にあるような要件を満たし，地方厚生(支)局長に届け出ていれば，機能強化型訪問看護管理療養費が算定できる。まだ数は少ないが，在宅医療ニーズの高まりや地域包括ケアシステム構築への貢献が期待され今後さらに増えていくことが予想される。

　機能強化型訪問看護ステーションに先立って，在宅療養支援診療所(**5**)，機能強化型在宅療養支援診療所(**6**)が創設されている。

5　在宅療養支援診療所

　2006(平成 18)年の医療法の改正で新設された。自宅療養中で通院が困難な方に対して，医師が自宅へ定期的に訪問し(**7**)24 時間体制で往診も可能な医療施設。次の施設基準(一部抜粋)をクリアしていなければならない。
　①24 時間連絡を受ける体制を確保している。
　②24 時間往診可能である。
　③24 時間訪問看護が可能である。
　④緊急時に入院できる病床を確保している。
　⑤連携する保険医療機関，訪問看護ステーションに適切に患者の情報を提供している。
　⑥年に 1 回，看取りの数を地方厚生(支)局長に報告している。
　(②，③，④の往診，訪問看護，緊急時の病床確保は，連携する保険医療機関や訪問看護ステーションにおける対応でも可能)
　「在宅療養支援病院」もあるが，入院機能がある以外は基本的に在宅療養支援診療所と施設基準はほぼ同じである。

6　機能強化型在宅療養支援診療所

　2012(平成 24)年に機能強化型在宅支援診療所が新設された。複数の常勤医師体制や過去の実績なども含めた新たな基準を満たし，さらに質の高い医療サービスを提供するというものである。1 つの医療施設で設置基準を満たす単独型と，複数の医療施設が連携して基準を満たして訪問診療サービスを提供する連携型の 2 種類がある。

7　往診と訪問診療の違い

　訪問診療は，1 週間ないし 2 週間に 1 回程度の割合で定期的，かつ，計画的に訪問し，診療，治療，薬の処方，療養上の相談，指導等を行うもの。往診は，利用者の要請を受けて，医師がそのつどお宅に出向き診療を行うこと。

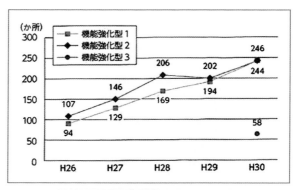

図 4-19　機能強化型訪問看護ステーション数の推移

厚労省「第 422 回中医協資料　総一1」

表 4-11　機能強化型訪問看護ステーションの主な設置要件

（厚生労働省保険局医療課：令和 2 年度診療報酬改定の概要から一部改変）

	機能強化型 1	機能強化型 2	機能強化型 3
	ターミナルケアの実施や重症児の受入等を積極的に行う手厚い体制を評価		地域の訪問看護の人材育成等の役割を評価
看護職員の数・割合	常勤7人以上・6割以上	常勤5人以上・6割以上	常勤4人以上・6割以上
24時間対応	24時間対応体制加算の届出 ＋ 休日、祝日等も含めた計画的な訪問看護の実施		
重症度の高い利用者の受入れ	別表 7 の利用者 月10人以上	別表 7 の利用者 月7人以上	別表 7・8 の利用者、精神科重症患者 or 複数の訪看STが共同して訪問する利用者 月10人以上
ターミナルケアまたは重症児の受け入れ実績	以下のいずれか ・ターミナル 前年度20件以上 ・ターミナル 前年度15件以上 ＋ 重症児 常時 4 人以上 ・重症児 常時 6 人以上	以下のいずれか ・ターミナル 前年度15件以上 ・ターミナル 前年度10件以上 ＋ 重症児 常時 3 人以上 ・重症児 常時 5 人以上	
地域における人材育成等	地域住民等に対する情報提供や相談、人材育成のための研修の実施が望ましい		以下のいずれも満たす ・地域の医療機関や訪看STを対象とした研修 年 2 回 ・地域の訪看STや住民等への情報提供・相談の実績 ・地域の医療機関の看護職員の一定期間の勤務実績
医療機関との共同			以下のいずれも満たす ・退院時共同指導の実績 ・併設医療機関以外の医師を主治医とする利用者が 1 割以上

5 訪問看護サービスの管理・運営・質保障

　訪問看護ステーションという一事業所の管理者を，保健師や看護師の看護職が担うということは歴史的に見ても画期的なことだった。その事業所を，継続し発展させていくためには，円滑な経営管理が必要不可欠である。それは，利用者に質の高いサービスを安定的に提供することと密接に関わっている。

　円滑な経営管理とは，つまり，収入を増やし支出を減らして経営状況を良くすることである（🔟）。そのためのポイントを次に７つ示すが，いずれも，訪問看護ステーション管理者だけが担うのではなく，職員一人ひとりが常に経営に関心をもち，これらを意識して実践することが大切である。

1）目標・方針

　どういう看護をしたいのか，事業所の特徴は何かなど，まずは，具体的な目標や方針を作成しスタッフ全員で共有する。作成にあたっては，営利中心主義ではなく，利用者の尊厳や生活の質を守り，職員の権利や雇用条件を保障するものでなければならない。

2）予算編成

　収支計画を練る予算編成は，通常，前年度に行われる。どんな方法でどの程度の収益を目指せるか，購入予定物品はあるか，修繕予定のものはあるかなど，収支計画に盛り込む。また，職員の研修計画や人事計画（採用・退職・育休・産休）も考慮し，予算編成を行う。これら，経営者や職員間で検討し合意がなされた上で，予算執行されなければならない。

3）人事管理

　一般に，病院における人件費は支出の50％程度といわれているのに対し，訪問看護ステーションの人件費は80～90％にのぼるといわれている。そこで，少しでも利益を得ようと常勤職員を減らし非常勤職員を増やす傾向に走りがちだが，雇用条件や学べる機会を保証して優秀な常勤職員を増やせば，それがサービスの質向上につながり，結果，収益アップにつながると言われている。特に，職員教育に関しては，時間とお金を投資することから，長期的な計画立案が必要である。

4）記録管理

　訪問看護記録や訪問看護計画書等は自身の看護を評価する貴重な資料であり，時に，医療事故や医療訴訟の際の法的資料にもなる。また，利用者や利用者に関わる関係者との情報交換の手段にもなる。これら訪問看護に関する記録ばかりでなく，設備や備品，会計経理に関する諸記録も整備し，その完結の日から２年間保存しなければならないと「指定居宅サービス等の事業の人員，設備及び運営に関する基準」に記されている。

　訪問看護事業が円滑かつ適正に行われていることを示すため，事業所内

🔟 訪問看護ステーションの収入は，訪問看護費・訪問看護療養費等である。収入に影響を及ぼすのは，利用者数・訪問回数・訪問平均単価・看護師の訪問回数等である。

　これに対して支出は，人件費・事業経費・事務所費等である。支出に影響を及ぼすのは，常勤職員と非常勤職員の比・看護師の力量・日常経費等である。

　これらの収支のバランスがとれていることが経営の安定につながる。

に「指定訪問看護事業者の指定書」や事業目的や運営方針，苦情に関する対応や個人情報保護等を記載した「運営規定」を掲示する。

自治体によっては5年間保存のところもある。

5）管理者の姿勢

訪問看護は単独で行われることが多いためあらゆる判断を個人に求められる重圧がある。また，理不尽な要求やクレーマー対応等で，理想と現実の狭間に立ち本来の役割を見失いそうになることも少なくない。そんな訪問看護師たちの葛藤を受け止め，リアルタイムに問題解決をはかろうとする管理者の姿勢は，職員のやる気や士気を高め利用者に喜ばれる看護へとつながっていく。

このように職員は管理者の一挙手一投足をみている。明確なビジョンを持ちリーダーシップを発揮しているか，問題解決に責任をもって対処しているか，職員の気持ちを尊重し働きやすい職場を目指しているかなど，管理者の姿勢が運営に大きく影響し，結果として経営状態を良くすることにつながっている。

6）サービスの質管理

質管理で重要なのは，Plan（計画）–Do（実行）–Check（点検・評価）–Action（見直し）のPDCAサイクルを上手く回していくことが鍵となる。そのためには，利用者・家族に対して定期的に満足度調査をしたり，訪問看護の実績をデータ化するなど，サービスの質を見える化することが大切である。

サービスの良し悪しは，訪問時の看護だけではない。利用者に24時間365日安心した療養生活を保障しているか，どんな状態の利用者でもいつでも受入れる体制が整えられているか，苦情やトラブル発生時こそ利用者の立場にたって迅速で誠実な対応ができているか，関係者・関係機関と連携・協働し良い関係が築けているか，地域包括ケアシステム構築に貢献できているか，地域住民に訪問看護や在宅医療を周知する広報活動を行っているかなど，求められる分野は多岐にわたる。

これらサービスの質管理を，初期投資をして第三者機関にコンサルテーションを依頼し，客観的にサービスの質を評価することができる。また，全国訪問看護事業協会が作成した「訪問看護ステーションにおける事業所自己評価のガイドライン」を用いて事業所独自で評価することもできる。（**9**）

7）リスクマネジメント

リスクマネジメントとは，リスク（危機・危険）を事前に予測し，そのリスクを回避する方法や，リスクによる被害を最小限にとどめるような対応策を組織的にマネジメント（管理）するプロセスをいう。

一つのリスクやそれにより起こる事故は，損害賠償など経費としての損失ばかりでなく，地域の中で信頼感を喪失し利用者減少にもつながる。また，事故を起こした当事者の精神的打撃は計り知れず，チームワークにも

9 訪問看護ステーション自己評価ガイドライン

・事業所運営の基盤整備　①理念・目標等を踏まえた事業計画の策定と評価に基づくサービスの改善②計画的な人材育成③人材の配置と体制整備④経営・労務の管理⑤サービスの標準化とリスクマネジメント

・利用者の状況に応じた専門的なサービスの提供　①利用者等のアセスメントに基づく看護計画の作成と見直し②在宅での日々の生活を支えるケアの提供

・多職種・多機関との連携　①在宅生活の継続を支えるための多職種との連携促進②円滑で切れ目のないケアの提供

・誰でも安心して暮らせるまちづくりへの参画　①地域への積極的な展開②地域包括ケアシステムの構築への貢献

・指標　①事業所の状況②利用者の状況③地域への取り組みの状況④多職種化への取り組みの状況

乱れが生じるなど，様々な損失を生んで経営が悪化する。

　ここでは，訪問看護におけるリスクマネジメントとして，医療事故対策・感染対策・災害対策の3つを説明していく。

（1）医療事故

　医療事故にはインシデントとアクシデントの2つの意味がある。前者がミスはあったが事故にいたらなかった場合をいい「ヒヤリハット」とも言われている。後者がミスにより事故にいたった場合をいう。利用者宅で単独で看護を行うことが多い訪問看護は，看護師自身が医療事故に気付かなかったり，医療事故を隠蔽しようとしたりする危険性がある。だからこそ日頃から，職員間で情報の共有化を図り，インシデント（アクシデント）レポート作成をルール化するなど組織的な取組みが大切になる。そのためには，どの職員も適切に判断し迅速に行動できるようマニュアルを作成しておく。

　そもそも人はエラーを起こす（ヒューマンエラー）ものである。決して個人を責めるのではなく，大切なのは，日頃から報連相しやすい職場づくりにより，過去の失敗から学べるシステム作りが必要であろう。（⑩）

　万が一，医療事故が起こってしまった時は，最善の処置と十分な説明，そして迅速に謝罪を行い，その後も追跡をすることが基本である。

（2）感染

　訪問看護も病院看護同様，スタンダードプリコーションを遵守する。患者の汗を除く血液・体液・粘膜・損傷した皮膚・排泄物などすべてを感染源とみなし，感染症の有無にかかわらず，それらの接触を最小限にすることを目的に行う標準予防策である。

　具体的には，PPE（Personal Protective Equipment）といわれる個人防護具でマスクや手袋など最適な製品を用途に合わせて正しく使うことが前提である。

　感染対策を考える上での考慮しなければならない訪問看護の特徴として，利用者・家族に対して清潔操作や消毒方法，また医療廃棄物の処理方法について指導が必要なことである。温度や湿度，採光や換気など適切な療養環境づくりへの指導も怠らない。また，感染症罹患者への訪問は，一部の看護師に担当を限定したり，訪問順番を最後にするなどの配慮が必要である。事業所内では，滅菌済の医療材料を調達できるようオートクレーブを設置したり，衛生材料を常時確保するために物品管理が大切になってくる。訪問看護師自身が感染の媒介者にならないように，日々の健康観察，定期的な健康診断，予防接種などを心がける。

（3）災害

　訪問看護ステーションを利用している方は，何らかの病気や障がいをもっているため，災害時には災害時要援護者（避難行動要支援者）になりうる。加えて，家族の協力が容易に得られない独居や高齢者のみの世帯が増えてきていることからも，利用者の多くが支援を必要としていることがわかる。

　一方，訪問看護ステーションでは，利用者が点在しているため安否確認

⑩ **在宅療養者に起こりやすい主な医療事故**
1. 転倒，転落
2. 誤嚥，窒息
3. 誤薬
4. チューブやカテーテルの詰まり/漏れ/外れる/抜けるなど
5. 褥瘡
6. 外傷，熱傷
7. 脱水，熱中症
8. 感染
9. 火災

大地震等の自然災害，感染症のまん延など，突発的に不測の事態が発生しても，事業を中断させない，または中断しても可能な限り短い時間で復旧させるための方針，体制などを示した計画書である。BCP（Business Continuity Plan）とも言われている。介護サービス利用者は，日常生活上の支援が必要な者が多いため，災害によりサービス提供の維持が困難となった場合，生命に著しい影響を及ぼすおそれがある。そこで，災害が発生した場合でも，必要な介護サービスが継続的に提供できる体制を構築する観点から，全ての介護サービス事業者を対象に，業務継続に向けた計画等の策定や研修の実施，訓練（シミュレーション）の実施等を義務づけた。2024年4月から本格実施され，それまでは経過措置期間とされている。

に時間がかかったり，小規模事業所が多いため平時における災害への備えが十分に行えないなど課題がある。近年，多発する災害やCOVID-19の影響もあり，国は令和3年度介護報酬改定において，すべての訪問看護ステーション（介護サービス事業者）に対し事業継続計画（⑪）策定を義務付けた。

平時と災害発生時にやるべき主な対応を，訪問看護ステーションと利用者・家族に分けて以下に示す。

【平時の対応】

訪問看護ステーション：スタッフ緊急連絡網や関係機関緊急連絡先リストの作成，指揮命令系統や役割分担表の作成，災害マニュアル（フローチャート）作成，避難訓練，利用者被災状況リストなど必要書類の作成，救急医療品バックの準備，生活用品や食料品の備蓄　など

利用者・家族：避難所・避難経路・緊急連絡先の確認，保険証・おくすり手帳・非常持ち出し袋の用意と点検，生活用品や食料品の備蓄，民生委員など近隣住民への働きかけ　など

【災害発生時の対応】

訪問看護ステーション：スタッフの安否確認，施設の被害状況の確認，初期消火，主治医や他機関との情報共有（情報収集），情報開示や情報整理，救助経過の確認，外部協力者の受入れ，物資の手配　など

利用者・家族：安否確認，被災状況リストの作成，救助活動や応急処置等の対応，物資の供給，ケア見直しの要否，入院や入所の判断や調整　など

6 ある訪問看護師の一日

- 訪問スケジュールはあらかじめ決まっているが，対象者の急な容態変化や入院で変更になることもある。
- 看護ケアの内容によって滞在時間は異なるので，一日の訪問件数は2〜5件と日によって異なる。
- 退院前カンファレンスで病院に出向いたり，サービス担当者会議で自宅に訪問したりなど，対象者や家族そして多職種と今後の方針について話合う場にも参加することがある。
- 定期的に勉強会やケースカンファレンスを催すなど訪問看護師のスキルアップの機会もある。

所内	時間	所外
出社	8：20	
ミーティング(申送り/情報交換/スケジュール確認等)…オンラインやタブレット上で行われることもある 訪問バック点検	8：30	
ステーション出発	9：15	
	9：30	1件目訪問 100歳代女性：老衰 排便ケアと皮下点滴、介護者への労い
	11：00	2件目訪問 40歳代男性：神経難病 排便ケア、楽しい話題で心のケア
ステーション到着 昼食	12：20	
記録・報告 関係者/関係機関と連絡調整	13：00	
ステーション出発	13：20	
	13：30	3件目訪問 70歳代男性：高次脳機能障害 声掛けの仕方を詳細に統一した日常生活援助、歩行リハビリ
	15：00	4件目訪問 10歳代男性：遺伝性疾患 入浴介助、気管切開や胃瘻の処置 介護者（母親）支援
ステーション到着 記録・報告 関係者/関係機関と連絡調整 訪問バックの物品補充	17：15	
退社	17：30	

訪 問 看 護 指 示 書
在宅患者訪問点滴注射指示書

※該当する指示書を〇で囲むこと

訪問看護指示期間（令和　　年　　月　　日 ～ 令和　　年　　月　　日）
点滴注射指示期間（令和　　年　　月　　日 ～ 令和　　年　　月　　日）

患者氏名		様	生年月日	大・昭・平・令　　年　　月　　日（　　歳）
患者住所				電話（　　）　　－

主たる傷病名	(1)	(2)	(3)

	病状・治療状態									
現在の状況	投薬中の薬剤の用量・用法	1.　　　　　　　　　　2. 3.　　　　　　　　　　4. 5.　　　　　　　　　　6.								
	日常生活自立度	寝たきり度	J1	J2	A1	A2	B1	B2	C1	C2
		認知症の状況	I	IIa	IIb	IIIa	IIIb	IV	M	
	要介護認定の状況	要支援	要介護（　1　2　3　4　5　）							
	褥瘡の深さ	DESIGN分類	D3　D4　D5	NPUAP分類	III度　IV度					
	装着・使用医療機器等	1.　自動腹膜潅流装置　　2.　透析液供給装置　3.　酸素療法（　　　ℓ/min） 4.　吸引器　　　　　　　5.　中心静脈栄養　6.　輸液ポンプ 7.　経管栄養　（　経鼻・胃瘻：　サイズ　　　　　　　、　　　日に1回交換　） 8.　留置カテーテル（　部位：　　　　サイズ　　　　　、　　　日に1回交換　） 9.　人工呼吸器（　陽圧式　・　陰圧式：設定 10.　気管カニューレ（サイズ　　　　　） 11.　人工肛門　　　　　12.　人工膀胱　　13.　その他（　　　　　）								

留意事項及び指示事項
I　療養生活指導上の留意事項

II　1. リハビリテーション
　　　[理学療法士・作業療法士・言語聴覚士が訪問看護の一環として行うものについて
　　　 1日あたり 20・40・60・（　　　）分を週（　　　）回　（注: 介護保険の訪問看護を行う場合に記載）]
　　2. 褥瘡の処置等

　　3. 装置・使用医療機器などの操作援助・管理

　　4. その他

在宅患者訪問点滴注射に関する指示　（投与薬剤・投与量・投与方法等）

緊急時の連絡先
不在時の対応方法

特記すべき留意事項　（注: 薬の相互作用・副作用についての留意点、薬物アレルギーの既往、定期巡回・随時対応型訪問介護看護及び複合型サービス利用時の留意事項等があれば記載してください。）

他の訪問看護ステーションへの指示
　（　無　　有　：　訪問看護ステーション名　　　　　　　　　　　　　　　）
たんの吸引等実施のための訪問介護事業所への指示
　（　無　　有　：　訪問介護事業所名　　　　　　　　　　　　　　　　　　）

上記の通り、指示いたします。

令和　　年　　月　　日

医療機関名
住　　所
電　　話
（ FAX ）

事業所

殿　医師氏名　　　　　　　　　印

別紙様式１ 　　　　　　　訪問看護計画書

ふりがな 利用者氏名		生年月日	年　　月　　日　（　　　）歳
要介護認定の 状況	自立　　　要支援（　１　２　）　　　要介護（　１　２　３　４　５　）		
住　　所			

看護・リハビリテーションの目標

年　月　日	問　題　点　・　解　決　策	評　価

衛 生 材 料 等 が 必 要 な 処 置 の 有 無		有　・　無
処置の内容	衛生材料（種類・サイズ）等	必要量

訪問予定の職種（※当該月に理学療法士等による訪問が予定されている場合に記載）

備考

上記の訪問看護計画書に基づき指定訪問看護又は看護サービスの提供を実施いたします。

　　　　　　　年　　　　月　　　　日

　　　　　　　　　　　　　　事業所名
　　　　　　　　　　　　　　管理者氏名　　　　　　　　　　印
　　　　　　　　　　　殿

別紙様式2　　　　　　　　　　訪問看護報告書

ふりがな 利用者氏名		生年月日	年　　　月　　　日　（　　　）歳
要介護認定の 状況	自立　　　要支援（　1　2　）　　　要介護（　1　2　3　4　5　）		
住　　所			
訪問日	年　　　月 　1　2　3　4　5　6　7 　8　9　10　11　12　13　14 15　16　17　18　19　20　21 22　23　24　25　26　27　28 29　30　31 　　保健師、助産師、看護師又は准看護師による訪問日を○、理学療法士、作業療法士又は言語聴覚士による訪問日を◇で囲むこと。特別訪問看護指示書に基づく訪問看護を実施した日を△で囲むこと。1日に2回以上訪問した日を◎で、長時間訪問看護加算を算定した日を□で囲むこと。 　　なお、右表は訪問日が2月にわたる場合使用すること。	年　　　月 　1　2　3　4　5　6　7 　8　9　10　11　12　13　14 15　16　17　18　19　20　21 22　23　24　25　26　27　28 29　30　31	
病状の経過			
看護・リハビ リテーション の内容			
家庭での介護 の状況			
衛生材料等の 使用量および 使用状況	衛生材料等の名称：（　　　　　　　　　　　　　　　　　　　　　　　　　　） 使用及び交換頻度：（　　　　　　　　　　　　　　　　　　　　　　　　　） 使用量：（　　　　　　　　　　　　　　　　　　　　　　　　　　　　　）		
衛生材料等の 種類・量の変 更	衛生材料等（種類・サイズ・必要量等）の変更の必要性：　有　・　無 変更内容		
情報提供	訪問看護情報提供療養費に係る情報提供先：（　　　　　　　　　　　　　） 情報提供日：（　　　　　　　　　　　　　　　　　　　　　　　　　　）		
特記すべき事項（頻回に訪問看護が必要な理由を含む）			

上記のとおり、指定訪問看護の実施について報告いたします。

　　　　年　　　月　　　日

　　　　　　　　　　　事業所名
　　　　　　　　　　　管理者氏名　　　　　　　　　　　印
　　　　　　　　　殿

参考様式1　　　　　　　訪問看護記録書Ⅰ

No.1

利用者氏名		生年月日	年　　月　　日（　　）歳
住　　所		電話番号	（　　　）　　－
看護師等氏名		訪問職種	保健師・助産師・看護師・准看護師 理学療法士・作業療法士・言語聴覚士

初回訪問年月日	年　　月　　日（　　）　　　時　　分～　　　時　　分
主たる傷病名	
現　病　歴	
既　往　歴	
療　養　状　況	
介　護　状　況	
生　活　歴	

家族構成	氏　名	年　齢	続　柄	職　業	特記すべき事項

主な介護者	
住　環　境	

No.2

訪問看護の依頼目的	
要介護認定の状況	自立　　要支援（　1　2　）　　要介護（　1　2　3　4　5　）

ADLの状況 該当するものに○	移動	食事	排泄	入浴	着替	整容	意思疎通
自立							
一部介助							
全面介助							
その他							

日常生活自立度	寝たきり度	J1　　J2　　A1　　A2　　B1　　B2　　C1　　C2
	認知症の状況	Ⅰ　　Ⅱa　　Ⅱb　　Ⅲa　　Ⅲb　　Ⅳ　　M

主治医等	氏　　　名	
	医療機関名	
	所　在　地	
	電　話　番　号	

緊急時の主治医・家族等の連絡先

指定居宅介護支援事業所、特定相談支援事業所、障害児相談支援事業所の連絡先

関係機関	連絡先	担当者	備考

保健・福祉サービス等の利用状況

参考様式2　　　　　　　　　　訪問看護記録書Ⅱ

利用者氏名		看護師等氏名	
		訪問職種	保健師・助産師・看護師・准看護師 理学療法士・作業療法士・言語聴覚士
訪問年月日	年　　月　　日（　　）　　　時　　分〜　　　時　　分		

利用者の状態（病状）
バイタルサイン　体温　　℃　脈拍　　／分　呼吸　　／分　血圧　　／

実施した看護・リハビリテーションの内容

その他

備考

次回の訪問予定日	年　　月　　日（　　）　　　時　　分〜

学習の
まとめ

- 訪問看護ステーションを開設するには，サービス事業者と密接な連携につとめるなどの運営基準や，常勤換算で2.5人以上配置するなどの人員基準，専用の事務所を設けるなどの設置基準がある。

- 訪問看護サービスは，介護保険と医療保険，使う保険によって利用者の年齢や疾患が決まっており，訪問回数や訪問時間も異なる。

- 訪問看護ステーションの実態として，営利法人が増加傾向にあり，利用者数・看護職員数ともに小規模事業所が多い。介護保険：医療保険は7：3で，利用者は脳血管疾患・筋肉骨格系疾患・認知症の順で多い。訪問看護の内容では，病状観察・療養指導・リハビリテーションが上位を占めている。

- 機能強化型訪問看護ステーションは，重症者の人数やターミナルケアの件数などにより3つに大別され，手厚い人員体制や医療体制を整えた事業所である。

- 訪問看護ステーションの円滑な運営には，人事管理や予算管理など7つの要素が必要とされ，それらを職員一人ひとりが意識し実践することが求められる。

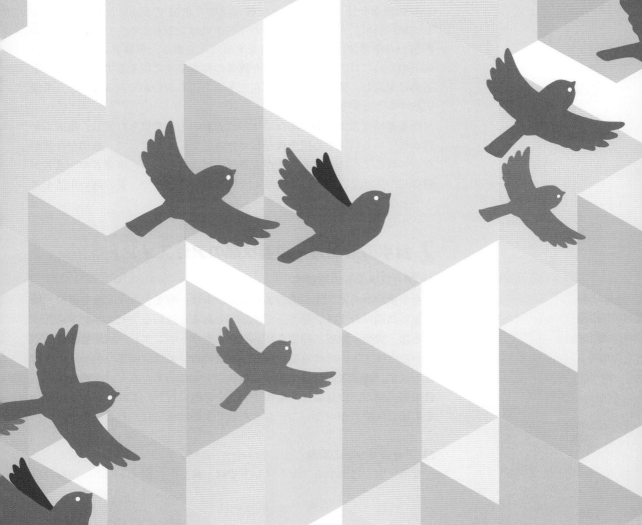

第5章

在宅看護と在宅療養者の日常生活

I. 食事と栄養

● 在宅療養者とその介護者に対する食事・栄養のアセスメント項目や評価の視点を理解する。
● 在宅療養者における食事・栄養に関連する援助が必要な状況を理解する。
● 在宅療養者の食事摂取能力低下時における援助のポイントを理解する。

1 在宅療養者の食生活の特徴

　生物にとっての食事は，栄養を補給し生命を維持するために不可欠な行動である。一方，人間にとっての食事は生命維持のみならず，他者とのコミュニケーションを図る機会にもなり得る。したがって，人間の食事は単なる栄養補給や生命維持以上の社会文化的な意義があり，生きる楽しみとしても重要な活動である。

　加齢や疾病等により療養者の食事摂取能力が低下した場合でも，介護者から適切な介護を受けることで経口摂取を継続できることがある。しかし，経口摂取による誤嚥性肺炎のリスクに対する不安や，介護者不在等の問題から療養者は経口摂取を断念することもある。療養者の QOL の維持向上のためには，療養者やその介護者の食事栄養に関するアセスメントを適切に実施し，強みを活かした在宅生活を送ることができるように，看護実践することが重要である。

　療養者に介護が必要な場合には，療養者の生活背景を理解し，療養者が置かれている状況や心情を代弁して介護者に伝えることで，適切な介護が提供されるように支えることが看護師には求められる。療養者や介護者が納得した生活を自己決定できるように援助することで，質の高い生活を送ることにもつながるだろう。

2 食事摂取能力・栄養状態のアセスメント

1）アセスメントの重要性

　食事摂取能力と栄養状態のアセスメントは，療養者の在宅療養継続・機能維持に向けた支援を行う上での基本である。適切なアセスメントを行うことは，食事・栄養に関するリスクをスクリーニングし，状態悪化を防ぐという意味でも非常に重要である。在宅においては，疾患やデータのみに捉われず，療養者の全体像をアセスメントする必要がある。誤嚥や肺炎，低栄養，脱水，窒息など，身体リスクを念頭におき，これらが起きた際，その場に医療者がいないことも考慮して支援計画を立てる必要がある。

2）アセスメントの項目

　食事・栄養に関するアセスメントでは，食生活に関する基本的情報の収

集と評価から始まり，必要時にはスクリーニング検査や臨床評価ツールを用いて食事摂取能力や栄養状態に関して詳細にアセスメントする必要がある。

(1) 食生活のアセスメント

年齢や性別，身長，体重，BMI などの基本的情報に加え，食習慣，嗜好，食物の形態，摂食時間，摂取量，食事場所，食事のタイミング，買い物・調理などの食事準備の担当者を把握する。栄養補助食品や点滴等を使用している場合は，種類，形態，投与カロリー，投与水分量を聴取する。

食事は生活習慣の 1 つであるため，異変があっても本人が自覚していない場合も多い。本人からの情報だけでなく，家族・介護者などの他者からも情報を得て，多角的包括的アセスメントが必要である。

包括的な視点で多職種による評価とアプローチをするためのアセスメントツールとして，KT バランスチャートがある。評価は①食べる意欲②全身状態③呼吸状態④口腔状態⑤認知機能⑥咀嚼・送り込み⑦嚥下⑧姿勢・耐久性⑨食事動作⑩活動⑪摂食状況レベル⑫食物形態⑬栄養の 13 項目からなり，評価や変化を可視化，多職種で共有し，チーム力を駆使して対象者の食べる能力の維持・向上をはかることができる。

(2) 食事摂取能力のアセスメント

食事摂取とは，買い物や調理といった食事を準備する生活動作に始まり，食べ物を認識して，咀嚼し，口腔から咽頭，食道を経て胃に送り込むまでの一連の流れであり，これらのどの能力が低下または障害されているかによって，必要な支援は異なる。各期の特徴を捉えることで，支援者は原因に合った適切な支援を行うことができる。各期の特徴と観察のポイントについて**表 5-1** に示す。

摂食嚥下障害が疑われる場合には，スクリーニング検査によって障害の程度を適切に評価する必要がある。在宅医療の場においては医療機器が限られており，精密検査の選択肢は少ない。医療機器を用いず，どの職種でも実施でき，侵襲の少ないスクリーニング検査について**表 5-2** に示す。

(3) 栄養状態のアセスメント

不均衡な栄養状態は，免疫機能の低下，傷病回復の遅延，死亡率・再入院率の上昇など様々な問題を引き起こす原因となり，在宅療養者の QOL を著しく低下させる。栄養状態を評価する際には，検査結果のみに捉われることなく，日常生活場面や心身の機能を考慮し，包括的かつ柔軟なアセスメントが重要である。看護師は在宅ケアチームの中でも，日常のケアを通して浮腫や皮膚の状態などを観察することができるため，栄養障害の兆候を早期に発見する重要な役割を持つ。

栄養状態の評価には，主観的評価と客観的評価がある。主観的評価では，適応範囲が広く，使用方法が簡便な主観的包括的アセスメント（subjective global assessment：SGA）が用いられる。問診によって体重の変化，食物摂取状況の変化，消化器症状，身体機能，疾患と栄養必要量の関係を聴取し，身体症状を含めて，総合的に評価する（**図 5-1**）。

客観的評価としては，身体計測によって得られる身長，体重，BMI（体格

表5-1　食事摂取プロセスと観察のポイント

	各期	特徴	観察のポイント
摂食嚥下運動の5期モデル	食事準備期	買い物や調理などによって本人に合った食事が食卓に並ぶまでの時期	買物や食事の準備に関する不自由，生鮮食料品の定期的な入手，食品の調理や保管における衛生面，食事に関する希望（誰と，何を，どうやって食べたいかなど）を伝えることができるか
	先行期	目で食物を視て大脳で「食物」と認識する時期	認知機能，JCS（Japan Coma Scale），日中の覚醒時間，睡眠-覚醒リズム，従命に対する反応，周囲への関心，行動様式，表情の変化，取る・触ろうとするような動作があるか，麻痺，筋力低下，知覚障害，失語，失行，失認，半側無視など
	口腔準備期	食物を口腔内に取り込むために口唇を開閉する時期	顎関節の拘縮・脱臼，口輪筋・咀嚼筋群の筋力低下，顔面・口唇部の麻痺，流涎，歯牙欠損，義歯の不適合，咀嚼運動の自発性，唾液分泌量・粘性，顔面・舌の麻痺，食物の貯留，口唇周囲，口腔内の感覚異常など
	口腔期	口腔内で歯と舌を使って食物を塊にして咽頭へ送り込む時期	咀嚼の継続（いつまでも咀嚼している），食物の貯留麻痺，舌の運動状態（上下・左右・前後），舌先を挙上する「タ」「ダ」「ナ」行の発音
	咽頭期	舌骨が挙上し，嚥下反射により喉頭蓋が閉じ，食塊が咽頭から食道に送り込まれる時期	喉頭の挙上，嚥下前後の喘鳴，声の変化（湿性嗄声），むせや咳嗽，呼吸の状態，嚥下時の呼吸停止の有無，口唇を閉じて嚥下しているか，口蓋で作る「カ」「ガ」行の発音
	食道期	食道入口部が閉じ，食道の蠕動運動で食塊が胃に送り込まれる時期	座位姿勢時の頸部の位置と安定，股関節や足底接地の状態，嚥下した食物の逆流，全身および頸部周囲の筋の緊張状態

表5-2　摂食嚥下スクリーニング検査

検査名	方法	特徴
①反復唾液嚥下テスト（Repetitive Saliva Swallowing Test；RSST）	口腔内を湿らせた後に空嚥下を30秒間繰り返す。	簡便で安全なスクリーニング検査であり，随意的な嚥下の繰り返し能力をみる。安全性が高いため，経口摂取していない療養者へのスクリーニング検査として最初に行うことが推奨される。
②改訂水飲みテスト（modified Water Swallowing Test；MWST）	3回中，冷水3mLの嚥下を合計3回実施。最も悪い嚥下を評価する。	少量の水を用いて安全に嚥下できるかを観察する検査であるため，安全性が高く，誤嚥リスクの高い療養者に対しても比較的使用しやすい。
③水飲みテスト（Water Swallowing Test；WST）	30mLの常温の水を嚥下し，飲み終わるまでの時間や動作全体を観察する。	感度が高く，広く用いられている検査であるが，不顕性誤嚥があることに注意する必要がある。
④フードテスト（Food Test：FT）	約4gのプリンまたはゼリーを嚥下する様子を観察する。	判定基準は改訂水飲みテストに準じるが，口腔内残留があれば陽性となる。
⑤サクサクテスト（Saku Saku Test；SST）	食べやすいせんべい等を一口食べてもらい，療養者の正面から下あごの動きを観察する。	咀嚼機能のスクリーニング検査として用いられる。ミキサー食やペースト食を摂取している療養者が固形物を試す前に用いられる。

指数），%UBW（%通常時体重），%IBW（%理想体重），AMC（上腕筋囲），TSF（上腕三頭筋皮下脂肪厚）や血液検査によって得られるAlb（アルブミン），PA（プレアルブミン），RBP（レチノール結合蛋白），Tf（トランスフェリン），T-cho（総コレステロール），ChE（コリンエステラーゼ），TLC（総リンパ球数），Zn（亜鉛）などが指標として用いられる。これらの主観的評価，客観的評価を統合した上で，総合的に栄養状態を評価していく必要がある。
　在宅高齢者向けの栄養状態評価ツールとしては，血液検査などを要さず

患者の記録	1．体重の変化	過去 6 か月間の体重減少：　　　　kg 　　　　　　　　減少率：　　　　％ 過去 2 週間の変化：□増加　□変化なし　□減少（　　kg）
	2．食物摂取状況の変化	□なし　□あり（変化期間：　　　　週） 食べられるもの：□固形食　□完全液体食　□水分 　　　　　　　　□食べられない
	3．消化器症状	□なし　□悪心　□嘔吐　□下痢 □食欲不振　その他：
	4．身体機能	機能障害：□なし　□あり 持続期間：　　　　週 タイプ：□日常生活可能　□歩行可能　□寝たきり
	5．疾患と栄養必要量の関係	初期診断： 代謝亢進に伴う必要量/ストレス：□なし 　　　　　　　　　　□軽度　□中等度　□高度
身体症状	皮下脂肪の喪失(上腕三頭筋部，胸部)：□正常　□軽度　□中等度　□高度 筋肉量の喪失(大腿四頭筋，三角筋)　：□正常　□軽度　□中等度　□高度 浮腫：□くるぶし　□仙骨部 腹水：□なし　□あり	
主観的包括的評価	□栄養状態良好 □中等度の栄養不良 □高度の栄養不良	

図 5-1　SGA

簡便な簡易栄養状態評価表（Mini Nutritional Assessment：MNA® 図 5-2）が推奨されている。

3 食事・栄養に関する看護

　食事摂取能力に関するアセスメントに基づいて，療養者や家族の健康課題を明らかにし，看護内容を検討する。療養者の食事・栄養に関する QOL の向上には，療養者の残存能力を活用しながら，自己決定を促進していくことが重要である。

1）食生活に関わる場面ごとの看護
　食事は療養者が送る様々な生活行為の一部分である。入院中に医療機関で提供される食事とは異なり，在宅での食事は，献立の検討，食材の選択，食材の調達，調理から片付け，食材の管理等の一連の過程を実行する能力が不可欠である。表 5-3 に示したように食生活の一連の過程には多くの場面が存在することから，看護師は療養者やその家族から現在の食事状況を確認するとともに，療養者や家族が食事にどのような価値を置いているかを理解して関わることが必要である。
（1）食事内容の検討に関する看護
　食生活の一連の過程は，献立の検討とともに，どのような食品を使用するかを選択するところから始まる。食品添加物などが含まれる加工食品には頼らずに，すべて自分で調理を行うことを希望する療養者や介護者も多

スクリーニング

A 過去3か月間で食欲不振、消化器系の問題、そしゃく、嚥下困難などで食事量が減少しましたか？

    0＝著しい食事量の減少

    1＝中等度の食事量の減少

    2＝食事量の減少なし

B 過去3か月間で体重の減少がありましたか？

    0＝3kg以上の減少　1＝わからない

    2＝1〜3kgの減少　3＝体重減少なし

C 自力で歩けますか？

    0＝寝たきりまたは車いすを常時使用

    1＝ベッドや車いすを離れられるが、歩いて外出はできない

    2＝自由に歩いて外出できる

D 過去3か月間で精神的ストレスや急性疾患を経験しましたか？

    0＝はい　1＝いいえ

E 神経・精神的問題の有無

    0＝強度認知症またはうつ状態

    1＝中程度の認知症

    2＝精神的問題なし

F BMI体重（kg）＋【身長（m）】^{2}

    0＝BMIが19未満　1＝BMIが19以上、21未満

    2＝BMIが21以上、23未満　3＝BMIが23以上

スクリーニング値：小計（最大：14ポイント）

    12-14ポイント：栄養状態良好

    8-11ポイント　：低栄養のおそれあり（At risk）

    0-7ポイント　：低栄養

アセスメント

G 生活は自立していますか（施設入所や入院をしていない）

    1＝はい　0＝いいえ

H 1日に4種類以上の処方薬を飲んでいる

    0＝はい　1＝いいえ

I 身体のどこかに押して痛いところ、または皮膚潰瘍がある

    0＝はい　1＝いいえ

J 1日に何回食事を摂っていますか？

    0＝1回　1＝2回　2＝3回

K どんなたんぱく質を、どのくらい摂っていますか？

    ・乳製品（牛乳、チーズ、ヨーグルト）を毎日1品以上摂取

    ・豆類または卵を毎週2品以上摂取

    ・肉類または魚を毎日摂取

    0.0＝はい、0〜1つ　0.5＝はい、2つ　1.0＝はい、3つ

L 果物または野菜を毎日2品以上摂っていますか？

    0＝いいえ　1＝はい

M 水分（水、ジュース、コーヒー、茶、牛乳など）を1日どのくらい摂っていますか？

    0.0＝コップ3杯未満　0.5＝3杯以上5杯未満　1.0＝5杯以上

N 食事の状況

    0＝介護なしでは食事不可能

    1＝多少困難ではあるが自力で食事可能

    2＝問題なく自力で食事可能

O 栄養状態の自己評価

    0＝自分は低栄養だと思う　1＝わからない　2＝問題ないと思う

P 同年齢の人と比べて、自分の健康状態をどう思いますか？

    0.0＝良くない　　0.5＝わからない

    1.0＝同じ　　2.0＝良い

Q 上腕（利き腕ではない方）の中央の周囲長（cm）：MAC

    0.0＝21cm未満　0.5＝21cm以上22cm未満　1.0＝22cm以上

R ふくらはぎの周囲長（cm）：CC

    0＝31cm未満　　1＝31cm以上

評価値：小計（最大：16ポイント）

    スクリーニング値：小計（最大：14ポイント）

    総合評価値（最大：30ポイント）

低栄養状態指標スコア

    24〜30ポイント　　栄養状態良好

    17〜23.5ポイント　低栄養のおそれあり（At risk）

    17ポイント未満　　低栄養

図5-2　MNA®

https://www.mna-elderly.com/sites/default/files/2021-10/MNA-japanese.pdf より抜粋。

く存在する。しかし，機能性食品やサプリメントなどのいわゆる「健康食品」をうまく活用することで食事準備の負担が軽減したり，栄養バランスを整えることにつながることもあり，状況に合わせた食事選択が望ましい。加工食品については，栄養成分表や，食塩含有量の記載があるため，確認して使用することを促すことも必要である。また，療養者が塩分やカロリーを制限されている場合には制限食に対する理解や，本人の希望する食事内容とのバランスをとった食事の選択ができるような支援を行う。

表 5-3　在宅における食生活の一連の過程と具体的な状況

	食事の過程	具体的な状況
食事内容の検討	献立の検討	栄養バランスの検討，食事内容の検討
	食品の選択	使用する食品の選択（一般食品に加え，健康食品や医薬品を含む栄養補助食品）
食事の準備から片付け	食材を調達する	購入方法（商店での購入：身支度，商品の購入先までの移動，代金の支払い，荷物を持ち帰る　宅配での注文），費用　他
	食材を調理する	調理方法，食事形態
	料理を盛り付ける	使用食器，配膳方法
	料理を食べる	場所，食べ方，姿勢
	後片付け	ごみ処理，食器の片付け，調理場の清掃
食品の管理	衛生管理を行う	食材や料理の保存方法

①健康食品とは

　食事内容の選択においては，一般食品のみならず，特別用途食品や保健機能食品も含めた幅広い選択肢から療養者や家族の状況に応じた食品選択を提案していくことが重要である。栄養を補う食品には健康食品やサプリメントなどを始め，様々な種類が存在しており，それらの効用などをまとめた事典等の書籍[1,2]が出版されている。一般に健康食品は「健康の保持増進に資する食品全般」，サプリメントは「特定成分が濃縮された錠剤やカプセル形態の製品」とされている。これらの食品は，医薬品とは異なり，身体の構造や機能に影響する表示を行うことは原則的に認められていないが，例外で限定された範囲で保健機能や栄養成分の機能表示が認められている。医薬品と食品の大まかな分類は，**図 5-3** のように示すことができる。

②保健効果や健康効果を期待させる製品

　保健効果や健康効果を期待させる製品は，特別用途食品や保健機能食品（特定保健用食品，栄養機能食品）のように国が制度を創設して機能表示を許可しているものと，それ以外のいわゆる「健康食品」と呼ばれているものに分類することができる（**表 5-4**）。健康食品は適切な利用により不足する栄養素を補うことで栄養バランスの保持に役立つが，誤った使用による健康被害などの問題点もある[3]。　看護師は，保健効果や健康効果を期待させる製品の適切な利用方法や健康被害に関する情報提供も確実に行い，療養者やその家族が健康な生活を送ることができるように支援することが必要である。

③健康食品の選択方法と健康被害

　健康食品やサプリメントは，健康の保持・増進や不足する栄養素の補給，疲労回復，ダイエットなど様々な目的で使用されている。健康食品やサプリメントのように短時間で手軽に摂取できる製品は，多忙な現代人にとって利便性の高い食品であると考えられる。厚生労働省の令和元年 国民健康・栄養調査結果[4]によると，健康食品を摂取している者の割合は，男性で 30.2％，女性で 38.2％であり，男女ともに 60 歳代で最も高い。ま

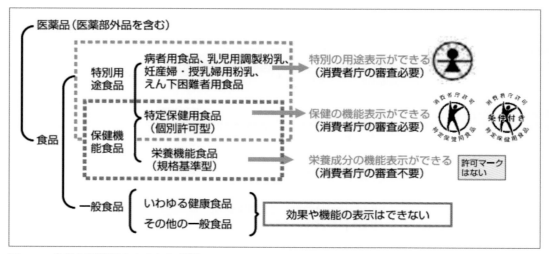

図 5-3　食品と医薬品の大まかな分類
厚生労働省「健康食品による健康被害の未然防止と拡大防止に向けて」
https://www.mhlw.go.jp/topics/bukyoku/iyaku/syoku-anzen/dl/pamph_healthfood_a.pdf

た，健康食品を利用する目的は男女ともに「健康の保持・増進」が最も多い
割合を占めている。食生活に影響を与えている情報源としては，テレビや
新聞の広告，家族や知人等の影響が大きいとされているが，健康食品の成
分や配合はメーカーによって様々であり，その安全性を確認できないもの
もあるため，使用にあたっては留意が必要である。特に疾病を抱える療養
者においては，「食品だから安全」といった誤解により安易に使用している
ケースも多い。健康食品による有害事例として，特に健康食品と医薬品の
相互作用も報告されており，不適切な使用は健康被害のリスクが懸念され
る。健康食品による健康被害の特徴は**表 5-5** のとおりである。

　サプリメントは，医薬品の錠剤やカプセルと形状は類似しているため，
療養者が医薬品と混同する可能性は高い。治療中の療養者がサプリメント
を使用すると，医薬品との相互作用により，医薬品の主作用の減弱により
治療に遅れをきたす場合や，副作用の増強で予想外の悪影響を及ぼす恐れ
もある。医薬品を内服している療養者においては，健康食品やサプリメン
トを使用する前に主治医と相談することが不可欠である。

④健康食品と医薬品の主な違い

　医薬品と健康食品を併用する療養者においては，健康食品と医薬品の違
い（**表 5-6**）を理解してもらえるように療養者に関わる。特にサプリメント
は，本当に療養者にとって必要なものであるかどうかをよく検討し，食事
で補える場合にはサプリメントを使用しないという選択も必要である。加
齢に伴い食事量が減少することの多い高齢者においては，必要に応じて主
治医と情報共有しながら，不足する可能性の高い栄養素を含むサプリメン
トを活用できるように援助する。

表 5-4　保健効果や健康効果を期待させる製品

A. 国が制度を創設して表示を許可しているもの	
特別用途食品 	乳児、妊産婦・授乳婦、病者など、医学・栄養学的な配慮が必要な対象者の発育や健康の保持・回復に適するという「特別の用途の表示が許可された食品」。特別用途食品の表示をするためには、健康増進法（第26条）に基づく消費者庁長官（平成21年8月末日まで厚生労働大臣）の許可が必要。許可基準があるものについてはその適合性を審査し、許可基準がないものについては個別に評価が行われる。特定保健用食品は、その制度が創設された際の分類の関係から特別用途食品の一つでもある。
保健機能食品 特定保健用食品 	食品機能を有する食品の成分全般を広く関与成分の対象として、ある一定の科学的根拠を有することが認められたものについて、消費者庁長官（平成21年8月末日までは厚生労働大臣）の許可を得て特定の保健の用途に適する旨を表示した食品。現行では、特定保健用食品（疾病リスク低減表示・規格基準型を含む）と条件付き特定保健用食品があり、有効性および安全性について、基本的に消費者庁および食品安全委員会の審査を経ることとされている。
保健機能食品 栄養機能食品（マークはない）	身体の健全な成長、発達、健康の維持に必要な栄養成分の補給・補完を目的に利用する製品。12種類のビタミン（A, B1, B2, B6, B12, C, E, D,ナイアシン、パントテン酸, 葉酸, ビオチン）、5種類のミネラル（鉄、カルシウム、マグネシウム、亜鉛、銅）の含有量が国の基準を満たしている製品には、定められた栄養機能表示を付け、国への届け出や審査を受けなくても販売することができる。

B. A以外のもの（いわゆる健康食品と呼ばれているもの）	
機能性食品	食品の三次機能（体調調節作用）に着目し、その機能性を標ぼうした食品全般が該当する。一般に試験管内実験や動物実験から得られた効果から機能性を謳った食品が多く、機能性を発現する量に関する考え方が欠如した製品である。ヒトにおいてその有効性・安全性が製品全体として審査され、国の許可をうけたものだけがAの特定保健用食品となっている。
栄養補助食品	かつて、「健康食品」に係る制度の見直し（平成16年）以前に、よく使用されていた名称。当時（平成12年頃）は、栄養成分を補給し、または特別の保健の用途に資するものとして販売の用に供する食品のうち、錠剤、カプセル等通常の食品の形態でないものと一応、定義されていた。現在、国が制度化、定義しているものではない。
健康補助食品	栄養成分を補給し、または特別の保健の用途に適するもの、その他健康の保持・増進及び健康管理の目的のために摂取される食品として、財団法人日本健康・栄養食品協会が提唱している。
栄養強化食品	平成8年の栄養表示基準創設以前の制度において、健常人向けに「補給できる旨の表示」をすることが許可されていた食品。平成8年以降、栄養表示基準制度の創設により、栄養強化食品は廃止された。
栄養調整食品など	国が制度化しているものではなく、表示の許可、認証、届出といった規制はない。ただし、平成15年に新設された健康増進法の虚偽誇大表示の禁止規定のほか、食品衛生法の表示基準（保健機能食品と紛らわしい名称、栄養成分の機能及び特定の保健の目的が期待できる旨の表示をしてはならない）、薬事法、景品表示法等に違反してはいけない。どのような食品が該当するかは、不明。
サプリメント	いわゆる健康食品のうち、米国のDietary Supplementのように特定成分が濃縮された錠剤やカプセル形態のものが該当すると考えられているが、スナック菓子や飲料までサプリメントとよばれることもある。ビタミンやミネラルが栄養機能食品の規格基準をみたしているものは、栄養機能食品と表示されている。
無承認無許可医薬品：	いわゆる健康食品として流通している製品の中で、違法に医薬品成分を含有していたり、医薬品のような病気の治療・治癒を謳った製品であることが行政のチェックによって判明したもの。

厚生労働省「健康食品による健康被害の未然防止と拡大防止に向けて」[3]
https://www.mhlw.go.jp/topics/bukyoku/iyaku/syoku-anzen/dl/pamph_healthfood_a.pdf

表 5-5　健康食品による健康被害の特徴

特徴	具体例
製品の品質や偽装表示	違法に医薬品成分を添加している，有害物質が混入している　など
不適切な利用方法	医薬品的に利用する，効果を過大評価し有害影響を過小評価して長期間，大量に摂取する　など
利用対象者の体質等	高齢者，幼児，妊産婦，アレルギー体質，療養者が利用する　など
医薬品や他の健康食品との相互作用	医薬品の主作用の減弱や副作用の増強　など

出典）「健康食品による健康被害の未然防止と拡大防止に向けて」[3]に基づき著者が作成
https://www.mhlw.go.jp/topics/bukyoku/iyaku/syoku-anzen/dl/pamph_healthfood_a.pdf

表 5-6　健康食品と医薬品の主な違い

	医　薬　品	健康食品
製品の品質	同じ品質のものが製造・流通するようになっている。	「同じ名称」でも全く品質の異なるものが存在している。
科学的根拠の質と量	病者を対象とした安全性・有効生の試験が実施されている。	試験管内実験や動物実験が主体であり，病者を対象とした試験はほとんど実施されていない。安全性試験があったとしても対象は健常者である。
利用環境	医師・薬剤師により，安全な利用環境が整備されている。	あくまで食品の一つであり，製品の選択・利用は消費者の自由。

出典）厚生労働省「健康食品による健康被害の未然防止と拡大防止に向けて」[3]
https://www.mhlw.go.jp/topics/bukyoku/iyaku/syoku-anzen/dl/pamph_healthfood_a.pdf

看護のポイント
①療養者が塩分やカロリーを制限されている場合は制限食に対する理解や，本人の希望する食事内容とのバランスをとった食事の選択ができるよう支援する。
②機能性食品やサプリメントなどの「健康食品」については，医薬品との相互作用が懸念されるため，療養者の状況に応じ，主治医と相談しながら慎重に利用を検討する。

（2）食事の準備から片付けに関する看護

　食材の調達は，スーパーで食材を購入する場合には，療養者が身支度，スーパーまでの移動，代金の支払い，荷物を持ち帰るという多くの行程を要する活動となる。これらの行程は療養者の負担になる活動である反面，可能な限り自立して実施することができれば，療養者の自信にもつながる。調理は，療養者の食欲が湧く盛り付け，嚥下しやすい食事形態に応じた自然なとろみづけなどの療養者や介護者による調理スキルを把握する。食事場面は毎日繰り返される営みであり，家族固有の文化が反映される。療養者の家族における食事の価値や意味を捉えるため，家族の人間関係や，食事準備能力を把握する。療養者やその家族を一見すると，食事の準備や調理を負担に感じている状況であっても，食事準備が生きがいとなっている場合もある。療養者や家族の負担を減らすために介護保険制度の

サービス利用等の社会資源の導入を一義的に進めるのではなく，療養者やその家族による実施能力を見極め，介護者のニーズに寄り添うことで，看護師の支援が押し付けとならないように留意する。

社会資源は，法律や制度などに基づいて行われる公的なフォーマルサービス（**1**）と，民間事業者や私的な人間関係により行われるインフォーマルサービス（**2**）に分けられる。療養者や介護者の状況により，訪問介護による調理・買物代行等の利用を検討する。また，療養者が独居である場合や，家族が就労等の理由により療養者が日中独居の場合には，通所介護の利用で孤食を防ぎ，療養者が食事を楽しめるような食事方法を検討することが重要である。自治体が実施する配食サービスでは，塩分やカロリーを制限するための食事提供に限らず，独居高齢者等を対象とした安否確認も目的としている。インフォーマルサービスでは，民間事業者による一定の条件を設けた食料品の宅配サービスや，経済的な問題から食事を十分に摂取できない方に対する，食料品の支援を行うフードバンクなどがある。看護師は地域にあるフォーマル・インフォーマルなサービスの双方の社会資源を把握した上で，療養者や家族の能力や経済状況，ニーズに応じて資源を提案することが必要である。

1
フォーマルサービスの具体例
訪問介護（ホームヘルプサービス）：生活援助（調理・買物代行），身体介護（食事介助）
通所介護（デイサービス）：他の利用者との食事（孤食の防止）
自治体が実施する配食サービス：安否確認の目的，制限食

2
インフォーマルサービスの具体例
民間事業者による食料品の宅配サービス：一定金額以上の購入により送料無料で食料品を宅配してくれるサービス
フードバンク（特定非営利活動法人：NPO），セカンドハーベストジャパン等：まだ食べることができるにもかかわらず，様々な理由で処分されてしまう食品を，食べ物に困っている施設や人に届ける活動を行う団体

看護のポイント
①食事は家族固有の文化が反映されることから，療養者の家族における食事の価値や意味，家族関係を理解して関わる。
②療養者や介護者の負担を軽減するために一義的に社会資源の導入を進めることはせず，療養者や介護者の能力やニーズに応じた提案を行う。
③地域に存在するフォーマル・インフォーマルなサービスを把握して，療養者や家族の能力や経済状況，ニーズに応じた提案を行う。

---

(3) 食品の管理に関する援助

療養者は加齢や疾病等を理由として，冷蔵庫内や常温で保存していた食材や料理を腐らせたまま放置している状況がみられることがある。健康な高齢者であっても，貧しい生活を余儀なくされた戦争経験などを背景に，「もったいない」という物に執着する価値観から，物を捨てることへの抵抗感があるといったことがその要因となっている。

腐った食料品を療養者が摂取すると健康状態の悪化につながる可能性が高い。そのため，療養者から同意を得て，冷蔵庫内の食材や，調理済みの作り置きの料理を確認しながら，療養者の自尊心に配慮しながらも腐った食品の廃棄を行う。特に療養者に認知機能低下が見られる場合には，食品管理の困難がより顕著に出現する可能性が高いため，介護者の協力を得て，今後の食品管理の方法を検討する。療養者による食品管理が困難な場合には，生活環境も不衛生であることがある。食事や栄養のみならず，衛生管理ができていない原因に目を向けた関わりを行うことも重要である。

> **看護のポイント**
> ①療養者が食材や料理を腐らせてしまう原因に目を向ける。
> ②療養者の安全のため，同意を得て腐った食品を廃棄するが，療養者
> 　の自尊心には十分に配慮する。
> ③療養者に認知機能の低下がみられる場合には，介護者とも食品管理
> 　の方法を相談する。

2）食事摂取能力低下時の援助

　食事摂取能力が低下する原因には，摂食嚥下機能の低下，ADL の低下，味覚・嗅覚機能の低下，消化機能の低下，薬物の副作用，認知機能の低下，うつ等の精神的問題，生活環境などがあり，単一の原因ではなくそれぞれが複雑に重なって生じていることも考慮する必要がある。食事摂取能力が低下している療養者に対しては，以下の視点でアプローチをする必要がある。

> ①全身状態の改善　②摂食・嚥下機能の改善　③口腔ケアの充実
> ④呼吸機能の改善　⑤姿勢や動作の安定　⑥栄養管理と適切な食事の
> 　提供
> ⑦セルフケアの拡大　⑧高次脳機能障害や認知症へのケアやリハビリ
> 　テーション
> ⑨本人・家族の意思尊重や心理的支援　⑩安全な環境

　食事摂取能力が低下した場合，誤嚥や窒息などのリスクを回避するために，経口摂取を中止し，経管栄養や点滴へ変更を余儀なくされる場合もあるが，適切な対処によって経口摂取が可能となる事例も少なくない。

（1）摂食・嚥下リハビリテーション

　摂食・嚥下機能の維持向上を目的として行われる。障害のレベルによって食物を使わずに嚥下に関わる器管に刺激や運動を加える間接訓練と，実際に食物を使った直接訓練に分類される。

●間接訓練

訓練	目的	方法
嚥下体操	摂食前の準備体操や嚥下に関係する筋肉の拘縮予防や訓練	①口すぼめ深呼吸 ②首の回旋運動 ③肩の上下運動 ④両手を頭上で組んで体幹を左右側屈 ⑤頬を膨らませたり引っ込めたりする ⑥舌を前後に出し入れする ⑦舌で左右の口角にさわる ⑧強く息を吸い込む ⑨パ，タ，カの発音訓練 ⑩口すぼめ深呼吸
頸部可動域訓練	頸部の拘縮予防および改善と頸部周囲筋のリラクゼーション	臥位または座位の体幹が安定した姿勢で行う 自身でできる場合は患者自身で頸部の屈曲伸展（前後屈），回旋，側屈を行う
開口訓練	舌骨上筋の筋力トレーニングにより，舌骨の挙上や食道入口部開大の改善	座位または臥位の体幹が安定した姿勢で行う 最大限に開口を命じて舌骨上筋群が強く収縮していることを意識しながらその状態を10秒間保持し，10秒間休憩する 5回で1セットとして1日2セット行う
アイスマッサージ	冷覚刺激，マッサージ効果により嚥下反射を誘発	綿棒を氷水につけて，軟口蓋や咽頭部を2〜3回刺激してすぐに嚥下させる

●直接訓練

訓練	目的	方法
息こらえ嚥下法	嚥下中の誤嚥を防ぐと同時に，気管に入り込んだ飲食物を喀出する。	飲食物を口に入れたら，鼻から大きく息を吸って，しっかり息をこらえて，鼻から軽く"んんー"と声を出したり，ハミングしたりして，飲食物を強く飲みこみ，口から勢いよく息を吐く。
咳嗽訓練	咽頭貯留物，残留物，喉頭侵入物，誤嚥物を排出させる。	飲食物の嚥下後，できるだけ深く吸気を行わせた後，強い咳をするように指示する。 息を十分吸い込まずに咳をしてしまう場合は再度深く吸気を行わせてから強い咳をさせる。
交互嚥下	異なる性状の食塊を交互に嚥下することで残留物を除去する。	固形物と流動物を交互に嚥下させる。 残留しやすい食品とゼリーやトロミつき水分などとの交互嚥下がよく行われる。
顎引き嚥下	喉頭蓋谷の食物残留や嚥下後の誤嚥を防ぐ。	嚥下時に「お臍を覗き込むようにして下さい」と指示し，頸部を緩やかに前屈させる。
空嚥下	複数回嚥下により咽頭残留を除去し，嚥下後誤嚥を防止する。	一回嚥下した後，咽頭残留感の有無にかかわらず「もう一回唾を飲み込んでください」と空嚥下を指示する。

https://www.jsdr.or.jp/wp-content/uploads/file/doc/18-1-p55-89.pdf
日摂食嚥下リハ会誌　18（1）：55-89，2014　訓練法のまとめを参考に著者作成

（2）口腔ケア

　口腔ケアには，歯ブラシやスポンジブラシなどを用いて，口腔内残渣や細菌を除去し，口腔内の衛生状態を改善させる「器質的口腔ケア」と，口腔機能の維持・向上を目的とした「機能的口腔ケア」がある。口腔ケアは単に

表 5-7　誤嚥性肺炎，窒息の対応

	対応のポイント
誤嚥性肺炎	食事摂取時のむせ・喀痰量の増加，発熱，呼吸音の変化，食事飲水量の低下，意識レベルの低下など，誤嚥性肺炎に関連した症状が出現した際には，早急に訪問看護師または在宅医へ連絡する。
窒息	窒息を発見した場合やチョークサイン（**3**）などの窒息の兆候がみられた場合は，早急に閉鎖物質の除去を試みる。除去が難しい場合には早急に救急車を依頼する。

3
チョークサイン：気道に異物が詰まり窒息した際に無意識に親指と人差し指で自身の喉をつかむ動作。世界共通の窒息サインとされている。

口腔内の健康を保つためのケアではなく，誤嚥性肺炎や気道感染，全身疾患の予防など全身の健康を保つためのケアと言える。

器質的口腔ケアは，①療養者へケアの説明，②対象に合った物品の準備，③体位の調整，④口腔内の観察，⑤ブラッシング・粘膜清掃，⑥含嗽・清拭，⑦保湿を基本とし，療養者の状態に合わせて実施内容を変更する。より専門的なケアが必要な場合に，歯科医師や歯科衛生士による専門的口腔ケアの導入を検討する。

（3）食事環境の整備

適度な温度・湿度，雑音・悪臭がない，清潔感がある，時間に追われていない，疼痛がないなど，食事に集中できストレスが少ない環境を調整することが望ましい。療養者の状況にあわせて，自助具の活用（➡p.111）や調理形態の工夫も必要である。

（4）食事摂取に関連したリスクマネジメント

食事摂取に関連した問題には，誤嚥性肺炎，窒息，誤飲，低栄養，脱水，胃食道逆流，便秘，下痢など急性的な問題から慢性的な問題まで多岐に渡る。安全に食事摂取を継続するためには，食事摂取に関連して起こりやすいトラブルを把握し，リスクの予防・管理が重要である。また，実際にトラブルが発生した際には，家族や介護者でも適切に対応できるように指導する必要がある。食事摂取に関する問題の中でも，致死的で早急な対処が必要な誤嚥性肺炎，窒息の対応のポイントについて**表 5-7** に示す。

（5）意思決定支援や心理的支援

包括的なアセスメントを実施し，食事摂取能力を向上させるための援助を適切に行った場合でも，療養者の状態によっては，経口からの栄養摂取が困難となり，経管栄養や中心静脈栄養へ摂取経路の選択をせざるを得ない場合がある。経管栄養や静脈栄養の導入時には少なからず侵襲を伴い，食事摂取という生活の楽しみの1つを喪失することによる精神的負担は非常に大きい。療養者や家族の意向に寄り添いながら，それぞれの意向に沿った意思決定を支える必要がある。また，本人の嗜好に合わせて味覚や嗅覚だけでも食事を楽しめるように工夫するなどの配慮が必要である。

学習の
まとめ

- 在宅療養者とその介護者に対する食事・栄養のアセスメントでは，療養者の食事摂取能力とともに，介護者の介護力にも着目することが重要である。
- 在宅療養者の食生活では，献立の検討，食材の選択，食材の調達，調理から片付け，食材の管理等の一連の過程を実行する能力が求められる。それぞれの過程における療養者や家族の能力や負担感を見極めて支援する。
- 健康食品と医薬品の違いを理解し，在宅療養者が適切な意思決定ができるように正確な情報提供を行う。
- 在宅療養者が生活する地域にどのようなフォーマル・インフォーマルな社会資源があるのかを把握して，状況に応じた提案を行う。
- 在宅療養者の食生活・食事摂取能力・栄養状態について包括的にアセスメントし，本人の食事に関する希望を考慮し対象に合った支援を行う。

引用・参考文献

1) 最新版　医療従事者のためのサプリメント・機能性食品事典　編集吉川敏一，炭田康史　講談社　2009
2) カラー版　健康食品・サプリメントの事典　鈴木洋　医歯薬出版　2011
3) 「健康食品による健康被害の未然防止と拡大防止に向けて」（平成25年9月改定）https://www.mhlw.go.jp/topics/bukyoku/iyaku/syoku-anzen/dl/pamph_healthfood_a.pdf
4) 厚生労働省　健康・栄養調査結果の概要　https://www.mhlw.go.jp/content/10900000/000687163.pdf
5) 新版ナースのための摂食・嚥下障害ガイドブック　編集　藤島一郎，藤森まり子，北条京子　中央法規　2013
6) 嚥下障害診療ガイドライン2018年版　編集　日本耳鼻咽喉科学会　金原出版　2018

Ⅱ. 排泄

学習の ねらい

● 排泄ケアにおける療養者のセルフケア・個人の尊厳・生活の質とは何かを学ぶ。
● 排泄ケアには ADL の情報のほか，排泄機能・認知・判断力のアセスメントが必要であることを理解する。
● 排泄の障害による日常生活への影響について学ぶ。
● 排泄補助用具の種類とその選択方法を学ぶ。
● 失禁の種類と原因を理解し，それぞれに応じた予防と援助方法を学ぶ。

　排泄とは，疾病や障害の有無にかかわらず，すべての人が 1 日に複数回繰り返す体内の不必要な老廃物を体外に排出する生理的行動である。排泄には，排尿，排便，不感蒸泄，発汗，呼吸，等があるが，ここではその中でも特に援助に配慮と技術を要する「排尿」「排便」について述べる。

1 生活における排泄と援助—排泄の状況と障害—

　排泄は生理現象であり，1 日に何度も繰り返され，それが「当たり前」となっている。1 日あたりの平均排尿回数は約 5〜7 回で尿量は 1,000〜1,500 mL，排便回数は 1 日 1〜2 回程度で量は平均 100〜200 g で重水分が約 2/3，腸内細菌が 1/3 である。排泄行為は下衣・下着を脱ぎ，行う。また，排泄物は臭気があり，ほとんどすべての人々に「汚いもの」「恥ずかしい」と認知されている。排泄機能や排泄動作に必要な身体機能の一部・すべてに障害がある場合，排泄行動や排泄物の排泄から処理までの過程に介助が必要となる。そのため，介助を受ける人にとって羞恥心，また個人の尊厳を傷つける可能性が非常に大きく，介助されることに消極的になる，介助を拒否するなどの言動につながることも予測できる。また，外出先での排泄を避けるために飲食を控え，脱水や便秘など二次的な障害が生じ，外出そのものを止め，近隣の人との接触を避けるなど，日常生活に大きな影響を及ぼすことが予測できる。

　看護者は，療養者ごとの排泄状況やその障害の程度を見極め，療養者の羞恥心に十分配慮し，①可能な限りセルフケアを目指し，②ケアにより個人の尊厳を傷つけず，③ケアにより療養者の生活の質が維持・向上する支援を行う必要がある。

2 在宅における排泄ケアの実際

1 アセスメント

　排泄ケアを提供する際，先述した 3 点（セルフケア・個人の尊厳・生活の

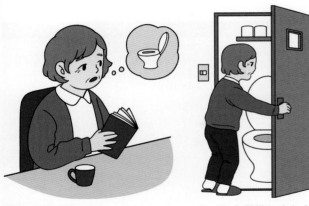

尿意・便意を感じる

トイレを認識し立ち上がり移動する

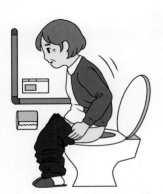

下着を下ろし便器にすわり排尿・排便をする

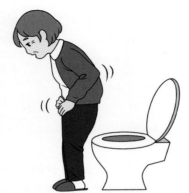

始末をし衣類を着て部屋にもどる

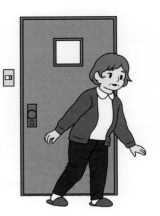

図 5-4　排泄と日常生活行動

質)を基に，療養者が「体内の不要なものを適切に体外に排泄できる」「排泄後気持ち良くなる」ことに着目し，情報収集・アセスメントを行うことが大切である。

1）排泄行動状況とその程度

　排泄は日常生活動作(ADL)の情報だけではアセスメントできない。排泄を考える際に，①尿意・便意を感じる(排泄機能)→②移動前の立ち上がり準備(体位変換，水平移動など)→③立ち上がり→④トイレまで移動→⑤トイレを認識(認知・判断力)→⑥トイレのドアを開け，中に入る→⑦便器を認識する(認知・判断力)→⑧便器の前に立ち排泄の準備をする/下衣・下着を下ろし便座に座る→⑨排泄を行う(排泄機能)→⑩尿意・便意が消失したことを感じる(排泄機能)→⑪汚染部位を拭く/流す→⑫立ち上がる→⑬下衣・下着を元に戻す→⑭手を洗い，拭く→⑮移動→⑯元の場所に戻り座る→⑰姿勢を整える，という行程を辿る(**図 5-4**)。この行程には ADL 以外にも排泄機能，認知・判断力など複数の情報が必要であり，その一つひと

171

表5-8　排泄の障害による日常生活への影響

療養者本人		家族・介護者
身体面 【排尿】 ①失禁・回数増加 ・感染症 ・睡眠障害(中途覚醒・睡眠の質低下) ・皮膚トラブル(かぶれ, 発疹, 掻痒感) ・臭気 ・脱水(自ら水分摂取を制限した場合) ②排尿障害 ・腹部膨満・膨満感(尿閉) ・腹痛　(尿閉) ・残尿・残尿感(尿閉, 膀胱炎) ・尿勢低下 ・感染症 ・排尿時痛(膀胱炎)	【排便】 ①便秘 ・腹痛 ・腹部緊満・膨満 ・食欲不振 ・悪心・嘔吐 ・痔核からの出血 ・便塞栓による便の排出困難 ②下痢 ・腹痛 ・腹部不快感 ・脱水 ・肛門部周辺の皮膚トラブル ・睡眠障害	・介護量増加 ・介護負担 ・睡眠不足, 夜間中途覚醒
精神面 ・羞恥心 ・自尊心の低下 ・無気力(無力感) ・罪悪感, 負い目(主に家族介護者や, 福祉用具設置に対して) ・喪失感 ・嫌悪感/恐怖感(排泄に対する)		・無力感 ・負担感 ・イライラ感 ・療養者が粗相(尿失禁や便失禁など)しないか, 便秘や夜間頻尿などへの不安
社会面 ・活動意欲の低下(外出しなくなる, 閉じこもり) ・活動範囲の縮小 ・社会活動の断念 ・社会的役割から退く		

つに「単独でできる」「単独でできるが介助があればもっとスムーズにできる」「人による介助があればできる」「人とモノの介助があればできる」(以上プラス要因),「できなくなってしまったこと」(マイナス要因)など, 行程一つひとつを具体的に把握するとよい。そして, 排泄の障害による日常生活への影響についてていねいにアセスメントする必要がある(**表5-8**)。

2) 機能的な側面

　排泄の状況のアセスメントには, 排泄機能が正常か, 正常から逸脱しているか, 逸脱している場合はその程度を把握することが大切である。排尿の場合, 膀胱(尿道)の機能は蓄尿機能と, 排出機能があり, その機能障害の有無や程度, 原因とされる疾患や加齢現象, 生活習慣等と関連付けてアセスメントを行う。排便の場合, 消化管機能に影響する疾患の有無や, 排便の要素(便意, 腹圧をかける, 正しい姿勢)が揃っているか, どの要素に不足があるのか, その程度をアセスメントする。

(3) 生活歴, 生活様式

　療養者および家族は長年同じ環境の中で, その家庭の価値観に基づいたルールの基で生活している。洗面所, トイレ室内, 便器周辺等の環境は家庭毎に異なる。療養者自身の排泄の習慣や行動の手順はもちろんのこと, その家庭での生活歴やルールに関する情報を得た上でアセスメントを行う。アセスメントの結果, その家庭の個別性が明確になり, 効果的な支援につながる。療養者に排泄援助が必要となった場合, 療養者のことだけを

考慮し，環境を調整するのではなく，援助を必要としない人（同居の家族等）が使用しているということを念頭に，慎重に段階を追って進める必要がある。

2 排泄補助用具の種類と選択方法

1）排泄補助用具

　排泄補助用具は様々な種類がある。療養者の身体状況や家屋の状況に応じて適切な用具を使用することで療養者の本来持っている能力を最大限発揮でき，自立へとつながる。療養者の尊厳の尊重の側面からも，その人なりの「自立」を目指し，排泄方法や補助用具を選択することが望ましい（図5-5，図5-6，➡p.109，207）。しかし，どの場合でも安易におむつ着用や持続導尿を考えず，まず自然排泄を試みることが重要である。

　一方で，排泄補助用具は排泄に何らかの介助が必要な人が使用するため，他の家族成員の排泄行動の妨げになることも少なくない。看護者や福祉用具専門相談員等，排泄補助器具に関わる職種は，これらのことをふまえ，療養者や家族の状況を見ながら段階的に補助用具を整備（必要に応じて住宅改修）していく必要がある。和式便器を使用している家庭で立ち上がり，座り込みが困難な療養者の場合，和式便器の上に置いて腰掛けができる洋式便器に変換するもの，洋式便座の高さが低い場合便座の上に置き高さを補うもの，自動やスプリングにより，立ち上がり動作を楽にするもの，等様々ある。主な排泄補助用具を図5-5に示す。これら排泄補助器具は介護保険制度や障害者総合支援制度で購入または給付を受けることができる。

2）使用にあたって

　排泄補助用具の種類は様々あるが，どの用具であっても療養者または介護にあたる家族が躊躇なく使用できるまで練習が必要となる。それまで使用したことがないものを排泄動作の工程の中に入れることは容易ではない。また，用具によっては，収納場所が必要なものもある。たとえば差し込み尿器を夜間のみベッドサイドで使用する場合，どこに尿器と尿器入れを配置すると効果的か，等を考慮する必要がある。夜間は尿意で覚醒し，完全に覚醒しないまま尿器を取り，尿器内に排尿し，尿器入れに戻す。その過程で寝衣や寝具を汚染してしまうリスクがある。介護負担（感）の要因のひとつに夜間の排泄介助（尿器，トイレ誘導，歩行介助），寝衣・寝具の交換がある。看護者はできるだけ介護負担を軽減するよう排泄用具の使用方法を具体的に説明し，その中で実際の動作にどのように組み入れるかを療養者および家族と共に確認し，使い慣れるまで練習することが必要である。

3 環境調整

　排泄は排尿，排便ともに多様な動作が組み合わさっている。その動作がスムーズにできるよう，人，モノ，サービスを含めた周囲の環境調整が必

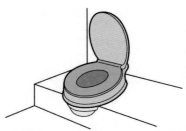

腰掛便座　和式便器の上に置いて腰掛式にする

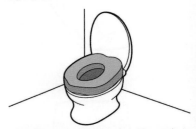

補高便座　洋式便器の上に置いて高さを補う。座面を高くすることで膝にかかる負担を軽減する

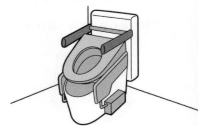

立ち上がり補助　電動またはスプリングで便座からの立ち上がりに補助できる機能をもつ

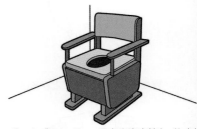

ポータブルトイレ　居室や寝室等トイレ以外で使用する持ち運びできる簡易式便器

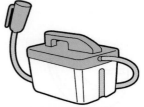

特殊尿器　尿が自動的に吸引されるもの

図 5-5　排泄補助用具

ひとりで外出できる
普通の下着

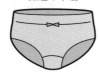

＋
軽失禁パッド

下着式紙パンツ
（補助パッド不要）

介助があれば歩ける・座れる
介護用紙パンツ

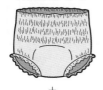

＋
尿とりパッド（紙パンツ専用）

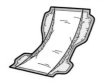

寝たきり・寝ていることが多い
テープ式下着

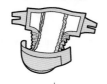

＋
尿とりパッド（テープ式専用）

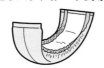

図 5-6　療養者の ADL と下着・補助パッドの組み合わせ

要となる。前項で排泄補助用具の一部について述べたが，補助用具を含めた環境をどのように見て，介入するかを考え，フォーマル・インフォーマル共に療養者および家族に関わることがその療養者の自立につながって行く。

　脳梗塞後遺症で左片麻痺がある療養者の排泄環境の調整について具体的に考えてみよう。

　①いつもいる場所からトイレに向けて立ち上がり，移動するための支えとなるモノ（杖や動かない家具）が健側にあるか，②歩行時には手すりが必要か否か，③往路・復路で手すりの位置は逆になるが，対応できるか，④杖を使用する際には杖を把持する握力はあるか，⑤杖の使い方は適切か，⑥トイレのドアは引き戸か開き戸か，左右どちらに開くのか，⑦ドアノブは健側で対応できる形状か，⑧開き戸は入る時，出る時のドアはどちらの方向に開く（押す，引く）か，⑨トイレ内の照明スイッチの位置と高さ，⑩便器の蓋の有無，⑪下衣の上げ下ろしの際に支えとなるモノ（手すりや壁）の有無と療養者との距離，⑫排泄中の姿勢が安定するモノ（手すりや壁）の有無と療養者との距離，⑬排泄後，トイレットペーパーホルダーの位置（健側・患側），⑭トイレ内に手洗い場所の有無，⑮蛇口は健側で開くか，⑯手拭き時の姿勢を支えるモノの有無と療養者との距離，等，これらを療養者と家族と共にひとつずつ確認し，その状況を療養者と家族にかかわる全職種で共有することが必要である。

４ 失禁の予防と援助

　失禁とは不随意に尿・便が漏れることであり，療養者の意思とは関係なく生じるため，療養者の自尊心は大きく傷つく。また，周囲への気兼ねから活動意欲の低下や外出頻度の低下につながる。看護者は失禁の種類と原因を知りそれぞれに応じた予防と援助を行う必要がある。

1）失禁の種類と原因

　通常，膀胱内圧は，膀胱内尿量が約 400 mL 以上で急激に上がり，尿意を感じる。膀胱内圧上昇の情報が，排尿中枢（脳幹）へと伝達され，骨盤神経が興奮し，膀胱が収縮する。さらに下腹神経の抑制，それにより内尿道括約筋が弛緩し，その情報が大脳皮質に伝達されることで陰部神経の抑制，外尿道括約筋が弛緩し，尿道口より尿が排出される。尿失禁は，このメカニズムのどこかに問題が生じている。尿失禁の種類と原因疾患等について**表 5-9** に示す。

　便失禁においても，切迫性便失禁，漏出性便失禁があり，その原因として内肛門括約筋の機能低下，分娩による肛門損傷，直腸手術，神経系の障害，過敏性腸炎等，がある。

2）失禁への援助

●適切な水分・栄養摂取への働きかけ

　療養者は失禁を恐れ，飲水や食事摂取を控えることがある。また，摂取

表 5-9　尿失禁の種類と特徴

	病態	原因疾患等
腹圧性尿失禁	骨盤底筋群の弛緩や尿道閉鎖機能低下により，咳嗽，くしゃみ，重いものを持つなど腹圧上昇時に尿道が閉鎖されず少量の尿が漏出する。	骨盤底筋群の機能低下 妊娠や分娩，経産婦 肥満 加齢 前立腺手術後　等
切迫性尿失禁	膀胱に尿が貯留した際に排尿を抑制する機構が十分に作用せず，突然強い尿意を感じ耐えきれずに尿が流出する。1回量は少量だが頻尿を伴うことが多い。	過活動膀胱 仙髄より上位の中枢神経障害による神経因性膀胱 細菌性膀胱炎 パーキンソン病 前立腺肥大症　等
溢流性尿失禁（奇異性尿失禁）	慢性的な下部尿路通過障害による残尿量が増大し，これにより膀胱内圧が上昇し尿道閉鎖圧を上回ると少量ずつ尿が漏出する。	仙髄・末梢神経障害による神経因性膀胱 前立腺肥大症 高度の尿道狭窄 低活動膀胱　等
機能性尿失禁	排尿機能は正常だが，認知症や身体運動機能低下により起こる尿失禁。	認知機能低下 歩行障害　等
反射性尿失禁	上位中枢と仙髄の間の連絡不全により尿意がなく，排尿筋の不随意収縮により尿が流出する。	橋〜仙髄より上位の脊髄障害による神経因性膀胱

※　腹圧性尿失禁と切迫性尿失禁は合併することが多く，これを混合性尿失禁と呼び，女性に多くみられる。

量が低下すると活動意欲・活動量の低下にもつながり，逆に尿量低下や便秘を引き起こすなど悪循環となるリスクがある。看護者は失禁への対応と並行し，適切な水分・栄養摂取の必要性を具体的に説明し，家族にも協力を求めながら進めて行く。

●排泄パターンの把握と排泄誘導

療養者の排尿をよく観察するとパターン化していることが多い。看護者が24時間体制で療養者の側にいることはできないため，家族や他職種に1日の排泄時間，大体の量，失禁の有無，量，尿意・便意の有無や切迫感，飲水量・食事摂取量等の記録を数日間実施することへの協力を依頼する。排泄パターンが判明したら，排泄のタイミングの少し前から，声かけや付き添いで排泄誘導を行う。

●骨盤底筋群訓練

腹圧性尿失禁や切迫性尿失禁，便失禁の多くは骨盤底筋群の機能低下により生じるため，看護者が訪問時に療養者と一緒に訓練を行う。家族や関連職種にも情報の提供・共有を行い，無理のない程度から促し，段階的に実施することを依頼する。

●環境のアセスメントと調整

排泄障害に対する環境調整は1度行えば終わりではなく，療養者の排泄状態に応じてアセスメントを繰り返し，必要時は適宜再調整する。

●皮膚トラブル予防・ケア

尿失禁・便失禁がある場合，皮膚トラブルや尿路感染を起こすリスクが高くなる。療養者に掻痒感や排泄時に痛む箇所はないか等を問診する。おむつや尿取りパットと皮膚の接触面の観察を行うとともに，使用している下着類の素材やおむつの形状等適宜助言を行う必要がある。また，床上排

泄をする療養者には1日1回以上の陰部洗浄，トイレ歩行で排泄を行う療養者にはトイレのウォシュレット機能を活用する等助言し，一人でできるようになるまで介助を行う。家族にも同様の助言を行い，必要時には陰部洗浄の方法等を習得できるよう介入する。

●薬剤の検討と調整

頻尿で夜間の中途覚醒回数が多く，負担がある療養者や，夜間の排泄が複数回あるが，睡眠剤が処方されている療養者など，療養者の安全・安楽に影響を及ぼす場合，医師に状況を報告・相談をていねいに行い，薬剤の処方・見直し等を検討・調整を行う。また，家族等が便失禁を止めようと市販の止瀉薬を使用し，逆に便秘となり緩下剤を使用する等，薬剤の乱用につながることもある。医師からの処方薬を使用することにより生じる危険性等を具体的に説明すると同時に療養者，家族の排泄コントロールに対する想いを十分に聴き取り，ケアに活かすことが必要である。

学習のまとめ

● 排泄の障害による日常生活の影響には，療養者本人と家族・介護者への身体面・精神面および社会面への影響がある。

● 失禁への援助には適切な水分・栄養摂取，排泄パターンの把握と排泄誘導，骨盤底筋群訓練などがある。

● 尿失禁には腹圧性尿失禁・切迫性尿失禁・溢流性尿失禁・機能性尿失禁・反射性尿失禁がある。

● 療養者のADLと下着・補助パッドを組み合わせて，排泄の援助を行うことができる。

● 腰掛便座・補高便座・ポータブルトイレなどの排泄補助用具を用いて，排泄の援助を行うことができる。

参考文献

・『慢性便秘症ガイドライン2017』　日本消化器病学会　慢性便秘の診断・治療研究会
・山内豊明監修：訪問看護アセスメント・プロトコル．2011．中央法規出版
・河野あゆみ編：強みと弱みからみた在宅看護過程．2018．医学書院
・正野逸子他編：看護実践のための根拠がわかる在宅看護技術第4版．2021．メヂカルフレンド社

Ⅲ. 清潔

学習の
ねらい

- 最も効果的な清潔保持方法である入浴の意義とリスクを理解する。
- 入浴前・中・後の観察のポイントを理解する。
- 手浴・足浴の実施法を習得する。

1 入浴

- 入浴は最も効果的な清潔保持方法である。
- 入浴の影響として, 湯の温度, 水圧, 浮力などの影響による循環の促進, リラックス効果, 疼痛緩和などが得られる。
- 一方で, 入浴中は心筋梗塞や脳出血による突然死や溺死のリスクを伴う。
- 入浴の意義とリスクを理解し, 安全安楽な入浴を阻害する療養者側の要因と環境要因の観察を行うことは重要で基本的な看護技術である。特に, 高血圧や心不全患者, および高齢者にとって必要性の高い技術である。
- 循環器系への影響を考慮した安全安楽な入浴の実施により, 療養者の身体を清潔にし, リラックス効果や疼痛緩和を図る。
- 入浴が生体におよぼす影響の高い療養者を確定し, 特に浴槽を使う全身浴やシャワー浴中の事故を予防する。

1 脱衣室と浴室の環境

　入浴中の循環動態への影響を小さくするために, 浴室の温度と湯温との温度差を小さくすること, および脱衣室が寒くないことが重要である。なお, 夏季は, 適切な換気により高温になり過ぎないよう注意する。浴室温の循環動態への影響について, 14℃と比べて28℃のほうが皮膚温の低下が小さく, 離浴時の血圧変動が小さいという報告がある。

2 入浴前の観察ポイント

療養者に関する観察

- 入浴に関する医師の許可があること。
- 入浴時間：食事・検査・治療との関係や療養者の希望などを考慮し, 適切な入浴時間が決定されていることの確認(心身ともに安定した状態で入浴するために, 生体への負荷が少なく, ゆとりのある時間帯を選定する)。
- バイタルサイン(体温, 脈拍, 血圧, 呼吸), 顔色・表情・動作(日頃の状況との変化), 体調や気分に関する訴え。
- 排泄をすませたことの確認。
- 必要に応じて水分摂取。

●必要物品の準備状況(石鹸,シャンプー,タオル,バスタオル,着替え,保湿用ローション,飲み物など。忘れ物がなくスムーズに入浴できることで疲労を最小にするため)。

環境に関する観察

●浴室と脱衣室の室温調整:脱衣室の室温は,浴室との温度差がないように 25℃程度に調整する。

●浴室の適度な換気

●浴室の安全の確認:給湯設備の作動,浴槽の深さ・構造,床面の状態,必要に応じて,滑り止めのマット,手すり,踏み台,いすの準備状況,緊急時の対応。

●湯の準備状態:浴槽内の湯温と湯量の調整(湯温は,浴槽の上下を十分に混ぜて均一にしてから測定する。湯温の目安は 40℃である)。

3 入浴中の観察のポイント

療養者に関する観察

●顔色・表情・動作(入浴前の状態との変化),体調に関する訴え。

●必要時バイタルサイン,意識レベル。

●浴槽に入る前のかけ湯(下肢から徐々に湯をかける)。

●手で湯温を確認してから浴槽に入る。

●浴槽内の体位と水位。

●入浴時間:10分以内(5-7分程度)。

環境に関する観察

●湯温,浴室温,脱衣室温,換気の状態

4 入浴後の観察のポイント

療養者に関する観察

●乾いたバスタオルで体表面の水分を手早く完全に拭き取る。

●乾燥防止のためスキンケアを行い保湿に努める。

●衣服の調節(湯冷めしない,適切な保温)。

●バイタルサイン(体温,脈拍,血圧,呼吸),顔色・表情・動作(入浴前の状況との変化),入浴の満足度,疲労度,体調,気分に関する訴え。

●水分摂取

●休息(入浴による疲労回復を図る)

環境に関する観察

●居室温(湯冷めに注意)

●居室環境(入浴は疲労を伴うため休息できる環境の配慮)

2 足浴・手浴

●足浴・手浴は清潔保持方法の1つであり,安全・安楽・簡便に,爽快感を得られる。

●療養者の状態によって全身浴ができない場合,部分的に全身浴に近い効

果を得ることができる。

●手洗いは，感染予防の基本である。また，食事の前後，排泄後など毎日頻回に行う習慣化された行為であるが，介助を要する状況では習慣どおりに継続されにくいものである。

●清潔以外の効果として，手足の温熱・摩擦刺激による循環の促進，リラックス効果，疼痛緩和などが挙げられる。

●手足を清潔にし，手足の皮膚の生理機能を保持する。手浴においては，感染防止の視点から清拭では得られない効果が期待される。

●疼痛緩和，不安の軽減，睡眠導入，筋疲労の回復などのケアの１つとなる。

●手足の皮膚，爪，変形，循環・末梢神経の状態などの観察の機会となる。

●安楽に快適さを得られるため，離床の促進や円滑なコミュニケーションの場として活用できる。

1 足浴の準備

患者の準備
●インフォームド・コンセント：足浴の意思・実施の際の希望を取り入れた足浴計画を立案。療養者の意識・認識レベルを考慮して足浴の目的，時間，場所，方法などを説明し，同意を得る。

●体調を確認し，必要に応じてバイタルサインを測定する。

●排泄について確認し，必要に応じて排泄介助を行う。

必要物品の準備
●ベースン大１（40℃の湯が半分程度入ったもの）

●ピッチャー２（水を入れたもの１個とバケツのお湯汲み用１個）

●バケツ２（50℃位の熱めの湯の入ったもの１個と排水用１個）

●ディスポーザブルガーゼ，ウオッシュクロス

●バスタオル１枚

●防水布１枚

●石鹸

●水温計

●必要時，枕，沐浴剤，保湿剤など

環境整備
●室温を調整し，窓とカーテンを閉める。

●防水布の上にバスタオルを重ねて足元に敷く。

●療養者の寝衣が濡れないように膝まで露出し，他は布団やタオルで覆う。

●膝部を軽く立て，枕を挿入して膝部の安定を確保する。麻痺や下肢の筋力低下により，膝立て保持が困難な場合は特に固定を十分に行う。

2 足浴の実施

湯に浸かる
●湯がこぼれないように，ベースンは膝部の下の枕に押し付けるようにし，また常に介助者の手の一部がベースンに着いた状態にする。

- 療養者の踵をしっかりつかんで，湯温を確認しながら指先からゆっくりと静かに片足を湯に入れる。続いてもう一方の足部を同様に湯に入れる。ただし，ベースンのサイズが小さい場合は，片足ずつ行う。
- 湯温は 40℃ が目安であるが，適温は室温，足部の皮膚温，好みなどにより異なる。療養者にとって最適となるよう本人に確認し，必要に応じて湯温を調整する（水または湯を足す）。
- リラックスできる会話を楽しみながらしばらく足部を湯につけておく。足を洗わない場合には，温熱効果と疲労を考慮して 10 分程度とする。

足部を洗う

- 片手で踵をしっかりと保持し，石鹸を泡立たせたディスポーザブルガーゼまたはウォッシュクロスで汚れや古い角質を除去する。
- 洗う時の力の入れ加減は，本人に確認する。
- 足趾および趾間も十分に洗う。趾間は痛みを感じない程度に開いて洗う。
- 片足ずつ湯から挙げてピッチャーに汲んだ湯をかけ，足元に敷いたバスタオルの上に足をゆっくり置く。湯をかける際，片手で踵部をしっかり保持して石鹸を十分洗い流す。
- ベースンの中の湯量が多くなった場合は，排水用のバケツに湯を捨てる。

足を乾かす

- ベースンをさげて，バスタオルで足を包み込むようにして水分を拭き取る。足趾および趾間を十分に乾燥させる。
- 乾燥後，必要に応じて保湿剤を塗布したり爪切を行う。高齢者などドライスキンの者が多く，足浴後の保湿は重要である。
- 全身状態の観察および療養者の反応から，足浴の評価を行う。

後片付け

- 防水布，バスタオルをはずし，周囲に濡れたり汚染した箇所がないことを確認する。
- 衣服の足元を整える，カーテンを開けるなど，足浴前の環境に戻す。
- 使用物品の後始末をする。特に，ベースンと排水を入れたバケツは流水で十分に洗い，乾燥させる。

3 手浴

- 足浴に準ずるが，以下の点に留意する。
- 感染予防の手洗いに準じ，指間や爪など洗い残しのないようにていねいに洗う。
- 床上座位で行う場合は，オーバーテーブルにベースンを置く。仰臥位の場合は，ベッドサイドにベースンを乗せたワゴン車や台を置き，左右別々に行う。この際，手の位置はベッドの高さよりやや低めとなるよう台の高さを調整する。

学習の
まとめ

- 入浴は療養者のバイタルサインや入浴中の観察とともに，室温・浴室の換気など環境に関する観察が求められる。
- 手浴・足浴は全身浴ができない場合，全身浴に近い効果を上げることができ，循環の促進，リラックス効果，疼痛緩和などをもたらす。

Ⅳ. 呼吸・循環

- 呼吸・循環状態が「いつもの状態」であるか，いつもと異なる場合は，どこがどのように異なるのか，日常生活の「どの動作」に「どのように影響」しているのかをアセスメントできる。
- アセスメントから対象者および家族の看護ニーズをとらえ，対象者および家族の暮らし方や，希望に応じたケアを提供することができる。

　日常生活とは，その人によって内容は多少異なるが，概ね毎日，朝起床し，顔を洗う，歯を磨く，食事を摂る，整容・更衣後，通勤・通学し，授業や仕事をする。学業も仕事もしていない人は，自宅等の場所で過ごす。そして，昼食を摂り，帰宅，夕食を摂り，入浴，くつろぎ，就寝する。このように，日々生きるために繰り返されている一連の行為や行動のことである。そして呼吸と循環は，その人の健康レベルや意思，置かれている環境に関係なく，人が日常生活を送る上で24時間365日必要不可欠なものである。この必要不可欠な呼吸と循環の不調は，人に「死」を連想させる恐怖を招く。在宅看護の場において対象者の生活を支え，護ることが看護職の役割のひとつであり，言い換えれば，対象者の生活を成り立たせている「生命」を護ることだとも言える。

　看護職が常駐しない在宅では，療養者および家族の主観的情報と看護師の観察による客観的情報により，呼吸・循環状態が「いつもの状態」であるか，いつもと異なる場合は，どこがどのように異なるのか，日常生活の「どの動作」に「どのように影響」しているのかをアセスメントし，対象者および家族の看護ニーズをとらえ，対象者および家族の暮らし方や，希望に応じたケアを提供（介入）することが在宅療養生活の継続のために重要となる。

1 呼吸・循環状態に影響を及ぼす疾患・状態

　呼吸・循環状態に影響を及ぼす主な疾患には，慢性閉塞性呼吸器疾患（COPD），気管支喘息，肺炎，間質性肺疾患，気管支拡張症，肺高血圧症，気胸，胸水，悪性腫瘍，うっ血性心不全，不整脈などがある。これらの疾患は状態悪化で急激な呼吸困難・循環不全を起こす可能性があるため，十分な状態（徴候）の観察が必要である。また，療養者の自覚症状は様々な表現で表されるため，療養者の訴えを良く聴き，アセスメントする必要がある。疾患に対する治療として薬物療法を行っている人，医療機器を装着して管理しながら生活している人，疾患以外に加齢に伴う呼吸・循環機能の低下で自覚症状なく生活している人などその状況は様々である。これらを含んで，生活活動・社会活動をアセスメントする。

2 アセスメント

1 対象者のアセスメント

1）その人にとっての「平常」と「逸脱」

　先述したように呼吸症状や循環症状がある対象者は，その症状を主観的な情報として「息苦しい」「息がうまく吸えない（吐けない）感じがする」「息が切れる（あがる）」など多様な表現で訴える。看護者は療養者に 24 時間 365 日体制ではなく「点（週 1 回，月 1 回など）」で継続的に接することが在宅の特徴である。そのため，その対象者の「いつもの状態」を知ったうえでその「いつもの状態」からどの程度「逸脱」しているのかをアセスメントする必要がある。また，対象者や家族から「いつもと違う」との訴えや，「いつもと違う」状態を観察した場合には，「いつから」なのか，「何が原因」なのか，「継続しているか否か」，「経過観察でよい」のか「何らかの対処」が必要か，またその対処の緊急性の有無など，観察をふまえて判断・対応する必要がある。特に呼吸・循環に関することは，対象者にとって心身両面に渡り負担や苦痛を生じる可能性があり，迅速さが求められる。

　療養者から訴えがない場合においても，安静にしているにもかかわらず肩で呼吸をしている，呼吸音が荒いなどの客観的情報から，症状の現れ方，随伴症状等，対象者の状況を的確にとらえ，それぞれ疾患や症状の特徴をふまえながら呼吸・循環障害の程度や，症状の要因を段階的にアセスメントすることが重要である。

2）フィジカルアセスメント

　フィジカルアセスメントは，基本的に問診，視診，触診，打診，聴診の手順で行う。しかし，呼吸・循環の症状が予測される療養者には，打診や触診による胸痛，呼吸困難を避けるために，問診→視診→聴診→打診→触診の順で行うなど対象者の状況に応じて適宜変更する。

　正常・逸脱の種類や程度を見極めるために，正しい部位で確実に情報を得る必要があり，基礎知識が重要となる。フィジカルアセスメントの視点と得られる情報について**表 5-10** にまとめた。

3）日常生活状況・日常生活動作のアセスメント

　対象者の身体的なアセスメントと合わせて呼吸・循環状態に関係する日常生活状況および日常生活動作（ADL＋IADL）のアセスメントを行う。

　食事や入浴，排泄，それらに伴う移動の際に，呼吸・循環に影響が生じていないか，生じている場合は，何の動作でどの程度の影響があるのか，動作ごとに具体的にアセスメントする必要がある。普段何気なく行っている日常生活動作で呼吸・循環に負荷となっている可能性がある動作（**表 5-11**）の有無や程度やヒュージョーンズ（Fletcher-Hugh-Jones）分類（**表 5-12**），MRC 息切れスケール（**表 5-13**），NYHA（New York Heart Association functional classification）分類（**p.357**）などを用いて行う。

表 5-10　フィジカルアセスメントの視点と得られる情報

	呼吸器症状	循環器症状
問診	既往歴，症状の有無と程度，症状発生のきっかけと経過，症状の持続・断続の有無と程度 【症状】 ・咳嗽 ・喀痰 ・呼吸困難感（労作時，安静時） ・倦怠感 ・胸痛 ・発熱 ・浮腫 ・意識レベル ・不安，恐怖　など	
視診	・呼吸数，リズム，深さ ・チアノーゼ：口唇，爪甲色 ・胸郭の形状，胸郭運動の左右差 ・努力呼吸：呼吸補助筋（斜角筋，胸鎖乳突筋，僧帽筋） ・ばち指	・意識レベル：JCS（Japan Coma Scale）または GCS 　　　　　　　（Glasgow Coma Scale） ・ショック：顔面蒼白，冷汗，頻脈，動脈触知減弱・不 　　　　　　能，虚脱など ・チアノーゼ：口唇，爪甲色 ・頸静脈怒張 ・浮腫：全身，顔面，眼瞼，下肢 ・呼吸状態：肩呼吸，起座呼吸，労作時息切れ，頻呼吸， 　　　　　　など
聴診	呼吸音，副雑音 呼吸音聴取部位・順序（番号順） 副雑音	心音，心雑音 ①心尖部（僧帽弁）　　　　　④第2肋間胸骨左縁（肺動脈弁） ②第4肋間胸骨左縁（僧帽弁）　⑤第3肋間胸骨左縁（エルブ点） ③第2肋間胸骨右縁（大動脈弁）　⑥第4肋間胸骨右縁（三尖弁） 心音の聴取部位
打診	・肺野は清音，胃部は鼓音，肝臓や心臓は濁音が生じる。 　※　肺野で濁音が生じる→肺炎，無気肺，肺水腫が疑 　　　　　　　　　　　　　　われる。 　　　鼓音が生じる→気胸が疑われる。	

表 5-10　フィジカルアセスメントの視点と得られる情報（つづき）

触診	・口腔内・頸部：腫脹，疼痛，変形の有無 ・胸郭：腫脹，変形，皮下気腫（握雪感）の有無，動きの左右差の有無 ・全身の皮膚：湿潤の有無	・脈拍：初回測定の場合は，左右の橈骨動脈を同時に触知し，左右差の有無を確認 ・心尖拍動：手掌を胸骨正中部位に当て，指の先端で心尖拍動を触知 　※　心尖部：左胸部第 5 肋間と，鎖骨中線の垂線の交点 ・腹部大動脈（上腹部から中腹部の正中線上付近） ・両下肢動脈：左右差の有無
測定	バイタルサイン ・呼吸数，呼吸の深さ（換気量），リズム，呼吸音 ・酸素飽和度（SPO$_2$） ・血圧：呼吸苦の場合は上昇傾向 ・脈拍・脈圧：頻脈傾向	バイタルサイン ・脈拍：速度とリズム 　頻脈→低酸素，低心拍出量，頻脈性心房細動，上室性頻拍など 　徐脈→高カリウム血症，ジギタリス中毒，徐脈性心房細動，房室ブロック，洞不全症候群など 　不整脈→心不全，心室性期外収縮など

表 5-11　呼吸・循環に負荷を与えやすい動作

動作（例）	ポイント
【呼吸を止める動作】 例：洗顔，洗髪時のすすぎ，排便，会話，など ・呼吸を止める動作→呼吸リズムが乱れる→酸素をうまく取り込めない→心臓への負担が増加	・洗顔剤をティッシュなどで拭き取ってからすすぐ ・洗髪時，顔に温水が直接かからないような工夫（シャンプーハット使用など） ・排便時は息を止めず，口すぼめ呼吸でゆっくり吐きながら徐々に腹圧をかける ・硬便にならないよう調節（水分補給，緩下剤の使用など）
【反復運動】 例：歯磨き，洗髪，洗身，掃除機をかける，風呂掃除，など ・動作が速くなりやすい→継続して力を入れる動作→酸素消費量増加→呼吸リズムが乱れる→酸素消費量増加→心臓への負荷増加	・洗髪，洗身は，浴室内の鏡を見ながら行う（動作が速くなる様子が客観的にわかり，加減できる） ・掃除機をかける場所，時間を分割し，休憩を挟む ・電動歯ブラシを使用する
【上肢挙上動作】 例：上衣，かぶりの衣服の着脱，洗濯物を干す，高い場所の物を取る，など ・上肢の挙上→胸部（呼吸筋・横隔膜）の可動域が制限→酸素をうまく取り込めない→心臓への負担増加	・衣服の着脱は，いすに座って行う ・衣服の工夫（前開きタイプの選択など） ・着脱動作の工夫（かぶりタイプは腕から着脱など）
【腹部圧迫動作】 例：下衣・靴下・靴の着脱，物を拾う，など ・前傾姿勢，腹部圧迫姿勢→横隔膜の動きが制限される→呼吸リズムが乱れる→酸素をうまく取り込めない→心臓への負担が増加	・いすなどに使用するものを置くなど高低差が着かない工夫をする ・下衣着脱は，座ったままでできるところまで行い，息を吐きながら立ち上がり残りの動作を行う ・マジックハンドなどを使用して物を拾うなど工夫する

　また，薬物療法を行っている対象者には，服薬状況（飲み忘れはないか，用法，用量，時間帯は医師の指示どおりか，他科の薬剤と重複しているものはないか，など）や，食事状況（摂取量・内容・回数など），睡眠状況（睡眠時間，中途覚醒の有無，熟眠感など），医療機器使用の有無と管理状況（在宅酸素療法：酸素濃縮器，携帯用酸素ボンベ，ペースメーカーなど）などを観察・把握し，現状維持できていること，改善が望ましいこと，現状維持や改善を妨げている要因（喫煙習慣，間食など）を整理して，対象者と家族が主体的に取り組むためにはどうすればよいかを考えながらアセスメントを行う。

表 5-12　ヒュージョーンズ(Fletcher-Hugh-Jones)分類

Ⅰ	同年齢の健康者と同様の労作ができ，歩行，階段昇降も健康者なみにできる
Ⅱ	同年齢の健康者と同様に歩行できるが，坂道，階段などは健康者なみにはできない
Ⅲ	平地でも健康者なみに歩行できないが，自分のペースなら1マイル(1.6 km)以上歩ける
Ⅳ	休み休みでなければ50 m 歩けない
Ⅴ	会話，着替えにも息切れがする。息切れのため外出できない

表 5-13　MRC 息切れスケール(modified British Medical Research Council)

Grade 0	息切れを感じない
Grade 1	強い労作で息切れを感じる
Grade 2	平地を急ぎ足，または緩やかな坂を上るとき息切れを感じる
Grade 3	平地で同年齢の人より歩くのが遅い，または自分のペースで歩いても息継ぎのため休む
Grade 4	約100ヤード(91.4 m)歩行した後，息継ぎのため休む。または数分間歩行した後息継ぎのため休む
Grade 5	息切れが強く外出できない，または更衣でも息切れする

2 環境のアセスメント

1）自宅・居室の環境

　対象者の居室や自宅内の環境が，呼吸・循環症状にどのように影響しているかをアセスメントする。

　居室から玄関，トイレ，浴室，リビングなど日常生活活動作の中で行き来する場所の段差の有無や程度，障害物の有無，寝具(布団かベッド)，ベッドの場合は高さ，トイレや浴室のドアの種類(開き戸，引き戸)，階段の有無などの視点も重要となるが，特に呼吸器症状がある対象者の場合，感染予防やアレルギー対策の視点も不可欠であり，ハウスダスト，ペットの有無や清潔状況(ノミ・ダニ)，換気設備の状況等の情報も入手し，アセスメントする必要がある。アセスメントを行い，介入が必要となっても，あくまでも対象者・家族の意向や価値観の尊重が大前提となるため，信頼関係を構築しながらタイミングをはかった上で段階的に介入することが大切である。

2）自宅周辺の環境

　対象者の自宅周辺の環境にも注目し，アセスメントの必要がある。屋外で活動する際に呼吸・循環に影響し得る情報(坂道の有無や勾配の程度，近隣の交通量：排気ガス，PM2.5，スモッグなど，道路状態：舗装の有無，状況)を入手し，対象者の地域・社会活動の程度や範囲と関連付けてアセスメントする必要がある。

3 介護者・介護力のアセスメント

1）介護者の介護力

　対象者の環境には人的な環境も含まれる。特に介護が必要な対象者にとって介護を担う人の有無や介護力が日常生活に大きく影響する。看護者

は介入する前にこれらの情報を入手し，大まかなアセスメントを行っておく。呼吸・循環に影響する日常生活動作の介護は，介護者も身体的に負担がかかることが多い。在宅療養生活が無理なく継続できるよう，主介護者の有無，主介護者が介護にあたる時間帯，介護内容，交代する人員の有無などをアセスメントし，人的環境の不足や補強が必要な時間帯，介護内容について，サービス導入するなどの対策を講じる必要がある。

　また，呼吸・循環に影響を及ぼす疾患を持つ対象者の介護者に対しては，在宅酸素療法など医療機器を安全に正しく使用・管理できているかをアセスメントするために，医療機器の管理方法についてどのように説明を受けているか，説明どおりに管理を行っているか，使用上の疑問点や不安に思っていることはないか，などの情報から介護者の理解力，認識，協力できる体制にあるかをアセスメントする必要がある。

2）社会資源

　対象者の生活ニーズも多様化，複雑化しているため，定型的な援助では対応できない場合は，行政，社会福祉協議会，民生児童委員などのフォーマルサービスと，NPO，地域住民，ボランティアなどのインフォーマルサービスの連携・協働が必要となる。看護者は対象者のニーズに応じた社会資源を考え，資源同士をつなぐ役割を認識し，対応することが求められる。

3 ケア―セルフマネジメント―

　セルフマネジメントとは，「対象者が自分の健康・病気に関することをよく知って，学び，医療者や家族と相談しながら，自分で決めて，実行し，その責任を取っていくこと」である。対象者は日常生活の中に療養を織り込みながら，生活を構築していく。その際に，自身の「いつもの状態」の自覚，また，客観的に確認することが必要となる。訪問看護をはじめとする医療・介護サービスは，ある曜日のある時間に援助・サービスを提供するという，「点」で関わっている。対象者がこの「点」と「点」の間の時間をセルフマネジメントできるように，「いつもの状態」，「いつもの状態とどのように違う」ことを知るための援助が必要となる。

1 呼吸に関するセルフモニタリング

　慢性閉塞性呼吸器疾患（COPD），喘息などで呼吸苦症状がある対象者は，毎日，パルスオキシメーターで酸素飽和度を測定，ピークフローメーターでピークフローを測定し喘息にかかわる気道の状態を把握するなど自身の呼吸状態を把握することが大切である。加えて，測定値や毎日の呼吸状態を，日誌に記録することで呼吸状態の変化がわかるため，正しく記載されているかの確認や毎日同じ時間帯に測定すること，労作時の息切れがある場合は，出現のタイミングや持続時間を具体的に記載することで呼吸状態の経過が客観的に観察できるという意義を説明する。また，呼吸困難感緩

和のために口すぼめ呼吸の説明や練習など，対象者が自身で行えるよう介入する。

2 循環に関するセルフモニタリング

起床時の血圧測定，脈拍測定でその日の体調が客観的にわかり，その日の活動量や範囲の目安にすることを説明する。正確な値を得られるように測定方法を説明，一緒に実施するなどのはたらきかけを行う。また，屋内外や居室間の寒暖差は心臓に大きな影響を及ぼすことを説明し，寒暖差が小さくなる方法を共に考えて実施する。血圧や脈拍測定値は，その対象の「いつもの値」を対象者自身にも把握してもらい，「いつもより逸脱している値」の際にどのような症状が出ているか，毎日日誌等に記載できるよう介入する。

学習の
まとめ

- フィジカルアセスメントには問診・視診・打診・触診とともに，呼吸音・副雑音，心音・心雑音の聴診がある。
- アセスメントには対象者のアセスメントのほかに，介護者・介護力のアセスメント，環境のアセスメントがある。
- 起床時の血圧測定，脈拍測定，パルスオキシメーターでの酸素飽和度の測定などセルフモニタリングを日常生活に織り込み生活を構築していく。

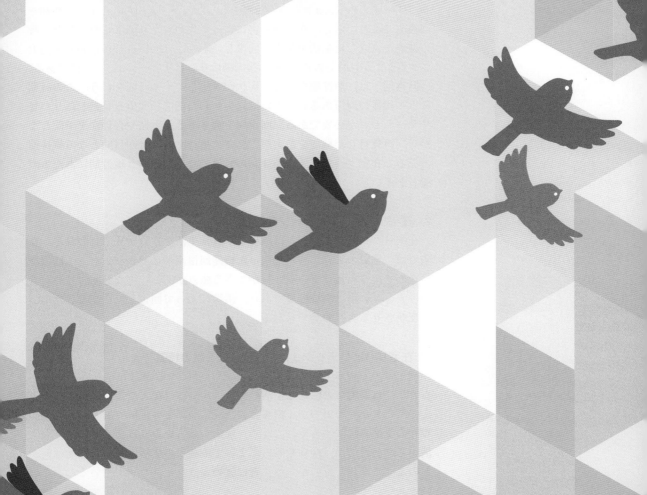

第6章

在宅療養者の病期に
対応する看護

Ⅰ. 回復期(リハビリテーション期)

- 在宅リハビリテーションの特徴を理解する。
- 在宅リハビリテーションを考えるために必要なアセスメントの視点を理解する。
- 療養者の心身の状態に合わせてリハビリテーションを提供することを理解する。
- 療養者の身体機能に合わせた居住環境の調整を理解する。
- 在宅リハビリテーションに必要な多職種連携を理解する。
- 在宅リハビリテーションにおいて看護職が果たす役割を理解する。

1 在宅リハビリテーションの概要

1) 在宅リハビリテーションの目的

　リハビリテーション(rehabilitation)は,「re(再び)」「habilis(適した)」「ation(すること)」の複合語であり,権利,名誉,尊厳の回復の意味を持つ。つまり,リハビリテーションとは,障害をもった人が,人間らしく生きる権利を回復することである。疾病や障害によって失われたり低下したりした心身の機能と自立した生活を最大限回復し,維持し,QOL(quality of life)を向上させることが目的であり,機能回復訓練はリハビリテーションの手段である。

　回復期とは,急性期を経て,症状が安定してくる時期をいう。この時期には,機能の回復あるいは永続的に失われた機能の代償を目指したリハビリテーションが必要である。回復期を過ぎると,再発や合併症を予防しながら,再獲得した機能を最大限に発揮,維持することが目的となる維持期となる。在宅リハビリテーションの対象者は,回復期と維持期にあたる療養者が多い。

2) 在宅リハビリテーションの特徴

　在宅リハビリテーションは療養者が日常生活を営む居宅で行われる。在宅では,施設のように器具を使った機能回復訓練はできないが,生活環境に合わせたリハビリテーションができる強みがある。すなわち,リハビリテーションの場は訓練の場であり,訓練によって回復した機能を日常生活に反映させる実践の場でもある。

3) 在宅リハビリテーションの対象者と看護の特徴

　病院リハビリテーションでは退院が目標になるが,在宅リハビリテーションでは居宅での快適な生活の維持,向上が目標となる。その目標を考える際に欠かせないのが,療養者の生活についての理解である。療養者の現在の生活を理解するだけでなく,疾病や障害を負う以前にどのような生活をしていたのか,疾病や障害によって療養者の生活および自立度は何がどのように変化したのか,療養者はどのような生活を望んでいるのかを理

表 6-1　在宅療養者へのリハビリテーションの保険制度とサービス

保険制度	サービス等
医療保険	訪問看護，訪問リハビリテーション，外来リハビリテーション
介護保険	訪問看護，訪問リハビリテーション，通所リハビリテーション（デイケア），通所介護（デイサービス）

解することが必要である。その上で，療養者と共にリハビリテーションの目標を設定する。疾病や障害の程度によっては，それ以前と全く同じ方法で生活をすることが難しい場合がある。そのような場合は，できないことにばかり着目するのではなく，残存機能や残存能力を活かし，潜在的な能力を引き出す。つまり，療養者の強みに着目し，活かし，伸ばすという視点が必要である。居宅の環境や介護力をアセスメントした上で，何を使い，どのようにすれば療養者がより自立度の高い生活ができ，目標に近づけるのか，訪問看護師は想像力を働かせて工夫を行うことが重要である。

　また，回復期，維持期のリハビリテーションでは，大きな改善が見られないことも多い。高齢者の場合，疾病等による機能障害に加えて加齢による機能低下も起こる。そのような場合は，現在の自立度を維持することを目標とするが，療養者のリハビリテーションへの意欲低下を招きやすくなる。療養者が意欲を保ち，リハビリテーションを継続できるための関わりが訪問看護師には求められる。

　在宅リハビリテーションにおいて，訪問看護師は療養者と療養者の家族，医師，ケアマネジャーはもちろんのこと，訪問を行う理学療法士，作業療法士，言語聴覚士（以下，理学療法士等），訪問介護員（ホームヘルパー），療養者が通う通所施設の看護師，理学療法士等をはじめとした医療・福祉職，福祉用具の貸与・販売を行う業者，住宅改修を施行する業者等と，情報共有や役割分担などの連携を行う必要がある。

4）在宅療養者に対するリハビリテーションの提供体制

　療養者がリハビリテーションを受ける場は，居宅，通所施設，病院等であり，医療保険を利用したサービスと介護保険を利用したサービスがある（**表 6-1**）。介護保険において療養者の居宅に訪問してリハビリテーションを提供するのは，訪問看護，訪問リハビリテーションの2つのサービスである。対象となるのは，要支援1・2または要介護1〜5の人で，医師が居宅でのリハビリテーションの必要性を認めた人である。訪問看護では，看護師の他，訪問看護ステーションに所属する理学療法士，作業療法士，言語療法士が訪問看護として療養者宅を訪問し，リハビリテーションを提供する（**1**）。訪問リハビリテーションとは，通院が困難な療養者に対して，病院，診療所，介護老人保健施設または介護医療院の理学療法士等が療養者宅を訪問し，リハビリテーションを提供する制度である。訪問看護の場合は主治医の訪問看護指示書，訪問リハビリテーションの場合には，理学療法士等が所属する機関の医師からの診療情報提供書（訪問リハビリテーション指示書）が必要である。リハビリテーションは，それぞれ訪問看護計

1 訪問看護ステーションにおける理学療法士，作業療法士，言語聴覚士による訪問看護は，その訪問が看護業務の一環としてのリハビリテーションを中心としたものである場合に，保健師，看護師，准看護師の代わりに訪問させるものであるという位置づけとされている。

2 別添の記載内容は，日常生活
自立度，認知症高齢者の生活自立
度，理学療法士等が行った訪問看
護，家族への指導，リスク管理等
の内容，活動(ADL)，参加の評価
である。

画書，リハビリテーション実施計画書に基づき提供される。理学療法士等
が訪問看護を行った場合は，訪問看護報告書に別添として理学療法士，作
業療法士，または言語聴覚士による訪問看護の詳細の記録を添える(**2**)。

5）在宅リハビリテーションにおける看護師の役割

　リハビリテーションは，理学療法士等だけが提供するものではない。看
護師は医師，理学療法士等と連携し，機能回復訓練を実施することができ
る。介護保険では，療養者の心身の状態等を評価する観点から，訪問看護
が理学療法士等によるリハビリテーションを中心としたものであっても，
初回の訪問は理学療法士等の所属する訪問看護ステーションの看護職が行
うことが原則とされている。また，少なくとも3か月に1回程度は訪問看
護ステーションの看護職が訪問し，利用者の状態の適切な評価を行うもの
とするとされている。このように，訪問看護師には，リハビリテーション
を受ける療養者の健康状態を判断する役割が求められている。さらに，療
養者の健康状態だけでなく，生活状況，介護する家族の状況を包括的にア
セスメントし，療養者が持つ力を最大限に発揮できるよう，心身の健康管
理や療養生活の継続を支援することが必要である。病状から合併症の発症
や生活状況の悪化を予測して，リハビリテーションのニーズをアセスメン
トすることも重要な役割である。理学療法士等は，主に，身体・精神機能，
日常生活動作および居住環境・福祉用具の環境面をアセスメントし，機能
回復訓練を行い，環境調整を行う役割を担っている。訪問看護師と理学療
法士等の役割は重なる部分もあるが，それぞれの専門的な視点と強みを生
かして連携し，療養者にとってよりよいケアを提供することが大切である。

2 在宅リハビリテーションにおけるアセスメント

1）身体機能のアセスメント

（1）全身状態のアセスメント

　療養者の疾病，病状，症状，予後予測を把握した上で，バイタルサイン
ズの測定や視診，触診，打診，聴診等の技術を用い，全身状態をアセスメ
ントする。特に，呼吸，循環，栄養状態は機能回復訓練の活動耐性に影響
するため，適切なアセスメントが必要である。

（2）機能別アセスメント

　上記のアセスメントに加え，神経系，運動系(徒手筋力テスト(manual
muscle testing：MMT)，関節可動域など)，反射など，療養者の機能障害
を把握するために必要なフィジカルアセスメントを行う。この部分につい
ては，理学療法士等がアセスメントを行うことが多いので，その場合は情
報を共有する。

2）生活機能のアセスメント

　生活機能の理解に活用できるモデルとして，国際生活機能分類(Interna-
tional Classification of Functioning, Disability and Health；ICF)(**図 6-1**)があ

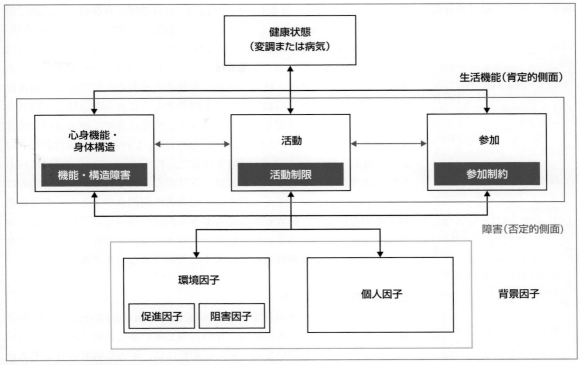

心身機能・身体構造　**心身機能**：身体系の生理的機能（心理的機能含む）

身体構造：器官・肢体とその構成部分などの，身体の解剖学的部分

機能障害（構造障害含む）：著しい変異や喪失などといった心身機能または身体構造上の問題

アセスメントの視点

身体機能：フィジカルアセスメント，機能別アセスメント，認知機能，巧緻動作，歩行・姿勢，麻痺，筋力，コミュニケーション，嚥下機能，造血機能，内分泌代謝機能，肝腎膵の機能，免疫機能，呼吸機能，心機能

精神機能：知能，認知症，うつ

活動と参加　**活動**：課題や行為の個人による遂行

活動制限：個人が活動を行う時に生じる難しさ

アセスメントの視点

ADL または IADL の自立度，教育活動，健康維持活動，対人活動，課題遂行

参加：生活・人生場面への関わり

参加制約：個人が何らかの生活・人生場面に関わるときに経験する難しさ

アセスメントの視点

個人の生活への参加；ADL の障害とその原因の知覚，安全・効果的に ADL を拡大する必要性の認識，知識の有無，実施の意思，実施できないことを他者に依頼することが可能か

社会への参加；家族関係，学校・職場の人間との関係，家庭・職場・学校・地域などへの参加状況，役割変更の必要性，趣味，レクリエーション・宗教活動などへの参加状況，変更の必要性

背景因子　**環境因子**：人々が生活し，人生を送っている物的な環境や社会環境，人々の社会的な態度による環境を構成する因子，この因子は個人の外部にあり，その人の社会の一員としての実行状況，課題や行為の遂行能力，心身機能・構造に対して肯定的な影響または否定的な影響を及ぼしうる

アセスメントの視点

個人：家庭環境，職場・学校環境

サービス；利用しているサービス，利用可能なサービス

制度：障害者や福祉に関する法律・政策

個人因子：個人の人生や生活の特別な背景であり，健康状態や健康状況以外のその人の特徴からなる

アセスメントの視点

年齢，性別，職業，生育歴，これまでの生活経験，教育歴，性格傾向，体力，生活習慣，健康観，死生観，生活信条，信仰，ストレスへの対処方法，疾病や障害による自己のボディイメージ，治療やリハビリテーションの受け入れ

図 6-1　ICF モデル

厚生労働省．「国際生活機能分類―国際障害分類改訂版―」（日本語版）の厚生労働省ホームページ掲載 https://www.mhlw.go.jp/houdou/2002/08/h0805-1.html，をもとに作成

表6-2 障害高齢者の日常生活自立度

生活自立
ランク J
何らかの障害等を有するが，日常生活はほぼ自立しており独力で外出する
1. 交通機関等を利用して外出する
2. 隣近所へなら外出する
準寝たきり
ランク A
屋内での生活は概ね自立しているが，介助なしには外出しない
1. 介助により外出し，日中はほとんどベッドから離れて生活する
2. 外出の頻度が少なく，日中も寝たり起きたりの生活をしている
寝たきり
ランク B
屋内での生活は何らかの介助を要し，日中もベッド上での生活が主体であるが，座位を保つ
1. 車いすに移乗し，食事，排泄はベッドから離れて行う
2. 介助により車いすに移乗する
ランク C
1日中ベッド上で過ごし，排泄，食事，着替において介助を要する
1. 自力で寝返りをうつ
2. 自力では寝返りもうてない

※判定に当たっては，補装具や自助具等の器具を使用した状態であっても差し支えない。
厚生労働省. 障害高齢者の日常生活自立度（寝たきり度）. https://www.mhlw.go.jp/file/06-Seisakujouhou-12300000-Roukenkyoku/0000077382.pdf

げられる。ICFでは，対象者の生活機能を「心身機能・身体構造」「活動」「参加」の3つの要素からとらえる。生活機能に影響する要因として「健康状態」と，背景要因である「環境因子」「個人因子」があり，これらの要素と要因はすべて影響し合っている。ICFでは，心身の状態だけから障害をとらえるのではなく，心身機能・構造，活動，参加それぞれの否定的側面を機能障害（構造障害を含む），活動制限，参加制約とし，これらを包括して障害としている。モデルを活用してアセスメントをすることで，療養者の全体像を理解する。活動は，「できる活動（能力）」と「している活動（実行状況）」の2つの面から捉え，「できる活動」を日常生活の中で「している活動」に向上できるように支援を行う。ICFはコード分類と評価を行うが，大切なのはモデルに示されている考え方である。療養者の問題点やできない部分に着目するのではなく，障害があってもできる部分や持っている潜在的な力を見出すことが重要である。ICFはリハビリテーション分野で活用されており，在宅における多職種連携では欠くことができないモデルである。

3) ADLのアセスメント

在宅における療養者の日常生活動作（activities of daily living；ADL）を評価し，多職種と共有する際には，評価指標を用いると便利である。在宅リハビリテーションにおいて用いられる指標には，障害高齢者の日常生活自立度（**表6-2**），バーセルインデックス（barthel index；BI）（**表6-3**），FIM（functional independence measure）などがある。

障害高齢者の日常生活自立度は，簡便に療養者の生活自立度を判定できる客観的指標であり，介護保険の要介護認定において用いられている。BIは10項目の評価表であり，100点満点で評価され，得点が高い人ほど自立度が高いことを表す。FIMは，基本的日常生活動作13項目，コミュニケーション2項目，社会的認知3項目の18項目を，介護の必要性と自立している割合によって1〜7点で評価する。得点が高いほど自立度が高いことを表す。（**3**）

4) 看護の専門性からの在宅リハビリテーションを受ける療養者と家族のアセスメント

多職種との共通言語である概念や評価指標に基づくアセスメントだけでなく，看護の視点でのアセスメントを行い，看護の方向性を明確にする。在宅リハビリテーションを受ける療養者の看護におけるアセスメントのポイントを示す。

（1）生活のアセスメント

ADLは一部介助，全介助のような理解ではなく，具体的に把握する必要がある。例えば，トイレに行き，着衣を下すために立位を保てるのか，着衣を下すことはできるのか，便座に腰を下すことができるのか，など，一連の行動をひとつずつアセスメントする。自立していない部分に対して，機能回復訓練が必要なのか，福祉用具の利用がよいのか，住宅改修をした方がよいのか，だれかの介助が必要なのか，介助はいつだれがするのか等

をアセスメントする。現在の生活については，1日24時間，朝起きてから寝るまで，どのように何をして過ごしているのかと，1週間の過ごし方を把握し，療養者の活動と休息のバランスをアセスメントする。また，疾病や障害を負った後の生活やリハビリテーションに対して，療養者と家族がどのような思いを抱いているのかを理解することが大切である。現在のことだけではなく，発症前の生活と発症後の変化，どのような生活を望んでいるのか，リハビリテーションに対する期待を療養者や家族との対話を通して理解することで，療養者の目標を明確にでき，療養者中心の看護が可能になる。療養者の趣味や生きがい，好きなことは，リハビリテーションの意欲への働きかけ，活動のきっかけづくりに活用できる。以下にポイントをまとめる。

- ADL（食事，睡眠，排泄，活動，清潔，被服など）がどれくらい自立していて，どこにどのような援助が必要なのか。
- ADLの現状だけでなく，疾病の回復や機能訓練によってどれくらいの回復が望めるのかの予測。
- 発症前の生活はどのようなものであったか。
- 発症後の生活は発症前からどのように変化したか。
- 療養者と家族の望む生活はどのようなものか。
- 療養者と家族の疾病や障害の理解はどのようなものか。
- 療養者と家族のリハビリテーションへの期待はどのようなものか。
- 趣味，生きがい，好きな活動など。

(2) 心理・社会面のアセスメント

障害によって影響を受けるのは，身体機能のみではない。心理・社会面のアセスメントが必要である。下記にポイントをあげる。

①障害受容

障害を負った人の心理過程の理解と看護介入に用いられる理論として，フィンクの危機モデル，コーンの危機・障害受容モデルがよく知られている。しかし，これらの理論に療養者を当てはめて「障害受容すべき」「障害を受容させよう」と考えてはいけない。障害の受入れ方や程度は人それぞれであり，一様ではない。療養者が障害に対してどのような感情を抱き，障害をどのように意味付けているのかを理解することが大切である。

②自己概念

自己概念とは，自分がどのような人間であるかという自己像であり，ボディイメージや自尊感情と関連している。療養者は障害を負ったことによってボディイメージの変化を経験する。また，これまで当たり前にできていたことができなくなって介護を受けなければならなくなった場合や，役割を果たせなくなった場合には，理想の自己と現実の自己の乖離が生じ，自尊感情が低下しやすい。このような，ボディイメージの変化や自尊感情の低下は，自己概念の混乱を招く。リハビリテーションの過程を通して療養者の自己概念は変化し，再構築されていく。療養者の言動や表情か

表6-3　バーセルインデックス（barthel index；BI）

食事
10点　自立，手の届くところに食べ物を置けば，トレイあるいはテーブルから1人で摂食可能，必要なら介護器具をつけることができ，適切な時間内で食事が終わる
5点　食べ物を切る等，介助が必要
0点　全介助

移乗
15点　自立，車いすで安全にベッドに近づき，ブレーキをかけ，フットレストを上げてベッドに移り，臥位になる。再び起きて車いすを適切な位置に置いて，腰を掛ける動作がすべて自立
10点　どの段階かで，部分介助あるいは監視が必要
5点　座ることはできるが，移動は全介助
0点　全介助

整容
5点　自立（洗面，歯磨き，整髪，ひげそり）
0点　全介助

トイレ動作
10点　自立，衣服の操作，後始末も含む。ポータブル便器を用いているときは，その洗浄までできる
5点　部分介助，体を支えたり，トイレットペーパーを用いることに介助
0点　全介助

入浴
5点　自立（浴槽につかる，シャワーを使う）
0点　全介助

歩行
15点　自立，45m以上歩行可能，補装具の使用はかまわないが，車いす，歩行器は不可
10点　介助や監視が必要であれば45m平地歩行可
5点　歩行不能の場合，車いすをうまく操作し少なくとも45mは移動できる
0点　全介助

階段昇降
　　10点　自立，手すり，杖
　　などの使用はかまわない
　　5点　介助または監視を
　　要する
　　0点　全介助
着替え
　　10点　自立，靴・ファス
　　ナー，装具の着脱を含む
　　5点　部分介助を要する
　　が，少なくとも半分以上
　　の部分は自分でできる。
　　適切な時間内にできる
　　0点　全介助
排便コントロール
　　10点　失禁なし，浣腸，
　　坐薬の取り扱いも可能
　　5点　時に失禁あり，浣
　　腸，坐薬の取り扱いに介
　　助を要する
　　0点　全介助
排尿コントロール
　　10点　失禁なし
　　5点　時に失禁あり，収尿
　　器の取り扱いに介助を要
　　する場合も含む
　　0点　全介助

厚生労働省．社会保障審議会介護給付分科会資料　令和3年度介護報酬改定に向けて（自立支援・重症化防止の推進）．46，https://www.mhlw.go.jp/content/12300000/000672514.pdf

3 FIM functional independence measure の基本的日常生活動作項目は
　セルフケア（食事・整容・清拭・更衣上半身・更衣下半身・トイレ動作），
　排泄コントロール（排尿管理・排便管理），
　移乗（ベッド・いす・車いす，トイレ，浴槽・シャワー），
　移動（歩行・車いす，階段）である。
　コミュニケーションは理解・表出の2項目，
　社会的認知項目は社会的交流・問題解決・記憶とされている。

らその変化を捉え，支援する。

③社会とのつながり

　障害を負ったことにより，家庭内および社会的役割や，社会参加，経済面でどのような変化があったのかをアセスメントする。

（3）家族のアセスメント

　家族は障害をどのように理解しているのか，リハビリテーションや介護に対して協力的であるのか，または，家族が療養者のできることを代わってやってしまい，療養者の自立の妨げやADLの低下を招いていないかをアセスメントする。療養者の障害によって家族が身体，心理，社会，経済的にどのような影響を受けているのかもアセスメントする。

3 リハビリテーションを受ける療養者への訪問看護の実際

1）目標の設定

　療養者の望む生活を目指し，リハビリテーションの目標を設定する。目標の設定は，療養者と家族，医師，理学療法士，ケアマネジャーなど関連職種と共に行うことが望ましい。目標は，食卓テーブルに座って家族と食事がとれるようになる，自宅の階段を昇れるようになる，〇〇公園まで歩いて行けるようになる，など具体的な目標とする。最終的な目標までを段階に分け，段階ごとに小さな目標を設定する。

2）リハビリテーションメニューの検討

　目標達成に向けて，医師，理学療法士等と相談し，リハビリテーションの内容，頻度等のリハビリテーションメニューを立案し，訪問する職種と訪問頻度を決定する。リハビリテーションは訪問看護師や理学療法士等の訪問日や通所日以外にも，療養者と家族が継続的にできることが望ましい。療養者と家族ができるリハビリテーション内容や注意点を紙に書いて，それを見ながら自分達でリハビリテーションに取り組めるようにしておくことも有効である。その際には，イラストを用いてわかりやすくするとよい。

3）訪問時の看護の流れ

　在宅リハビリテーションは訪問看護師が実施する場合と，理学療法士等が実施し，看護師は実施しない場合もある。訪問看護師が実施する場合を例として，訪問時の看護の流れを下記に説明する。

（1）リハビリテーション実施前の観察

　リハビリテーションが可能な心身状況であることを確認するために下記について観察し，前回の訪問時と比較してアセスメントを行う。体調に変化があった場合には，中止や内容変更の判断を行う。

- ●バイタルサインの測定および病状観察
- ●運動機能（関節可動域，筋力など），ADL
- ●関節痛などの疼痛の有無，程度
- ●リハビリテーションへの意欲
- ●療養者と家族で行うリハビリテーションの内容と実施頻度

(2) リハビリテーションの実施

　リハビリテーションメニューに沿って実施する。他者から称賛されること，機能回復・維持を自覚することは療養者のリハビリテーション継続意欲を高める。訪問看護師は療養者と家族に，それらを言葉にして伝え，回復を共に喜ぶ姿勢を示すことが大切である。また，意欲が高まるよう，療養者に合わせた工夫を行う。

- ●自動運動の場合，実施時には，訪問看護師も一緒に同じ運動を行う，掛け声をかける，数を数えるなどを行う。
- ●他動運動の場合は，数を数えながら行う。
- ●苦痛や息切れなどの症状がないか確認しながら行う。
- ●療養者の頑張りをねぎらい，できていることや工夫を称賛する。
- ●訪問看護師から見て，機能回復の変化や維持ができている点を伝え，リハビリテーションの成果を共有する。
- ●好きな音楽をかけながら機能回復訓練を行う，花の世話をリハビリに組み込むなど，療養者の好きなことや，楽しみとなる内容を取り入れる。

(3) リハビリテーション終了後の観察

- ●体調の変化の有無
- ●関節痛などの疼痛の有無，程度
- ●疲労感　など

(4) リハビリテーションの評価

　訪問時に療養者の心身機能の観察を行うとともに，療養者と家族から日頃の生活について具体的に聴取し，以下の点について変化を把握する。

- ●ADL の変化（拡大，維持，低下した部分）
- ●活動量の変化
- ●介護量の変化
- ●療養者と家族の目標の達成度

　日常生活において，ADL の拡大を図れそうな部分があれば，提案し，次回の訪問時に評価を行う。例として，機能回復訓練によって上肢の可動域，筋力の向上が認められた療養者に，これまで入浴時に家族にしてもらって

いた上半身の前面の洗身を，自身で行うよう勧める，といったことがあげられる。次回の訪問時には，実際にできたのか，できなかったとすればどういう点が困難であったのか等を評価する。

リハビリテーションメニューに関しては，医師，理学療法士等と共に適宜評価を行い，その人の機能回復状態にあったものに変更する。

4 リハビリテーション時の合併症の予防と対応

リハビリテーションの実施の際には，転倒，転落，けが等の事故が起こらないように十分に安全に配慮をする必要がある。リハビリテーション実施前には，転倒につながりそうな床にあるものをよける，スリッパのように転倒につながりそうな履物は脱ぐ，など環境を整える。実施時には，療養者が態勢を崩しそうになった場合に，すぐ対応できる位置に立つ。

体調悪化時には，必要ならば医師に報告し，指示に従う。リハビリテーションの中止基準がいくつか示されているが，判断は基準に合わせて画一的に行うのではなく，療養者個々の状態に合わせて行う。また，リハビリテーション中または後に，これまでになかった痛みが出現した場合には，リハビリテーションを中止し，医師に報告する。以下に日本リハビリテーション医学会のリハビリテーションの中止基準を示す。[13]

積極的なリハビリテーションを実施しない場合

安静時脈拍 40/分または 120/分以上

安静時収縮期血圧 70 mmHg 以下または 200 mmHg 以上

安静時拡張期血圧 120 mmHg 以上

労作性狭心症の方

心房細動のある方で著しい徐脈または頻脈がある場合

心筋梗塞発症直後で循環動態が不良な場合

著しい不整脈がある場合

安静時胸痛がある場合

リハビリテーション実施前にすでに動悸・息切れ・胸痛のある場合

座位でめまい，冷や汗，嘔気等がある場合

安静時体温が 38 度以上

安静時酸素飽和度（SpO_2）90％以下

途中でリハビリテーションを中止する場合

中等度以上の呼吸困難，めまい，嘔気，狭心症，頭痛，強い疲労感等が出現した場合

脈拍が 140/分を超えた場合

運動時収縮期血圧が 40 mmHg 以上，または拡張期血圧が 20 mmHg 以上上昇した場合

頻呼吸（30 回/分以上），息切れが出現した場合

運動により不整脈が増加した場合

徐脈が出現した場合

意識状態の悪化

いったんリハビリテーションを中止し，回復を待って再開

　脈拍数が運動前の30％を超えた場合．ただし，2分間の安静で10％以下に戻らない時は以後のリハビリテーションを中止するか，またはきわめて軽労作のものに切り替える

　脈拍が120/分を超えた場合

　1分間10回以上の期外収縮が出現した場合

　軽い動悸，息切れが出現した場合

その他の注意が必要な場合

　血尿の出現

　喀痰量が増加している場合

　体重が増加している場合

　倦怠感がある場合

　食欲不振時・空腹時

　下肢の浮腫が増加している場合

5 居住環境のアセスメントと対応・調整

　居住環境は，心地よく，生活がしやすく，安全であることが望ましい。発症前には問題がなかった居住環境が，発症後にはそうでなくなることがある。車いすを利用して生活することになった療養者が，自宅に退院する時のことを考えてみよう。療養者の自宅玄関前には数段の階段があり，玄関には上がり框がある。家の中に入れるだろうか。ドアがトイレ側に開く片開きで，トイレの空間の幅は車いすよりも狭い場合，トイレに入って，排泄ができるだろうか。また，トイレで転倒して起き上がれなくなった場合，ドアが外側から開けられず，救助してもらえない可能性がある。このような生活しにくい部分，安全でない部分をアセスメントし，居住環境を整える必要がある。居住環境は療養者のADL，車いすなどの生活に利用する福祉用具も合わせて，アセスメントを行う。居住環境を整えることで，療養者のより自立した生活が可能となり，QOLが向上し，家族の介護負担を軽減することができる。

1) 居住環境のアセスメント

　居住環境を，療養者のADLに合わせて，下記の視点からアセスメントする。

(1) 療養者の安全への影響

　床置きされている物や段差に躓く，滑りやすい床，水でぬれた風呂の床，凍結した玄関階段で滑る，暗くて足元が見えないなどは，転倒につながる危険性がある。

(2) 療養者の自立度への影響

　居住環境が自立を妨げていないかをアセスメントする。

①移動（生活動線）

　療養者の生活動線上にある段差や階段，傾斜が療養者の移動の妨げに

なっていないか，歩行器や車いすが通れない，入れない場所はないか，療養者が自力で開閉できないドアはないかなどをアセスメントする。

②起立動作・移乗

深い浴槽は，またぐために足を高く上げる，浴槽内でかがむ，立ち上がるといった一連の動作が必要であり，障害をもつ療養者には使いにくい。和式トイレはかがんだ姿勢の保持や立ち上がりが難しい。布団で寝る場合は，布団からの起き上がりや立ち上がりが困難になりやすい。

（3）介護者への影響

介護しやすい環境は介護負担を軽減する。布団や低いベッドでの介護は，介護者が腰を痛める原因になる。高さ調節ができる介護用ベッドがあると便利である。また，介護用ベッドの周囲に介護をするためのスペースや，自宅の風呂で入浴介助を行う場合やトイレでの排泄を介助する場合に介護者が入るスペースが十分あるかをアセスメントする。

2）居住環境の整備の実際

居住環境の整備には，住み方の工夫，福祉用具の利用，住宅改修がある。

（1）住み方の工夫

工事等はせず，日常的に入手できるものの利用，家具や物の配置を工夫することで改善できる部分もある。

> ● 居間やトイレに近い場所を居室とする（活動量を増やすために，望ましくない場合もある）。
> ● 家具の配置の工夫や変更を行う。
> ● 夜間でも足元が見えるような照明を設置する。
> ● 床に躓きの原因となるような，物を置かない，敷物を敷かない。
> ● 滑るような履物を履かない。
> ● 転倒時のけがを予防するために，家具の角をコーナーガードで保護する　など。

（2）福祉用具の利用

福祉用具とは，「心身の機能が低下し日常生活を営むのに支障のある老人又は心身障害者の日常生活上の便宜を図るための用具及びこれらの者の機能訓練のための用具並びに補装具をいう」と法律で定められている。目的に合ったものを，居住環境や経済面を考慮して，医師，理学療法士等，介護保険利用の場合はケアマネジャー，福祉用具専門相談員と検討し，提案する。介護保険では，貸与，購入できる福祉用具が決められている（**表6-4**）。福祉用具の例を**図6-2，6-3**に示す。貸与による利用では，要介護度による利用制限がある。しかし，疾病その他の原因により状態が変化しやすい（例）パーキンソン病の治療薬による ON・OFF 現象），状態が急激に悪化する（例）がん末期），身体への重大な危険性または症状の重篤化の回避医学的判断（例）喘息発作等による呼吸不全）のいずれかに該当する場合は，要支援1・2または要介護1であっても例外給付が可能である。貸与は

月に 1〜3 割の自己負担で福祉用具をレンタルできるシステムである。購入はポータブルトイレや入浴用のいすなど，療養者の皮膚に直接触れ，他人が使用したものを再利用することに心理的抵抗が伴うもの，使用によって形態・品質が変化し，再利用できないものが対象となる。1 年間で 10 万円まで介護保険を利用して購入することができ，購入額の 1〜3 割が自己負担となる。福祉用具導入後は，正しく，安全に使えるように指導する。

（3）住宅改修

　住宅改修は，療養者と家族の意向，経済面を考慮して，医師，理学療法士等，介護保険利用の場合はケアマネジャーと改修内容を検討し，提案する。介護保険の利用による住宅改修の内容を**表 6-5**，例を**図 6-4** に示す。介護保険利用の場合，20 万円を上限として住宅改修を行うことができ，改修費の 1〜3 割が自己負担となる。

（4）障害者の場合

　障害者の場合，障害者総合支援法における補装具・日常生活用品の支給制度を利用できる。これら支給種目の中に，車いす，特殊寝台，入浴補助用具等が含まれ，住宅改修費は日常生活用品の中の居宅生活動作補助用具に該当する。補装具・日常生活用品は種目に対応した身体障害者手帳を所持していること，または難病患者等で，判定等により補装具が必要であると認められる必要がある。原則として 1 割の自己負担があるが，収入による上限額が設けられている。支給を希望する場合は，市町村に申請する。

表 6-4　介護保険における福祉用具

	種目	詳細	対象となる要介護度
福祉用具貸与	車いす（付属品を含む）	自走用，介助用，電動車いす 付属品：クッションまたはパッド，電動補助装置，テーブル，ブレーキ	要介護 2～5
	特殊寝台（付属品含む）	背部または脚部の傾斜角度，床板の高さが調整できる機能を持つ寝台 付属品：サイドレール，マットレス，ベッド用手すり，テーブル，スライディングボード・スライディングマット，介助用ベルト	要介護 2～5
	床ずれ防止用具	エアマットレス，ウレタンマットレス等の体圧分散マットレス	要介護 2～5
	体位交換器	体の下に挿入し，仰臥位から側臥位または座位への体位の変換を容易に行うことができるもの	要介護 2～5
	手すり	取付けに際し，工事を伴わないもの	要支援 1・2 要介護 1～5
	スロープ	取付けに際し，工事を伴わないもの	要支援 1・2 要介護 1～5
	歩行器	歩行が困難な者の歩行機能を補う機能を有し，移動時に体重を支える構造を有するもの。車輪を有するものは，体の前および左右を囲む把手等を有し，四脚を有するものは，上肢で保持して移動させることが可能なもの	要支援 1・2 要介護 1～5
	歩行補助つえ	松葉づえ，カナディアン・クラッチ，ロフトランド・クラッチ，プラットホームクラッチ，多点杖	要支援 1・2 要介護 1～5
	認知症老人徘徊感知機器	認知症者がある地点を通過した時に，センサーにより感知し，家族，隣人へ通報するもの	要介護 2～5
	移動用リフト（つり具の部分を除く）	床走行式，固定式または据置式であり人を持ち上げ移動させるもの	要介護 2～5
	自動排泄処理装置	尿または便が自動的に吸引されるもの	尿のみ吸引 要支援 1・2 要介護 1～5 便も吸引するもの 要介護 4～5
特定福祉用具購入	腰掛便座	和式便器の上に置いて腰掛式に変換するもの，洋式便器の上に置いて高さを補うもの，ポータブルトイレ	要支援 1・2 要介護 1～5
	自動排泄処理装置の交換可能部分	自動排泄装置の便や尿の経路となるもの	
	入浴補助用具	入浴用いす，浴槽用手すり，浴槽内いす，入浴台，浴室内すのこ，浴槽内すのこ，入浴用介助ベルト	
	簡易浴槽	空気式または折り畳み式等で容易に移動できる浴槽	
	移動用リフトのつり具の部分	リフトに取り付けるつり具	

厚生労働省．「介護保険の給付対象となる福祉用具及び住宅改修の取扱いについて」の一部改正について（2016 年 4 月 14 日）
https://www.mhlw.go.jp/web/t_doc?dataId=00tc2733&dataType=1&pageNo=1 を参考に作成

【車いす】

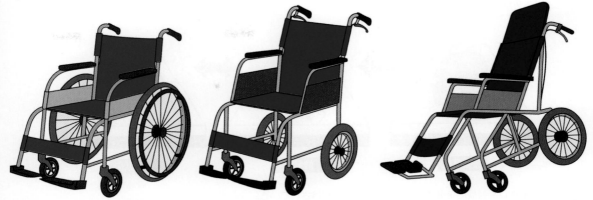

自走用車いす：療養者が手や足で操作して移動する。

介助用車いす：イラストは，前輪のタイヤが小さく，介助者用のグリップの部分にブレーキレバーがついているタイプ。このタイプは，療養者本人が自走することはできない。

ティルト式車いす：座位姿勢を保つことが困難な療養者に使用する。リクライニング式は背もたれのみが傾くが，ティルト式は座面と背もたれが一体となって傾くため，体が下方にずれにくい。

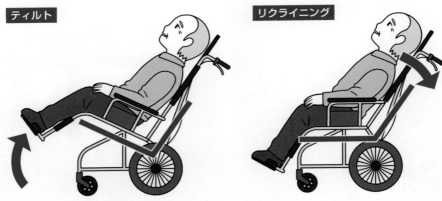

ティルト

リクライニング

ティルト式とリクライニング式の違い

【特殊寝台】

電動ベッドは療養者自身が操作をして背上げをすることで、起き上がりが容易になる。

ベッドの高さを上下できるので、療養者に合わせた高さにすることで、立ち上がりやすくなる。
また、ベッド上で介護をする際には、高さを上げることで、介護者の腰への負担を予防・軽減できる。

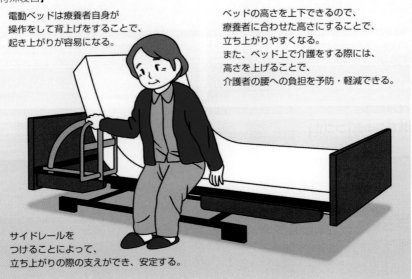

サイドレールをつけることによって、立ち上がりの際の支えができ、安定する。

図 6-2　福祉用具貸与の例

【床ずれ防止用具】

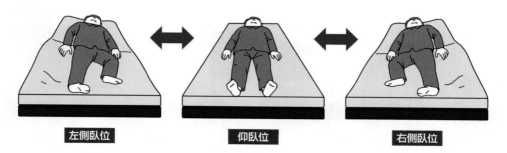

左側臥位　　　仰臥位　　　右側臥位

自動体位変換機能を備えたエアマットレスが利用されている。

【手すり】

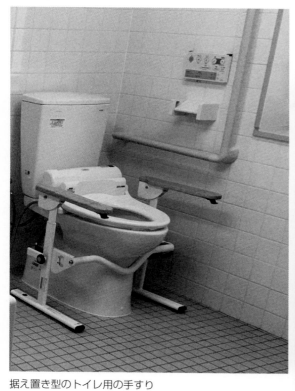

据え置き型のトイレ用の手すり

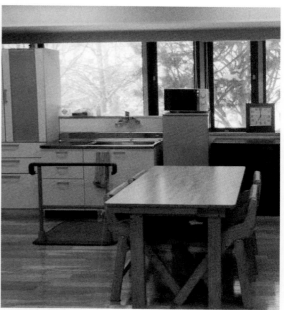

据え置き型の手すり（台所手前）

図 6-2　福祉用具貸与の例（つづき）

【スロープ】

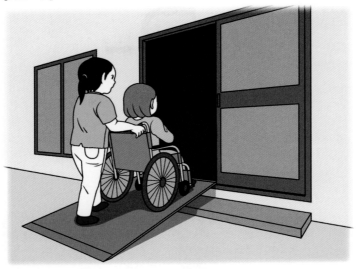

段差のあるところに，設置する。

【歩行器】

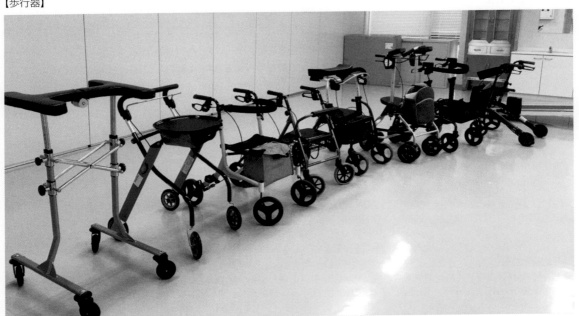

歩行器は様々な大きさ，形状のものがある。療養者の住環境や外出状況，運動機能に合わせて選択する。

図 6-2　福祉用具貸与の例（つづき）

【杖】

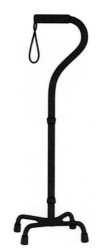

多点杖：イラストは4点杖

図6-2　福祉用具貸与の例（つづき）

表6-5　住宅改修

項目	内容
手すりの取付け	廊下，便所，浴室，玄関，玄関から道路までの通路等に転倒予防もしくは移動または移動動作に資することを目的として設置する
段差の解消	居室，廊下，便所，浴室，玄関等の各室間の床の段差および玄関から道路までの通路等の段差または傾斜を解消するための住宅改修をいい，具体的には，敷居を低くする工事，スロープを設置する工事，浴室の床のかさ上げ等である
滑りの防止及び移動の円滑化等のための床または通路面の材料の変更	居室においては畳敷から板製床材，ビニル系床材等への変更，浴室においては床材の滑りにくいものへの変更，通路面においては滑りにくい舗装材への変更等である
引き戸等への扉の取替え	開き戸を引き戸，折戸，アコーディオンカーテン等に取り替えるといった扉全体の取替えのほか，扉の撤去，ドアノブの変更，戸車の設置等も含まれる
洋式便器等への便器の取替え	和式便器を洋式便器に取り替えや，既存の便器の位置や向きを変更する場合
その他上記の住宅改修に付帯して必要となる住宅改修	①手すりの取付けのための下地補強，②浴室の床の段差解消に伴う給排水設備工事，スロープの設置に伴う転落や脱輪防止を目的とする柵や立ち上がりの設置，③床材変更のための下地の補修や根太の補強または通路面の材料の変更のための路盤の整備，④扉の取替えに伴う壁または柱の改修工事，⑤便器の取替えに伴う給排水設備工事，便器の取替えに伴う床材の変更

厚生労働省．「介護保険の給付対象となる福祉用具及び住宅改修の取扱いについて」の一部改正について（2016年4月14日）
https://www.mhlw.go.jp/web/t_doc?dataId=00tc2733&dataType=1&pageNo=1，を参考に作成

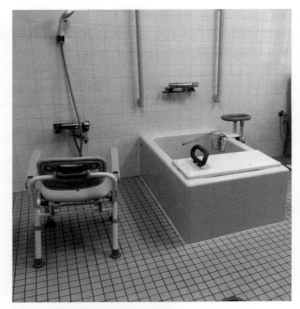

図 6-3　特定福祉用具購入の例
入浴用いす（シャワーチェア），浴室用手すりの設置例

【屋外玄関】

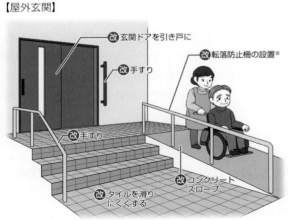

改 玄関ドアを引き戸に
改 手すり
改 転落防止柵の設置※
改 手すり
改 コンクリートスロープ
改 タイルを滑りにくくする

※段差や傾斜の解消に付帯する工事としてのみ認められます。

【玄関】

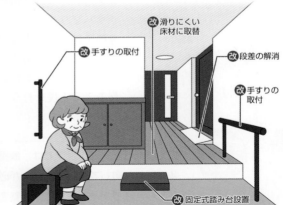

改 滑りにくい床材に取替
改 手すりの取付
改 段差の解消
改 手すりの取付
改 固定式踏み台設置

【トイレ】

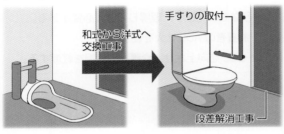

和式から洋式へ交換工事
手すりの取付
段差解消工事

【風呂】

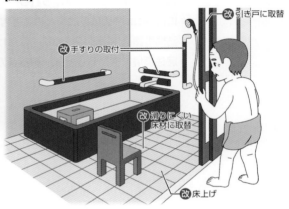

改 引き戸に取替
改 手すりの取付
改 滑りにくい床材に取替
改 床上げ

図 6-4　住宅改修の例

6 在宅リハビリテーションにおける訪問看護師と多職種との連携・協働

　リハビリテーションの様子や日常生活動作について，医師，理学療法士等，訪問介護員，ケアマネジャー等と，それぞれが持っている多角的視点からの情報を共有しながら支援する。デイケアやデイサービスなどの通所施設を利用している療養者の場合には，施設の理学療法士等，看護師等とも情報を共有し，同じ目標に向かって支援を行う。訪問介護員には，療養者のADLに合わせた身体介護の方法の情報提供を行い，訪問介護員からは，訪問時の療養者の生活や活動の様子について情報を得ることが，療養者の自立度に合わせた安全な日常生活の支援に必要である。理学療法士等や訪問介護員には，訪問時に症状や精神的な変化，ADLの低下，転倒，家族の健康状態の悪化などがあった場合には，訪問看護師に連絡をしてほしいことを伝えておく。特に，理学療法士等には，療養者の疾病の悪化により，リハビリテーション中・後に悪化する可能性のある症状（例　心不全をもつ療養者の浮腫の悪化）を予測して伝えておく。

　それぞれの職種とは，定期的な訪問看護報告書等のやり取りだけでなく，電話，FAX，メール，利用者宅の連絡ノート，通所施設の連絡ノート等を用いて適時に情報共有を行う。

　リハビリテーションや住宅改修等について，訪問看護師をはじめとした専門職は提案をするが，それを実行するかしないかの意思決定をするのは療養者と家族である。専門職の意見を押し付けず，療養者と家族が自らリハビリテーションに取り組み，障害に合わせて工夫しながら日常生活を送れるよう支援を行う。

学習のまとめ

● 在宅リハビリテーションでは，療養者がどのような生活を望んでいるかを理解し，目標を多職種で共有して連携することが必要である。

● 在宅リハビリテーションは，療養者の自宅で行われる利点を生かして行う。

● 訪問看護師には，療養者の健康状態，生活状況，介護する家族の状況などを包括的にアセスメントすることが求められる。

● ICF，ADL評価は多職種との共通言語のようなものであり，理解しておく必要がある。

● 訪問看護師は機能回復の状態に合わせて，療養者のADL拡大を促す。

● 居住環境を整えることは，療養者の自立とQOLを向上させ，介護者の負担を軽減する。

引用・参考文献

1) 石鍋圭子：第 7 章　生活の再構築へのアセスメントと援助．奥宮暁子ほか編，ナーシング・グラフィカ成人看護学⑤　リハビリテーション看護．p186, MC メディカ出版, 2017

2) 石鍋圭子・野々村典子(編集代表)：専門性を高める継続教育　リハビリテーション看護実践テキスト．医歯薬出版, 2008

3) 全国訪問看護事業協会：訪問看護事業所における看護職員と理学療法士等のより良い連携のための手引き(2018 年 3 月)，https://www.zenhokan.or.jp/wp-content/uploads/%EF%BD%8829-nspt-guide.pdf

4) 厚生労働省：平成 30 年度介護報酬改定に関する Q & A(Vol. 1)(2018 年 3 月 23 日)．10-11, https://www.mhlw.go.jp/file/06-Seisakujouhou-12300000-Roukenkyoku/0000199211.pdf

5) 上田　敏：ICF(国際生活機能分類)の理解と活用　人が「生きること」「生きることの困難(障害)」をどうとらえるか．萌文社, 2006

6) 障害者福祉研究会：ICF 国際生活機能分類—国際障害分類改訂版—．中央法規出版, 2003

7) 厚生労働省：「国際生活機能分類—国際障害分類改訂版—」(日本語版)の厚生労働省ホームページ掲載について(2002 年 8 月 5 日)，https://www.mhlw.go.jp/houdou/2002/08/h0805-1.html

8) 厚生労働省：障害高齢者の日常生活自立度(寝たきり度)．https://www.mhlw.go.jp/file/06-Seisakujouhou-12300000-Roukenkyoku/0000077382.pdf

9) 厚生労働省：社会保障審議会介護給付分科会資料　令和 3 年度介護報酬改定に向けて(自立支援・重症化防止の推進)(2020 年 9 月 14 日)．46, https://www.mhlw.go.jp/content/12300000/000672514.pdf

10) 千野直一編集：脳卒中患者の機能評価 SIAS と FIM の実際，シュプリンガージャパン, 1997

11) 飯島治：要介護 3・4・5 の人のための在宅リハビリ—やる気がでる簡単リハビリのすすめ—, 医歯薬出版, 2006

12) 押川真喜子監修：新訂版　写真でわかる訪問看護アドバンス, インターメディカ, 2020

13) 日本リハビリテーション医学会診療ガイドライン委員会編：リハビリテーション医療における安全管理・推進のためのガイドライン, 医歯薬出版, 2006

14) 厚生労働省：「介護保険の給付対象となる福祉用具及び住宅改修の取扱いについて」の一部改正について(2016 年 4 月 14 日)，https://www.mhlw.go.jp/web/t_doc?dataId=00tc2733&dataType=1&pageNo=1

Ⅱ. 慢性期にある療養者

**学習の
ねらい**

● 慢性期にある療養者を取り巻く社会環境を理解する。
● 慢性期にある在宅療養者の特徴を理解する。
● 慢性期にある在宅療養者のもてる力を高める支援方法を学ぶ。
● 慢性期にある在宅療養者の急性増悪の早期発見と対応を理解する。
● 慢性期にある在宅療養者の家族支援について理解する。
● 長期療養者のための社会資源の活用と調整について理解する。

1 在宅療養者を取り巻く環境

1) 地域包括ケアシステムの構築実現に向けて

　わが国の団塊の世代の人々が後期高齢者となる2025年問題を背景に，住み慣れた地域で人生の最期まで自分らしく過ごすことができるように，医療，介護，住まい，予防，生活支援サービスが身近な地域で包括的に確保される体制を構築するため「地域包括ケアシステム」の整備が進められている。

2) 在宅医療の充実に向けた取り組み

　在宅医療の充実に向けた取り組みでは，2019年1月の通知[1]で，病院等と在宅の間で療養の場が円滑に移行できるよう，病院が後方支援を行なうことを含めて，病院，診療所の医療関係者や，介護支援専門員等が協議を行い，在宅医療圏ごとに必要な入退院ルールを策定することの重要性が示され，都道府県はその支援を行なうこととされた[1-2]。
　在宅医療が円滑に提供される体制構築として2020年に示された内容[2]では，

(1) 円滑な在宅医療移行に向けての退院支援が可能な体制，
(2) 日常の療養支援が可能な体制として，①多職種協働により患者やその家族の生活を支える観点からの医療提供，②緩和ケアの提供，③家族への支援，
(3) 急変時の対応が可能な体制として，患者の病状急変時における往診や訪問看護の体制及び入院病床の確保，
(4) 患者が望む場所での看取りが可能な体制として，住み慣れた自宅や介護施設等，患者が望む場所での看取りの実施が必要な事項として提示された。

　2018年より住民への普及・啓発としては，①人生の最終段階における医療・ケアについての意思決定支援に関する普及・啓発として，本人が希望する医療・ケアが受けられるよう，医療・ケア従事者に対して「人生の最終段階における医療・ケアの決定プロセスに関するガイドライン」()等

1「人生の最終段階における医療の決定プロセスに関するガイドライン」とは人生の最終段階を迎えた患者や家族と，医師をはじめとする医療従事者が，患者にとって最善の医療とケアをつくり上げるためのプロセスを示すものである。よりよき人生の最終段階における医療の実現に資するとして，平成19年に厚生労働省においてガイドラインが策定された。平成25年の調査では，医療従事者間でガイドラインの普及が不十分な課題が明らかとなりリーフレット等も用いてガイドラインの周知に取り組んでいる。

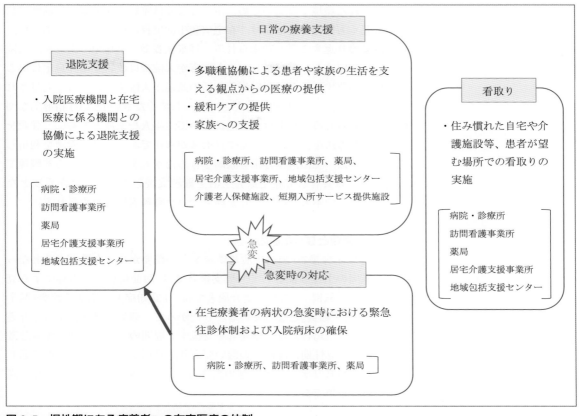

図 6-5　慢性期にある療養者への在宅医療の体制

への理解を深めること，住民に対して市民公開講座等を用いて，人生会議
（ACP：アドバンス・ケア・プランニング）等の普及・啓発，②在宅医療や
介護に関する普及・啓発の取組が進められている。

3）わが国の死亡数と国民の健康対策

　2021（令和3）年の全死亡数は143万9809人で，前年の137万2755人よ
り6万7054人増加しており，死亡率（人口千対）は11.7で，前年の11.1よ
り上昇している。死因順位別にみると，第1位は悪性新生物（全死亡者に占
める割合：26.5％），第2位は心疾患（高血圧性を除く），第3位は老衰，第
4位は脳血管疾患となっており[3]，老衰を除くがん・心疾患・脳血管疾患
はいずれも生活習慣病であるとされている。生活習慣病は，食事や運動・
喫煙・飲酒・ストレスなどの生活習慣が影響するため，24時間，365日，
長期にわたる生活のありようが体調に影響する。2000年に厚生労働省によ
り，「健康日本21」が策定され，①食生活・栄養，②身体活動・運動，③休
養・心の健康づくり，④喫煙，⑤飲酒，⑥歯の健康，⑦糖尿病，⑧循環器
病，⑨がん，の9分野に具体的な目標を定め，国民健康づくり運動が推進
されている[4]。

　慢性期で安定している療養者の在宅生活は，病院や施設での生活のよう

に管理された環境ではないため，本人もしくは家族の価値観や生活習慣に良くも悪くも影響を受け続け，在宅療養生活で自己管理が困難であれば，入退院を繰り返すことも考えられる。外来検査では高血糖であるが，入院後すぐに安定する，家で激しかった湿疹が入院後は改善する，自宅に戻ると褥瘡が悪化するなど，在宅療養生活の課題が入院生活によって発見される。その場合，「～を止めてください，～してください」という指導的な関わりよりもむしろ，在宅療養生活において，本人や家族とともに，課題を探し可能な方法を見つけていくプロセスが大切である。訪問看護を利用している場合は，主治医や外来看護師を含めた本人を支援している多職種で連携し，情報共有して在宅療養生活を継続支援していくことが重要となる。その際に，本人だけでなく家族も含めた継続支援が求められる。

4）介護が必要となった原因

2019 年厚生労働省「国民生活基礎調査」[5]の概要から，介護が必要となった主な原因の上位 3 位として，要支援者では「関節疾患」，「高齢による衰弱」，「骨折・転倒」であり，要介護者では，「認知症」，「脳血管疾患（脳卒中）」，「骨折・転倒」となっている。したがって，病気や怪我によって介護が必要となった場合には，療養者を支援する周囲の人々の生活状況も急激に変化する。急性期は時間との闘いであり，早期からの本人の状況に応じた看護やリハビリテーション等のあり方は，その後の療養者の QOL を高めるために必須である。

2 慢性期の在宅療養者の特徴

1）慢性とは

慢性とは，症状があまり激しくなく，急激な変化もみられないまま，長期にわたって経過する疾病の性質である。慢性期とは，病状は比較的安定しているが，治癒が困難で病気の進行は穏やかな状態が続いている時期のことである。再発予防や身体の維持・改善を目指しながら，長期的な看護，治療の必要がある。慢性期のほか，急性期，回復期，終末期など症状の経過時期，必要とされる処置内容に応じた病期にわけられる[6]。

黒江は，慢性について，「その性質上，決して完全に治るものではなく，また完全に予防できるものでもない。その程度を明らかにすることは，さらに複雑で難しい」[7]と説明している。

2）慢性疾患とは

わが国の生活習慣の変化や高齢化にともない，慢性疾患に罹患する人々は増加している。慢性疾患とは，慢性経過をたどる病気の総称とされ，完全に治癒することが難しいものが多い。予後は長い経過の中で病態が徐々に悪化していくものが多いが，経過の途中において，突然，急激に病態が悪化（急性増悪）するものもみられる[8]。

3）慢性期にある在宅療養者とは

　病期を急性期，慢性期，回復期，終末期として捉えると，慢性期にある在宅療養者とは，完全に治癒することが難しく，予後は長い経過の中で病態が徐々に悪化していくものが多いが，経過の途中において，突然，急激に病態が悪化することもある疾患とともに地域で暮らしている療養者と捉えられる。慢性や慢性疾患の説明が困難であるように，慢性期にある在宅療養者を厳密に限定して説明することは困難である。したがって，在宅療養生活で病気や障害を抱えており，病気とともに生活するすべての人を対象として捉えて支援していく必要がある。そのように考えると，慢性期にある在宅療養者の状況は，多様であり，本人が住み慣れた地域で暮らし続けるために，個別性に配慮した切れ間ない支援が求められ，以下の(1)〜(8)の項目の組み合わせによって，必要な支援を個別に考える必要がある。

　(1)年齢から　各ライフステージからの捉え

　　①40歳未満(医療保険)：介護保険の給付対象ではないため，障害者総合支援法の対象となり得るかを検討する。

　　②40歳以上65歳未満の場合(介護保険第2号被保険者)：「特定疾病(16)」により要支援・要介護状態になった場合，該当しない場合は，障害者総合支援法の対象となり得るか検討する。

　　③65歳以上の場合(介護保険第1号被保険者)：要支援・要介護認定により介護保険の適応となれば，疾病に関係なく介護保険給付対象となる。

　(2)疾患から　がん，脳血管疾患，心疾患，難病，認知症，障害等

　　厚生労働大臣が定める疾病等(20)：対象者は診療報酬上の特例が適用される。

　　医療保険から週4回以上の診療報酬，訪問看護が実施可能となる。

　(3)介護保険：要支援1.2　要介護1〜5

　(4)障害者総合支援法：障害児18歳未満　障害者18歳以上　支援区分1〜6

　(5)厚生労働大臣が定める状態等

　(6)生活保護

　(7)住宅環境から

　　独居　日中独居　介護者の状況　サービスの利用度合い

　(8)本人の役割

　多様な疾患や障害を抱えていても学生，就業，主婦等，人生における役割がある。慢性期にある在宅療養者は，状態が安定していても長期に継続することは，家族にとっては介護も長期間となり，安全で安定して継続できるための方策が必要となる。身体状況だけでなく，精神的な面の支援も必要であり，疾患にともなう変化，加齢にともなう変化，環境にともなう変化等，総合的に状況に合わせて判断することが求められる。入退院を繰り返す療養者は，日常生活に課題があることが多く，状況のアセスメントを家族も含めて判断することが必要である。

4）慢性疾患への訪問看護の必要性

　多様な疾患や障害，いつもの状態からの見極めをアセスメントする上で，訪問看護師の果たす役割は重要である。療養者を生涯にわたって支援するために，在宅療養生活や人生における「本人の希望」を把握したうえで，療養者の生活や介護者の生活を支援していく。①長い経過（年数），②疾患の状態，③障害の程度，④認知や判断力，⑤行動制限，⑥現状における状態のアセスメント，⑦「いつもの状態」安定している状況，を把握して，「いつもとの違いはないか」を見極める必要がある。

　どのように病気や障害を捉えているのか，周囲に対してどのように考えているのか，また不安や悩みがあっても病気や障害の程度や本人の性格や価値観から，感情を表出することが困難である療養者も多く，また表現できる人であっても，介護を担う家族に遠慮することもある。そのような場合に，訪問看護師などの専門職が日頃からの状況の把握と，本人や家族の希望を確認しながら，調整，支援していくことが重要である。

5）環境

　地域や住居環境によって，長期継続となるため，病状の安定にも影響がある。どのような療養場所で継続しているのか，介護支援専門員や相談支援専門員などとともに本人の希望や家族の希望を把握して，安全で安心できる環境調整が必要である。

3 在宅療養生活継続するための もてる力を高める支援

　疾患や障害を抱えながら在宅生活を長期継続できるかどうか，療養者だけでなく家族もまた不安に感じることは多い。在宅生活に上手くシフトしていくために，退院前から支援は開始されている。退院前から病棟看護師との連携，介護支援専門員や相談支援専門員との連携，主治医と連携して必要時は外泊中から訪問看護の実施も可能であり，退院当日も訪問看護師が支援することも可能である。在宅移行支援をする上で，多職種で協働して本人や家族が在宅生活を選択したことを尊重し，後手にならないよう，その時々の早めの関わりにより，信頼関係を築いていく。訪問看護師の最初のかかわりによって，在宅生活を本人や家族が継続する上で，安心できるのか，不安が残るのか，在宅生活を継続しようと思えるのか本人や家族に与える影響は大きい。

1）本人の思い　病気や療養生活をどのように捉えているのか
2）いつもの状況を把握して，本人のできることを見極め，一緒に考えながら支援
　　症状がどのように変化しているか，症状の変化にともないどのように本人が訴えているかを把握する〔調子が良い時，悪い時〕
　　薬の管理方法，治療スケジュール
3）家族の思い　本人と家族の思いが一致していれば良いが，大切に考え

ていることに違いがあれば，把握しておく必要がある。心配事が経済的な問題である場合は，訪問看護師が介護支援専門員や相談支援専門員等と繋いでいく必要がある。

4）支援者の思い　チーム連携　看護師と他職種との違い　多職種協働

療養者と家族の長期支援を継続する場合，多職種による協働が多いが，主治医や訪問看護師が同じであっても他事業所の担当が変更になることは珍しくない。チームメンバーに新任者が入ることや，担当が変更になっても療養者や家族が不安を感じないように，訪問看護師が要となり多職種での調整をすることが重要である。メンバーとの情報共有内容は，病状，治療，処置等の内容だけでなく，「本人の思い」や「家族の思い」，多職種協働メンバーがどのように支援をしてきたかという「メンバーの思い」も途切れないよう，見直しをしていく。本人・家族の状況変化の時と同様に支援するメンバーの状況変化にも敏感に対応することが必要である。

4 慢性期にある在宅療養者の急性増悪の早期発見と対応

1）いつもと何が違うのか

本人の訴え，家族からの情報提供，多職種メンバーからの情報提供から，病状や状況の変化をアセスメントしていく。「いつもと何か違う」という直感的な気づきであっても，その他の情報を組み合わせて，判断して推論していく。例えば，訴えることが苦手な療養者であっても，日常的に実施している習慣であることをしていない，いつも笑っている場面で表情が違う，いつもと部屋の臭いが違う等，五感を働かして，判断できる内容を探る。この時に家族からの情報や他職種からの情報も有効である。

2）予防的なかかわり

いつもの状況を把握して，異常の早期発見，早期に対応できるようにする。

しかし，診断のつきにくい慢性症状に対して，「何となく変」と感じたときに，家は，「いつもの症状」の経過観察ポイントとして，次の7項目でアセスメントを行っている。

- ●体重の急な変化（減少も増加も），
- ●食欲不振が持続していないか，
- ●睡眠の変化，
- ●全身状態・日常生活動作の低下，
- ●便通の変化，
- ●性格・意識レベルの変化，
- ●症状・慢性疾患の変化（部位，正常，強さ，タイミングなど）である[9]。

いつもとの違いとしての変化に気づき，急性増悪の早期発見と対応をしていく。その他，在宅療養者の1年を通じて，たとえば梅雨の時期に生じ

やすい，夏に生じやすい，冬に生じやすい，季節の変わり目や気圧の変動によって生じやすい等，長い経過の中で家族から情報収集しながら，アセスメント結果を統合して，予測的に備えをしておくことも必要である。

3）24 時間対応　訪問看護

在宅療養者が入院した場合，継続的な医療を適切に受けられるように，入院医療機関に情報提供することが診療報酬で評価されている。一方，入院患者の在宅移行に当たっては，入院医療機関と退院後の在宅医療を担う医療機関，訪問看護ステーションなどが共同で指導を行うことが評価されている。

慢性期にある在宅療養者や家族を支援するために，長期であることや予後や急変の予測が難しい対象者も多く，退院前から退院移行支援としての関わり，外泊時や退院当日など，状態に合わせた支援が求められ，現状における処置の有無にかかわらず，病状をアセスメントした上で，他職種へ訪問看護の必要性を情報提供することも重要である。

緊急時に訪問できる体制を訪問看護ステーションが整えている場合，医療保険では 24 時間対応体制加算，介護保険では緊急時訪問看護加算を算定できる。また，医療保険には緊急訪問を評価した緊急訪問看護加算もある（**1** **2** **3**）。

*特別訪問看護指示書

特別訪問看護指示書は，一時的に頻回な訪問看護を行う必要を主治医が認めた場合に交付でき，介護保険から訪問看護を実施していた療養者であっても医療保険から訪問看護が実施される。

特別訪問看護指示書により可能な内容は，①週 4 回以上の訪問看護，②1 日に複数回の訪問看護，③2 か所の訪問看護ステーションの併用，④複数名の訪問看護，⑤長時間の訪問看護，⑥認知症高齢者グループホーム，特定施設への訪問看護，⑦医療保険での訪問看護である。

算定対象：急性増悪，終末期，退院直後などで，主治医が週 4 日以上の頻回な訪問看護を一時的に行う必要性を認めた場合。診療日から有効期間は14 日間。原則は月 1 回までであるが，気管カニューレの使用，真皮を越える褥瘡がある場合に，月 2 回の算定が可能。

在宅療養生活当初は，不安が多く，電話相談等で不安をその都度タイムリーに解決し日頃の関係性を築くことが重要である（図6-6，6-7）。退院直後の不安の解消ができれば，たとえば状況に応じて，頻回の訪問看護を緩やかに計画し，他の職種である介護職や理学療法士，作業療法士，言語聴覚士等のリハスタッフと連携を取り，安定期に予防的なかかわりで計画することも可能である。しかし，安定した時期が継続することで，互いに慣れることは良いが病気のことや他の疾患に気づきにくいことを自覚し，異常の早期発見に努める。長い経過により，病気の進行だけでなく加齢による変化により治療が必要な場合も生じる。対象が，認知症，障害児・者など，感情表出が難しい場合もあり，原疾患ではなく別の疾患の進行に気づきにくいこともあるため，注意が必要である。

1 【介護保険】緊急時訪問看護加算

緊急時訪問看護加算とは，中重度の要介護者の在宅生活を支えるために，24 時間 365 日，緊急の連絡や緊急の相談，緊急時の訪問依頼等に対応する体制を構築していることを評価する加算　574 単位/（月 1 回）

2 【医療保険】24 時間対応体制加算（訪問看護管理療養費の加算）

利用者や家族などから電話で看護に関する意見を求められた場合に常時対応でき，緊急時訪問看護を必要に応じて行える体制を構築している場合に，利用者の同意を得て算定
6,400 円（月 1 回）

3 【医療保険】緊急訪問看護加算

医療保険における緊急訪問看護加算とは，訪問看護ステーションが主治医からの指示等を受けて計画外の訪問を行った時に算定できる加算。対象となる利用者の疾患，基本療養費の種類によって，緊急訪問看護加算と精神科緊急訪問看護加算
緊急訪問看護加算　2,650 円/1 日

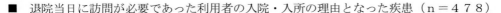

■　退院当日に訪問が必要であった利用者の入院・入所の理由となった疾患（n＝４７８）

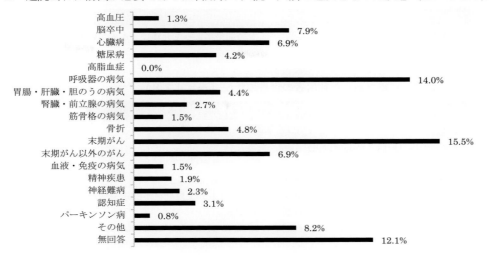

疾患	割合
高血圧	1.3%
脳卒中	7.9%
心臓病	6.9%
糖尿病	4.2%
高脂血症	0.0%
呼吸器の病気	14.0%
胃腸・肝臓・胆のうの病気	4.4%
腎臓・前立腺の病気	2.7%
筋骨格の病気	1.5%
骨折	4.8%
末期がん	15.5%
末期がん以外のがん	6.9%
血液・免疫の病気	1.5%
精神疾患	1.9%
神経難病	2.3%
認知症	3.1%
パーキンソン病	0.8%
その他	8.2%
無回答	12.1%

■　退院当日に訪問が必要であった利用者の要介護度（n＝４７８）

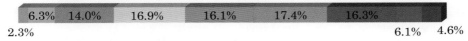

2.3%　6.3%　14.0%　16.9%　16.1%　17.4%　16.3%　6.1%　4.6%

■要支援1　■要支援2　■要介護1　■要介護2　■要介護3　■要介護4　■要介護5　■その他　■無回答

■　退院当日に訪問が必要であった利用者の処置や医療機器管理の必要な状態（n＝４７８）

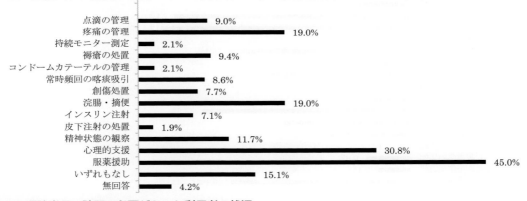

状態	割合
点滴の管理	9.0%
疼痛の管理	19.0%
持続モニター測定	2.1%
褥瘡の処置	9.4%
コンドームカテーテルの管理	2.1%
常時頻回の喀痰吸引	8.6%
創傷処置	7.7%
浣腸・摘便	19.0%
インスリン注射	7.1%
皮下注射の処置	1.9%
精神状態の観察	11.7%
心理的支援	30.8%
服薬援助	45.0%
いずれもなし	15.1%
無回答	4.2%

図 6-6　退院当日に訪問の必要があった利用者の状況
〇 退院当日に訪問が必要であった利用者の入院等の理由となった疾患は，末期がん 15.5%，呼吸器の病気 14.0%
　で，要介護度は，要介護 4 が 17.4%，要介護 2 が 16.9%，要介護 5 が 16.3% であった。
〇 処置や医療機器管理が必要な状態については，服薬援助 45.0%，心理的支援 30.8%，疼痛管理と浣腸・摘便が
　それぞれ 19.0% であった。
出典：平成 30 年度介護報酬改定の効果検証及び調査研究に係る調査（令和元年度調査）「訪問看護サービス及び看護小規模多
機能型居宅介護サービスの提供の在り方に関する調査研究事業報告書」

■ 退院当日に訪問が必要であった利用者の介護者の状況（n＝478）"

23.4	34.7	38.7	3.1

■介護できる人はいない　■時間帯によって介護できる人がいる
■常時、介護できる人がいる　■無回答

■ 退院当日に訪問が必要であった利用者の世帯の状況（n＝478）

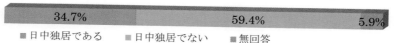

26.4%	26.2%	1.7%	17.6%	7.9%	13.0%	4.0%

3.3%

■独居
■夫婦のみ（配偶者が65歳以上）
■夫婦のみ（配偶者が65歳未満）
■配偶者の他に同居者あり（配偶者・同居者全員が65歳以上）
■配偶者の他に同居者あり（配偶者・同居者のいずれか又は全員が65歳未満）
■配偶者はおらず、同居者あり（同居者は全員65歳以上）
■配偶者はおらず、同居者あり（同居者のいずれか又は全員が65歳未満）
■無回答

■ 退院当日に訪問が必要であった利用者の日中の状況（n＝478）

34.7%	59.4%	5.9%

■日中独居である　■日中独居でない　■無回答

■ 退院当日に訪問が必要であった利用者・家族の困りごとや心配ごと（n＝478）

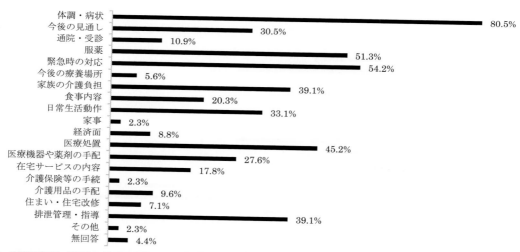

体調・病状 80.5%
今後の見通し 30.5%
通院・受診 10.9%
服薬 51.3%
緊急時の対応 54.2%
今後の療養場所 5.6%
家族の介護負担 39.1%
食事内容 20.3%
日常生活動作 33.1%
家事 2.3%
経済面 8.8%
医療処置 45.2%
医療機器や薬剤の手配 27.6%
在宅サービスの内容 17.8%
介護保険等の手続 2.3%
介護用品の手配 9.6%
住まい・住宅改修 7.1%
排泄管理・指導 39.1%
その他 2.3%
無回答 4.4%

図6-7　退院当日に訪問の必要があった利用者の介護の状況
○ 退院当日に訪問が必要であった利用者の介護状況は「介護できる人はいない」23.4%，世帯の状況は「独居」が26.4%であった。
○ また，日中の状況については「日中独居」は34.7%，利用者・家族の困りごとは，「体調・病状」80.5%，「緊急時の対応」54.2%，「服薬」51.3%であった。
出典　図6-6に同。

4）外来看護師との連携等

　外来での在宅療養支援を必要とする患者像を永田らは4項目の例で示している[11]。

①病状管理および医療処置への支援

　　服薬管理に手助けが必要，食事療法やリハビリテーションが必要，医療処置を自宅で継続して行う患者

②治療継続支援

　　ADLの低下，家族の状況変化などにより，通院方法の変更が必要な患者

　　通院の必要性が理解できていない患者，認知機能低下により通院が難しい患者

③意思決定支援

　　がんなど，病状の悪化や新たな診断により，治療方針の選択が必要な患者

　　ALS患者における人工呼吸器適用など，今後，病状の変化による意思決定が必要

　　病状の進行や加齢による衰弱などのため療養場所の検討が必要な患者

④在宅サービス利用支援

5　慢性期の在宅療養者の家族支援

　慢性疾患にある療養者が在宅生活を継続するうえでは，同居，別居に関わらず家族の存在が影響する。病気とともに生きていく療養者を支える家族もまた，長期にわたって療養者の状況の変化により，多様な生活の変化を余儀なくされている。在宅医療を必要とする人は2025年には29万人と推計されており，急性期治療を終えた慢性期・回復期患者の受け皿として，終末期ケアも含む生活の質を重視した在宅医療のニーズは高まっている。しかし，在宅療養移行や継続の阻害要因の調査[12]では，「介護してくれる家族に負担がかかる」，「症状が急変したときの対応に不安」，「症状急変時すぐに入院できるか不安」などが上位を占めており，家族支援の必要性とともに24時間在宅医療提供体制の構築，在宅療養者の後方ベッドの確保・整備が求められている。一方，在宅療養患者が在宅を選択した理由では，「必要な在宅医療・介護サービスが確保できたため」，「本人・家族等が強く希望したため」「家族等の介護が確保できたため」が上位を占めている。この結果から療養者が在宅生活を継続するためには，家族の存在が不可欠であり，家族の介護状況の変化にともない，療養者の病状が安定していたとしても在宅生活の中断が避けられない状況も起こり得る。

　家族員に病気や障害の人が出ることによって，家族はひとつのユニットとして相互関係があるため，家族全体に様々な影響を及ぼす[13]。

　病気の家族員の状況(年齢，性別，必要な医療処置の内容，予後の見通し，ADL自立度，セルフケア能力，認知症の有無・程度，精神状態等)による影響は，①身体的負担(セルフケア援助，ADL介助，医療処置，見守

り），②家族の精神的負担（疲労，不安，抑うつ），③家族の経済的負担（医療費，介護にかかる費用，収入の減少），④社会的役割への影響（仕事への支障，外出の不自由，近隣との付き合いの変化，家族会への参加，医療者との連携），⑤家族役割の変化（従来の役割の変更，家事・育児の障害，介護役割の習得），⑥家族関係の変化（病気の家族員と介護する家族員，病気の家族員と他の家族員，介護者と他の家族員）があり，多様な負担や変化について理解できる。

慢性期の療養者の家族の特徴から野嶋は，①本質的に長期，②いろいろな意味で不確か，③一時的寛解を得るにも多大の努力が必要，④重複疾患である，⑤病者の生活にとって極めて侵害的である，⑥多様な補助的サービスを必要としている，⑦費用がかかる，など家族・家族生活全体に及ぼす影響が大きいことを示している[14]。

さらに，療養者の在宅生活を継続していくためには，家族のエンパワーメント機能も重要である。家族がセルフケア能力を発揮し，療養者の病状の判断，療養法遂行の支援，療養法と日常生活の調整，情緒的支援，ストレス緩和，家族関係の調整などにより，療養者の安定した生活が維持できる[13-14]。慢性期にある療養者は長期の経過を経ても，病気や障害を直視することができる人ばかりではない。本人だけでなく，支援する家族もまた長期療養にともなう人生の再構築や介護による生活の変化に向き合い，継続していくことになる。病気以前の療養者との関係性や介護者の健康状態や経済的な問題など，長期であればいつも同じ状況でなく，そのつど生活の中で折り合いをつけていく。療養者や家族に新たに生じた「生活のしづらさ」は，目に見えやすいものもあれば，潜在的な内容もある。

介護の長期継続により，家族の健康問題や加齢にともなう介護力の低下など，将来的な介護者である家族の課題を想定しておく必要がある。また，家族の介護体制も常に同じではなく，家族員の状況によって体制が崩れることもある。ダブルケアやヤングケアラー，離れた場所からの支援など，家族状況も多様であることを踏まえ，療養者とともに多職種による協働での支援が必要である。

6 社会資源の活用と調整

令和2年5月，共生社会の実現に向け，ハード対策に加え，移動等円滑化に係る「心のバリアフリー」の観点からの施策の充実などソフト対策を強化する「高齢者，障害者等の移動等の円滑化の促進に関する法律の一部を改正する法律」（令和2年法律第28号）が成立し，令和3年4月に全面施行された。慢性期にある在宅療養者を支援するための訪問看護サービスを活用しながら，サービス提供時間は短いものであっても，24時間支援が可能である。サービスありきではなく，本人の気持ちを汲み取りながら，社会資源も活用していくことが重要である（4）。

長期療養生活において，生活を継続するために福祉用具の役割も大きい（➡第3章Ⅲ社会資源の理解と活用 p.108）。生活の中の福祉用具，支え続

4 医療機関での入退院支援として
入院時支援加算：生活環境，社会資源の活用状況，服薬内容，患者・家族等の思いや意向を確認し，入院後は退院困難な要因を速やかに抽出し，多職種で退院支援計画に取り組む
入退院支援加算：2022年度診療報酬改定では，退院困難な要因に「ヤングケアラー及びその家族」が追加されている。

ける福祉用具として，「必要な道具を必要な時に利用する，必要な期間だけ
の時もある。福祉用具はその人の人生の一場面ごとを支えていく大切な役
割」と小島が述べている[16]。慢性期にある在宅療養者も常に同じ状況では
ない。急性期，慢性期，回復期，終末期などの病期に応じて，住宅改修，
環境調整，サービスの選択，福祉用具貸与，福祉用具の工夫など，サービ
スも道具も関係者が繋がり活用したり調整していくことが必要である。

学習の
まとめ

- 慢性期にある療養者の在宅医療移行に向けて，退院前から主治医との連携を取りながら介護支援専門員や相談支援専門員とともに，訪問看護師が要となり多職種協働支援の必要性がある。
- 慢性期にある在宅療養者の特徴を理解した上で，生活に着目して継続的な支援をするために必要な状況からアセスメントしていく。
- 慢性期にある在宅療養者の病状は比較的安定しているが，いつもの状況を把握した上で，本人のできることを見極め，ともに考えながら思いにも寄り添い継続支援していく。
- 慢性期にある在宅療養者の急性増悪の早期発見と対応について，予防的な関わり，多職種で情報共有や異常の早期発見，早期対応に努めること，急性増悪を想定した備えや24時間の対応できる体制を整え，不安の軽減に努める。
- 慢性期にある在宅療養者を長期に支える家族全体への影響を理解する。
- 長期療養者のために社会資源の活用と調整が必要である。

引用・参考文献

1) 厚生労働省第1回在宅医療及び医療・介護連携に関するワーキンググループ：参考資料在宅医療の現状について，令和3年10月13日　https://www.mhlw.go.jp/content/10800000/000842258.pdf

2) 厚生労働省第2回在宅医療及び医療・介護連携に関するワーキンググループ：参考資料在宅医療の現状について，令和4年3月9日　https://www.mhlw.go.jp/content/10800000/000909712.pdf

3) 厚生労働省政策統括官付参事官付人口動態・保健社統計室：令和3年(2021)人口動態統計月報年計(概数)の概況　https://www.mhlw.go.jp/toukei/saikin/hw/jinkou/geppo/nengai21/dl/gaikyouR3.pdf

4) 厚生労働省　生活習慣病予防のための健康情報サイト：e-ヘルスネット生活習慣病，https://www.e-healthnet.mhlw.go.jp/information/dictionary/metabolic/ym-040.html

5) 厚生労働省：国民生活基礎調査の概要，現在の要介護別にみた介護が必要となった主な原因，2019年，https://www.mhlw.go.jp/toukei/saikin/hw/k-tyosa/k-tyosa19/dl/05.pdf

6) 和田攻，南裕子，小峰光博編：看護大事典第2版，医学書院，2010

7) 黒江ゆり子編：経過別成人看護学③慢性期看護，メヂカルフレンド社，2021.

8) 第27回日本慢性期医療学会　https://site2.convention.co.jp/jamcf27/dl/program_symposium/symposium.pdf

9) 家研也編：在宅で出会う「なんとなく変」への対応法 p202-203，医学書院，2017.

10) 社保審―介護給付費分科会：第189回資料2「訪問看護の報酬・基準について(検討の方向性)」，(2020.10.22) https://www.mhlw.go.jp/content/12300000/000685774.pdf

11) 永田智子・田口敦子編：外来で始める在宅療養支援ニーズ把握と実践のポイント，日本看護協会出版会，2021.

12) 厚生労働省医政局指導課在宅医療推進室：在宅医療の最近の動向　https://www.mhlw.go.jp/seisakunitsuite/bunya/kenkou_iryou/iryou/zaitaku/dl/h24_0711_01.pdf

13) 野嶋佐由美：家族エンパワーメントをもたらす看護実践，p11，へるす出版，2005.

14) 野嶋佐由美：家族エンパワーメントをもたらす看護実践，p251-257，へるす出版，2005.

15) 内閣府：令和4年版高齢社会白書

16) 小島操：在宅生活をめぐる50の物語─福祉用具を使う人たちのふつうのくらし─，p63-64 日本工業出版株式会社，2013.

Ⅲ. 緩和ケア期にある療養者

- 緩和ケア，ターミナル，終末期，エンド・オブ・ライフ，ホスピスについて理解する。
- 多職種連携による退院支援について理解する。
- 死の準備教育（デスエデュケーション）について理解する。
  安定期，ターミナル期（終末期），看取り，エンゼルケアの時期の目標を考えることができる。
- グリーフケアについて理解する。

1 緩和ケア，ターミナル，終末期，エンド・オブ・ライフ，ホスピス

この言葉は，さまざまな場面で同じように使われたり，時には自由な形で使われることもある。そのため混乱しているのが現実である。だからこそこれらの言葉のそれぞれを理解することが必要となる。

1 緩和ケアとは

一般的にがん患者を対象にした時に使われているが，がんが悪化した時に使われるだけでなく，がんと診断された時から緩和ケアがなされるものとして使われている。またがん患者という疾患軸だけでなく，高齢者という発達段階という軸からも緩和ケアという言葉は使われるようになった。後者においては，まだ医療者でさえも認識不足は否めない。しかし，西川，横江，中島，洪ら(2012)は，『高齢医療が直面している諸問題に対峙するために，緩和ケアは重要である。なぜなら高齢者医療では，日常生活動作の低下，認知機能の低下，社会的問題など多くの諸問題がもたらす「苦痛」が生じやすいからである。そのため，「苦痛」を同定(**1**)し，「緩和」し，「生命の質」を向上させるアプローチである緩和ケアが必然的に重要になる』としている。

緩和ケアは，がん患者という疾患，高齢者という発達段階だけでなく，誰でもが対象となりうるということである。ただし，日本ではまだまだ対象はがん患者が中心で非がん疾患や高齢者の虚弱が主な対象になっていない現状がある(西川，2012，2011，2010)。

内布敦子(2008)は，「緩和ケアの考え方については，さまざまな関連機関によって示されているが，基本的な考え方に大きな違いはない。第一義的な目的は，症状の緩和と患者の視点からみた QOL の改善である」と述べている。また中西一浩は，「緩和ケアというと，対象疾患としてはがんが一般的ですが，がん以外の疾患でも緩和ケアを受けることは可能です」と述べている。また WHO の定義によると「緩和ケアとは，生命を脅かすような状況におかれた家族や患者の生活の質を向上させる働きかけである。それは痛みやその他の症状からの開放を行うことであり，あわせて霊的なサポー

1 同定
未知のものを既知のものと比較し，その所属する分類群を決定すること。

ト，心理的・社会的なサポートを診断の最初の時から最期の時，さらには悲嘆に対しても行うことである（英文は下記参照）」

> Palliative care improves the quality of life of patients and families who face life-threatening illness, by providing pain and symptom relief, spiritual and psychosocial support to from diagnosis to the end of life and bereavement.

　緩和ケアは，疾患や発達段階で対象を決めているのではなく，WHOの定義からも生命を脅かすような状況に置かれた家族や患者の生活の質を向上させる働きかけであるということを念頭におけば，どの疾患であっても，どの発達段階にあっても，診断がなされた時点から緩和ケアが開始されることになる。

2 ターミナル

　ターミナルとは，列車・バスなどの起点・終点あるいは終着駅として，国語辞典等には掲載されている。しかし，この言葉はターミナルの他に終末期，end of life とも言われるなど，さまざまな言葉として使われており，どのような違いがあるのか不明である。

　ターミナルは，時間軸で述べられていることが多く，柏木ら(2007)は「現代医療において可能な集学的治療の効果が期待できず，積極的な治療がむしろ患者にとって不適切と考えられる状態で，生命予後が6か月以内と考えられる段階」と説明している。また日野原ら(1989)は「時期は特に限定されておらず，あくまで医学的な予後予測として余命が6か月または3か月などといわれてきたが，むしろ数週間と考える方が妥当である」と説明している。

　看護・医学事典第6版(2010)では，ターミナルという言葉で述べられておらず，ターミナルケアで述べられている。そこでのターミナルケアとは，「わが国では，診断と治療や延命と救命を目標にした医療の役割達成が国民皆保険のもとで進んだ，末期にある患者および家族への総合的援助をいう。末期の概念は必ずしも明確ではないが，臨床的には，医師がもはや治療の見込みなしと判断した時点から，ターミナルケアが始められる」と定義している。

　上記のことから，ターミナルという言葉は，期間を指し示していることがわかる。しかし，期間がいつの時点からターミナルであるのか明確に示されているわけではない。

　さらに看護・医学事典では，終末期とは一般的に「あらゆる集学的治療をしても治癒に導くことができない状態で，むしろ積極的な治療が患者にとって不適切と考えられる状態をさす。通常，生命予後が6か月以内と考えられる状態」とされている。

　この終末とターミナルを同義語の用語として使用することにも混乱を呈する。またターミナルも終末も期間を提示しているが，6か月以内が適切

かどうかは不明である。またターミナルステージとして，ターミナル前期：生命予後が数か月とされる時期，ターミナル中期：数週間の生命予後であろうと判断される時期，ターミナル後期：数日の生命予後であろうと判断される時期と前・中・後と分類されている（田村，2006）。

このようにターミナルケアによって，「終末ケア」という用語が初めて使われ，厚生省が「緩和ケア病棟・定額制」の健康保険医療制度を発足させ，ホスピスケアが本格的に医療機関で体系化したことに始まっている（佐々木，2012）。佐々木（2012）は，「終末ケア」は福祉・保健・心理分野で多く用いられ，「ターミナルケア」は医療・看護・福祉で用いられていると述べている。

患者が生命を脅かすような状況および状態になった時から緩和ケアの導入と支援が開始され，身体状態の経過とともに終末期あるいはターミナル期と言われる時期になったときに終末期ケア，あるいはターミナルケアが実施されることが望ましい。しかし，どのような時期にあっても患者だけでなく，家族への支援も考慮されなければならないことはいうまでもない。

3 エンド・オブ・ライフケア　End-of-Life Care

Dr. Kathleen M Foley（1999）によりでアジア太平洋ホスピス緩和ケアネットワーク学術集会（香港）でエンド・オブ・ライフケアの言葉が用いられた。Dr. kathleen によれば，エンド・オブ・ライフとは「人生の終焉を迎える直前の時期の患者へのケア」を意味している。

> 人生の終焉は誰にでも訪れ，終焉の原因（死因）が病気のことが多く，しかも原因となる最近の病気の多くは長い経過をとる。そのような最期の日々の痛みや苦しみを十分に治療され，本人が望むとおりに過ごせるよう支援する。
>
> Dr. Kathleen M Foley（1999）

4 ホスピス

開始当初のホスピスは，サービス提供主体が宗教団体であり，19世紀には博愛主義思想（2）が中心となり，ホスピス運動の拡大につながったとされており，強い宗教色と近代思潮の影響を受けた，地域性のあるものだったと加藤は述べている（2010）。

ホスピスは，1967年，シシリーソンダース医師がセント・クリストファー・ホスピスを設立したことから，現代のホスピスが発展してきた。それまでのホスピスの中心的な理念である宗教的な配慮を残しながら，科学的基盤に立った新発想のホスピスをめざした。「ホスピスの中のホスピス」と評価された（中川，1991）。

本来ならば病気は治癒させるということが近代病院の目的であったが，治癒できずに症状が悪化した時に引き起こす激しい苦痛や不安などを緩和させるために，なんとかできないかという思いからホスピスが誕生したと

2 博愛主義
　すべての人を広く平等に愛すること。

言われている。このホスピスは，施設を指すのではなく，ケアについての考え方を指す言葉である（武田，1995）とも言われている。

加藤（2010）は，イギリスのホスピスが「施設型」として拡大した理由は，建物のほうが理念の象徴として人々の目に触れやすく，かつ最高の資金源である地域住民から寄付という賛同を得やすかったからと説明している。そのため柏木（2006）は，「現代におけるホスピス・緩和ケアは，治癒ののぞめない末期患者に対して専門的なケアをする特別の施設およびプログラムを意味する」としていることから，ホスピスが施設で展開されるケアであるとされてもおかしくない。またトワイクロスも「ホスピスの家」として，地上３階，地下１階の建物を念頭におき，描かれている。

また柏木（2006）は「自分のいのちをどのような形で全うするかという選択を患者に任せること，それを可能にする医療とケアを行うことこそホスピス」であると述べている。自分のいのちをどのような形で全うするかという選択を患者に任せるためには，全うするという言葉から想像することは「死」を意味する。しかし，「死」が想像されたとしても，残り少ない人生をいかに安心して，安楽に毎日を過ごすことができるか，この人生を生きて良かったと家族とともに悔いなく「死を迎えることができるか」ということが，重要である。自分のいのちをどのような形で全うするかという言葉は，文章にすると平易だが，医師や訪問看護師などの医療職者が患者及び家族の心理的段階のプロセスを十分に理解し気持ちに寄りそうことが必要である。

2 多職種連携による退院支援

次にどのように在宅療養を支援していけばよいのか。事例をもとに考えていこう。

③ スチバーガ剤
がん細胞の増殖信号をブロックし，がん細胞に栄養を送る血管ができるのを防ぐ。

> 退院して在宅に決まったＡさん
> 末期がんである。Ａさん50歳代前半女性。家族構成は50歳代前半の夫と２人暮らし。子どもはない。直腸がんから肝臓，肺にも転移しており，末梢酸素飽和濃度（SaPO$_2$）も91％に下がったため，在宅酸素が開始となる。
> ご主人は妻Ａさんの余命を知りたくないと思っている。そのため妻Ａさんは，「主人を残していくのが辛い。これから身体がどういう状態になっていくのかわからなくて不安である。それに最後の抗がん剤（スチバーガ剤③）がどう効いてくるのかわからない」と不安を口にしている。
> 10月に病院の主治医から，「はっきり言って延命の時間しか残っていない。もうすでに最後の薬となるがこの薬は，副作用がきつく，副作用のために薬を続けられない患者が多い」と説明を受けた。Ａさんはあとどの位なのかと医師に聞くと「クリスマスまでもつかな？」という返事であった。来週，看護相談があるから受けてくださいと告げられ，病院を後にしている。
> この時点では，介護保険認定も受けず，ご主人と病院に受診し，医師からの説明にただ困惑し混乱しているのが現状である。

　このＡさんのように治療を受けたいという希望を持つが，死に向って生きていかなければならない。在宅酸素も必要となり，どのように変化していくのかわからない身体状態に不安を抱いているため，早々に介護保険認定の手続きや訪問看護ステーション，往診医の調整を図る必要がある。そのためにも退院前からの早期支援が重要である。

　「退院前カンファレンス」「退院直後から1週間そして安定期」「ターミナル期（終末期）」「看取りから看取り後」の経過を追って説明する。

1 退院前カンファレンス

　今までその利用者に関わってきた院内の医療職（主治医，病棟看護師，薬剤師，理学療法士，作業療法士，管理栄養士など），院外では介護支援専門員，訪問看護師，緊急時対応の往診医，訪問介護士，理学療法士，保険薬局の薬剤師などが参加することが必要である。

　専門職一同が参加することにより，在宅ではどのような専門職が関わるのか，在宅ではどのようなことが起こりうるのか，今後の対策はどのようにしたらよいのかなど具体的な質問，助言がディスカッションにより可能となり，最終的には利用者および家族のQOLを高めることになるのである。「顔の見えない連携は難しい」ため，やはり退院前カンファレンスによって，顔の見える関係作りがまず必要となる。

　とかく病院では治療が主目的になっているため，患者の生活に視点をおいたケアには目が行き届かない。しかし，ターミナルの患者で在宅療養の希望があれば，「その人が望む，その人らしい生活を実現する」という目標に焦点を合わせ，それに向かって専門職も協力体制を整備していくことが肝要である。

　退院前カンファレンスでは，病院の主治医は，現時点での身体状態の説明，今後の予測する症状や新たに出現する可能性のある症状，苦痛の緩和などを，病棟の看護師は，病棟での過ごし方，本人の思いや不安などを，理学療法士などは日常生活動作について，自宅の住宅環境に応じた日常生活動作の具体的指導などを，薬剤師は疼痛コントロールのために使用する薬剤について，院外の保険薬局の薬剤師に伝える。

　利用者本人が，緊急時は救急車で病院へ搬送してもらいたいという希望があった場合は，病院と調整を図り，緊急時の対応について事前に話し合っておく。利用者本人が在宅で看取りを決めている場合は，往診医と訪問看護ステーションを決定しておくことである。ほとんどのがん患者は，訪問看護ステーションの存在すら知らない。そのため訪問看護ステーションのサービスを利用している患者は，状態が不安定な時点で利用することが多く，すぐに亡くなる利用者が多いというのが現状である。

　そこで在宅で看取りをしていくかどうかについては，日々刻々と変化していく状況の中，利用者本人と家族の気持ちを尊重したうえで決定していく。何事も専門職が焦ってはならないこと，そして専門職が誘導してはならない。利用者本人や家族は，在宅で看取りを希望していても，いざ利用者の身体状態が危機状況になれば，気持ちにゆらぎが生じるのは言うまで

もない。利用者本人や家族の気持ちを尊重したうえで，看護ケアをしていくことが肝要である。

2 退院直後から1週間そして安定期

退院前にケアマネジャーは，利用者本人の自宅を訪問しておくのが望ましい。事例Aさんのように在宅酸素が装着されれば，部屋のどこに配置し，Aさんの日常生活に合わせて行動範囲を考慮したうえで延長チューブの長さも決定し，衛生物品が必要であれば，どこに設置すれば動線上，安全で安楽かが考えられる。さらに介護者などが動きやすいかということが事前にわかることにより，円滑な介護支援につながる。介護保険や医療保険で既に訪問看護サービスを受けていた利用者は，継続したケアを受けることが可能である。新規の利用者は，介護保険認定が決まらなくてもケアマネジャーが決定次第，退院前に一度，自宅訪問しておくことで，退院後に円滑なケアへと移行することになる。

退院直後は，利用者・家族の不安を軽減するよう支援する。どんな不安があるかどうかわからなくても，不安があるのであれば，どんな不安なのかを明らかにし，ひとつずつ丁寧に解決していくことが重要である。

特に疼痛コントロールのために処方されている医薬用麻薬の内服時間および使用方法は，入院していれば医師・看護師，薬剤師等の医療者が24時間管理してくれるが，自宅に帰れば，利用者自身あるいは家族が主体的に薬剤の管理をすることになる。定時に服薬しなければならない医薬用麻薬を，好きな時間に服用して痛みに対して効果を発揮しない，あるいは勝手に増量し呼吸抑制をきたしたり，勝手な服薬管理により薬剤の効果が減退あるいは過剰になる場合があるため，家族管理の場合は注意することが必要である。在宅でのオピオイドローテーションは困難を呈する。この困難を打開するためには，保険薬局の訪問薬剤師と訪問看護師が連携をとりながら医薬用麻薬の内服時間・使用方法，そして疼痛コントロールについてアセスメントしておくことが必要である。

医薬用麻薬の種類によっては，吐き気や便秘など様々な副作用が出現してくる時には，主治医と相談することが望ましい。そして訪問看護師は，WHO除痛ラダーのことはもちろんであるが，オピオイドローテーションのことも理解しておかなければならない。

3 オピオイドローテーションとは

オピオイドの副作用により鎮痛効果を得るだけのオピオイドを投与できないときや，鎮痛効果が不十分なときに，投与中のオピオイドから他のオピオイドに変更することである。

古井（2011）の訪問看護ステーションでは，在宅療養支援診療所と連携し，疼痛緩和に関する「事前約束指示書」に従って，訪問看護師が一定の裁量を得てオピオイドローテーションを行っている。

この「事前約束指示書」は，訪問看護パリアン独自のものであり，事前約束指示書の作成として，クリニックは，標準約束指示を作成し，訪問看護

機関にあらかじめ提示する。

　この事前約束指示書とは，一定の医行為に関し，医療機関が連携する訪問看護機関に対して，あらかじめ文書として提示し，両者が共通認識をもつための約束指示である。具体的に患者が出現した場合，医師の診察後，訪問看護師へ「個別約束指示書」が出される。疼痛緩和に関する個別約束指示書には，患者氏名，年齢，診断名の他，「すべて則って行ってよい」「すべて則って行ってはならない」のふたつの選択に医師がチェックをどちらかにした上で，次の末期がん患者に対する医療行為に係る事前約束指示の内容と異なる指示内容について記載してくれる。そして，医行為が必要な事態が発生した場合は，訪問看護師が個別約束指示に従って判断し，必要な疼痛緩和を行う。個別約束指示に則って疼痛緩和を行った場合は，医師に報告する。指示範囲を超えた疼痛緩和を看護師が自己判断で行うことはできないとしている。

　たとえば，事例Aさんがモルヒネを服用していたが，嘔気嘔吐のため，フェンタニル貼付剤へのローテーションに変更した。

　訪問看護パリアンではオピオイドローテーションが円滑にいっているが，そこには訪問看護師のフィジカルアセスメントおよび疼痛アセスメント，利用者および家族の生活アセスメントが正確だからこそ，実施を可能にしている。また在宅療養支援診療所の医師が，訪問看護師の能力を信頼しているからなりうるということにもなる。

　オピオイドローテーションが必要だとアセスメントしたならば，保険薬局の訪問薬剤師や往診医と連携を密にとりながら，オピオイドローテーションを実施していくことも方法のひとつである。

　訪問看護師は，オピオイドローテーションを実施するだけでなく，古井（2011）は，オピオイドによる副作用対策を行っていても改善しないのか，オピオイドの増量に伴って一時的に副作用が強く出現したのか，病態やがんの治療に関連した症状との鑑別などのアセスメントも必要であるとしている。

　今はインターネットで医薬用麻薬製剤の知識についても，利用者・家族が主体的に調べ，管理することができる社会になっている。しかし，あくまでも医療職ではないため，訪問看護師が助言をし，適切な服薬管理と服薬方法をとることが，利用者・家族のQOLを高めるということを念頭におき，指導をしていかなければならない。

4 在宅療養支援診療所との連携

　わが国は，医療制度改革を通じて，在宅医療の強化を図ってきた。中でも患者が24時間医師や看護師に連絡できる「在宅療養支援診療所」を創設し，在宅に対応する診療所に対する診療報酬を手厚くした。この在宅療養支援診療所の要件は，●当該診療所において，24時間連絡を受ける医師又は看護職員を配置していること，●当該診療所において，又は他の保険医療機関の保険医との連携により，当該診療所を中心として，患家の求めに応じて24時間往診が可能な体制を確保していること，●当該診療所において，

表 6-6 在宅医療に係る医療機関の機能の整理

	在宅療養支援診療所/病院 (診療報酬)	在宅医療において積極的役割を担う医療機関(医療計画) ※在宅療養支援病院/診療所の中から位置づけられることを想定	地域医療支援病院(医療法)
在宅医療提供に係る役割	・単独又は連携により，24時間体制で在宅医療を提供	・自ら24時間対応体制の在宅医療を提供 ・夜間や急変時の対応等，他の医療機関の支援 ・災害時に備えた体制構築	・自らの在宅医療提供は必須ではない
在宅療養患者の入院に係る役割	・入院機能を有する場合には，緊急時に在宅での療養を行っている患者が入院できる病床を常に確保	・入院機能を有する場合には，急変時受け入れやレスパイトなどを行う	・地域の医療機関において対応困難な重症例の受け入れ
多職種連携に係る役割		・現地での多職種連携の支援 ・在宅医療・介護提供者への研修の実施	※医療法では，在宅医療の提供の推進に関する支援として， ・在宅医療提供事業者の連携の緊密化のための支援 ・患者や地域の医療提供施設への在宅医療提供事業者に関する情報提供

又は他の保険医療機関，訪問看護ステーション等の看護職員との連携により，患家の求めに応じて，24時間訪問看護の提供が可能な体制を確保していること，●当該診療所において，又は他の保険医療機関との連携により他の保険医療機関内において，在宅療養患者の緊急入院を受け入れる体制を確保していること，●医療サービスと介護サービスとの連携を担当する介護支援専門員(ケアマネジャー)等と連携していること，があげられている。

3 死の準備教育

死の準備教育をするうえでは，「看取りに関する手引き在宅版」http://www.kokushinkyo.or.jp/Portals/pdf を参照していただきたい。看取りに関する手引き在宅版においては，下記の「安定期」はターミナルケアの段階として，「前期」にあたる。在宅で看取りをするかどうかは，利用者本人および家族が決定するのであるが，家族は利用者本人の身体における危機状態に対応することができず，当初は在宅看取りと決定していても，気持ちのゆらぎによっては，救急車を呼んで病院での看取りになることも少なくない。家族はゆらぎの中にいるため，決して責めたりしてはならない。この死の準備教育で，重要な事柄として，キーパーソンの有無，エンディングノート(4)などへの意思表示記録の確認である。事前に情報を把握することが可能であれば，すすめておきたい。

4 エンディングノート
人生の最終章を迎えるにあたりご自身の思いやご希望をご家族などに伝えるためのノート。

1 安定期

短期目標は，できるだけ自宅での生活を楽しめる。
長期目標は，安楽で安心した毎日を送り，死を迎えることができる。

　この時期は，身体状態や精神状態も安定している時期である。だからこそ利用者本人の思いやどのような生き方をしたいかという希望や期待を確認していく必要がある。

　この時期にしなくてはならない項目は，症状アセスメント，改めて利用者本人の思いを聞く，「療養場所」の希望を確認する，毎日の生活のアセスメントとケア，家族の予期悲嘆のアセスメントと対応，介護者の負担のアセスメントと軽減である。

　特に症状アセスメントは，今後どのような症状が出現してくるのか予測したうえで関わっていくということが重要となる。また退院直後には必要なかった福祉用具についても，身体状態の悪化を予測したうえで，事前に準備しておくことがこの時期である。また利用者本人は療養場所の希望を自宅としていても，家族としては病院に救急車で連れて行くという考えがあれば強制はできないのである。ただ利用者本人が自宅で亡くなりたいという希望であれば，家族の気持ちのタイミングを推し量りながらコミュニケーションを図っていくことが必要となる。

　この安定期には家族の予期悲嘆のアセスメントが必要である。悲嘆とは何か，予期悲嘆とは何か。

　悲嘆とは喪失から生じる強い感情ないし情緒的な苦しみである。予期悲嘆とは実際に喪失を体験する前にそれを予期して起こる悲嘆反応である。命にかかわる病気を抱えた人は，末期の病気を診断されたと知ったとき，あるいは察知したときから予期悲嘆が始まる（George, M. B, 長谷川浩監訳，1994）とされている。十分な予期悲嘆を体験することが死別後の病的悲嘆を防ぐことにもつながる。大切な人との永遠の別れを死亡前から認識することは分離不安や苦悩をもたらすが，死への準備を可能にする。死別後に死別を予期した家族が残された日々を有意義に過ごせ，故人らしい死を迎えさせてやれた，最善が尽くせたと感じられるようなケアが目標となる。

　事例Aさんの夫は，Aさんの余命を知ろうとしない。知りたくないというのが本当の気持ちである。Aさんのご主人は診断された時から予期悲嘆を抱え続けており，悲嘆反応として，知りたくないという言動が出てきていると思われる。

　訪問看護師は，Aさんが末期で死に向かいあっているからこそ，ご主人には，Aさんの状態を理解し，受けいれてほしいと願う。しかし，ご主人の気持ちを尊重しなければ，ご主人自身の悲嘆も解決しないと思われる。だからこそ，ご主人の気持ちのタイミングをみはからいながら，悲嘆に対する援助をしていくことが必要である。

　予期悲嘆は，愛する者を失う過程にある人に起こる通常の反応であるため，否認や不安な様々な感情の間で揺れ動くことは当たり前であるということを家族に伝え，家族が気持を表出できるような関係づくりが大切である。

　また利用者が現在，どのような状態にあるのかをアセスメントし，医療者だけでなく，家族も含めチームとして情報を共有し，家族も一緒に利用者のケアに参加できるようにしていく必要がある。

2 ターミナル期（終末期）

短期目標は，安楽に死を迎えることができる。この時期は，さまざまな辛い症状が出現してくる。できうる限り本人の望む生き方を尊重していく時期でもあり，苦痛症状は可能な限り除去していくことが重要となる。

最期は住み慣れた自宅で迎えたいという利用者本人の意向を尊重したうえで，多職種が連携しケアしていく。時には家族が急変する状態に不安を覚え，救急車を呼んでしまう場合がある。しかし，家族の気持ちを慮れば納得のいく行動だということがわかる。すべて在宅で看取ることがよいとも限らない。最期は自宅で看取りたいという思いが利用者本人・家族にあるのであれば，それを支援していくのが訪問看護師である。

ターミナル期（終末期）のプロセスを理解する

①終末期のプロセスの表現方法

月単位：今日と，先月の今日（1か月前）とで，ほとんど変化がない。

週単位：今日と，先週の今日（1週間前）とで，ほとんど変化がない。

日にち単位：今日と，昨日で，変化がない。

時間単位：1時間前とは変化がない。

死に向かう身体変化の理解と援助

一般的には，①食欲低下，②浮腫（むくみ），③尿量異常，④失禁，⑤意識障害，⑥せん妄，⑦血圧・脈拍の変化，⑧チアノーゼ，⑨呼吸回数の低下，⑩死前喘鳴，⑪下顎呼吸があげられている。

家族が利用者本人のそばに寄り添いケアができるということが目標となる。家族の中には，死に向かう身体変化を理解できない方もいるが，それは当然のことであることを認識し，その家族の認識や受け入れに応じ，説明をしていくことが重要である。

ターミナル期（終末期）には，訪問看護師が訪問した時の状態を主治医に報告し，必要時には往診を依頼する。訪問看護師も今後，起こりうることを話すこともあるが，できれば往診医から話をしてもらうと家族も安心する。

介護保険の居宅サービスなどで，訪問介護を利用している場合は，必ず訪問看護師からホームヘルパーへ，現在の利用者の身体状態について事前に説明をしておくとよい。そのことによって，急変時に対してもどのような対応がよいのかがわかり，連携をとりやすくなる。

3 看取り

利用者本人が傾眠がち，呼吸休止や下顎呼吸したら，別れの時が近いということを家族に伝える。しかし，事前に家族に死の準備教育をしていると，「これってお別れのサインですか？」と聞いてくる家族もいる。

まず看取りで課題となるのは死亡診断書である。往診医に亡くなった際には，死亡診断書の記載を事前に依頼しておくことが前提である。例えば，独居老人が一人で亡くなり発見・通報された場合は，検視や検死を行うことになる。往診医（いわゆるかかりつけ医）が病死判定すれば検死をする必

要はなく，ご遺体に無用な傷をつけずに済むこと，「かかりつけ医」「疾病・既往歴」「飲んでいる薬」などを，できるだけわかりやすく室内に示しておくことが必要である。

また往診医も診察中であれば，すぐに往診ができるわけではないため，利用者本人・家族が不安なときはいつでも訪問看護師を呼べることを伝えておく。家族が「呼吸停止」を確認した場合は，訪問看護師は訪問し，主治医への「死亡診断」の確定を依頼する。

4 エンゼルケア

エンゼルケアは，亡くなった人のことをあれこれ考え，思いを馳せながら，触れて，見て，臨終後の時間を過ごすことに大きな意味がある。訪問看護では，生活者に働きかけるということが前提にある。そのため，利用者が亡くなって動かないとしても，物ではなく，その人がどのような人生で生きていたかという背景も全部受け，生活者として生きてきたその人を尊重し，エンゼルケアをさせていただくという立ち位置で実施するケアであると筆者は考える。

伊藤（2012）は，訪問看護師は生前の状態（どんな疾病，既往があり，どんな治療をして，どんな薬をのんでいたか）を知っているから，死後の変化を予測できると説明している。在宅では，病院と違い，季節や日夜によって気温・湿度が変動すること，葬儀社によるタイムラグもあること，在宅ではご遺体を「冷却」しにくい状況にあり，ご遺体自身が体内の水分量が少ないために「乾燥」の原因にもなると述べている。

または，低反発や無圧を謳ったマットレスなどを使っていたご遺体は，とくに背部の粗熱がとれず，ご遺体前面のクリーニングをしても全体としての効果は下がると言われている。そこで亡くなった後，一度ふとんから出したり，シャワー浴をしたり，シャワー浴が難しければ，衣服を脱がして清拭をし，下着や寝間着の交換をすることにより，身体を冷やす効果があるという。また在宅で亡くなった方のご遺体は，「乾燥」しやすいため，保湿がとても重要であり，必ず保湿ケアとセットでなくてはならないと述べている。

入浴が生前大好きだったＡさんのことを思い，ご主人は，葬儀社に依頼し，湯かんを実施した（**5**）。在宅で看取りしたご遺体も葬儀社へ依頼すれば湯かんが可能である。

在宅という特徴を知っていなければ，ご遺体に対する具体的なケアを指し示すことはできない。今後，訪問看護師もどのような治療歴，薬歴などがあった方なのかを考慮したうえで，死後の変化について，敏感になる必要がある。

エンゼルケアは，単なるエンゼルメークだけをするのではなく，生前，利用者がどのような生活をしていたのかに焦点をあて，それに合わせて旅立たせる服を選んだり，メーキャップしたり，ご遺体のそばに寄り添いながら生前の思い出話しをしたりすることを包括したものが，エンゼルケアと言うのではないかと筆者は考える。

5 湯灌（ゆかん）
　葬儀に際し，遺体を入浴させ，洗浄すること。

4 グリーフケア

　看取る家族が体験する葛藤として，在宅ターミナルケアにおける家族の思いについて，家族は「どうしたらよいかわからない，なんとかしたい，頼る人がいなくなかなか休めない，つるべ落としの変化に葛藤する，死と向き合うのが怖い，苦痛が増したり外見が変化したりしているとみていられない，これでよかったのだろうかと自問自答を繰り返す」という思いを抱えている（山口，柳原（2008））。また小林（2004）は，家族が看取りに向き合うということは，家族が，患者が病気と闘う経過を通して，死だけでなく次第に失われていく身体機能や精神機能の喪失にも遭遇し，いままでの生活ができなくなることや，経済的な不安定，孤独感を実感するということを言及している。さらに，予期悲嘆が行き過ぎれば，家族に抑うつ状態や心身の健康障害が起こり介護の限界を感じてしまうことにつながりかねないとし，坂口（2010）は，介護時における抑うつや不安などの精神状態の水準は死別後の適応の予測因子とされていると述べている。このように予期悲嘆が十分に表出する機会がない場合，死別後も家族の状態に影響をおよぼすことが考えられ，在宅療養から看取りまでの流れのなかで，予期悲嘆を十分に表出する機会を設け，さらに死別後も遺族にグリーフワークというケアが提供されることが必要である。

　予期悲嘆について鈴木（2003）は，「家族は患者の死が避けられないと気づいた時点から予期悲嘆の心理的プロセスをたどり始める」と示し，近い将来死が訪れると予期した時点からはじまる悲嘆の道のりに対して，死別後も継続した流れのなかで遺族に提供されるのがグリーフワークであると定義している。利用者の生存中より家族へ提供される必要があるケアであり，死別後の遺族の適応過程にも肯定的影響をもたらすと述べており，予期悲嘆が生じた時点からグリーフワークの重要性を示唆している。

　在宅ターミナルにおいて，介護者は予期悲嘆の感情をもちながら，毎日の介護をする状況にある。その一方で死の現実的，不可避性に向き合いながら過ごすことは，家族が患者の看取りについて「精一杯やった」と言う満足感にもつながりやすい状況である（小林，2004）。

　グリーフケアは，予期悲嘆を生じたときから家族に対して，グリーフワークされるべきケアであり，入院中から，あるいはターミナルであると判断された時点からケアが開始されるべきである。予期悲嘆が生じていても，今までの利用者と家族との関係性，相手への思いや尊重，尊厳などによって，現実的な死という状況に遭遇した場合，否定的影響，あるいは肯定的影響になるのかは，各々の家族関係によって違うかもしれない。しかし，看護者として必要なことはどのような家族関係にあろうとも肯定的な行動へと変化させられるような，看護介入が必要である。

　このグリーフケアは，遺族のケアとして，とても重要なものであるが，介護報酬体系には訪問看護ステーションのグリーフケアは点数化されておらず，ボランティアの形で遺族ケアがなされているのが現状である。今後，多死到来の社会になった折には，介護報酬体系に組み込む必要がある。そ

れこそが人としての尊厳，尊重にもつながるのではないだろうか。

学習の
まとめ

- ●緩和ケア，ターミナル，終末期，エンド・オブ・ライフ，ホスピスについて，言葉の違い
について理解することが大切である。
- ●多職種連携による退院支援については，退院前カンファレンスを通して，院内および院外
の専門職が「顔の見える連携」をすることが重要である。
- ●死の準備教育には，安定期・ターミナル期という各時期に的確に実施しなければならない
ケアがある。
- ●グリーフケアは，予期悲嘆を生じたときから家族に対して，グリーフワークされるべきで
あることを理解する。

引用・参考文献

1) 西川光則，横江由理子，中島一光，洪英在，三浦久幸：Medical-Legal Net-
work Newsletter Vol. 19, Jul. Kyoto Comparative Law Center, p.1-3. 2012
2) 西川光則，横江由理子，中島一光：高齢者を総合的に機能評価し理解し支え
る医療とケア～エンド・オブ・ライフケアチームの意義～乳癌の臨床，27
（3）：269-276．2012
3) 西川光則，三浦久幸，松浦俊博ら：高齢者総合機能評価とがん医療～アドバ
ンス・ケアプランニングによる治療選択と在宅緩和ケア～癌と化学療法，38
（10）：1577-81．2011
4) 西川光則：高齢者腫瘍学（Geriatric Oncology）高齢者の特性とがん医療　高
齢者総合機能評価とがん医療，日本癌治療学会誌，45（3）：1285-86．2010
5) 田村里子：ターミナルステージで心理社会的側面をどう支えるか，緩和ケ
ア，Vol. 16, No5, Sep. p.406-410. 2006
6) 佐々木隆志：エンド・オブ・ライフケアの概念構成と変遷に関する研究，静
岡県立大学短期大学部研究紀要，26 号，2012.
7) 鈴木志津枝，内布敦子：成人看護学 緩和・ターミナルケア看護論第 2 版，
ヌーベルヒロカワ，p.15．2011
8) エンド・オブ・ライフ
http://www.n.chiba-u.jp/eolc/opinion/index.html
9) 加藤恒夫：いかに現実的に私たちの生死と向き合うか―イギリスの死をめ
ぐる歴史に学ぶ―，Vo. 15, No. 11, p.873-881．2001
10) 中川米造監修，黒岩卓夫編，円山誓信：ホスピスの歴史，宗教学と医療，弘
文堂．1991
11) 武田文和：〈最新版〉緩和ケアにおける症状観察とコントロール，財団法人ラ
イフプランニングセンター，健康教育センター，p.1-2．1995
12) 柏木哲夫：定本ホスピス・緩和ケア，新潮社，p.299-300．2006
13) 古井奈美：患者・家族主体のオピオイドローテーション，訪問看護と介護，
Vol. 16, No. 2, p.110-115．2011
14) 厚生労働省ホームページ：平成 26 年度診療報酬改定の概要-厚生労働省
www.mhlw.go.jp/file/06-Seisakujouhou-12400000.../0000039891.pdf
15) 角田直枝：訪問看護のための事例と解説から学ぶ在宅終末期ケア，日本訪問

看護振興財団，p.55-61．2008

16）在宅での看取りに関する手引き　http://www.kokushinkyo.or.jp/portals

17）伊藤茂：在宅だから気をつけたい「ご遺体の変化」，訪問看護と介護，p.476-482．2012

18）小林光恵：エンゼルケアは「看護」である，訪問看護と介護，p.472-475．2012

19）井藤美由紀：自宅および緩和ケア病棟で看取りを経験した遺族の精神的負担とその対処方法に関する質的研究，京都大学大学院・環境学研究科博士後期課程，p47-51．2009

20）小林裕美：在宅ターミナル療養者を看取る家族の思いと訪問看護師の支援―主介護者側からみた視点で―日本看護科学学会学術集会講演集，24，p.77-90．2004

21）小林裕美，中谷睦，森山美智子：在宅で終末期を迎える人を介護する家族の予期悲嘆尺度の開発，日本看護学会，32，p.41-49．2012

22）才田悦子：在宅で最期を迎えることを希望しながら病院で亡くなった事例から学ぶ―妻の思いを分析して―，家族看護学研究，Vol. 13，No. 1，p67-71．2007

23）坂口幸宏：悲嘆学入門―死別の悲しみを学ぶ，昭和堂．2010

24）鈴木志津枝：家族がたどる心理的プロセスとニーズ，家族看護，Vo. 1，No. 2，p.35-42．2003

25）廣瀬規，中西陽子，青山みどり他：未告知の在宅ターミナル患者を介護する家族の心理を支える看護―在宅で死を迎えたがん患者の家族の遺族へのインタビューから―，成人看護Ⅱ，No. 33，p389-391.

26）山口小百合，柳原清子：在宅ターミナルケアにおける家族の「死の看取りプロセス」の構造化，新潟大学医学部保健学科紀要（1345-2576），Vol. 9，No. 1，p.45-56．2009

第7章

在宅療養者と
在宅看護過程

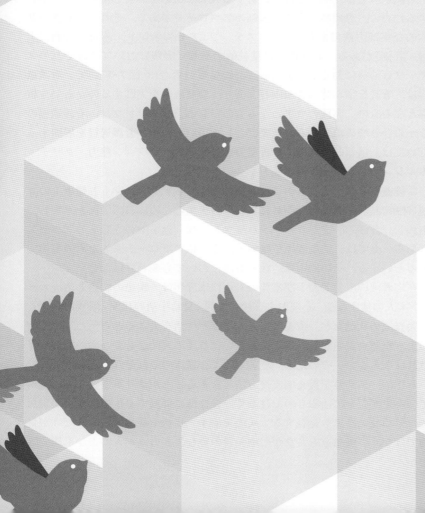

I. 在宅看護過程の基本

- 在宅の看護過程の基本要素を理解する。
- 在宅の看護過程のアセスメントとは何かを理解する。
- 在宅の看護過程のアセスメントの情報収集項目と視点を理解する。
- 健康課題と統合とは何かを理解する。
- 健康課題を明らかにするために，療養者本人と家族の全体像を捉える必要性があることを理解する。
- 在宅看護の実施と評価のプロセスを理解する。
- 在宅看護の評価の視点を理解する。

1 在宅看護過程の概念

1 在宅の看護過程とは

　看護過程とは，病気と健康に対する人間の反応を診断し治療を明らかにするための，専門職である看護師のアプローチである。それは，看護の基本的な実践方法であり，5つのステップ(アセスメント，診断，計画，実施，評価)がある。看護過程は継続的であり，実践においてそれぞれのステップは前後に動くことを知ることになる[1](著者訳 **図7-1** 参照)。看護過程は，看護を学ぶ時の必須内容であり，なぜ看護を実践するのかという根拠となるもの，実践のコアとなるものである。各ステップは，看護過程のなかのひとつの項目あるいは要素として用いられる。看護過程を展開するためには，情報収集能力，分析能力，コミュニケーション能力，クリティカルシンキングなど多様な能力を必要とする。

　看護過程とは，療養者および家族の情報からアセスメントし健康上の課題(健康課題)を見極め，それにアプローチするために看護計画を立案し，実践し，評価し，またフィードバックして繰り返すという思考のプロセスである。全ては，健康課題を見極め，そこにアプローチするための根拠であるといえる。その原則は，在宅看護においても変わりはない。

　在宅看護の療養者および家族のもつ健康課題は，疾患の状態と治療の経過，本人の健康状態，心理および社会機能，日常生活の状況，家族の状況，社会資源の状況など，療養者本人の健康と生活を大きくとらえた上で，どのような健康課題があるのか，あるいは看護の援助が必要なのかを考えなければならない。そのため，療養者および家族のそれぞれが現在，営んでいる生活，個別性を捉えて支援方法を考えることがより重要となる。すべての疾患が完全に治るものではなく，慢性的に経過する疾患，完治が現状では望めない疾患も存在する。疾患を治す，症状を緩和することだけが目的ではなく，疾患をもちながら療養者の望む生き方，本人および家族の日

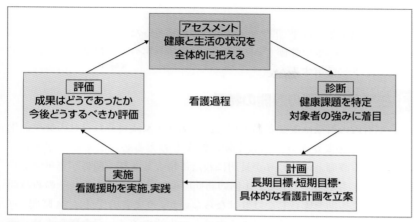

図7-1　看護過程の5つのステップ

常生活を支えるために，どのような看護が必要かを考える，そのために必須であるもの，それが看護過程である。

2 看護過程の構成要素

1）情報収集・アセスメント

療養者および家族の健康と生活の状況を全体的に把えるため，情報を収集しアセスメントする。

2）健康課題の特定（看護診断）

情報を収集しアセスメントした結果，関連図を活用したりしながら情報・アセスメントを統合し，健康課題を特定する。

健康課題は，看護問題，看護診断，ニーズという用語が用いられることもある。看護上，援助の必要な事項として考える。ここでは，健康課題という用語を用いる。健康上の問題ばかりではなく，対象者の強みにも着目するという理由である。統合すると自ずと理解できるはずであるが，健康課題の背景要因，影響要因を把握することが重要である。

3）計画立案

長期目標，短期目標，具体的な看護計画を立案する。

療養者によっては長期的に援助を継続する場合も多々ある。長期的な目標に沿って，現在できる達成可能な短い目標を設定する。

4）実施

看護計画に沿って，看護援助を実施，実践する。

実施には，対象者の情報，看護師の判断，看護師の実施およびそれに対する対象者の反応などが含まれる。

5）評価

　実施した結果，成果（アウトカム）はどうであったか，今後，この健康課題はどうするべきか評価する。評価の結果は，すべての段階あるいは再アセスメントに活用する。

3 在宅看護過程の展開の特徴

　在宅看護の対象は療養者および家族であり，家族員それぞれの健康と生活を考える必要があり，家族全体の健康も考える必要がある。療養者によっては看護師との関わりが長期にわたる場合もあり，関係が年単位で長く続くこともある。しかし，1回の訪問時間は短時間である。その短時間で看護師は援助を実践しなければならないが，療養者の生活は24時間，毎日続くのである。訪問時間以外の療養者の生活のイメージを膨らませ，予測して，援助を行うことが求められる。初回面接あるいは初回訪問の前には，限られた少ない情報からアセスメントする必要がある。療養者に関わる関係機関からの情報，長期に関わった場合の長期間の情報，家族や生活に関する情報など，膨大な情報からアセスメントすることもある。疾患中心の見極めだけではなく，療養者をとりまく家族や生活などさまざまな領域から総合的な判断が必要となる。アセスメントの結果，健康課題を特定するときには療養者および家族の強みも重視する必要がある。また，計画と評価は長期的な視点と短期的な視点の両方が必要である。

2 在宅看護過程のアセスメント

1 アセスメントとは何か

　アセスメント（assessment）は，評価，査定，見積もり，という意味である[2]。アセスメントは，看護学においてもはや使い慣れた用語であり，さまざまな領域，分野，項目，症状のなかで，アセスメントできることが望まれている。「アセスメントできる」とは，ひとつの技術，能力である。看護においてアセスメントは，看護過程の最初の段階として位置づけられている。看護過程におけるアセスメントは，情報の収集・分析・集約・解釈のプロセスであり，看護の対象となる人々に最適な看護を提供する上で重要な段階である[3]。

　アセスメントの目的は，情報を収集し，分析，集約，解釈し，療養者が必要とする看護の援助を判断するために実施する。対象が抱える問題点や優先度を判断し，看護の方向性を明確化することにつながる。必要な看護の援助を正しく判断するためには，はじめに，療養者の健康課題を把握し，その課題の原因と思われる状況や要因を把握しておかなければならない。アセスメントは，健康課題を特定し，その後の看護計画，すべてに影響を及ぼすものである。すべての看護の援助はアセスメントに影響される。アセスメントを仲間，指導者と共有してアセスメント能力を獲得していく姿勢が必要である。

2 情報の収集・分析・解釈・判断

　「情報の収集」では，人間の健康についてのアセスメントの枠組みを用い，コミュニケーション技術を活用して，目的的，系統的に身体や心理・社会的な情報を収集する。そして，得られた情報を「分析」し，それらを「集約」して「解釈」を行い，看護の視点から問題（解決を要することがら）や強み（看護活動に活用できるその人の長所）を判別し，最適な看護を導きだす根拠を明示する[4]。情報を収集した後，分析をして集約をして解釈をするということ，つまり，最終的には問題や強みを明確にし，その根拠を明らかにするためにアセスメントをするわけである。そのため，解釈，結論，判断という用語が使われている。どれも妥当であると考えるが，決める，見極めるという意味を重視し，ここでは，「分析・解釈・判断」と用いる。ある基準，情報，論理などに基づいて，自分の考えを決めること，その決めた内容である。

　本人および家族の在宅の療養生活を全体的にとらえるために，情報を収集する。さまざまな情報源はあるが，主なものは本人および家族，主治医および医療機関，ケアマネジャー（介護支援専門員）および居宅介護支援事業所，その他の在宅サービス関係者および関係機関である。人から得られる情報もあれば，訪問看護指示書，ケアプランなど記録類から得られる情報もある。それらの情報について，情報源といつの時点の情報なのか明確に記載する必要がある。

3 情報収集の方法とポイント

　療養者本人および家族の初回面接は，その方の自宅以外に，病院や居宅介護支援事業所の時もある。初回面接はインテークとも言われており，初めて出会う療養者本人あるいは家族との面接の態度は特に重要である。初回訪問においては，療養者の自宅に到着するまでの地域の特徴，家の特徴，移動手段など多くの情報を収集することができる。本人や家族からの情報以外に，関係者から得られる情報もある。訪問看護師が訪問するということは，訪問看護を利用するきっかけが存在するはずである。どのようなきっかけであったのか，訪問看護利用をどのようにとらえているのか，訪問看護への期待など利用の経緯も把握することが必要である。

　訪問看護師はさまざまな療養者，療養者に関わる関係者と出会うわけであるが，相手の方と信頼関係を構築し，看護師としてどのように関わるのか，その看護師の態度がとても重要である。その態度如何によって，得られる情報の質が変わるためである。情報を整理しながら，今，得なければいけない必要な情報を判断しながら収集することが重要である。訪問看護師は，現状の健康状態を把握し，危険性を判断し，今後の経過を予測し，今の生活で問題となること，強みを判断し，看護を実施するために情報を収集する。その情報は系統だって収集しなければならないが，実際に療養者へ確認するときには，相手が答えやすいようにしながら把握するという技術が必要である。

4 アセスメントのための情報収集の項目と視点(p.249 表 7-1 参照)

1）アセスメントの留意点

　さまざまなアセスメント枠組み，アセスメントのための情報収集の項目が多く存在している。この表は，著者らが検討したうえで，さまざまな情報についての項目と視点を示している。もちろん，すべての項目を同時にアセスメントできるわけではなく，これらは最大限で示したものである。訪問看護師は経験を積むと，多くの情報の中で，いま，把握しなければならない項目は何かを素早く判断できるようになる。

　大まかには，①基本情報，②療養者の状況，③家族の状況という3つの枠組みでとらえている。Ⅰ基本情報とⅤ社会資源の利用は，①基本情報のアセスメントとして，Ⅱ療養者の健康状態とⅢ療養者の心理社会機能は，②療養者本人の状況のアセスメントとして，Ⅳ家族の状況と介護状況は，③家族の状況のアセスメントとして，位置づけている。

2）項目別のアセスメントポイント

ⅰ）基本情報

　療養者および家族の基本的な情報である。どこに，誰と，どんな住宅に住み，どんな仕事をしているのか等を全体的に把握する。在宅で療養生活を送る上で，住居や周囲の地域環境，医療やサービスにかかる費用，経済状況などを把握し，負担はないか判断することが必要である。

ⅱ）療養者の健康状態

　療養者が疾患を持っているということは，発病から今までの経過があり，その経過をとらえること，今はどの時点にいるのかという予測と判断が必要である。そのためには，基本的に，疾患および病態の知識が必要である。そのうえで，現在，どのような症状が出現しているのか，どのような治療が必要なのかを把握する。そして，その症状によって日常生活のなかで影響を及ぼしている部分はどの部分なのかを把握する，考えるということが必要である。医療状況，生物身体面の機能だけではなく，精神面の機能も含めて，全体の健康状態を把握する。本人の疾患，治療状況，症状，日常生活行動と各項目を把握するとともに，包括して全身状態を把握することが必要である。

ⅲ）療養者の心理社会機能

　療養者の心理社会的な機能の把握である。本人の日常生活を全体的に把握するところである。生活時間，生活習慣など，どんな生活をしているのか，どんなふうに療養生活を送り，どんな思いで暮らしているのか，本人の生活，人生を考えてみる。本人の家族に対する思いや，周りの人々との交流や社会とのつながりはどうか，本人の大切にしていること等，その人の価値観，QOL を考えてみる。

ⅳ）家族の状況と介護状況

　家族成員のそれぞれの健康状況を把握し，家族全体の健康状況，家族の
もつ力を把握するところである。家族成員それぞれの健康と生活を考え
る。また，介護者がいる場合，その内容についても把握する。

ⅴ）社会資源の利用状況

　療養者および家族の社会資源に対する向き合い方，利用の仕方を把握す
るところである。社会資源に関する情報収集能力，行動，利用意識，現在
利用のサービスに対する充足度や満足度などを把握する。公的なサービス
以外の社会資源についても把握する。本人および家族の職業，健康保険，
経済状況などを把握する。世帯の家計の状況，収入，支出をおおまかに把
握し負担状況を判断するためである。医療費や社会資源を利用するという
ことは，経済的負担が生じる。その負担の感じ方は人それぞれである。療
養生活を送る上で経済的負担が本人の健康状態に影響を及ぼしていないか
判断することが必要である。

3 アセスメントから統合

1 統合とは

　統合とは，情報を収集し分析・解釈・判断した内容，つまりアセスメン
ト結果を包括して全体的に理解することである。それぞれの現象がどのよ
うに関連して，療養者と家族の健康と生活に影響しているのかを見極める
ことが必要であり，療養者および家族の全体像を捉えるために，この統合
的思考が重要となる。療養者および家族の全体像を基本情報と各側面から
のアセスメントを統合し，整理し，療養者が援助を必要とする健康課題，
つまり看護問題を診断（判断）する。さらに，健康課題の背景要因や影響要
因を整理し記述することが重要である。在宅看護で重要な点は，問題点だ
けを探すのではなく，療養者と家族の強みも含めて，どの情報から分析・
解釈・判断した上で看護上のどのような支援が必要であるのかという方向
性を示すことである。全体像を的確に把握するためには，情報を断片的に
捉えるのではなく，それぞれ得た情報を統合して全体像を浮かび上がらせ
る。問題を正しく判断するには，はじめに，療養者に起きている現象が何
であるのかを把握し，療養者が訴えている問題の原因と思われる状況や要
因を知っておかなければならない。問題の原因と考えられる現象が分かれ
ば分かるほど，問題を正しく把握できるようになる。

2 関連図

　健康課題を特定するために，アセスメント結果から健康課題につながり
そうな重要な情報を抽出し，それらを用いて情報の関連図を描いて療養者
と家族の全体像を捉える。全体像を捉えることで，これまでは各側面に分
解しながらアセスメントしてきたことが，全体的なまとまりをもって見え

てくる。情報の関連図は全体像を把握するための便利なツールである。関連図とは，ポイントとなる情報を抜粋して記述し，それぞれの関連を矢印でつなぎ，思考プロセスを可視化したものである。

　最終的に何が強みであり，何が課題であるのか，重要な要因の関連性を把握することが重要である。

3 健康課題の特定

　健康課題とは，療養者および家族が持つニーズや健康と疾患に関する様々な健康上の課題のことである。健康課題には，すでに問題現象として起きている課題（実在型）と，今は出現していないが将来起こりうる課題（リスク型）がある。また，在宅看護では，疾患を中心とした現実の問題として起きている健康問題から，療養者と家族の生き方や望みを把握し，今よりももっと健康に生きたいという願いまでを含めた健康志向性の方向，あるいは対象者の健康がより高い状態に向かって強化される可能性のある健康課題（ウェルネス型）で考えることが大切である。

【健康課題の表現】
　例：「右半身麻痺（原因）と下肢筋力の低下（原因）による転倒の恐れがある」

$$
原因・要因 + \begin{bmatrix} 〜に関連した \\ 〜による \\ 〜に伴う \\ 〜を起こさせる \\ 〜の一因となる \end{bmatrix} \quad 原因・要因 + \begin{bmatrix} ……である \\ ……が生じている \\ ……の可能性がある \\ ……の恐れがある \end{bmatrix}
$$

4 健康課題の優先順位の基準

　通常，在宅における療養者と家族の健康課題は複数ある。複数の健康課題の優先順位を決定し，♯記号のあとに番号を記して一覧にする。健康課題の優先順位の基準は，①生命の危険度，②主観的苦痛の程度（最もつらいこと，苦しいこと，解決してほしいと願っていること），③健康に及ぼす影響，④生活行動に及ぼす影響などを指標とする。また，マズローの基本的ニード階層を優先順位の基準にすることもある。一般的には生理的なニードが基本的ニードとして優先され，自己実現のニードといった上位のニードは優先順位が低いとされてきたが，人々の人生観や価値観が多様化している中では，その原則があてはまらないこともある。さまざまな要因を統合し，多面的な検討が必要である。

4 看護計画

1 在宅の看護計画

　在宅の看護計画は，看護目標と，看護目標を達成するための具体的な援

助計画で構成される。看護計画は，本人，家族，関係者で十分に話し合い，合意を図ることが重要である。アセスメントと統合の結果，明らかにされた健康課題の優先順位を定める。その健康課題を解決あるいは達成するために看護目標を設定する。看護目標と達成時期，目標達成に必要な看護活動を選択し，実施計画を記述する。目標は達成可能なものであり，具体的かつ評価可能な表現で記録する。看護活動は，エビデンスに基づき，患者に最適で，受け入れられるものを選択し，一般に①観察計画，②ケアの計画，③指導/教育計画の3つのカテゴリーに分けて立案される。看護計画は実践の結果を評価し，その評価のもとに修正・変更していく必要がある。看護目標達成のために，看護師がどう援助するのかを具体的に示したものが在宅の看護計画である。立案した看護計画は，だれがみても同じ看護が実践できる具体的な計画であることが望ましい。継続的に一貫した看護の提供を可能とする。看護師間で共有されることで，看護実践の指針となり得る。

2 看護目標の設定

看護計画を立案する上で，看護の目標は，療養者から原因を取り除く「問題解決型」ではなく，何かをめざす行動をプラスした「目標型」の表現が望ましい。アセスメントで明確にした健康課題を，療養者および家族が目指す目標として表現する。療養者および家族の在宅療養への意向に沿い，長期的なセルフケアの維持・向上に関わる目標とする。目標は，看護活動を実施することで療養者および家族の反応として期待される結果であり，看護活動の方向性を示すものである。

看護目標は，(1)長期目標，(2)短期目標，(3)期待される成果で示す。

1) 長期目標

まず，アセスメントと統合で明らかにした全体像を確認する。そこから，療養者・家族のあるべき姿，望む生活を導く。おおむね1年後の療養者のめざす"姿"を表現するとよい（半年から数年単位，数か月から数年単位という記載もある）。めざす姿は，療養者や家族のこうありたいと思う願いであり，表現は，療養者や家族が主体となったものにする。看護職ではなく，療養者・家族を主語として記載する。療養者への支援，家族への支援，家族を単位とした支援を意識するために，①本人の目標，②主要な家族成員の目標，③家族全体としての目標を書く場合もある。

2) 短期目標

長期目標を達成するためのスモールステップとして立てる目標である。長期目標よりも具体的に設定する。アセスメントの結果，明らかにした健康課題はこの短期目標で表現可能である。アセスメントで明らかにしたさまざまな課題は，「問題点」として表現されているかも知れないが，ここでは，療養者のめざす状態・行動・態度レベル，全体的に評価可能な具体的なレベルに変換して表現する。1～3か月後に目標達成できる事柄を想定す

る。評価指標が明確であり，看護において目標とすべきもので，目標達成時期までに変化の可能性のある数値目標やADLレベル，苦痛症状の消失などの具体的な事象として設定する。目標達成までの期間，アウトカム（期待される結果，成果），それまでに誰がいつ何をどのように行うのかを具体的に示して，本人や家族にも理解，協力を得られるよう共有できる目標を立てる。

3）期待される成果

短期目標に対応して，療養者・家族の状態が変化あるいは行動できた場合に，誰の何がどう変化あるいは反応するのか，どんな成果が期待されるのかを明確にする。必ずしも，療養者・家族は他者の支援を受けないで全ての行動をとることができるとは限らない。他者の支援によって得られることと，療養者自身の行動をめざすことが区別できるように表現する。期待される成果ごとに，いつ評価をするのか目安となる評価日を入れる。評価日は1か月後，3か月後などアウトカムに応じた時期に設定する。評価日は計画立案時点で明示しておく。

5 実施・評価

1 看護の実施・実践

訪問看護は概ね1週間に1回ないし数回の訪問であるため，訪問と訪問の間隔が空くので，前回の訪問からの日単位・週単位の療養者の変化を把握することが必要である。そして，訪問の度に療養者の体調や生活の変化や，実施したケアの結果を評価し，次回の訪問に反映させることが必要である。一方，長期目標は数か月から数年の範囲で設定されるので，長期的な視点で看護の結果を評価し，療養者が望む暮らしに向かっているかどうかの評価と再アセスメントが必要である。

訪問看護は看護師が不在となる時間が圧倒的に多い。セルフケアや療養者に必要なケアが継続されるためには療養者本人と家族の同意・合意が不可欠である。在宅看護の実施・実践には，対象者の情報，看護師の判断，看護師の実施した内容および評価，そして，対象者の情報，とこの繰り返しである。看護師が何かを観察し，何かを実施する，という看護の実践について，看護師としてどのような判断を根拠として実施したかということを意識し言語化することが重要である。

2 看護の評価

実施した看護の評価は，短期的視点と長期的視点にたって評価する。短期的視点は，訪問ごとに療養者の病状や生活の変化，実施した結果（成果）が短期目標，期待される成果に向かっているかどうかを評価し，次回の訪問に反映させる。一方，長期的視点は，数か月から数年の範囲で設定された長期目標の到達度を評価し，療養者や家族が望む暮らしや長期的ニーズ

に向かっているかどうかを評価する。ケア全体の評価は，療養者の状態や生活全体の変化，介護負担の変化がどうであったかについて，療養者自身や家族の反応をもとに評価する。

　また，関連する他職種からの情報，サービス担当者会議，ケアマネジャーのケアプランの評価なども評価の指標となる。全体的な在宅ケア評価に加えて，訪問看護の専門的な立場から評価する。療養者の病状の変化，生活機能やセルフケア能力の変化，家族の心身の健康状態，援助の適切性や効果，新たな健康課題の有無について客観的に評価する。担当看護師だけでなく，事業所内のカンファレンスなどを活用し，他の看護師からの評価が指標となる。評価の結果，目標が達成されたと判断した場合は計画を終了し，達成が不十分であると判断した場合には，看護過程のどの部分に追加修正を行うかを検討する。

6 訪問時の行動計画

1 訪問時の行動計画の必要性

　療養者および家族に必要な看護計画とは，現在から今後も見据えて，必要な看護ケア内容がすべて含まれている。そのため，このすべての看護ケア内容を毎回の訪問看護の機会にすべて実施できるというわけではない。すべて実施できる場合もあれば，一部しかできない場合もある。病棟で実習をする時には，その実習日1日の行動計画を立てることになるであろう。その行動計画の内容は，自分の目標，1日の行動の流れ，行動内容，方法，その根拠，留意点，本日の重点内容などがおおよそ盛り込まれていると考える。この行動計画の作成と，訪問看護時の行動計画作成の考え方は基本的に同じである。自分自身が訪問時の行動計画を考える場合，療養者の生活の場である家庭に出向き，同行する訪問看護師と一緒に看護ケアを実施するとしよう。その1回の訪問は1時間程度のかかわりである。そのため，自分自身がスムーズに行動できるよう計画を立てることが必要である。そして，どんな行動をするのか明確にしておくことで，訪問が終了した後に，自分自身が振り返り考える機会にもなる。

2 訪問時の行動計画

　まず，全体の訪問時間と流れを意識してみる。1時間であれば1時間全体の流れをイメージして，時間配分を考える。何分でどんな看護ケアを実施し，次の看護ケアは何分実施するのか，終了までの時間配分と流れのおおよその計画を立てる。この全体の流れは指導者あるいは一緒に同行する訪問看護師と事前に確認するとよい。1回きりの訪問の場合もある。今回の1回きりの訪問で何を目標としたいのか，明確に自分自身の目標を立てることが重要である。また，今回の訪問で実施する部分を明確化するために，どの部分の健康課題とどの看護計画の具体策を実施するのか記載しておく。

例）今回の訪問目標　A 氏，B 氏とコミュニケーションをとることで援助関係を結ぶ

B 氏の保清への援助を安全に実施する

＃1「自分で入浴出来ないことや尿失禁による皮膚の清潔が保たれないことを防ぐ」の具体策①B さんの皮膚に発赤・発疹・べたつき・落屑などがないかを観察する。（略）⑥入浴介助までを実施する。

　1回の訪問の時間に，挨拶と自己紹介，自分自身のことをわかりやすく説明できなければならない。自分は何をしようとしているのか，それはどんな目的であるのか。何に気をつけて行えばよいのか，どんな場所でどう動けばよいのか。想像力と行動力が必要であり，相手にわかりやすく説明することができ，安全に行動できることが求められる。その態度と行動は，相手に伝わるものである。限られている時間を有効に使うために，訪問時の行動計画を立て，それを実行することが重要である。

学習のまとめ

- 在宅看護の対象と特性により，幅広い視点で援助を展開することが必要である。また，看護過程の基本は 5 つのステップ（アセスメント，診断，計画，実施，評価）がある。
- 在宅の看護過程のアセスメントとは，情報の収集・分析・集約・解釈のプロセスであり，看護の対象となる人々に最適な看護を提供する上で重要な段階である。
- アセスメントの情報収集の領域は，本人の療養状態，心理社会機能，家族の状態，社会資源の状況に分けられている。
- アセスメントの次に健康課題を確定し，統合することが重要であり，療養者本人と家族の全体像を捉える必要がある。
- 在宅看護の実施は，対象者の情報，看護師の判断，看護師の実施した内容および評価のプロセスである。
- 在宅看護の評価には短期的視点と長期的視点がある。短期的視点は，訪問ごとに療養者の病状や生活の変化，実施した結果（成果）が短期目標，期待される成果に向かっているかどうかを評価する。長期的視点は，数か月から数年の範囲で設定された長期目標の到達度を評価する。

表 7-1　在宅看護におけるアセスメントのための情報収集の項目と視点

項目	項目の内容	アセスメントの視点
Ⅰ 基本情報		
家族構成	年齢，性別，続柄，職業・学校，健康状態，同居・別居	・どのような家族構成，世帯構成か ・別居の家族との距離はどうか
住環境	・住居形態（持ち家，賃貸，一戸建て，集合住宅） ・築年数 ・間取り（玄関，浴室，トイレ，台所，居間，部屋数，広さ） ・床の状態（じゅうたん，フローリング，滑りやすさ，段差） ・換気，温度，湿度，採光 ・掃除，整理整頓	・住環境の安全性や修繕の可能性はどうか ・住み心地はどうか ・住環境にどのような思いがあるのか ・住居は健康と生活に影響はあるのか
地域環境	・生活圏の地形（平坦，坂） ・道路状況（舗装状態，歩道の広さ，夜間の明るさ） ・交通機関の便利さ（バス停，駅） ・近隣施設（スーパーなどの販売店，町内会，娯楽施設，医療機関，保健福祉サービス機関など） ・自然環境（緑地，公園など）	・利便性がよいか ・安全性や防災体制はどうか ・活動範囲としてどうか ・自然や地域の人々と関われる環境か
職業・健康保険・経済状況	・職業（主な職業歴） ・健康保険の種類 ・経済状況（勤労収入，年金収入，生活保護，借金の有無，経済面を管理する人，決定権をもつ人など）	・経済的に生活は苦しくないか ・医療費および社会資源の利用の負担額が家計を圧迫していないか
Ⅱ 療養者の健康状態		
医療状況	・既往歴，現病歴 ・受療体制（通院，往診） ・主治医，治療方針 ・受療状況（頻度，治療内容，服薬内容，医療処置）	・疾病の経過，治療の経過，全身状態はどうか ・自覚症状，他覚症状はどのようなものか，症状の出現時期，程度
生物身体機能	・バイタルサインズ ・身長，体重とその変動 ・成長発達 ・肥満度 ・アレルギーの有無 ・全身状態の総合的把握（頭頸部，皮膚，循環器系，呼吸器系，消化器系，筋・骨格系，神経・感覚器系，生殖・泌尿器系，活動・運動系，栄養代謝系，睡眠・休息，口腔内の状態，感覚機能など） ・ADL/IADL（食事，睡眠，排泄，活動，清潔，被服，生活リズムなど）	・疾病をふまえて，全身の健康状態はどうか ・ADL/IADLはどのように行われているか ・疾患や症状がADL/IADLにどのように影響を与えているか（自立度と介助の必要性） ・健康への関心，価値観はどうか ・自己の生活習慣，対処行動はどうか ・保健医療福祉関係者と信頼関係を築いているか
	・健康意識と保健行動（健康課題への認識，病院受診，服薬管理，保健医療福祉関係者との関係，自己管理の指示と実施状況，健診受診など）	
精神機能	・外観（姿勢，態度，振る舞い，身なり，表情） ・精神状態，意識，知能 ・認知（理解，判断，計算） ・記憶・記銘 ・見当識（時，場，人物，状況） ・知覚，思考，感情，気分，意欲，行動，性格など	・どのような精神状態か ・日常生活に支障をきたすような精神状態の変調や障害はないか

Ⅲ 療養者の心理社会機能		
暮らし方	・1日の生活リズム，日課，週単位の過ごし方，季節による変化 ・活動範囲（ベッド上，居室，家の周り，近隣，遠距離） ・ライフスタイル（習慣になっていること，こだわりや信念） ・生活意欲（楽しみ，好きなこと，趣味，希望・期待していること）	・どのようなライフスタイルだったか，現在はどうか ・今後，どのような生活を送りたいと思っているのか ・暮らし方が健康状態に影響を及ぼしていることはあるか
家族に対する思い	・家族全体への思い ・個々の家族成員への思い ・家族の中における自己の存在に対する認識 ・介護を受けていることへの思い	・家族に対してどのような思いで暮らしているのか ・家族の中でどのような存在，役割であると認識しているか
社会性，社会交流	・外出の機会，頻度 ・近隣，友人との交流 ・社会的役割，地位 ・所属グループ ・社会の出来事への関心 ・コミュニケーション能力	・社会や周囲の人や出来事にどのような関心があるか ・友人や，周囲の人々との交流やその希望はどうか
在宅生活の選択の意思	・療養生活への意思，意欲，希望，不安など ・自己の疾患や障がいに対する認識，生活の楽しみ，生活のはり	・生活の中で楽しみや生きる力，暮らす力になっていることはどのようなことか ・自己の障がいなどについてどのように思っているか ・療養生活への意思，意欲，希望，不安はどのようなものか
Ⅳ 家族の状況と介護の状況		
家族の発達段階と課題	・個々の家族成員の発達段階と課題（p65，ハヴィガーストの発達段階と課題を参照） ・家族としての発達段階と課題（p67，望月らの発達課題を参照）	・個々の家族成員はどの発達段階にあり，どのような発達課題に取り組み，どの程度達成されているのか ・家族として，どの発達段階にあり，どのような発達課題に取り組み，どの程度達成されているのか
家族の関係性	・家族同士のコミュニケーションの状況（コミュニケーションが図られているか，コミュニケーションのパターン） ・愛着，反発，無関心，共感など	・療養者が病気や障がいをもつ以前の家族の関係性はどのようなものか ・療養者が病気や障がいをもつことで，家族の関係性に変化が生じているか
親族・地域社会との関係性	・祖父母，親族，友人，職場，学校，地域の人々との関係性	・親族や友人などに支援を求めることができるか ・地域の中で社会活動に参加することができているか
家族の役割・勢力関係	・個々の家族成員の役割 ・家族内のルールの存在 ・決定権をもつ人 ・状況に応じて役割や勢力を変化する柔軟性の有無	・家族内の役割の均衡が保たれているか，特定の人物に集中していないか ・誰の意見が通りやすいか
家族の対処方法や問題解決能力	・個々の家族成員のストレスや問題 ・家族成員のストレスや問題に対する過去の家族の対処，適応の状況 ・現在あるストレスや問題に対する対処，適応の状況 ・家族のストレスや問題を解決するため，家族の外部に支援を求めることが可能か	・家族全体としてのストレスや問題に対する対処能力はどの程度あるのか ・緊急時の場合，家族全体としての対処能力はどの程度あるのか ・問題発生時，家族成員は協力して解決しようとしているか，あるいは，無関心か

家族の価値観	・個々の家族成員が大切にしていることやこだわり ・家族全体として大切にしていることやこだわり	・個々の家族成員がもつ価値観が家族の関係性や健康状態，生活にどのような影響を及ぼしているのか ・家族全体としてもつ価値観が家族の健康状態，生活にどのような影響を及ぼしているのか
介護者としての家族	・介護者の1日の生活リズムと1週間のスケジュール ・介護内容と介護時間 ・介護知識と技術 ・介護の動機，介護継続意思，介護観	・介護者はどのような生活を送っているのか ・介護者の介護力はどうか ・介護の役割をもつきっかけや動機はなにか ・介護に対する思い，考え，姿勢はどうか
Ⅴ 社会資源の利用		
社会資源の利用に対する意識・行動	・社会資源の利用の意識・きっかけ ・社会資源の利用に関して行動した人，行動内容 ・社会資源の利用を決定した人	・社会資源にどのようにアクセスして決定したか ・社会資源の利用に対してどのように思っているのか ・社会資源の利用の決定者は誰か ・社会資源に対する主な相談者は誰か
社会資源の利用状況	・介護保険のサービス ・介護保険外のサービス ・利用しているサービスに対する充足度，満足度 ・近隣，ボランティアの支援 ・町内会，民生委員の支援 ・未利用サービスへのニーズ ・自助グループへの関心や参加の程度	・サービス利用に対する療養者の考え，家族の考えはどうか ・サービスについて療養者，家族の持っている情報はどの程度か ・今後，費用や利用期間の予測等を踏まえて経済的負担はどうか ・サービス利用の満足度はどうか ・充足されていないニーズはどのようなものか ・今後，必要になってくると考えられるサービスはどのようなものか

参考文献

1) Patricia A, Potter., Anne G, Perry：Fundamentals of nursing, 7th ed, Unit Ⅲ-16 Nursing Assessment. p231, Elsevier, 2009
2) 新村出（編）：広辞苑第6版，p54，岩波書店，2008
3) 日本看護科学学会看護学学術用語検討委員会（編）：看護学学術用語，日本看護科学学会第9・10期委員会，p1，2011
4) 同上

Ⅱ．在宅看護過程の展開（事例）

次の事例を基に看護過程記録の例を提示する。

【事例の概要】A 氏　女性　70 代後半　独居

＜生育歴＞

　県外で出生し，20 代で結婚し M 市に移り住む。その後，パートで働きながら 2 人の息子を育てる。家族以外の人との交流をあまり好まない。

＜既往歴・現病歴＞

　10 年前より，高血圧，高脂血症で近内科医院に通院していた。2 年前夏，咳，痰症状あり，感冒として治療を受けたが軽快せず，他の総合病院を紹介され，入院精査となり，細気管支肺細胞上皮癌（以下，肺がん）と診断された。胸部 CT にて右上葉，下葉，左下葉に腫瘍陰影が観察され手術適応なしと診断された。抗がん剤治療開始。今年に入り，肺内多発転移，脳転移の疑いあり。胸苦，倦怠感，胸痛あり。排便は便秘傾向。腹部膨満感あり。月 2 回，外来を受診している。治療は，オキノーム（レスキュー），オキシコンチン（1 日 2 回，朝食・夕食後），ボルタレン SP，便秘に関しては酸化マグネシウム（就寝前）が処方されている。イレッサ（抗がん剤）は，今年に入ってから中止している。病態は予後 2 か月の状態である。家族からは本人へ予後は伝えないでほしい，との希望で肺がんであることは告知しているが転移の有無，予後について本人は知らない。本人はできるだけ自宅での療養を希望している。

＜家族状況＞

　夫と息子 2 人の 4 人家族であったが，夫は約 10 年前，長男も 3 か月前に死亡。次男は結婚して別居。同じ敷地内に次男夫婦が住んでいる。しかし，次男の嫁と折り合いが悪い。

＜生活状況＞

　約 2 年前より，抗がん剤治療のため外来通院している頃は日常生活に大きな支障はなかった。今年春頃より，徐々に体調が悪化したため，主治医より訪問看護の依頼があり，先月，ケアマネジャーと訪問看護師が同伴訪問した。約 40 年前から 2 階建ての住宅（持ち家）に居住している。居室は 2 階であったが階段昇降が不自由となり，移動範囲は 1 階のみとなっている（リビング・廊下・トイレ・浴室）。

＜初回訪問状況＞

　訪問時，本人は 1 階のリビングのソファで横になった状態であり，介助がなければ自力での移動は困難な状態であった。訪問時，血圧 130/78 mmHg，脈拍 62 回（不整脈なし），体温 36.2 度。安静時の酸素飽和度は 94％，動作時で呼吸苦出現し，酸素飽和度は 90％まで低下，呼吸速拍，頻脈，冷汗が出現していた。これから，訪問看護開始となる。訪問看護の指示は，病状観察，症状緩和，療養相談である。訪問介護を週 3 回利用する予定である。

　食事は 1 日 2 食。少量しか摂取できていない。入浴は倦怠感が強くてできていない。排泄は，自力でトイレまでやっとのことで移動可能。廊下，トイレともに手すりはない。一日中ソファに寝て過ごし，立たせるとつかまり立ちがやっとの状態。更衣，整容，清潔はほとんど介助を要する状態である（要介護 3）。

　内服は自分で管理していたが，確認したところ残薬があり服薬できていない。飲酒はしない。喫煙歴なし。

1 基礎的データ

世帯主氏名　A 氏　　住所(記載不要)　　TEL(記載不要)

	氏名	性	続柄	年代	職業又は学年	
1	A 氏	女	本人	70 代後半	パートの経験あり 専業主婦	
2	B 氏	男	夫	60 代(約 10 年前死亡)	元公務員	
3	C 氏	男	長男	50 代(3 か月前死亡)	元会社員	
4	D 氏	男	次男	50 代	自営業	
5	E 氏	女	次男の嫁	50 代	自営業(手伝い)	
6						
7						

家族構成図

A 市在住

X 家

A 氏

B 氏

Y 家　A 市在住

C 氏　　D 氏　　E 氏

主治医
F 病院　G 医師

援助のきっかけ・援助経過
　10 年前より，高血圧，高脂血症で近内科医院に通院していた。2 年前夏，咳，痰症状あり，感冒として治療を受けたが軽快せず，他の総合病院を紹介され，入院精査となり，細気管支肺細胞上皮癌(以下，肺がん)と診断された。胸部 CT にて右上葉，下葉，左下葉に腫瘍陰影が観察され手術適応なしと診断された。抗がん剤治療開始。今年に入り，肺内多発転移，脳転移の疑いあり。今年春頃より，徐々に体調が悪化したため，主治医より訪問看護の依頼があり，先月，ケアマネジャーと訪問看護師が同伴訪問した。これから訪問看護開始となる。訪問看護の指示は，病状観察，症状緩和，療養相談である。

地域環境
　住居周辺は住宅街である。
　近隣にはスーパーがある。
　受診の病院は車で 10 分程度。

【アセスメントポイント】

1. A 氏の ADL は病状の変化に伴い，今後どのようになるか。
2. A 氏は残された時間をどのように過ごしたいと望んでいるか。
3. 家族は，A 氏の予後，今後の生活についてどのような考えをもっているのか。
4. A 氏および家族が望む生活を送るために必要な援助やサービスは何かを考える。

健康状態	保険種類	同・別居
肺がん　高血圧　高脂血症	医療保険（後期高齢者医療） 介護保険（要介護3）	同・別居
死亡		
死亡		
健康		同・別居
健康		同・別居
		同・別居
		同・別居

利用している社会資源
　H居宅介護支援事業所
　　ケアマネジャー：社会福祉士J氏
　訪問看護ステーションK：担当看護師L氏
　①訪問看護　週1回　水曜日（60分／日）
　②訪問介護　週3回

住居環境
　持ち家，約40年前から2階建ての住宅に居住している。居室は2階であったが，階段昇降が不自由となり，Aさんの移動範囲は1階のみとなっている（リビング・廊下・トイレ・浴室）。廊下，トイレともに手すりはない。

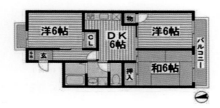

2 アセスメント(一部)

項目	(月／日)情報
Ⅰ基本情報	
●家族構成	同居家族 X家　A市在住　独居 ・A氏(本人，70代後半，無職) ・夫と息子2人の4人家族であったが，夫は約10年前，長男も3か月前に死亡。次男は結婚して隣の敷地に住んでいる。 ・パートで働きながら2人の息子を育てる。人との交流をあまり好まない。 Y家　A市在住　隣の敷地に住む。 ・D氏(次男，50代，自営業) ・E氏(次男の嫁，50代，自営業の手伝い) ・次男の嫁と折り合いが悪い。 親族 ・不明
●住環境	・約40年前から住宅街にある2階建ての自宅に居住している。 ・県外で出生し，20代で結婚しA市に移り住む。 ・廊下，トイレともに手すりはない。
●地域環境	・住居周辺は住宅街である。 ・近隣にスーパーがある。 ・受診中の病院は車で10分程度の場所にある。
●健康保険	・医療保険(後期高齢者医療)　介護保険(要介護3)
●経済状況	・年金受給　月額約14万円程度
Ⅱ療養者の健康状態	
●医療状況	既往歴 ・10年前より，高血圧，高脂血症で近内科医院に通院していた。 現病歴 ・2年前夏，咳，痰症状あり，感冒として治療を受けたが軽快せず，他の総合病院を紹介され，入院精査となり，細気管支肺細胞上皮癌(以下，肺がん)と診断された。胸部CTにて右上葉，下葉，左下葉に腫瘍陰影が観察され手術適応なしと診断された。抗がん剤治療開始。今年に入り，肺内多発転移，脳転移の疑いあり。 ・胸苦，倦怠感，胸痛あり。排便は便秘傾向。腹部膨満感あり。 ・病態は予後2か月の状態である。家族からは本人へ予後は伝えないでほしい，との希望で肺がんであることは告知しているが転移の有無，予後について本人は知らない。 受療状況 ・月2回，外来を受診している。 ・治療は，オキノーム(レスキュー)，オキシコンチン，ボルタレンSP処方，便秘に関しては酸化マグネシウムが処方されている。イレッサ(抗がん剤)は，今年から中止している。 服薬内容 ①オキノーム(レスキュー) ②オキシコンチン　1日2回，<u>朝食・夕食後</u> ③ボルタレンSP ④酸化マグネシウム　<u>就寝前</u> 強力な麻薬系の強オピオイド鎮痛薬。有効限界がない完全作動薬とされ，用量増加とともに作用も増強。WHO方式がん疼痛治療法で第3段階に位置づけられ，中等度から高度の疼痛に適する。便秘や吐気，嘔吐，眠気などを起こしやすい。 ・内服は自分で管理していたが，確認したところ残薬があり服薬できていない。
●生物身体機能	

> 介護が必要な状態であるが介護者不在の療養者にとって，住環境・地域環境はどうなのかを考えてみましょう。

> 一般的な年金の平均額を知っておくことも大切です。最新の国民年金，厚生年金の受給額を調べてみましょう。

> 薬の種類のみではなく，何時服用しているのか情報を得る！

> ※1　がん疼痛の緩和は，WHO方式がん疼痛治療法である，①経口的に(簡便な方法で)②薬剤の作用時間に合わせて規則正しく③除痛ラダーに沿って④患者の疼痛レベルに合わせて⑤十分な配慮をという原則に従って行う[1]。

【下線：背景要因（事実，事象）　波線：影響要因（影響，予測）】＜Ⅰ基本情報とⅡ療養者の健康状態のアセスメント例＞

情報源	分析・解釈・判断
○／○日 訪問看護記録 サマリー	・A氏は夫と長男と暮らしていたが，夫，長男とも亡くなっており，独居である。隣の敷地に次男夫婦が住んでいるが，嫁との折り合いが悪く，A氏は人との交流をあまり好んでいないため，現在のところ介護の協力は得られていない。今後，介護意思については，本人および家族に確認する必要がある。 ・親族は不明であるが，おそらく交流は少なく，今後，介護に関する協力を得ることは困難と考えられる。 ・約40年間住み慣れた土地であり，A氏にとって思い出が多い場所であると考える。 ・療養環境は広さが十分であり整理整頓がされているか，床は滑りやすくないか，A氏の移動範囲に段差はないか，手すりが設置されているかどうか確認が必要である。移動時に滑って転倒する可能性はないか，確認が必要である。 ・A氏の生活が安全・安楽に送れるよう，今後も身体状態の変化に合わせて適切な環境であるかを確認していく必要がある。 ・地域環境は，受診病院も近く，日常用品等の買い物もしやすい。しかし，今後，ADL低下が予測され外出は困難となってくると考えられるので，サポートを考える必要がある。 ・A氏は介護保険制度を利用することができつつある。嫁や親族との関係，A氏の体調悪化より，サービスを利用する意思が生じてきたのではないか。 ・経済状況は，年金を受給し経済的には困っていないのではないか。 しかし，今後，介護保険サービスの自己負担，受診に関わる支出等の費用負担があるため，今後サービスを検討する時には経済面の負担についても考慮していく必要がある。
○／○日 訪問看護記録 サマリー	・A氏は，10年程前から高血圧症，高脂血症で通院していたため，医療を受けることに対する抵抗は少ないと考える。しかし，症状があって最初は感冒として治療され，その後，他病院へ紹介され，がんが発見されているため医療者に対する不信感はあるかもしれない。 ・肺がん発病後2年が経過している。ステージ，治療経過は確認していないが，抗がん剤の治療をし，今年から中止しており，根治的な治療をしていないため，今後症状の改善は望めず，むしろ悪化が予測される。対症的ケアが必要であり，症状緩和を目指す必要がある。イレッサは経口薬で肺がんのステージが進行し手術による治療が最適ではない患者に効果的である反面，副作用によって間質性肺炎を引き起こすことがある。しかしA氏の場合，効果がなくなり服薬は中止されている。 ・現在，胸苦，倦怠感，胸痛，腹部膨満感など不快な症状がある。症状を軽減する必要がある。在宅酸素療法の適応について主治医と連絡，相談する必要がある。 ・医師より病状の説明内容はどうだったのか本人および家族に確認する必要がある。
訪問看護記録 サマリー	・肺がん発病後，今年に入り抗がん剤中止，また肺内多発転移，脳転移の疑いのため，予後は良くないと考える。今後は急激な病状悪化の危険性がある。身体機能が低下するばかりか，生命の危険が予想されるため，常に注意が必要である。 ・身体状況確認および維持のために病院受診の継続が必要である。 ・A氏は倦怠感がある。末期がん患者の場合，悪液質など多くの要因が考えられる。病状の進行に伴い増強しないか観察が必要である。
○／○日 訪問看護指示書	・A氏は，痛みの治療のためオキノームとオキシコンチンが処方されている。 異常に強い眠気，うとうとと意識がもうろうとしてくる場合，薬の量が多過ぎるかもしれない。特に高齢者の場合，過量による呼吸抑制を起こしかねないので要注意。 どこが痛むか，痛みの強さ，どのようなときに痛みが強くなるか，どうすれば楽になるか，どのように痛むか確認することが必要である。その他の副作用である消化器症状（吐気・嘔吐・腹痛・胸やけ・便秘・食欲不振等）や眩暈，かゆみ，傾眠，発疹，蕁麻疹等についても，継続的に確認が必要である。また，服薬は自己管理できておらず1日2回の内服の機会があるため，今後の服用方法，本人の負担感を確認していく。 ・現在，処方されている薬で鎮静効果が得られているのか，今後，がん進行により疼痛が増大する可能性があるため，疼痛の程度と増強，緩和要因，レスキューの使用頻度，効果を継続的にアセスメントする必要がある。

A氏の疾患の状態と今後のリスクについて考えてみましょう。

項目	（月／日）情報	
	訪問看護指示書 ・指示内容：病状の観察，症状緩和，療養相談 身長，体重　不明 バイタルサイン　前回訪問時 血圧 130/78 mmHg，脈拍 62 回（不整脈なし），体温 36.2 度 安静時の酸素飽和度 94%，動作時で呼吸苦出現，酸素飽和度は 90%まで低下，呼吸速拍，頻脈，冷汗出現 血液検査値　直近の結果　不明 生活状況 ・2 年前夏より，抗がん剤治療のため外来通院している頃は日常生活に大きな支障はなかった。 ・今年春頃より，徐々に体調が悪化したため，主治医より訪問看護の依頼があり，先月，ケアマネジャーと訪問看護師が同伴訪問した。 ・訪問時，本人は 1 階のリビングのソファで横になった状態であり，介助がなければ自力での移動は困難な状態であった。 ・安静時の酸素飽和度は 94%，動作時で呼吸苦出現し酸素飽和度は 90%まで低下，呼吸速拍，頻脈，冷汗が出現していた。 ・これから，訪問看護開始となる。訪問看護の指示は 1 週間前，病状観察，症状緩和，療養相談である。訪問介護を週 3 回利用する予定である。 ADL ・1 日 2 食。少量しか摂取できていない。 ・入浴はできていない。 ・排泄は，自力でトイレまで移動可能。 ・意欲全般の低下がみられ，一日中ソファに寝て過ごし，立たせるとつかまり立ちがやっとの状態。更衣，整容，清潔はほとんど介助を要する状態である（要介護度 3）。 ・排便，排尿回数は不明。便秘傾向。 ・1 日飲水量は不明。 ・1 日 2 食摂取。摂取量不明。 ・飲酒はしない。・喫煙歴なし。 ・認知機能　問題なし。 ・できるだけ自宅での療養を希望している。 	
●精神機能		
	※2　終末期がん患者の場合，亡くなる数週間前から急激に ADL が低下することが多い。その時期に介護力が最も必要になる。アセスメントではその予測をもつことが必要である。日常生活のうち，応答・会話・水分摂取は死の数日前から，食事・排尿・排便・移動は死の 10 日ほど前から障害の出現が多くなる[2]。	

情報源	分析・解釈・判断
前回訪問時測定値	・BMI を計算し栄養状態を確認するために経過をみていく必要がある。 ・現在は，発熱はなく感染を起こしていないと考えられるが，体力の低下により易感染性の状態である。血液検査値など必要な情報を収集する必要がある。 ・便秘傾向で腹部膨満感あり，排便コントロールが必要である。 ・低酸素状態が続くと循環器に影響するが，現在あまり影響はみられていない。 ・脳に転移した場合は，転移した部位にもよるが，麻痺や感覚障害，痙攣，ふらつき，精神症状が現れることもある。また，視覚障害や頭痛，吐き気，実際の嘔吐を伴う場合もあるなど様々な症状が生じる。
訪問看護記録サマリー 訪問時の状況	・A 氏は肺がんで終末期であり，今後の病状により心身の活動量が低下すること，また，体力低下し，加齢により筋力・平衡感覚の低下も予測される。さらに，内服薬の副作用による眩暈やふらつきが出現する可能性もある。手すりや段差が少ない等，室内の環境は整えられているか，排泄時および移動時等に転倒の危険性がないかを確認していく。特に夜間の排泄時には留意する。 ・日常生活において，排泄，清潔，その他日常生活に一部から全部に介助が必要な状況である。今後は病状の悪化に伴い，セルフケアは困難になることが考えられる。 ・高齢者の食事時の水分を含む必要摂取量は 1,500〜2,000 mL/日程度であり，普通に食事をすることができれば，食事で 1,000 mL 程度を摂取することができる。通常の食事摂取ができていない A 氏の飲水量は不足している可能性がある。高齢者は体内総水分量が少ないことから，容易に脱水症をきたしやすい。飲水量の維持と脱水予防が必要である。 ・加齢とともに嚥下機能が低下し，誤嚥性肺炎のリスクが高まるため，口腔残渣や誤嚥，感染兆候も確認していく必要がある。 ・思うように身体が動かないストレス，活動量低下，加齢により脱水症をきたしやすい等も病状悪化のリスクとなる。現状維持のために血圧・脂質値を上昇させない，体力低下させないための食事内容の確認や水分摂取，適度な休息・活動を伝えていく必要がある。
訪問時の状況	・認知機能は問題ない。今まで 1 人で暮らしており，他人との交流は好んでいなかったが，介護保険サービスを利用する意思がみられてきたのは，体調の悪化や生活の困難さが大きいと考えられる。できるだけ自宅で療養したいという本人の意思を尊重し，今後，病状が悪化した場合を予測し，少しでも現状維持し生活できるよう支援していく。 ・A 氏は，思うように身体が動かせない，生活ができない，再発の不安等による精神的な落ち込み，内服薬の副作用である傾眠や睡眠障害の出現の可能性もあるため，留意していく。 ・主治医，ケアマネジャー，ヘルパーと連絡をとり，訪問看護の内容を伝え，病状の急激な変化を予測し病状を維持し，疼痛等も確認しながら意欲が低下しないように支えていく必要がある。また，急変時の連絡体制についても確認しておく。家族へ症状の説明と今後の予測を伝え，急変時は誰がどう動くのか，看護師は何をするのかを伝える。

3-① 統合─健康課題の検討

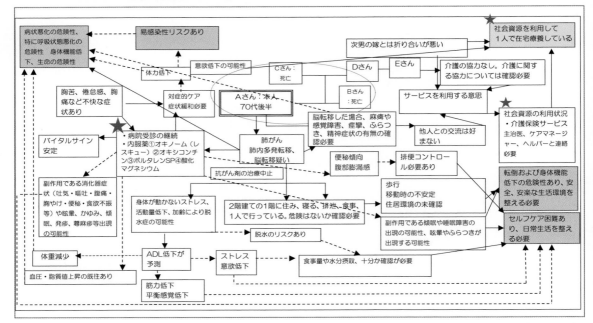

実線：生じていること　　点線：関連性があると考えられること
網掛け：健康課題として考えられること　　★：強み

3-② 統合―健康課題の検討

	《特定した健康課題》
A氏は，70代後半の女性である。A氏は肺がんにより抗がん剤治療をしていたが今年に入り中止している。現在，肺内多発転移，脳転移の疑いあり，予後2か月との診断である。以下の健康課題が考えられる。	

ポイントは，情報と情報をつなげる→総合して判断する→健康課題（看護問題，看護診断）を挙げる！

①A氏は，肺がんによる肺内多発転移，脳転移疑いあり，抗がん剤治療したが中止している。苦痛症状が出現しており症状緩和のため薬を使用し緩和を図っている。初回訪問時はバイタルサイン正常，酸素飽和度も正常値であった。自分で服薬管理しているが残薬あり，苦痛症状のためセルフケアが困難な状況であった。既往歴，加齢，治療経過，現在の症状，治療により，今後の病状により，全身状態の悪化，特に呼吸状態悪化の可能性がある。これらの情報から，肺がんとその転移による病状悪化，全身状態悪化，特に呼吸状態悪化の可能性がある＜実在型＞が挙げられる。	＃1．肺がんとその転移による全身状態悪化の可能性，特に呼吸状態の悪化の可能性がある。＜実在型＞
②A氏は，肺がんによる転移が生じ病気が進行している。肺がんによる苦痛症状出現により日常生活に影響を来している。そのため食事の摂取量が少なく低栄養の可能性がある。現在は活動量も低下し体力も低下していると考える。今後は，転移による全身状態悪化の可能性があり，易感染状態である。特に呼吸器感染に気をつけていかなければならない。これらの情報から，肺がんの進行による低栄養および活動量低下，体力低下により易感染状態である＜実在型＞が挙げられる。	＃2．肺がんの進行による低栄養および活動量低下，体力低下により易感染状態である。＜実在型＞

易感染性，感染リスク状態について＃1とは別に課題を挙げてもよいし，＃1に入れてもよい。

③A氏は，独居である。家族等の介護は期待できず介護保険サービスを利用しつつある。今後，病状悪化による活動量の低下のため，筋力低下や体力低下の可能性もある。ひとりで生活動作を行うには介助を要する状態である。これらの情報から，生活全般に介助が必要であり，歩行や生活動作時の不安定さ，セルフケアの援助が必要である＜実在型＞が挙げられる。	＃3．全身状態の悪化，体力低下により，日常生活の一部あるいはすべてにセルフケアの援助が必要である。＜実在型＞
④A氏は，肺がんによる胸苦，倦怠感，胸痛のため，内服治療を行っている。歩行や生活動作時に不安定さも考えられる。活動量の低下による筋力低下や体力低下の可能性もある。また，内服薬の副作用により眩暈やふらつきが出現する可能性がある。これらの情報から，歩行や生活動作時の不安定さ，活動量低下による筋力低下や体力低下，眩暈・ふらつきによる転倒の可能性がある＜リスク型＞が挙げられる。	＃4．歩行時や移動時の不安定さ，活動量低下による筋力低下，眩暈・ふらつきによる転倒の可能性がある。＜リスク型＞
⑤同市内には次男夫婦が住んでいるが現在，介護協力はない。A氏は他人との交流は好まなかったが介護保険サービス利用を開始し，可能な限り自宅で生活したいと望んでいる。社会資源を利用して在宅生活を送ることができている。これらの情報から，社会資源を利用しながら在宅の生活を継続できる＜ウェルネス型＞が挙げられる。	＃5．社会資源を利用して在宅の生活を継続できる。＜ウェルネス型＞
優先順位の目安は，1．生命の危険度 2．主観的苦痛 3．健康に及ぼす影響 4．生活行動に及ぼす影響とする。①②③は実在型表現である。がんの再発と病状悪化により在宅生活が送れなくなるばかりか，生命の危険度が増す可能性がある。したがって，①を優先順位第1位とする。①は，A氏の病状悪化することにより，急変する可能性が高い。②を2位とした理由は，現在はまだ感染が起こっていなく予防的に支援の有効性も考え，また①の次に重要と考え優先順位2位とした。③は身体機能が低下し次に生活行動に影響を及ぼすことになるため3位とする。次はリスク型であり，①②③よりは現状ではまだリスクとしては低いこと，生命に直接影響するかは不明であるため，優先順位4位とする。⑤はウェルネス型であり，在宅生活を継続していくための強みとして考えられる。①②③④より優先順位は低く，第5位とする。	

4　看護計画　【♯1のみの看護計画を挙げる】

目標（長期目標）：A氏は病状が悪化せず，苦痛な症状が緩和され，在宅での生活を安全・安楽に送ることができる

短期目標	期待される成果	評価日
♯1．A氏は，肺がんの病状が現状より悪化せず，苦痛な症状が緩和される。在宅生活を継続できる。	①呼吸困難が緩和される。 ②口腔内清潔が保たれる。 ③感染予防行動（これは♯2で計画）。 ④ファーラー位，セミファーラー位で過ごす時間を作る。 ⑤A氏は1日湯呑5杯程度の飲水量を維持することができる。 ⑥A氏は薬の飲み忘れをしない。 ⑦A氏に内服薬の副作用である消化器症状，眩暈，睡眠障害等がみられない。 ⑧どのような時に訪問看護師，医師に連絡すべきか理解できる。	1か月後 訪問時毎回 1か月後 1か月後 訪問時毎回 訪問時毎回

> ♯1は，肺がんとその転移による全身状態悪化の可能性，特に呼吸状態の悪化の可能性がある。
> ＜実在型＞という健康課題であった。これに対応する短期目標を考えてみよう。
> A氏がどういう状態であればよいか？　つまり，現状より悪化しないで維持できる，という目標表現になる。

> 急変時の早期発見，内服薬の作用・副作用の把握のために，本事例は特にOPが重要！

> 観察（OP），直接援助・処置（TP），教育的援助（EP）が明確になるように具体策を表記した。

> ※3　呼吸困難について
> 　在宅酸素療法を導入すること，不安の除去や過呼吸の予防のため抗不安剤を使用すること，気道痙攣の予防やがん性リンパ管症の対策のためステロイドを中〜大量使用すること，呼吸困難感の軽減のためモルヒネを使用することなどが重要である。在宅酸素については通常の酸素濃縮機を使用したものより液化酸素を使用したもののほうが症状改善に優れているという報告もあるが，酸素濃縮機を用いることも多い[3]。

> ※4　肺がんの末期について
> 　容態の急変が起こるケースも多く，突然，呼吸困難に陥る患者もいる。呼吸が苦しくなる症状の他にも，身体のむくみや痛みがあったり，食欲が落ちることで衰弱する人もいる[4]。

具体策
#1 【OP】 　1）バイタルサイン（血圧，脈拍，体温，呼吸）呼吸回数，呼吸状態，チアノーゼの有無，酸素飽和度の測定 　2）呼吸音聴取（複雑音，換気の状況） 　3）自覚症状の変化（皮膚感覚，運動障害，しびれ，倦怠感，嚥下状態，視力，言語障害，眩暈，視力）および自覚症状の有無（嘔吐・ 　　腹痛・胸やけ・便秘・下痢・食欲不振，頭痛，頭重，ふらつき，睡眠障害，発疹等） 　4）他覚症状（顔色，結膜色，表情，会話時の反応，言語機能，皮膚異常の有無，末梢冷感） 　5）食事摂取量および内容 　6）水分摂取量（量を測定するのではなく，湯呑○杯を確認する） 　7）排尿・排便回数および性状 　8）服薬状況，服薬への思い，服薬しにくさの有無 　9）血液検査値（病院受診時） 　10）体重の経過（病院受診時） 　11）1日の活動量および生活リズム 　12）病院受診状況 【TP】 　1）本人にバイタルサインおよび症状確認の結果を伝える。 【EP】 　1）本人の服薬管理について支持する。服薬が困難な場合は，主治医および薬剤師と連携をはかり，服薬の調整等の検討を行う。管 　　理が困難な場合はヘルパー，もしくは家族の協力を得る。 　2）口腔ケアの頻度・方法を確認し，観察した口腔の衛生状態を伝え呼吸器感染予防に口腔ケアが効果的であることを説明する。ヘ 　　ルパーと連携し，方法等を伝える。 　3）水分摂取について必要性を改めて確認する。 　4）以下のときには，看護師に連絡するよう伝える。 　　・発熱，風邪症状 　　・痛み，症状が解消されない 　　・呼吸困難の増悪 疼痛が増大する可能性があるため，疼痛の程度と増強，緩和要因，レスキューの使用頻度，効果を継続的にアセスメントする必要がある。 脳に転移した場合は，転移した部位にもよるが，麻痺や感覚障害，痙攣，ふらつき，精神症状が現れることもある。また，視覚障害や頭痛，吐き気，実際の嘔吐を伴う場合もあるなど様々な症状が生じる。

引用・参考文献

1）特定非営利活動法人　日本緩和医療学会　緩和医療ガイドライン作成委員会編集：がん疼痛の薬物療法に
　関するガイドライン（2014年版），p39．金原出版，2014．http://www.jspm.ne.jp/guidelines/pain/2014/pdf/
　pain2014.pdf.
2）恒藤暁：最新緩和医療学，p20．最新医学社，1999
3）鈴木央：一般社団法人全国在宅療養支援診療所連絡会 HP　在宅ターミナルケア．http://www.zaitakuiryo.
　or.jp/zaitaku/files/jissai/001.html.
4）肺がんジャーナルネット HP　肺がん末期の状態．http://www.lcj-net.jp/article_01/index10.html.

第8章

在宅療養者の特徴ある
疾病の看護

Ⅰ. 在宅で療養する子どもへの支援

**学習の
ねらい**

● 在宅で療養する子どもをとりまく現状と利用できる社会資源について理解する。
● 在宅で療養する子どもに必要な安全管理と家族に対する支援について理解する。
● 在宅で療養する小児に関わる多職種の連携について理解する。
● 在宅で療養する子どもの災害時の備えについて理解する。

1 在宅で療養する子どもを取り巻く現状

　子どもは家族とともに自宅で生活する中で成長・発達をしていく存在であり，家族もまたその成長を見守っていくのがあるべき姿といえる。しかしながら，子どもの在宅医療を支援する診療所，訪問看護ステーションが少ない，看護の家族（特に母親）への負担の集中，レスパイトケアが保障されていない，利用している複数のサービスのコーディネーターがいないなど多くの課題を抱えている。

　18歳未満の身体障害児（在宅）の全国推計数は68,000人で，障害等級1級と2級の患児が約66％を占める[1]。これらの重度の障害児（**1** **2**）は在宅での医療的ケアを必要とする子どもが多くいると推測されるが，0〜19歳までの訪問看護の利用者は約5,738件にとどまっている[2]。

　子どもが地域で家族とともに安心して生活できる環境を整備するため，平成25・26年「小児在宅医療拠点事業（**図8-1**）」が実施され，子どもの在宅医療を支援する医療機関の拡充，医療・福祉機関のネットワークの構築，小児とその家族の個別のニーズに包括的な支援を実施するコーディネーターの確立などにむけて展開されてきた[3]。医療的ケア児及びその家族に対する支援に関する法律（医療的ケア児支援法）が令和3年6月に成立し，同年9月より施行された。医療的ケア児の健やかな成長を図り家族のQOL向上のために，保育所や学校への支援の拡充，医療的ケア児支援センターでの情報提供などが支援措置として掲げられた。今後，相談支援専門員，医療的ケア児等コーディネーターなどの人材育成が進み，社会全体で医療的ケア児とその家族を支える仕組みづくりが期待される。

2 社会資源

　染色体異常などの先天的な疾患や，脳炎などの後天的な疾患や事故により，呼吸管理，経管栄養などの高度な医療的ケアを必要とする子どもが在宅医療の対象となる。医療・保健・福祉などフォーマルなサービスとインフォーマルなサービスを含め，以下の4つの視点を軸として在宅で療養す

1 重症心身障害
重症心身障害とは重度の肢体不自由と知的障害とが重複した状態を指す。元東京府中療育センターの大島一良が考案した「大島の分類」が判定方法として知られている。

2 大島の分類

				(IQ)
21	22	23	24	25
20	13	14	15	16
19	12	7	8	9
18	11	6	3	4
17	10	5	2	1
走れる	歩ける	歩行障害	座れる	寝たきり

1) 1，2，3，4の範囲に入るものが重症心身障害児
2) 5，6，7，8，9は重症心身障害児にはあてはまりにくいが，
　①たえず医学的管理下に置くべきもの
　②障害の状態が進行的と思われるもの
　③合併症があるもの
が多く，周辺児とよばれている。

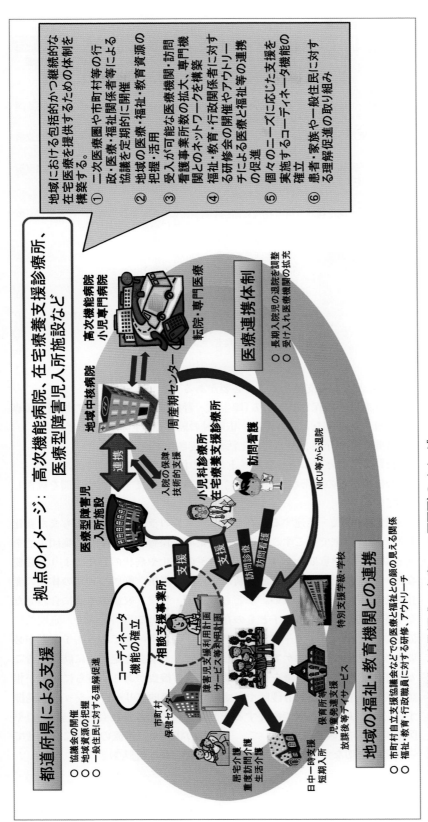

図 8-1　小児等在宅医療連携拠点事業（平成 26 年度　151 百万円）のイメージ

■背景・課題
○新生児集中治療管理室（NICU）等から退院し重度の医療的ケアを要する小児等の在宅医療については特有の課題に対応する体制整備が必要

■本事業の目的・概要
○小児等在宅医療を担う医療機関を拡充（診療所、訪問看護、医療型短期入所施設など）
○地域における医療・福祉・教育の連携体制の構築
○医療と連携した福祉サービスを提供できるコーディネータ機能の確立

表 8-1　社会資源

社会資源	内容	
訪問看護	病状の観察，医療器具の管理，療養上の世話などを行う。 訪問回数は上限原則週3回	医療保険制度
訪問介護	子どもの日常生活援助(食事，排泄，入浴など)の介護や，外出時の移動を支援する。	障害者総合支援法
児童発達支援	日常生活における基本的な動作の指導を行い，集団生活への適応を支援する。	障害者総合支援法
短期入所(病院，障害者支援施設など)	ケアを担っている家族の休息や冠婚葬祭などの行事のために，一時的に子どもをあづけることができる。	障害者総合支援法
放課後等デイサービス	授業の終了後に児童発育センターなどの施設で，生活能力向上のために必要な訓練，社会との交流の促進などの支援を行う。	障害者総合支援法
日中一時支援事業	地域生活支援事業において，市町村の判断により，障害児・者の社会参加の促進や，家族の就労支援やレスパイトとなるような日中の活動の場を提供する。	障害者総合支援法
訪問教育	障がいが重度で通学が困難な子どもに対して，教員が家庭，児童福祉施設，医療機関等を訪問し教育を行う。	教育基本法

る子どもと家族を支援していく必要がある。

1. 相談窓口が確保されている(障害児・者相談支援センターの相談支援専門員，保健所などの保健師，市町村の障害福祉担当部署など)
2. 訪問看護や介護などで日常生活が支援されている
3. 短期入所などによるレスパイト(**3**)の保障(定期的，一時的)
4. 医療機関との緊密な連携があり，緊急時に入院できる医療機関を確保している

　子どもは成長・発達する存在であり，家族のライフスタイルもまた変化していく。自宅で過ごすことの多い乳児期，保育所・就学など集団生活を送る幼児期，学童期などライフステージの変化や病状の悪化により，必要なサービスは変化する。家族も新たな兄弟の誕生，転居，両親の体調の変化など状況は一定ではない。子どもの成長・発達，家族の生活に合わせたケアを提供するために，子どもの在宅ケアに関わる担当者間で，定期的に協議する場を設けるコーディネーターの存在が不可欠である。子どもが必要とする高度な医療的ケアに精通し，子どもと家族を定期的に訪問することで子どもの状況や環境をモニタリングする機会があり，さらに家族が相談しやすい立場の訪問看護師や保健師が，積極的にリーダーシップを発揮する必要がある。在宅で療養する子どもが利用できる社会資源(**表 8-1**)や医療費の助成(**表 8-2**)について，子どもの状態や，家族の希望に合わせて看護者が適切な情報提供を行うことが重要である(**4 5**)。

3 レスパイト

在宅で，重症心身障害児を介護している家族が，病気，出産，冠婚葬祭，旅行などの理由により一時的に介護ができなくなった時に，子どもを預けることができるサービス。

4 ドナルドマクドナルドハウス

自宅から離れた病院に入院している子どもに付き添う家族が滞在できる施設で，日本では東京都に3か所，札幌，仙台，栃木，名古屋，大阪，高知，福岡，神戸，埼玉に1か所ずつある。

5 民生委員・児童委員

民生委員は，厚生労働大臣から委嘱され，それぞれの地域において，社会福祉の増進に努める役割を担い，「児童委員」を兼ねている。児童委員は，地域の子どもたちが元気に安心して暮らせるように，子育ての不安や妊娠中の心配ごとなどの相談・支援等を行う。

表 8-2　医療費の助成など

子ども医療費	子どもの通院や入院の保険診療の自己負担額の全額または一部の助成
未熟児養育医療	身体が未熟なままで生まれ，医師が入院の必要を認めた場合の治療に必要な医療費の助成
小児慢性特定疾患治療研究事業	・小児慢性特定疾患（平成 30 年 4 月 1 日より 16 疾患群，756 疾病）に該当する患児の医療費の助成 ・日常生活用具給付事業による，特殊マット，車いす，電気式たん吸引器，ネブライザー，パルスオキシメーターなどの給付
自立支援医療（育成医療）	身体に障がいのある 18 歳未満の児童に対して，生活能力を得るために行なわれる手術等に必要な医療費の助成
身体障害者手帳	医療費の自己負担の助成，福祉器具の交付，日常生活用具の補助など
療育手帳	交通機関や公共機関の割引，医療費の助成など
特別児童扶養手当	精神または身体に障がいのある 20 歳未満の子どもの養育者が受け取れる手当
障害児福祉手当	精神または身体に重度の障がいがあり，日常生活において常時介護を必要とする 20 歳未満の子どもが受け取れる手当

3 在宅への移行支援

　在宅で療養するために必要な福祉サービスや日常生活用具の給付は身体障害者手帳が必要な場合が多い。認定には時間がかかるため，在宅移行の方針が決まったらすぐに申請しなくてはならない。NICU や PICU に長期入院している子どもが，在宅へ移行する際の退院調整は，日頃子どもや家族と接する機会の多い看護師の役割が重要であり，医療ソーシャルワーカーと連携をとりながら支援にあたる。あらかじめ地域の保健師と連携をとり，申請や交付が円滑に進むように入院中から準備しておく必要がある。

　在宅で必要となる医療的ケアについて家族に指導する際には，NICU や小児病棟で看護師が実施していたケアの頻度や厳密な清潔管理をそのまま家庭で行うことは困難を伴う。母子入院を行い，看護技術を習得できる機会をつくり，経管栄養の注入の回数，吸入の清潔操作など家庭生活のリズムに合うように計画していく。

4 看護の実際（病棟での退院指導，外来での相談，訪問看護）

　高度な医療的ケアを必要とする子どもが自宅で療養する場合は，家族が，医療的ケアを通した全身管理と全身状態の悪化予防，異常の早期発見，成長・発達の促進を行う。サービスを利用しても 1 日の中の数時間で 24 時間のほとんどは家族がみている。子どもの生命や健康状態が脅かされることなく安全であること，両親や同胞との安寧な生活がおくれることを念頭に看護を提供していかなければならない。

1 医療的ケアの確認見守り

気管内吸引，気管切開部のケア，経管栄養などの医療的ケアを家族が実施しなければならない。医療機器などの適切な管理についてパンフレットでわかりやすく示し，自宅で実施することに慣れるまで丁寧に指導する。成長に合わせて，気管カニューレのサイズや衛生材料などの見直し，一旦獲得した手技についても定期的に確認していく。

2 観察，フィジカルアセスメント

重症心身障害児はいわゆる「正常値」であることが，元気な状態とはかぎらず，その子どもなりの健康な状態が保たれていることがある。日頃から体調のよいときの体温，呼吸の状態，排泄パターンを把握し，家族と共有しておく必要がある。そうしておくことで，家族が発熱，呼吸状態の変化，嘔吐，下痢など異常の早期発見を行うことができる。気管切開部・胃瘻挿入部の皮膚の状態を定期的に写真にとるようにしておくと，経過がわかりやすく，感染による皮膚トラブルを早期に発見することができる。

3 健康上の管理

重症心身障害児はさまざまな合併症を持っている。筋緊張の亢進が呼吸障害や胃食道逆流による摂食の低下につながり，睡眠障害，コミュニケーション障害の原因にもなりうる[4]。このような二次障害を予防するために，呼吸が安楽にできるようなポジショニング，定期的に座位をとること，誤嚥を防止する姿勢での水分や食事の摂取を指導する。成長していくにつれ，必要だった酸素療法を終了できる場合もあるが，思春期の身長・体重の体格の成長に伴い，拘縮，筋緊張が強くなるという場合がある[5]。また，経口摂取をしていても，摂食機能の低下により，経管栄養に変更せざるを得ないときがある。家族は経口摂取を子どもの数少ない楽しみととらえていることが多く，経管栄養に変更することでの落胆は大きい。食事摂取は想像以上にエネルギーを使うことを説明し，子どもにとって最善の方法について家族が納得して意思決定できるように支援する。

4 コミュニケーション

脳性麻痺など意識障害がある子どもは，痛みや自身の体調不良を自覚したり，表現することが難しいため，子どもが発するサインを読み取りづらい。発声，声の調子，開眼，視線，四肢の動き，姿勢などの子どもの反応をみていく。母親は特に敏感に気づきやすい。気づいているところを称賛し，共有し，母子の相互作用を支援する。

5 日常生活

小児期は基本的生活習慣を身に着けていく時期である。在宅で療養する子どもが，朝は決まった時間に起床し，顔を洗い，歯を磨く，日中は保育所や学校で社会生活を送る，夜は家族と過ごし，お風呂に入って寝るとい

う規則正しい生活習慣を確立できるよう援助する。

・清拭・入浴

　子どもは新陳代謝が活発で汗をかきやすい。さらに，ベッドで寝ている状態が多く，流涎などで清潔が保たれにくい。長期におむつを使用すること，思春期になると生理や射精が始まるため陰部の清潔を保つことが重要である。清拭は毎日行う。特に，入浴はリラックス効果があり，自分で体を動かせず筋緊張がある子どもにとって，快適な刺激となる。しかし，体力の消耗，チューブ類の事故抜去や骨折の危険性，自発呼吸ができない子どもは用手換気を行いながらの援助となる。子どもにとって，安全で楽しい時間となるように，訪問看護，介護の同時訪問で人員を確保するなどの調整を行う。

・口腔ケア

　経口摂取の機会が少ないことや，抗痙攣薬を内服している場合，副作用による歯肉の増殖など口腔内の清潔が保たれにくい。経口摂取している場合はもちろん，経管栄養をしている場合も1日3回の口腔ケアが必要である。

6 遊び

　成長に合わせた遊びや刺激などを与え，ゆっくりでも，その子なりのペースで成長していけるように支援する。在宅で療養する子どもは視覚・聴覚刺激ともに限られており，触覚刺激は極端に少ない。屋内で遊べるように工夫された砂や粘土などで様々な刺激を受ける機会をつくる。座位で遊ぶことで視野が広がり，仰臥位でいるより様々な刺激が入る。自力で座位を保持できない子どもの場合は，ボールを使用する，母親が支えることで座位が保てるように工夫する。子どもにとって遊ぶことは学習の機会であり，他者とコミュニケーションをとり社会とつながる方法を獲得していく機会でもある。

7 緊急時の対応

　気管カニューレや胃瘻の事故抜去，人工呼吸器装着中の呼吸状態の悪化など，どのように対応するのか，どの医療機関に連絡するのかを決めておく。緊急時の連絡先を携帯電話に登録する，自宅のわかりやすい場所に貼っておくなど，迅速に対応できるようにしておく。

8 救急蘇生の指導

　救急蘇生の手技をいきなり指導するのではなく，子どもの状態や実施している医療的ケアと関連させて起こりうるリスクに対処するためであることを理解してもらう。自分の蘇生技術が子どもの生命を左右するというプレッシャーを感じてしまうことに配慮し，家族の理解度と受け入れの程度をみながら，少しずつ進めていく。

🄈 家族への支援

家族の思い：

　低出生体重児の母親は，期待していた姿と実際の姿が一致せず，我が子をかわいいと思えないことがある。不慮の事故などにより障害を持つ子どもの母親は元気だったころの子どもの姿とのギャップに苦しむ。進行性の病気を持つ子どもの母親は日々進行していく病状と闘う子どもの姿を見なくてはならない。在宅での療養が必要となった経緯は様々で，子どもの状態によって，家族が持つ思いは異なり，個別のニードがある。特に母親は「小さく生んでしまった」など子どもの状況に自責の念を抱えている。家で一緒に暮らしたいという思いがあっても，自宅で介護しながら生活していけるのだろうかという不安を持ち，受け入れられない気持ちもある。ケアに積極的でない親，サービスを利用したがらない親など様々な反応を示すが，その背景にある思いは複雑であり，たとえ積極的に在宅への移行を受け入れ，熱心にケアの習得に努めている家族でも，決心が揺らいで苦しむことがあることを医療者は配慮しなくてはならない。受容できているように見えても，子どもが就学する時，成人式を迎えるとき，自分たちが老いてきたときなど，その都度，子どもの障害を受け止めることに直面している。

支援内容：

　家族は，時間的な負担，体力的な負担（子どもの成長に従い，ケアが一人ではできなくなる），経済的な負担（サービスの利用，主な看護者は就労が難しく共働きができない）を強いられる。核家族化で祖父母の援助も得にくい。同じ状況の家族が近くにおらず孤立してしまう。出生や障害の原因について母親が自責の念を感じることがないように，また，母親が孤立しないように，看護職は精神的なサポートを行う必要がある。

　まずは，訪問看護師やホームヘルパーの併用で直接的な看護の負担を減らす必要がある。また，通園や通学，デイサービスの利用で親が自分のために使える時間をつくる。さらに，子どもが風邪を引いた時や，主な看護者が体調不良になったときの緊急時のレスパイトを確保するとともに，定期的な短期入所を利用する。同胞が両親と過ごせる時間を意識的に作っていくことも重要である。

🄊 学齢期

　障害のある子どもの教育を受ける権利は保障されなくてはならない。2004年文部科学省の通知「盲，聾，養護学校におけるたんの吸引などの取り扱いについて」により「吸引，経管栄養，導尿」を看護師が配置されている特別支援学校で教員が実施できるようになった[6]。障害の程度や必要な医療的ケアなど，個別のニーズに合わせて支援してく必要がある。（**表8-3**）

表 8-3　医療的ケアが必要な子どもが集団生活を送る際の注意点

気管切開	事故抜去を防ぐため，バンダナを巻いて他の子どもから見えないようにする。声を出せない場合，吸引してほしいときの合図などを決めておく。
在宅中心静脈栄養法	友人と遊ぶときに事故抜去しないように，触ったり引っ張ったりしないことを本人とクラスメートにも説明をする[7]。
在宅自己腹膜灌流法	直接腹部に圧力がかかるような運動(鉄棒)，や持久走，プールなどは控えたほうがよいが，それ以外では体育の授業に参加することができる[8]。
インシュリンの自己注射	医師の指示通りの投与量と時間を守り，プライバシーを保ちながら注射できる場所を確保する。同級生が注射針で遊んだりしないように注意する。

5 在宅で療養する子どもの災害時の備え

　災害時を想定して，十分な備蓄，避難方法のシミュレーション，避難場所の確保が重要である。

1 準備

　支援物資が届くまでには時間がかかるため，最低 3 日分の備品を準備する必要がある。日用品の備蓄に加え，医薬品や衛生材料の備蓄が必要である。災害の際に必要な備蓄を何か所かに分散させておくとよい。備えのチェックリスト，停電になった場合，水が使えない場合などの対処法[9]を参考に，災害に備えておく必要がある。

・食事

　　摂食機能に障害を持つ子どもは胃瘻などからの経管栄養，とろみをつけるなどの特別な食事形態であり，避難所で配布される食事を摂取することが難しい。ミルクやミルクをつくるお湯なども確保が難しい。

・医薬品・吸引器などの医療器具，ケア用品の備え

　　高齢者や新生児のおむつは災害時でも救援物資として供給されやすいが，学童期などの中間サイズは手に入りにくい。

・医療情報の携帯

　　子どもは同じ疾患でも病態は多様で経過も状態も違う。したがって，薬の投与量など個々人で異なるため，処方箋など個人の医療情報を記載したカードを避難物品と一緒に保管しておく。災害時はいつも利用している施設やそのスタッフのケアが受けられない可能性がある。初めてケアにあたる医療者が正確な情報を知るために，医療情報を携帯する必要がある。

・医療機関との連絡方法を決めておく。

・停電時の対応

　　災害時にすぐ避難できず，自宅で待機しなくてはならない場合がある。カセットボンベを燃料とする自家発電機など医療機器の電源を確保しておく。また，電源が無くても使用できる足踏み式吸引器や，カテー

テルに 20〜50 mL のシリンジをつけて吸引する方法など，家族に情報提供しておく。

6 子どもの安全の確保

子どもと向い合せになり，保護者のおなかのあたりに子どもの頭を置き，保護者は子どものおしりを抱きかかえるように体を丸める。普段から遊ぶときにもこのポーズを取り入れておくと，いざという時，子どもの恐怖心を和らげることができる。

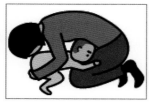

東京都港区　子ども家庭支援部子ども家庭課　子育て家庭の防災手帳平成 30 年度第 4 版より転載

https://www.city.minato.tokyo.jp/kodomo/kodomo/bousai/documents/minato_kosodate_bousai_techo.pdf

2 安全の確保

運動制限のある子どもは自分で自分の身を守ることができない。周囲の大人がまず安全を確保する（**6**）。

3 避難

避難方法について平時に主治医から指示を受けておく。バギーやストレッチャーは地震などの災害時に建物が損壊している場合は使用できない。また，人工呼吸器を使用している場合は，一人で搬送することは困難である。子どもを搬送する人，用手換気を行う人，必要な医療器材や衛生材料を運ぶ人を確保する必要がある。日頃から住んでいる地域の防災訓練に子どもと一緒に参加しておくことで，地域の人々に子どもを知ってもらう機会となり，災害時に支援を得やすい。在宅療養している子ども，特に人工呼吸器や頻回の吸引を必要とする子どもの安否確認をどのように行うか，地域でネットワークを構築しておく。子どもは環境の変化にストレスを感じやすく，24 時間の医療的ケアが必要な場合は避難所では周囲に気を使う。通い慣れた短期入所先が福祉避難所として機能する体制づくりが必要となる。

  学習のまとめ

● 子どもの健康状態が保たれるように，世話をする家族の育児不安を軽減する。

● 遊びや教育を通して，子どもに合った成長・発達の支援を行う。

● 育児支援には多くの専門職がかかわる。その中での看護の役割は大きい。

● 災害時に備え，平時より子どもの状況に合わせた情報提供を行う。

引用・参考文献

1) 厚生労働省　平成28年生活のしづらさなどに関する調査（全国在宅障害児・者実態調査）

https://www.mhlw.go.jp/toukei/list/dl/seikatsu_chousa_c_h28.pdf

2) 厚生労働省　訪問看護療養費実態調査

http://www.mhlw.go.jp/toukei/list/houmonkango_ryouyouhi.html

3) 厚生労働省　小児等在宅医療連携拠点事業（平成26年）

http://www.mhlw.go.jp/file/06-Seisakujouhou-10800000-Iseikyoku/0000071084.pdf

4) 江草安彦監修：重症心身障害児の日常生活での健康管理，重症心身障害児療育マニュアル，第2版，207-217，医歯薬出版，2005

5) 北住映二：合併障害の相互関連と，ライフサイクルにおける状態の変化，重症心身障害児・者診療看護ケア　実践マニュアル，11-13，診断と治療社，2015

6) 文部科学省　「盲，聾，養護学校におけるたんの吸引などの取り扱いについて（通知）」

http://www.mext.go.jp/b_menu/shingi/chousa/shotou/087/shiryo/attach/1313149.htm

7) 佐々木佐代子：重症心身障害児が社会とつながり成長していくことを共に見守る看護，1021-1032，小児看護，へるす出版，37(8)，2014

8) 船戸正久，高田哲編著：医療従事者と家族のための小児在宅医療支援マニュアル，メディカ出版，2006

9) 兵庫県立大学看護学研究科21世紀COEプログラム—ユビキタス社会における災害看護拠点の形成—看護ケア方略　看護ケア方法の開発班（小児看護学）：自宅で療養するお子様と家族が災害時，自らの力を発揮するために．

http://www.coe-cnas.jp/group_child/manual/manual03/index.html

参考文献

1) 川越博美，山崎摩耶，佐藤美穂子：最新訪問看護研修テキスト　ステップ2　小児・障害児看護，日本看護協会出版会，2005

2) 田中総一郎：災害と子どもたち，Neonatal Care，25(5)，2012

3) 乳幼児の在宅医療を支援するサイト〜日本小児在宅医療支援研究会〜

http://www.happy-at-home.org/

Ⅱ. 認知症の在宅療養者への看護 -認知症を理解するために-

学習の ねらい

- 認知症高齢者および家族に対する看護の特徴について学ぶ。
- 認知症高齢者とその家族への支援を理解し，看護師の役割を考察する。
- 認知症高齢者および家族を支えるための社会資源や制度を学び，多職種・多機関との連携・協働の重要性を理解する。

1 認知症を取り巻く状況

1 軽度認知障害（mild cognitive impairment：MCI）

記憶力の低下以外に明らかな認知機能の障害がみられず，日常生活への影響は軽度であるが，年間で10〜15％が認知症に移行するとされており，認知症の前段階と考えられている。そのため，軽度認知障害の人を早期発見し，本人および家族への支援を行うことが認知症への進行を防ぐことにつながると考えられる。
軽度認知障害（MCI）の定義
1. 年齢や教育レベルの影響のみでは説明できない記憶障害が存在する。
2. 本人または家族による記憶障害の訴えがある。
3. 全般的な認知機能は正常範囲である。
4. 日常生活は自立している。
5. 認知症とは診断できない。

2 新オレンジプランの七つの柱

①認知症への理解を深めるための普及・啓発の推進。
②認知症の容態に応じた適時・適切な医療・介護等の提供。
③若年性認知症施策の強化。
④認知症の人の介護者への支援。
⑤認知症の人を含む高齢者にやさしい地域づくりの推進。
⑥認知症の予防法，診断法，治療法，リハビリテーションモデル，介護モデル等の研究開発，およびその成果の普及の推進。
⑦認知症の人やその家族の視点の重視。

わが国における認知症高齢者数は，2025年には700万人，2040年には802万人，2060年には850万人に達すると推計されている[1]。また，正常と認知症との中間の状態の軽度認知障害（Mild Cognitive Impairment：MCI **1**）と推計される約400万人を合わせると，65歳以上高齢者の約4人に1人が認知症の人およびその予備群とも言われており[2]，高齢化の進展に伴いさらに増加が見込まれている。このような状況を踏まえ，2012年に認知症施策推進5か年計画（オレンジプラン），2015年には省庁横断で「認知症施策推進総合戦略〜認知症高齢者等にやさしい地域づくりに向けて〜（新オレンジプラン）」が策定され，数値目標の更新や施策を効果的に実行するため，2017年に改定された[3]。この新オレンジプランでは，「認知症の人の意思が尊重され，できる限り住み慣れた地域のよい環境で自分らしく暮らし続けることができる社会の実現」を目指している（**2**）。

介護保険制度が開始された2000年では，介護が必要となった主な原因の第1位は脳血管疾患（脳卒中）であったが，現在では認知症が脳血管疾患を上回っている[4]。2016年の介護保険法による訪問看護ステーション利用した認知症高齢者は加齢とともに増えており，80〜89歳では25.7％，90歳以上では39.2％が「認知症あり（ランクⅢ以上）」となっている。また，認知症の状況別に利用者の要介護（要支援）度の状況では，認知症のランクが高くなるにしたがって，要介護度の高い人の割合が多くなり，「認知症あり（ランクⅢ以上）」では「要介護5」が39.5％となっている[5]。

現在，世界中で5,500万人の人々が認知症の人として生活しており[6]，2030年に8,200万人，2050年には1億5,200万人と推計されている[7]。有病率および罹患率の予測から，高齢化が進行中の国では増加率が極めて高いと考えられるため，日本だけではなく世界的な課題となっている。

2 認知症を引き起こす主な疾患

1）認知症とは

国際疾病分類第10版（ICD-10）において，認知症は「通常，慢性あるいは

進行性の脳疾患によって生じ，記憶，思考，見当識，理解，計算，学習，言語，判断など多数の高次脳機能の障害からなる症候群」と定義されている[8]。また，介護保険法では「脳血管疾患，アルツハイマー病その他の神経変性疾患，脳血管疾患その他の疾患により日常生活に支障が生じる程度にまで記憶機能が低下した状態」と定義されている[9]。認知症を引き起こす疾患にはアルツハイマー病，脳血管疾患，レビー小体病，前頭側頭葉変性症などがあり，アルツハイマー型認知症が最も多く，次いで血管性認知症の頻度が高い。

2）アルツハイマー型認知症（Alzheimer's Disease：AD）

アミロイドβタンパクの蓄積による老人斑やタウタンパクの蓄積による神経原線維変化により大脳が萎縮し，側頭葉から頭頂葉に変化が著しく，進行すると前頭葉に及ぶ。記憶障害，見当識障害，実行機能障害や妄想，抑うつ，徘徊などのBPSD（➡次ページ）がみられる。

（1）初期

記憶障害，見当識障害，判断能力障害が出現するが，患者が病識をもっていることもある。感情が不安定で攻撃的になることや不安感・抑うつ感などがある。日常生活は比較的保たれていることが多い。

（2）中期

認知障害，実行機能障害が顕著に出現し，徘徊，妄想，興奮，不穏，拒食，弄便などのBPSD症状もみられ，コミュニケーションが困難となる。日常生活は介助を必要とし，家族の介護負担が増大する。

（3）後期

コミュニケーション能力が失われ意思表示ができないため，意思疎通が困難となる。寝たきりになり，誤嚥性肺炎，褥瘡，尿路感染症などの合併症を起こしやすくなる。日常生活は全介助が必要となり，終末期へ移行する。

3）血管性認知症（Vascular Dementia：VaD）

脳出血，くも膜下出血，脳梗塞などの脳血管病変に起因する認知症であり，脳血管障害が起こるたびに段階的に進行する。血管病変部により症状は異なり，多発性脳梗塞の場合は記憶障害，感情失禁，運動機能障害などが現れる。また，脳血管障害部位のみの機能が侵されるため，認知機能がまだら状に低下する。

4）レビー小体型認知症（Dementia with Lewy Bodies：DLB）

大脳皮質などの広範にレビー小体を認め，認知機能の変動，パーキンソン症状，幻視を特徴とする。

5）前頭側頭型認知症（Frontotemporal Dementia：FTD）

脳の前頭部および側頭部に萎縮が起こり，病識の欠如，人格・行動変化，無関心・無気力，感情の抑制がきかない，反社会的な行動，常同行為など

の特異的症状がみられる。代表的疾患にピック病がある。

3 認知症の診断

　認知症の診断では，問診，神経心理検査，画像検査，臨床検査などを実施し，それらの結果を総合的に判断し，診断される。問診では病歴，本人の記憶障害の自覚など，現在の患者の状態を確認する。次に問診での内容をもとに神経心理検査を実施する。記憶・判断力・見当識・計算力などを検査するため，長谷川式簡易知能スケール（HDS-R）やMMSE（Mini-Mental State Examination）などが用いられる。画像検査では，脳の萎縮，血管性の病変，脳血流などを把握するためにCT，MRI，SPECTが実施される。また必要に応じて，脳の機能を判断するための脳波および血液検査などの臨床検査が行われる。

4 認知症の症状

　認知症の症状には記憶障害，見当識障害，失語，失行，失認，実行機能障害など，認知症の基本となる症状（中核症状 3）と暴言・暴力（4），徘徊（5），抑うつ，幻覚，妄想（6）などの行動・心理症状（behavioral and psychological symptoms of dementia：BPSD）がある（7）。BPSDは認知症の中核症状を基盤として，発熱，電解質異常などの身体的要因，不安，ストレスなどの心理的要因，部屋の移動，転居などの環境的要因などが関連し，さまざまな症状が出現する。

5 認知症の治療

　認知症の治療は認知機能や日常生活機能の改善およびQOL（Quality of life：QOL）の維持・向上のため，薬物療法と非薬物療法を組み合わせて実施する。

1）薬物療法

　認知症の原因疾患によって治療法は異なり，症状の軽減と進行の抑制を目的とした薬物療法が中心となっている。アルツハイマー型認知症では，ドネペジル（アリセプト），ガランタミン（レミニール），メマンチン（メマリー），貼付薬のリバスチグミン（コリンエステラーゼ阻害薬）が使用されている。また，2021年にADUHELM™（アデュカヌマブ）が認可された（8）[10]。BPSDに対しては，まず非薬物的介入を実施し，それでも改善がなければ，抗うつ薬，気分安定薬，抗不安薬，睡眠導入薬などの薬物療法を実施することにより，症状を軽減することが期待できる。

2）非薬物療法

　非薬物療法には認知刺激，認知機能訓練，認知リハビリテーション，回

3 中核症状

　認知機能の障害により日常生活を困難にしていることを理解し，時間がかかっても，本人ができることは自分でやってもらい，患者の持っている力を最大限引き出すことが重要である。季節や日時が認識できない場合には，季節に合った行事を行うことや，日めくりカレンダーや大きな文字の時計に替えるなどの工夫を行う。料理ができなくなった場合には，野菜を洗う，包丁で野菜を切るなど，様子を見ながら，本人のできる範囲で行ってもらう。薬を飲んだことを忘れる場合は，週間投薬カレンダーや自主管理薬箱などを活用し，曜日，朝昼晩などが分かるようにしておくなどの支援を行う。

4 暴言・暴力

　自尊心が傷つけられる，不安や恐怖，適切なコミュニケーションが図れないなどにより，暴言，暴力，ケアへの抵抗などの攻撃的行動が起こりやすくなる。それらの行動は，患者の自己防衛であることを理解するとともに，不安や恐怖の原因をアセスメントし，患者が安心できる対応を心掛ける。患者にケアへの抵抗がある場合は，無理にケアを行わず，少し時間おいてから話しかけ，落ち着いてからケアを実施するようにする。

5 徘徊

　自宅や施設が自分の居場所ではないと感じたり，買い物へ行き，自宅の場所を忘れてしまったなど，何かしらの理由があって行動していることを理解し，無理に徘徊を止めず患者に付き添い，しばらくしてから，帰宅を促すことも有効な方法である。また，患者の衣服に住所，氏名，電話番号を書いたものを付けておくことや地域の認知症高齢者などの見守り・SOSネットワークを活用するなどの方法がある。

想法，音楽療法，運動療法，認知行動療法などがあり，医師，看護師，理学療法士，作業療法士などが連携・協働し，患者にとって最良の組み合わせを検討する必要がある。

6 認知症高齢者・家族への看護

　地域における認知症看護は，患者だけではなく家族への看護も行い，住み慣れた地域で安心して暮らせるよう支援していくことが必要である。そのため，まず患者に適切な医療・介護などが受けられるよう，医師，ケアマネジャーなどの多職種との有機的な連携が必要不可欠となる。次に，患者および家族が認知症やその症状を理解し，適切に対応できるように促すとともに，認知症対応型通所介護，療養通所介護，認知症対応型共同生活介護（グループホーム）など，患者の状態に合ったサービスを活用し，在宅介護が継続できるよう調整・支援する。さらに，患者と家族の思い・意向および発症初期，急性増悪期，中期，人生の最終段階までの容態変化に応じた最善な療養環境・援助内容を検討し，患者および家族が安心して生活できる支援をすることが重要である（**9**）。

1）認知症高齢者への対応

（1）健康管理

　訪問看護では認知症高齢者の病態，症状，日常生活自立度判定基準などを十分に理解し，フィジカルアセスメントを行い，心理的状態，社会的環境など，多面的に患者一人ひとりの生活・健康状態を把握する。患者が住み慣れた地域で安心して治療が継続できるよう健康管理を行い，医師との連携を密にする。特に，高齢者の場合，多くの疾患を抱えているため，認知症と主疾患に対し看護を行うとともに，生活・健康状態を維持できるよう予防的な支援も行う。

（2）BPSDへの対応

　BPSDは周囲の対応によって症状を軽減させ，進行を遅らせることができる。認知症高齢者の誤った行動に対しては，まずその行動を受け入れ，その行動の意味や理由をアセスメントし，訂正，説得，叱責せず，強制的な態度で接しない。これらの看護師の態度は，認知症高齢者にとってはなぜ訂正されるのか，叱責されるのかが理解できず，不快な感情のみが残ることもあるため，看護師は認知症の病態を十分に理解し，共感的態度や自尊心を傷つけないような態度で接することが重要である。

（3）患者への接し方

　認知症高齢者は最近の記憶を忘れているが，昔の記憶は残っていることが多いため，昔話をしてもらったり感情記憶に働きかけたアプローチを行い，患者と楽しく穏やかな時間を共有し，「楽しかった」「話をしてよかった」など，ポジティブな感情になれるようにコミュニケーションを図る。患者が何度も同じ話をする場合や繰り返し質問してくる場合においても，看護師は初めて聞くつもりで接し，患者個々のペースに合わせ，手を握るな

6 妄想

　物盗られ妄想は，信頼している人，熱心に介護してくれる人に対して向けられることが多く，悪意ではなく，反対に信頼しているという裏返しであることを家族に伝え，症状の一つであると理解してもらうことが重要である。「財布・通帳・印鑑を取られた」という妄想には，一緒に探すこと，患者が普段から財布などをしまう場所を確認しておくこと，見つかったときには本人が発見したように対応する。

7 BPSD（behavioral and psychological symptoms of dementia）

　BPSDは患者の性格や行動パターンや身体的・心理的・環境的要因が関連している。そのため，BPSDを発現した要因を理解し，患者の状況に合わせた対応を取ることにより，症状が軽減する。

8 アルツハイマー病の治療薬

　2021年6月8日に米国食品医薬品局（FDA）は，脳内のアミロイドβプラークを減少させることにより，アルツハイマー病（AD）の病理に作用する初めてかつ唯一のAD治療薬としてADUHELM™（一般名：アデュカヌマブ）を迅速承認した。

9 認知症施策推進大綱

　認知症の発症を遅らせ，認知症になっても希望を持って日常生活を過ごせる社会を目指し認知症の人や家族の視点を重視しながら「共生」[※1]と「予防」[※2]を車の両輪として施策を推進していくことを基本的考え方とし，令和元年6月18日の認知症施策推進関係閣僚会議にて決定した。

※1「共生」とは，認知症の人が，尊厳と希望を持って認知症とともに生きる，また，認知症があってもなくても同じ社会でともに生きる，という意味である。

※2「予防」とは，「認知症にならない」という意味ではなく，「認知症になるのを遅らせる」「認知症になっても進行を緩やかにする」という意味である。

どのノンバーバルコミュニケーションも活用し，精神的安定をもたらせるような関わり方を行う。患者が何度も同じ話をするということは，その内容は本人にとって大切なことだと理解し，ケアにいかすことが重要である。

（4）服薬管理

認知症高齢者は薬物治療によって症状の進行を抑制していることが多いため，訪問看護においては服薬管理も重要である。本人や家族が服薬管理を行っている場合もあるが，まず患者の認知機能評価を行い，その方法が合っているかどうかをアセスメントし，最適な方法を患者および家族と一緒に検討していくことも大切である。また，在宅訪問薬剤管理指導および居宅療養管理指導などのサービスを導入し，薬剤師や医師に繋げていくことも看護師の役割である。

（5）容態の変化への対応

認知症の容態の変化に応じた支援を行う必要がある。看護師はかかりつけ医・認知症サポート医（**10**）や専門医療機関との連携を図りながら，容態変化に応じた日常生活への支援を行う。

①初期

物忘れや見当識障害などの認知機能障害が出現し始めることにより，日常生活に支障がみられるため，患者ができないことを支援する。また，患者が支援を必要と思っていない場合もあり，顔なじみのケアマネジャーなどから紹介してもらい訪問看護を受け入れてもらえるようにする。さらに，患者が訪問看護に慣れ，少し落ち着いた時期には，可能な範囲で終末期の療養の場所，どのような援助を希望するかなど，患者の思い・意向を聞いておくことも重要である。

②中期

認知症の病状の進行に伴い，認知機能障害が顕著となりBPSDも出現し，徐々にADL（Activities of daily living：ADL）が低下するため，自立した生活が困難となる。患者の状態に応じた支援を行い，QOLが維持できるように関わる。

③後期

意思疎通は困難となり，日常生活全般に援助が必要となる。患者は身体的苦痛などを訴えることができなくなるため，的確に状態を判断しにくいこともあるが，重症化しないよう合併症の予防や早期発見に努めることが必要である。終末期では患者の思い・意向を尊重し，その人らしく過ごせるよう支援する。

（6）生活環境の調整

認知機能が低下すると生活環境の変化に対応できにくくなるため，認知症高齢者が住み慣れた家，環境，地域で過ごせるよう，看護師は生活環境を調整し，整えていく必要がある。火の始末に不安があれば電磁調理器に変更する，調理ができなくなれば訪問介護の導入を検討する，家の中で転倒しやすくなれば段差の解消や手すりを設置など，様々な工夫やサービスを活用し，患者ができることは自身で行ってもらい，ADLおよびQOLの維持ができるよう支援する。

10 認知症サポート医

認知症サポート医は認知症高齢者の診療に習熟し，地域でかかりつけ医の認知症診断などに関する相談役・アドバイザー，かかりつけ医研修の企画立案・講師などの役割を担う医師であり，地域医師会や地域包括支援センターとの連携づくりへの協力，認知症医療に係る正しい知識の普及を推進する役割を担っている。

2）家族への対応

（1）家族への接し方

　患者の認知機能が低下していく様子に悲しみや喪失感を抱いている家族も多いため，その葛藤する気持ちを肯定的に聴くことが重要である。家族とはコミュニケーションを十分にとり，将来への不安，ストレス，介護負担などの悩みをひとりで抱え込まないよう，看護師がいつも気にかけていることを言葉や態度で表す。そして，家族の思い・苦悩や意見をしっかり聴き，真のニーズが表出できるよう促す必要がある。

（2）認知症症状・介護方法への支援

　認知症の症状とその対応方法，進行の仕方および介護方法などの医学・看護的知識を家族の理解度に合わせ，わかりやすく説明し，共に考えていくことが必要である。介護方法を考えていく際には，家族が実施できそうな方法を何種類か提示し，家族自身に決定してもらい，家族ができないケアを支援することが重要である。また，認知症の進行に伴って症状や介護状況が変化していくため，そのつど今の患者の状態を伝えるとともに，その状況に家族が対応できるよう，継続的に支援していく必要がある。さらに，患者の病状経過について予測されることを説明し，終末期の療養の場所，どのような援助を希望するかどうかなど，家族が今後の見通しを立てられるよう支援する。

（3）介護負担の軽減

　介護による腰痛など身体的な負担はないか，睡眠がとれているかなど，家族の健康状況，介護負担の有無を確認する。介護負担が見られる場合には，介護保険サービスを利用し，家族が介護から解放される時間を確保することで健康の維持が図れるよう支援する。主介護者以外の家族にも患者の状況を説明する機会をもち，在宅介護に対する理解者や協力者を増やすことも必要不可欠である。

（4）かかりつけ医との連携

　在宅で介護を継続していく場合，認知症の進行により，患者が体調不良を訴えることが困難になることや身体状況の悪化により，病院を受診できなくなることもある。看護師は，このような状況になる前から往診をしてくれるかかりつけ医を確保しておくことや家族が患者の状態を観察し，その内容をかかりつけ医や看護師へ報告できるよう支援しておくことも重要である。

（5）社会資源などの情報提供

　各種の相談窓口および「介護者の会」「認知症の人と家族の会」（**11**）「認知症カフェ」（**12**）などのピア・サポートについての情報を家族へ提供し，地域におけるサポート体制の理解や参加を促す。「介護者の会」では，同じ認知症介護に携わっている家族が参加しているため，在宅介護の悩みや大変さを共有できる。また，認知症の症状への対応方法や介護方法など，参加者からアドバイスを得ることができ，身体的・精神的な介護負担の軽減および介護へのモチベーション向上に繋がることが多い。

11 公益社団法人 認知症の人と家族の会

　「家族の会」は全国47都道府県に支部があり，会員の集い，会報，電話相談，研修会などの活動を実施している。

12 認知症カフェ

　認知症カフェは，認知症患者とその家族が地域の人々や専門職者と相互に情報を共有し，お互いを理解し合う場である。

⓭ 認知症サポーター
認知症に対する正しい知識と理解を持ち，地域で認知症高齢者やその家族に対して支援する人を差す。

⓮ 認知症地域支援推進員
認知症高齢者ができる限り住み慣れた良い環境で暮らし続けることができるよう，地域の実情に応じて医療機関，介護サービス事業所や地域の支援機関をつなぐ連携支援や認知症高齢者やその家族を支援する相談業務等を行う。

⓯ 認知症高齢者などの見守り・SOSネットワーク¹¹⁾
認知症高齢者などの見守り・SOSネットワークとは，認知症高齢者などが安心して外出できるよう，行方不明が心配な人の情報を市町などに事前登録し，日頃の見守りを地域で行う（見守りネットワーク）ともしも行方不明となった際に，ネットワーク構成機関などに情報発信し，早期発見を行う（SOSネットワーク）の2つのネットワークである。ネットワークの構成員（協力機関）は警察，消防，郵便局，銀行，コンビニ，商店街，公共交通機関，社協，介護事業所，認知症相談センターなどである。

⓰ e-65.net（イー・ローゴネット）「認知症・地域支援マップ」
認知症に関する相談ができる医療機関や地域包括支援センターなどをネット検索できる。

⓱ 虐待
認知症に起因する虐待は患者に対する暴力行為，徘徊を予防するための拘束など患者と家族の双方が被害者となる，極めて深刻な人権侵害であるが，患者自身が虐待あるいは不適切な状況が分からず，訴えることができないため，発見されにくい。また，認知症介護はBPSDへの対応など，ストレスや介護負担が増大するため，そのことに理解を示して家族と接する必要がある。「イライラして叩いてしまった」などの相談を受けた時には，責める態度をとらず，ストレスや介護負担を軽減できる方法を共に考えていく姿勢が重要である。

7 認知症高齢者および家族を支援するための社会資源と制度

認知症高齢者および家族が住み慣れた地域で暮らし続けるためには，制度やサービスの利用および保健医療福祉などの専門職や認知症サポーター（⓭）や民生委員などの多職種・多機関との連携・協働が必要不可欠となる。看護師は地域で活用できる社会資源を把握するとともに，フォーマル・インフォーマルな機関との連携を図り，地域づくりの推進に取り組むことが求められている（⓮～⓰）。

1）介護保険制度
在宅での介護が継続できるよう，患者・家族へ介護保険制度とサービス内容について説明し，必要時には要介護認定の申請を行い，サービスを利用する。

2）日常生活自立支援事業
日常生活自立支援事業は，認知症高齢者，知的障害者，精神障害者などのうち判断能力が不十分な者に対し，福祉サービスの利用援助などを行うことにより，地域において自立した生活が送れるよう支援する。援助内容として，福祉サービスの利用援助，苦情解決制度の利用援助，住宅改造，居住家屋の賃借，日常生活上の消費契約および住民票の届出などの行政手続に関する援助などがある。

3）地域包括支援センター
総合相談支援業務や権利擁護業務（⓱）など，介護・福祉・医療などを総合的に支援する機関である。

4）認知症疾患医療センター
認知症疾患医療センターは，認知症疾患に関する鑑別診断とその初期対応，身体合併症の急性期治療を行うほか，退院する患者が必要とする介護サービスの提供，地域における見守りなどの日常生活面の支援や，家族を対象とした相談支援などに適切につながるよう，地域包括支援センターや介護支援専門員などへの連絡調整を含め，個々の患者に対する相談を行う機能を有しており，地域での認知症医療提供体制の拠点として，地域の関係機関と連携した支援体制の構築を図っている。

5）認知症初期集中支援チーム（図8-2）
医療・介護の専門職が家族の相談などにより認知症が疑われる人や認知症患者とその家族を訪問し，必要な医療や介護の導入・調整や家族支援などの初期の支援を包括的，集中的に行い，自立生活のサポートを行うチームである。

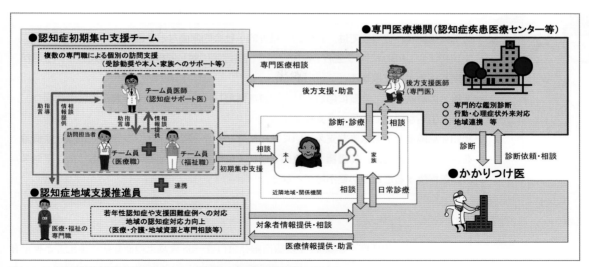

図 8-2　認知症初期集中支援チームと認知症地域支援推進員について
チーム員医師による指導の下に，早期発見，早期診断，早期対応に向けて，以下の体制を地域包括支援センターに整備
○認知症初期集中支援チーム
(個別の訪問支援)—複数の専門職が認知症が疑われる方，認知症の方とその家族を訪問（アウトリーチ）し，認知症の専門医による鑑別診断等をふまえて，観察・評価（アセスメント）を行い，本人や家族支援などの初期の支援を包括的・集中的に行い，自立生活のサポートを行う。
○認知症地域支援推進員
(専任の連携支援・相談等)—若年性認知症や支援困難症例への対応をはじめ，認知症の方ができる限り住み慣れた良い環境で暮らし続けることができるよう，地域の実情に応じて医療機関，介護サービス事業所や地域の支援機関をつなぐ連携支援や，地域資源構築の企画調整及び区内の支援機関に向けた認知症対応力向上のための研修や支援等を行う。
≪認知症初期集中支援チームの主な業務の流れ≫
区内１か所の地域包括支援センターに設置（区における認知症の方への支援の拠点）
①広報・普及啓発活動，②対象者の把握，③情報収集（本人の生活情報や家族の状況など），④初回訪問，観察・評価（認知症への理解・専門的医療機関等の利用の説明・介護保険サービス利用の説明・本人や家族への心理的サポート），（認知機能，生活機能，行動・心理症状，家族の介護負担度，身体の様子のチェック），⑤チーム員会議（観察・評価内容の確認，支援の方針・内容・頻度等の検討），⑥初期集中支援の実施（関係機関と連携し，専門的医療機関等への受診勧奨・本人への助言・身体を整えるケア・生活環境の改善など），⑦初期集中支援の終了・引き継ぎ後のモニタリング
厚生労働省：認知症施策の推進について
https://www.mhlw.go.jp/file/06-Seisakujouhou-12600000-Seisakutoukatsukan/0000061864.pdf

6）成年後見制度（➡p.18）

（1）法定後見制度

　本人の判断能力が不十分になった後に，家庭裁判所によって選任された成年後見人など（成年後見人，保佐人，補助人）が本人を法律的に支援する制度である。本人の判断能力に応じて，「後見」，「保佐」，「補助」の３つの制度があり，不動産や預貯金などの財産管理など，成年後見人などに与えられる代理権の範囲が異なる。

（2）任意後見制度

　本人が十分な判断能力を有する時に，あらかじめ，任意後見人となる者や将来その者に委任する事務（本人の生活，療養看護および財産管理に関する事務）の内容を定めておき，本人の判断能力が不十分になった後に，任意後見人がこれらの事務を本人に代わって行う制度である。

学習の
まとめ

- 認知症高齢者への看護では，身体的・精神的・社会的側面など多面的にアセスメントし，中核症状やBPSDに伴う生活・健康課題や合併症等に対して援助し，その人らしい生活が継続できるよう支援する。
- 家族への看護では，必要に応じて社会資源を活用し，ストレスや介護負担の軽減を図り，介護と生活が両立できるよう支援する。
- 認知症高齢者とその家族を支えていくためには，フォーマル・インフォーマルな社会資源を活用するとともに，多職種・多機関で連携・協働を行い，地域の実情に応じたケアシステムを構築することが必要不可欠となる。

文献

1）内閣府：平成29年度版高齢社会白書─65歳以上の認知症の推定者と推定有病率
https://www8.cao.go.jp/kourei/whitepaper/w-2017/html/gaiyou/s1_2_3.html

2）厚生労働省老健局：認知症施策の総合的な推進について
https://www.mhlw.go.jp/content/12300000/000519620.pdf

3）厚生労働省：認知症施策推進総合戦略（新オレンジプラン）
https://www.mhlw.go.jp/file/06-Seisakujouhou-12300000-Roukenkyoku/kaitei_orangeplan_gaiyou.pdf

4）厚生労働省：2019年国民生活基礎調査の概況─現在の要介護度別にみた介護が必要となった主な原因─
https://www.mhlw.go.jp/toukei/saikin/hw/k-tyosa/k-tyosa19/dl/14.pdf

5）厚生労働省：平成28年度介護サービス施設・事業所調査の概況─訪問看護ステーションの利用者の状況─
https://www.mhlw.go.jp/toukei/saikin/hw/kaigo/service16/dl/kekka-gaiyou_03.pdf

6）World Health Organization：Dementia
https://www.who.int/news-room/fact-sheets/detail/dementia

7）World Health Organization：Towards a dementia plan：a WHO guide
https://www.who.int/publications/i/item/towards-a-dementia-plan-a-who-guide

8）日本神経学会：認知症疾患診療ガイドライン2017─第1章 認知症全般：疫学，定義，用語─
https://neurology-jp.org/guidelinem/degl/degl_2017_01.pdf

9）介護保険法
https://elaws.e-gov.go.jp/document?lawid=409AC0000000123

10）エーザイ株式会社：ADUHELM™（アデュカヌマブ）
https://www.eisai.co.jp/news/2021/pdf/news202141pdf.pdf

11）兵庫県：認知症高齢者などの見守り・SOSネットワークについて
https://web.pref.hyogo.lg.jp/kf29/mimamorisosnet.html

Ⅲ. 認知症の在宅療養者への看護 −認知症ケア−

- 認知症の種類とその特徴を理解したうえで，適切なケアを検討することができる。
- 認知症の人および家族の心理を理解したうえで，関わり方を工夫することができる。
- 認知症の人の安全・安心・自己決定を大切にしたケア・環境整備について理解できる。

1 認知症ケアの基本

　認知機能が障害されると，様々な危険に注意を払うことが難しくなるほか，人間関係に配慮して社会生活を送ることや自身の権利を主張することが難しくもなる。特に刺激が多い環境では行動・心理症状（BPSD➡p.278）を引き起こしやすい。ケア提供者は，認知症の人の安全を守れるよう環境調整や，その人の権利を守れるよう，認知症の人の発する様々なサインに気づき，代弁者（アドボケイト）としての役割を果たすことが重要である。

　認知症は，その種類によって症状に特徴があり，どの病期にあるかによっても症状は異なる。まずはその人の認知症の種類・病期を知り，今後の経過を予測しながら関わる必要がある。好発年齢から加齢に伴う変化や他疾患からの影響についても把握し，生活への影響を考える必要がある。さらに，家族や生活環境を含む個人的背景を踏まえ，統合的にアセスメントし，ケア計画を立案することが重要である。そのうえで，認知症の人とその家族を中心にした多職種連携が円滑に進むよう，在宅ケアチームのコミュニケーションを良くしていくことがケアの基本となる。

　早期のアルツハイマー病の人へのインタヴューや著書から，認知症の人が揺れ動く認識障害を自覚していることや，日々の暮らしへの不安，頭の中に霧がかかっているような感覚，人前での失敗やパニックに陥ることへの不安があることが明らかになっている。認知症の人自身からその体験を聴き，そのイメージを持ってコミュニケーションをとり，ケアを提供していくことが重要である。認知症の進行状況によっては言語的コミュニケーションが難しい場合も多い。認知症の人の「行動」を「サイン，メッセージ，シグナル」として捉え，その背景にある「ニーズ」を見出し，実現させていけるよう働きかけるとよい。

2 ケアの理論やケアの方法が導く認知症の人への接し方

　認知症の人へのケアについて，様々な理論やケア方法が提唱されている。ケア提供者は理論やケア方法を活用しながら，認知症の人が安心でき

る関わりをしていくことが重要である。

1 パーソン・センタード・ケア[1]

パーソン・センタード・ケアは，1980年代に英国のトム・キッドウッドが提唱した。認知症の人を「一人の人間」として尊重し，その人の立場に立っておこなう認知症ケアの理念のことである。その核となる5つの心理的要素は，①自分らしさ，②結びつき，③携わること，④共にあること，⑤くつろぎであり，この要素が満たされることで，認知症の人が心理的に落ち着いた状態を取り戻すことができると考えられている。「自分らしさ」とは，自分自身が唯一の存在で，過去から繋がった今の自分を認識すること，「自分らしさ」の尊重のニーズである。「結びつき」とは，人との結びつき，特定の物や行為への愛着であり，昔からよく知る人や物と繋がることでの安心のニーズである。「携わること」とは，何らかの役割をもつことで他者からの承認を得たり，自尊心を高められることで得る喜びのニーズである。「共にあること」とは，集団の中の一員として，自分の存在を確認することで得る安心や一体感のニーズである。「くつろぎ」とは，身体的な苦痛や不快な状況を強いられず，心理的にも安心・安全・安寧が保たれることへのニーズである。ケア提供者はこれらのニーズを満たすことができるよう，その人の生きざまを参考に工夫していくとよい。

2 バリデーション[2]

バリデーションとは，米国のソーシャルワーカー，ナオミ・ファイルが構築した認知症の人とのコミュニケーション方法である。日本では2003年より導入された。バリデーションとは，「強化する」という意味があり，認知症の人の体験を否定せず，その人にとっての現実として受け入れること，認知症の人の行動は全て「意味がある行動」として捉え，真の訴えを理解する基本的態度を重視している。特に「傾聴」の姿勢が重要である。バリデーションのテクニックには，①センタリング（精神の統一・集中），②好きな感覚を用いる，③オープンクエスチョン（開かれた質問をする），④リフレーミング（反復），⑤極端な表現（最悪・最善の事態を想像させることで気持ちを表現しやすくする），⑥反対のことを想像する（過去の解決策を導き出す），⑦レミニシング（思い出話をする），⑧アイコンタクト，⑨曖昧な表現，⑩はっきりとした低い，優しい声で話す，⑪タッチング（触れる），⑫キャリブレーション（感情を観察し，一致させる），⑬音楽を使う，⑭ミラーリング（相手の動きや表情に合わせる），⑮満たされていない人間的欲求と行動を結びつける，がある。バリデーションを本格的に行うにはバリデーション・ワーカーという特定の研修を受ける必要があるが，これらのバリデーションのテクニックの中には，認知症の人との通常のコミュニケーションを円滑にするヒントが含まれている。

3 タクティール® ケア[3]

タクティール® ケアとは，ラテン語の「タクティリス（Taktilis）」に由来す

る「触れる」という意味のスウェーデン発祥のタッチケアである。日本では2006年より導入された。手を使って10分程度，相手の背中や手足をやわらかく包み込むように触れる。1960年代，未熟児ケアを担当していた看護師により始められ，現在，認知症ケアにも応用されている。

4 ユマニチュード[4)]

　ユマニチュードとは，「人間らしさを取り戻す」という意味をもつフランス語の造語で，2人の体育学専門家，イヴ・ジネストとロゼット・マレスコッティが開発したケア技法である。1979年から現在までの現場での経験を重ねながら誕生し，日本では2012年より導入された。「見る」「話す」「触れる」「立つ」を「ケアの4つの柱」としているが，これらを業務としてだけの意味で捉えるのでなく，これらの行為によって発せられる言語・非言語的メッセージの影響を考えることの重要性を示している。例えば，看護師は観察のために「見る」行為を多用しているが，この「見る」を認知症の人と同じ目線になるようにするのか（→平等な存在というメッセージ），上から見下ろすようにするのか（→ケアをする私の方が強い立場というメッセージ）で，その非言語的メッセージは大きく変わってくる。また，ケアは一つの物語のように一連の手順で完成させる（「ケアの5つのステップ」）必要がある。ケアの5つのステップの手順は1．出会いの準備（自分の来訪を告げ，相手の領域に入って良いと許可を得る），2．ケアの準備（ケアの合意を得る），3．知覚の連結（いわゆるケア），4．感情の固定（ケアの後で共に良い時間を過ごしたことを振り返る），5．再会の約束（次のケアを受け入れてもらうための準備）の5つのステップで構成されている。これらは，訪問看護師が常日頃，接遇を重んじ，相手の同意を得ながら行っているケアの手順と同様と考えられるが，この手順を踏むことが認知症の人の尊厳を守ることの一助となっていることを意識したい。

3 認知症の人に対するアセスメントの視点

　訪問看護では限られた時間内に多くの情報を収集しなければならないため，情報収集とアセスメントに向けたツールを用意しておくとよい。

　健康状態：既往歴，1日の生活行動，表情・言動，検査データ，食事・水分摂取量，服薬状況，排泄

　安全：認知症の種類と進行状況，危険認知能力，視空間認知障害，運動機能，転倒歴，衣服・履物の状態，住宅環境の整備状況

　安心：痛みの有無，周囲の人との関係性，自己認知

　役割発揮：ADL，IADL，セルフケア能力，生活歴，役割の有無，価値観，その人の持つ力，希望

　支援体制：家族の介護力，介護サービスや社会資源の利用状況，インフォーマルな支援（家族，親族，地域の人々，ボランティアの導入状況）

　健康状態についてアセスメントするには，既往歴がどのような影響を及ぼしているか，訪問時間以外の1日の生活行動はどうかを把握する。また，

認知症の人は自身の症状や思いを表現しにくい場合があるため，表情や言動のもつ意味を捉えようとする姿勢が重要である。そのほか，検査データや基本的な生活管理状況(食事・水分摂取量，服薬，排泄)を知り，認知症の症状や健康状態に影響を及ぼす因子を把握する。

　安全についてアセスメントするには，認知症の種類と進行状況によって，その人が危険を認知する能力がどの程度か，視空間認知障害の有無，運動機能について把握しておく必要がある。また，転倒したことがある人では再度転倒することが多いため，転倒歴を把握し，衣服・履物の状態が転倒しやすいものでないか(ズボンの裾が長い，靴下・スリッパによる滑りやすさ等)，住宅環境の整備状況(段差や滑りやすいマット，コード類の整備の有無等)を把握する。

　安心についてアセスメントするには，その人自身が痛みを感じていないか，周囲の人との関係性によって精神的苦痛を感じていないか，あるいは安心感を得られる環境かを把握する。また，認知症であることでの自身へのイメージ(自己認知)はどうであるかについて把握する。特に，認知症の初期の段階では，否定的な自己イメージにより苦しんでいる場合もあるため，注意する。

　役割発揮についてアセスメントするには，その人のADL，セルフケア能力を把握し，これまでの生活歴，役割の有無，価値観を知ることにより，認知症の人自身がもつリスクだけでなく，その人の持つ力(強み)や希望に着目することが重要である。そして，役割発揮の機会が得られるような支援を検討していく。

　支援体制についてアセスメントするには，家族の介護力とともに，介護サービスや社会資源の利用状況について把握する。また，それ以外に導入可能なインフォーマルな支援体制(家族，親族，地域の人々，ボランティアの導入状況)の可能性を探っておく。さらに，訪問看護師が認知症の人の住むコミュニティに目を向け，認知症の人や家族が住みやすい地域となるよう働きかけていく役割を担うことも重要である。

　これらの情報は初回訪問だけで収集することは難しい。訪問を重ねながら，その人の全体像を把握して捉えるとよい。認知症の人本人からの聴取だけでなく，家族や多職種からの聴取，訪問看護師自身の観察が重要となる。また，独居の場合，自宅での生活が継続可能か判断するうえでも詳細な情報収集が重要である。

4 認知症の種類別のケアの視点

1 アルツハイマー型認知症

　アルツハイマー型認知症は日本人の認知症の約7割を占める。好発年齢は40〜60歳と75歳以上の2つのピークがある。男女差は(男性：女性＝1：1.2)である。
　脳の病理所見では，大脳皮質における神経細胞の著明な脱落とともに，老人斑(神経細胞毒性の強いアミロイドβ蛋白が神経細胞外に沈着)，神経原線維変化

（リン酸化されたタウ蛋白が神経細胞内に蓄積したもの）がみられる。画像検査上の特徴として，MRIやCTでの側頭葉内側部（海馬・嗅内野，扁桃体）や頭頂側頭連合野の萎縮がみられる。また，脳血流シンチグラフィーでは，頭頂側頭連合野や後部帯状回の血流低下がある。

アルツハイマー型認知症の危険因子は，高血圧症，糖尿病，脂質異常症，喫煙等の生活習慣のほか，原因遺伝子の存在がある。また，防御因子としては，定期的な運動，食事因子，余暇活動，社会的参加，活発な精神活動，認知訓練，適度な飲酒等がある。

アルツハイマー型認知症の主症状は記憶障害で，中でも近時記憶障害（**1**）が顕著である。一方，遠隔記憶は保たれることが多く，数十年も前のことは覚えていることが多い。「いつ・どこで・何をやったか」というエピソード記憶の障害がある一方で，発症初期は意味記憶（言葉の意味等の知識）や手続き記憶（身体で覚えている記憶）は保たれていることが多い。そのほか，遂行機能障害，見当識障害，視空間認知の障害等がみられ，進行すると言語や行動の障害も顕著になる。こうした認知機能障害（**2**）は，発症の比較的初期から財産や内服管理，外出，調理などの手段的日常生活活動に影響を及ぼし，進行とともに更衣，整容，食事，排泄等の基本的日常生活活動をも障害し，末期には歩行や嚥下の障害もみられるようになる。

また，アルツハイマー型認知症において頻度の高いBPSDは，無為・無関心，異常行動（徘徊等），抑うつ，不安であるが，症状悪化により，妄想，幻覚，異常行動の頻度が増える。

アルツハイマー型認知症の治療には，コリンエステラーゼ阻害薬（ドネペジル塩酸塩，ガランタミン臭化水素酸塩，リバスチグミン），メマンチン塩酸塩（NMDA受容体拮抗薬）等の薬物療法があるが，さらなる新規薬剤の開発が期待されている。

1）食事

軽度のアルツハイマー型認知症では，摂食嚥下障害はないものの，遂行機能障害から料理を一人で作ることが困難となるほか，記憶障害から鍋を焦がす，同じものを何回も購入することがある。調理を一緒に行う体制が整えられないかを確認したり，記憶をたどることのできる統一した方法（必ず見るノートをつくる等）を見出すことが重要となる。中等度・重度では，食べ物を食べ物として認知しないことや食べ方がわからないこと等による摂食開始困難や環境からの過剰な刺激による摂食中断が起こる。摂食開始困難や中断として疲労や環境などの要因がないか確認し，食事の時間や場所を工夫する。終末期には嚥下障害による誤嚥性肺炎のリスクも高まるため，食事形態にも配慮する。

2）排泄

記憶障害や見当識障害から，トイレの場所や使用方法がわからない，服の着脱がわからない等により，排泄動作や後始末ができないといったことが生じる。トイレの場所を表示し，着脱しやすい服を検討する。

1 記憶障害

認知症による記憶障害と年齢相応の物忘れとはその質が異なる。認知症による記憶障害は出来事全体を忘れ，忘れた内容は思い出せないのに対し，年齢相応の物忘れでは部分的できっかけがあると思い出すことがある。また，認知症の記憶障害は「進行性」で日常生活上に支障をきたし，記憶障害以外の症状も次第に加わってくる。さらに，認知症の場合，記憶障害の自覚はなく，「物忘れに対する取り繕いや否定行動」が見受けられる。

2 認知機能障害

DSM-Ⅴの診断基準にも記載されている複雑性注意，遂行機能，学習と記憶，言語，知覚－運動，社会的認知の障害をいう。複雑性注意とは一度に多くの事に注意を向けることで，これが障害されると，刺激が多い環境での作業能率が落ち，集中するのにより労力を要することとなる。遂行機能とは，目的に合わせて手順を考え，段取りをつけることで，これが障害されると，自身で計画を立て，効果的効率的に物事を進めることが難しくなる。学習と記憶の障害は記憶障害として，言語の障害は失語として，知覚－運動の障害は失行・失認として現れる。社会的認知とは，人間社会で生きていくのに必要な表情の認知，共感・同情，駆け引き，社会性・協調性，自分の感情や欲望を適切に抑制する理性的制御，自己認識やモニタリングなどのことで，これが障害されると，周囲の状況が捉えられず孤立しやすい状況となる。

3）睡眠

　睡眠─覚醒パターンに変化が生じ，疾患の進行とともに中途覚醒の増加，夜間睡眠の分断化，昼間睡眠の増加が起こる。サーカディアンリズムを維持できるよう，日光浴，定期的な食事，社会活動への参加の機会を得られるようにする。また，睡眠時無呼吸症候群がみられる。日中の眠気や疲労感に注意する。

4）清潔

　海馬・頭頂葉障害による失見当識のために，浴室への移動が難しくなる。記憶障害や遂行機能障害により予測した行動が困難になることで不安が増し，入浴を拒否することが多い。入浴が不快で不安なイメージとならないよう羞恥心に配慮し，適温を保つ等の環境を整える。また，入浴時の一連の行為を実施することが難しい場合には，適宜声をかけることで次の行為に移れるようにするなど，自尊心を損なわないよう配慮する。

2 脳血管性認知症

　脳血管性認知症は，脳血管障害が原因となり認知症を引き起こしたものである。脳血管障害となりやすい高齢者での発症が多い。男女差は（男性：女性＝2：1）である。

　脳血管障害の種類によって認知症の症状も異なる。心原性脳塞栓や脳血管主幹部のアテローム血栓性梗塞を繰り返した場合には，その障害領域によって失語（側頭葉），空間失認（頭頂葉），抑うつ・意欲低下（前頭葉）等の症状を生じる。また，多発性脳梗塞（ラクナ梗塞）の場合には，遂行機能障害や無関心・抑うつ等の精神症状，歩行障害等の症状を生じやすい。そのほか，脳出血によるもの，心停止や低血圧による脳全体の虚血によるもの等，脳の障害部位を考えて認知症の症状を捉える必要がある。

　治療としては，脳血管障害の危険因子である糖尿病，高血圧，脂質異常症等の管理により再発予防を行う。また，アルツハイマー型認知症の合併が疑われる場合には抗認知症薬による薬物療法を考慮する。

1）食事

　軽度の脳血管性認知症では，発症初期から摂食嚥下障害を伴うことがある。利き手に麻痺がある場合には食事動作困難による摂食開始困難や疲労による摂食中断がある。滑り止めマットや片麻痺用の食器等自助具の活用により食事動作がスムーズにいくように工夫する。また，半側空間無視がある場合には食べ残しによる摂取不良があるため，食器の位置に注意する。中等度・重度では，食塊形成，咀嚼力低下，咽頭への移送障害等の嚥下障害がみられ，不顕性誤嚥の場合もあるため，特に呼吸状態の変化に留意する。

2）排泄

　運動能力や日常生活上の遂行機能障害が原因となり，排便動作ができな

いことが多い。また，思考力の低下や言語障害から，排泄欲求の表出が難しくなる。排泄パターンを見て，ゆとりをもって排泄を促す等，機能性の失禁を起こさないよう配慮する必要がある。

3）睡眠

夜間睡眠の分断化や睡眠時無呼吸症候群がみられる。日中の眠気や疲労感に注意する。

4）清潔

失行による入浴行動の困難や失敗を経験しやすく，失敗記憶により入浴拒否をすることが多い。前頭葉症状の不安や抑うつ，意欲低下が加わると激しい拒否状態となり援助が難しくなる。より感情面への配慮が必要である。また，脳血管障害の既往により血圧変動や歩行障害がある場合には入浴中の体調変化や事故に留意する。

3 レビー小体型認知症

レビー小体型認知症はアルツハイマー型認知症の次に多いと言われ，認知症の1〜3割を占める。好発年齢は60〜70歳で，男女差は（男性：女性＝1.5：1）である。

レビー小体とは神経細胞に出来る特殊な蛋白質で，中枢神経系（大脳皮質，脳幹，間脳）に多数出現し，神経細胞を破壊して減少させ，神経伝達を難しくする。レビー小体型認知症は，アルツハイマー型認知症と比べ初期には記憶障害の程度が軽く，遂行機能障害，問題解決力の低下，視空間認知障害，注意障害等が目立つ。また，認知機能の変動（日内変動〜週・月単位の長期変動），幻視（具体的で明瞭な幻視），パーキンソニズム，妄想（視覚的な誤認妄想，物盗られ妄想，被害妄想等），うつ，レム期睡眠行動異常，自律神経症状（起立性低血圧，神経因性膀胱，便秘等）等，多彩な症状を呈する。

レビー小体型認知症では薬剤に対する過敏反応もみられる。幻覚や妄想に対し抗精神病薬の投与が必要となる場合があるが，過鎮静，パーキンソニズムの悪化，遷延性意識障害，悪性症候群を起こす危険がある。ベンゾジアゼピン系睡眠薬でも興奮，覚醒不良を起こすことがあり，慎重な投与が必要である。

1）食事

軽度のレビー小体型認知症では，食事の中に虫が入っている等の幻視により摂食開始困難を起こすことがある。中等度・重度では，認知機能の変動により食べ方の日内変動があるほか，視空間認知障害からスプーンを口に運べない等も生じる。またパーキンソニズムによる無動・固縮等による摂食中断もあるため，適宜介助が必要となる。ドーパミン不足による嚥下反射の低下による誤嚥性肺炎のリスクもあるため，呼吸状態に注意する。

2）排泄

過活動膀胱による頻尿・尿失禁がみられることが多い。また，便秘（排便

回数の低下，排便困難)がみられる[5]。加えて歩行障害があることから排泄に伴う転倒リスクが高く，行動観察や環境整備により転倒を予防していく必要がある。

3）睡眠

　レム睡眠行動障害により，夢の内容を反映したような大きな寝言や身体の動きがみられたり，むずむず脚症候群により，下肢に虫が這うような不快感やほてりがあるため，足を動かしたい欲求が高まる。大きな身体の動きに伴って周囲のものにぶつかり受傷することのないよう環境整備をしていく。また，日中の眠気や睡眠の質の低下があるため，日中の覚醒状況に注意する。

4）清潔

　抑うつ症状がみられることが多いため，入浴を強制するとその記憶が残り，強い拒否が起こる。さらに，パーキンソニズムによる動きにくさや幻視による不安・恐怖が入浴困難を助長するため，表情や行動を捉えながら援助する。

4 前頭側頭型認知症

　前頭側頭型認知症の好発年齢は50〜60歳で，男女差は(男性：女性＝1：1)である。前頭側頭型認知症を起こす「前頭側頭葉変性症」では，大脳の前頭葉や側頭葉に限局した神経細胞の脱落がみられ，残存神経細胞に異常蛋白が蓄積，神経変性を来たす。その結果，画像診断上，前頭葉〜側頭葉にかけての萎縮，血流・代謝低下をみとめる。原因は不明で，指定難病の一つである。「ピック病」は前頭側頭型認知症の一つで，神経細胞にピック球と呼ばれる異常蛋白がみられる。

　前頭側頭型認知症は，アルツハイマー型認知症と比べ，社会的規範の知識は保たれているにもかかわらず，道徳的な倫理や共感性が障害されている。ある程度進行するまで基本的な日常生活レベルは保たれている一方で，病識が欠如している。社会的対人行動障害，自己行動の統制障害，情意鈍麻のほか，常同行動(同一の時間に同一の行動をする等の行動)，食行動異常(過食・異食)，言語障害(錯語)等，多彩な症状を呈する。

1）食事

　軽度・中等度の前頭側頭型認知症では，自己行動の統制障害から食事の途中で立ち去るほか，食物を嚥下する前に次々と口に詰め込むといった食行動異常がみられる。また，常同行動により，いつも同じ時間に同じ料理を同じ場所で食べることを求める。視空間認知機能や手続き記憶，運動機能等は保たれるため，食行動の特徴を個別性と捉え，その人に適した環境を提供すると自力摂取を維持できる可能性が高い。呂律障害等，筋萎縮性側索硬化症の症状や嚥下障害を伴う場合には誤嚥性肺炎に留意する。

2）排泄

失禁というよりも反社会的行為として通常排尿しない場所に排尿する等の行為がみられる。進行すると部屋の片隅に放尿，排便したり，便を手に取る行為（弄便）がみられるため，衛生状態に配慮する。

3）睡眠

夜間睡眠の分断化や睡眠効率の低下，睡眠時間の減少がみられる。日中の疲労感や活動性の低下に注意する。

4）清潔

道具の認知ができないことや遂行機能障害があることから入浴困難となる。なじみの人と行動を共にすると入浴に抵抗なく応じられることがあるが，規定時間に無理に促すと抵抗が強くなる。本人のペースを守った援助が重要である。

5 認知症の人に対するリスクマネジメント

1 健康障害の早期発見と予防

認知機能障害や記憶障害により，自身の状態をうまく表現できず，異常の発見が遅れることがある。バイタルサインズ，食事・水分摂取量，排泄状況，顔色や皮膚の状態，服薬の有無を確認し，異常の早期発見に努める。また，表情や言動に留意し，訪問時だけでなく，ふだんの生活の中で「いつもと違う」ことがなかったかについても聴取する。

2 服薬管理

既往疾患や認知症自体あるいは対症療法等，薬物療法の機会は多い。認知機能低下による服薬忘れや重複服薬は健康障害を引き起こすリスクがある。その人の認知機能に合わせた服薬管理を選択する。服薬カレンダーの使用のほか，多職種でサービス実施時に「いつ，だれが」服薬を確認するかを決め，支援する。また，服薬回数や薬剤調整の必要はないかという視点でも検討し，医師に相談することも重要である。

3 セルフケア能力の低下の予防

認知機能障害や記憶障害により，食事・排泄・清潔等のセルフケア能力が低下する。症状やADLは個々に違うため，「できること」「できないこと」を見極める。「できること」は自身でできるよう環境調整やさりげない対応を行い，自尊心を保てるよう支援する。

4 環境調整

認知症の人が安心して過ごすためには「なじみの環境」を提供することが重要である。住み慣れた家で，なじみのある物に囲まれている場合は良い

が，施設への一時入所，不慣れな人や物品の導入によって BPSD が出現する場合もある。人的環境も大きな要素であるため，家族介護者，訪問看護師，多職種のケア提供者に対する認知症の人の反応に注意していく。

6 認知症の人の家族の受容過程と介護力アセスメント

1 認知症の人の家族の心理（受容過程）

　認知症の人を支える家族自身にもその状況を受け入れるまでの段階があると言われている。家族だからこそ，以前のその人の状況と比べ，「戸惑い」も強いことが考えられる。受容過程の第1段階は「戸惑い，否定」の段階で，認知症の人の言動の違和感に気づくものの，驚き，戸惑い，病気だということを理解できない段階である。第2段階は「混乱，怒り・抑うつ」の段階で，認知症の症状に振り回され，心身ともに疲弊したり，苦労が実らない腹立たしさや自己嫌悪に陥りやすい段階である。第3段階は「あきらめ，開き直り，適応」の段階で，なるようにしかならないと開き直り，認知症の人をありのままに受け入れた対応ができるようになる段階である。第4段階は「理解」の段階で，認知症の人の症状を「問題」と捉えず，気持ちを理解しようとする段階である。第5段階は「受容」の段階で，介護の経験を前向きに捉え，自分の人生において意味あるものと位置づけていく段階である。訪問看護師は全段階において家族の話を傾聴し，見守ることが重要である。特に第2段階では家族はゆとりがなく追いつめられた状態になるため，虐待が起こりやすい。家族の努力を認め，家族のニーズを捉えながら，家族の行うケアやサービス利用に対するアドバイスを行っていく。また，認知症の人とはどういう状態かを正しく知ることも重要であるため，家族の言動を捉えながら，認知症に関する知識を提供していくことも重要である。

2 介護力アセスメント

　「認知症の人の家族の心理」で見てきたように，介護する家族の「そのとき」の状態をアセスメントし，支援していくことが重要である。家族の介護力を測るアセスメントの視点を以下に示す。

1）身体的力量
　介護する家族の年齢は介護に必要な気力・体力を測るうえで重要な情報である。また，健康障害の有無とその程度を把握し，介護の継続が可能か検討していく。その際，家族員同士の協力体制がどの程度とれているかを把握しておくことで，身体的な負担が主介護者一人にかかっていないか，ほかの家族員に委譲できないかを検討することができる。

2）精神的・心理的力量

介護する家族が認知症に対してどの程度の知識を有するのかは，見通しをもって介護に当たれるかの大きな鍵になる。また，「認知症の人の家族の心理」を参考に，家族が現在，受容過程のどの段階にいるのかを把握することで，どのような支援が必要かが見えてくる。認知症の人と家族の過去の関係性によっても家族の心理状態は変わってくる。家族の話を傾聴し，どのような原因や思いによってその心情に至っているのかを知る必要がある。

家族の情緒が不安定である場合，認知症の人本人の心理状態にも影響を与えるとともに，家族による虐待（介護放棄を含む）のリスクも高まる。家族の情緒が安定するような対策について検討する必要がある。家族の理解度や心情も主介護者一人が良好な状態となるだけでは不十分である。ほかの家族員はどう受け止めているかについても把握することで，訪問看護師が介入すべき点がないか，検討する。

3）社会的力量

認知症の人とその家族の支援を考えるにあたり，認知症とその家族を取り巻くフォーマル・インフォーマルな社会資源の情報を把握しておく必要がある。インフォーマルな社会資源としては，親戚，近隣住民，友人，ボランティア，フォーマルな社会資源としては，民生委員，地域団体・組織（生協，農協，労働組合等），社会福祉法人（社会福祉協議会・NPO 等）や医療法人（病院，診療所等）の公益法人，行政（市役所，区役所，保健所等），企業（銀行，工場，スーパー等）がある。認知症の人の住む地域で活用できる社会資源がないか，幅広く情報収集し，これらの人々や機関との連携が可能かを確認しておく必要がある。そのうえで，認知症の人とその家族が現在活用できている資源，活用可能性のある資源を見極め，家族と相談しながら導入を検討していく。

3 介護者による認知症の人への虐待予防

2019 年の高齢者虐待防止法による実態調査結果[6)7)]によれば，施設従事者による虐待が 644 件，家族介護者による虐待が 16,928 件であった。また，市町村への相談・通報件数は，施設従事者に関するものが 2,267 件，家族介護者に関するものは 34,057 件であった。家族介護者の虐待件数はここ数年ほぼ横ばいだが相談・通報件数は増加している。

高齢者虐待のうち，認知症の人（認知症高齢者の日常生活自立度Ⅱ以上）の割合は，施設内約 75%，家庭内約 72% であった。虐待の種類では，身体的虐待が約 70% と多く，次いで心理的虐待（軽度認知症の人に対して多い），介護等放棄（重度認知症の人に対して多い），経済的虐待となっている（3）。性的虐待はほとんどない。訪問看護師には身体的ケアの際に身体損傷の有無を観察するほかに，認知症の人の言動から訪問時以外の心理面，食事や排泄等の基本的な生活行為がどのようになされているか推察していく力も必要となる。

高齢者虐待全体として，同居家族による虐待が約 86%（ほかに家族員あ

3 虐待の種類と特徴[7)]

身体的虐待
　被介護者の身体に外傷が生じる，または生じるおそれのある暴力を加えること

心理的虐待
　被介護者に対する著しい暴言や拒絶的な対応など心理的外傷を与える言動を行うこと

介護等放棄
　被介護者を衰弱させるような著しい減食，長時間の放置，介護者以外の同居人による虐待行為の放置等により，介護を著しく怠ること

経済的虐待
　介護者または親族が被介護者の財産を不当に処分することや不当に財産上の利益を得ること

性的虐待
　被介護者にわいせつな行為をすること，またはわいせつな行為をさせること

り約36％，なし約50％）を占め，被虐待高齢者の性別は女性約75％，虐待者の続柄は息子約40％，夫約21％，娘約18％であった。虐待の要因は「虐待者自身の性格や人格（に基づく言動）」が約54％，「被虐待者の認知症の症状」が約53％，「虐待者の介護疲れ・介護ストレス」が約48％であった。これらの調査結果から，一人で介護を背負い込んでいる同居家族ではストレスの蓄積により虐待という行為に及ぶ可能性が高いと言える。家族介護者の言動に注意し，ストレスの軽減や気分転換を図ることができるよう支援する。また，認知症の人と主介護者との関係性（続柄）による特徴も踏まえ，支援の必要性がないか観察していくことも重要である。認知症の症状が悪化すると虐待の可能性も増すため，認知症の人の心身の状態，薬剤コントロール，認知症の人自身のストレスの軽減，コミュニケーション方法の工夫等により，認知症の行動・心理症状の悪化がないよう努めることが必要となる。

4 緊急時の対処

　緊急時に連絡できるよう，訪問看護師はオンコール体制を作っておく必要がある。携帯電話や緊急時呼び出しボタン，コードレス緊急時呼び出しシステム（ペンダント式）等，使用しやすい体制を整えておく。認知症の人の場合，自ら体調不良の訴えをすることは少なく，知覚低下のため疼痛を感じにくい場合がある。訪問看護師は認知症の人の通常の状態を把握し，異常の早期発見に努めるとともに，疾病や症状の悪化の徴候を捉え，予測をもって対応することが重要である。なかでも発熱・脱水や転倒・骨折，誤嚥・窒息等の事故を起こすリスクは高いため，それぞれの予防法，対処法を日頃から家族介護者に指導しておく必要がある。独居の場合には，ケアマネジャーと相談し，近隣住民等の協力も得ながら安否確認の見守り体制を整える必要がある。

　また，家族介護者に緊急事態が生じた場合に認知症の人が宿泊できる施設を確保しておくと家族は日々の介護も安心して行える。家族介護者と相談しながらそのような体制を検討するとよい。

7 認知症の人が在宅生活を維持するための環境整備

1 住環境

　認知機能障害があると，自分でニーズを満たそうとした結果，転倒につながる危険行動を引き起こし，転倒するリスクが高くなる。したがって，認知症の人の生活行動に沿って環境を整え，安全に配慮しつつも，なじみの環境を守ることが大切である。また，温度感覚が鈍化することで感冒や脱水の危険も増すため，室温調節が容易にできる環境にも配慮が必要である。住環境において注意する点をチェックリストにまとめた（**表8-4**）。

表 8-4　住環境チェックリスト

場所	注意点
ベッド周り	・ベッドの高さは床に足が届く高さか
	・ベッド柵の固定は不安定でないか，ひっかかりやすくはないか
	・掛物カバーがひっかかりやすくはないか
	・車いすや杖などを置く場所が決められているか
	・夜間照明が設置されているか，操作は容易か
	・冷暖房の使用は可能か
	・ベッド周りは整理整頓されているか
トイレ	・トイレ内の環境整備(手すり等)はされているか
洗面・浴室キッチン	・水の飛び散り等により滑りやすくなっていないか
	・洗面に必要な物品の置き場所が決まっているか
	・脱衣所から浴室までの移動はスムーズにできるか
	・浴槽の高さはどれくらいか，移動方法は安全か
	・マットは使用しやすい場所にあり，滑りにくいものか
	・ガスの使用等，火災のリスクはどの程度か
	・刃物，洗剤や消毒薬，調味料等の置き場所は工夫されているか
リビング	・テーブルやいす等は安定しており，使用しやすい配置となっているか
玄関・廊下	・必要な場所に手すりは設置されているか，段差のある場所はどこか
	・身体を動かせる空間の確保はできているか，不用意に置かれているものはないか
	・廊下など暗くなりやすい場所への採光の工夫はされているか
	・必要な位置情報が提示されているか

2 支援体制

1）新オレンジプラン[8]

　日本の認知症施策には長い歴史がある。新オレンジプランの前身である認知症施策推進 5 か年計画（オレンジプラン）は 2012 年に厚生労働省より公表され，順調に推進されていた。しかし，認知症高齢者増加の予測等から，2015 年に省庁の枠を超えた国家戦略として新オレンジプランが策定された[9]。新オレンジプランでは，「認知症の人の意思が尊重され，できる限り住み慣れた地域のよい環境で自分らしく暮らし続けることができる社会の実現」を目指している。プランには，「認知症への理解を深めるための普及・啓発の推進」「認知症の容態に応じた適時・適切な医療・介護等の提供」「若年性認知症施策の強化」「認知症の人の介護者への支援」「認知症の人を含む高齢者にやさしい地域づくりの推進」「認知症の予防法，診断法，リハビリテーションモデル，介護モデル等の研究開発及びその成果の普及の推進」「認知症の人やその家族の視点の重視」の 7 つの柱がある。なかでも「認知症の人やその家族の視点の重視」はプラン全体を支える理念である。

　認知症の人とその家族が地域で活用できる具体的な施策としては，認知症サポーター養成や認知症カフェ設置等があり，具体的な数値目標が示されている。また，地域ごとに医療・介護が適切に連携するために，認知症の容態に応じた適切なサービス提供の流れ（認知症ケアパス）の確立が推進

され，現在，各市町村において作成され，自治体のホームページ等で閲覧できるようになっている。認知症ケアパスには認知症に関する電話相談窓口や医療・介護サービスや認知症カフェの紹介，様々な生活相談の窓口が示されている。

若年性認知症（65歳未満で発症する認知症）の人は現在3.57万人と推計されている[10]。平均発症年齢は54歳とされ，若年性認知症の人の約6割が発症時点で就業しているが，そのうち約7割が退職している。男性に多く，認知症の人自身や配偶者が現役世代であるため，職を失うことで経済的問題が生じ，子ども世代への影響も生じやすい。時に，親世代の介護と併せた複数介護となることもある。また，初期症状である「もの忘れ」や「職場や家事などでのミス」が続いても認知症の症状とは思い至らず，発見が遅れる場合がある。支援体制としては，早期診断・早期対応への試みのほか，若年性認知症と診断された人やその家族に対して「若年性認知症支援ハンドブック」[11]の配布を行っている。身体的には体力があり，ボランティア等の活動は可能であるため，その人の持つ力を有効に活用できるよう支援していく体制が求められている。

2) 介護保険サービスと多職種連携

要介護（要支援）認定の結果に応じて，介護保険サービスが受けられる。ケアマネジャーによるプランに沿ってサービスが実施されるが，認知症の人やその家族の変化にいち早く気づけるのは実際にケアを提供している担当者である。訪問看護師が訪問時に気づいた変化はケアマネジャーや関わっている多職種にも情報提供し，認知症の人やその家族が適切なサービスを受けられるように働きかけることが重要である。家族も含む多職種連携ノートを活用すると，家族の安心にも繋がる。また，ケア提供時には家族の休息時間である場合が多く，家族との直接のやりとりが難しい場合にも，家族が気づいた細かな変化等の情報が得やすいメリットがある。

認知症の人は地域で提供するサービスだけを受けているわけではない。とくに高齢者では複数の既往歴があり，様々な病院・診療所を利用していることが多い。既往歴のフォローアップ状況や既往疾患による症状悪化時の対応など，病院・診療所との連携を日頃から確立しておくことが大切である。

3) 当事者の会

認知症の当事者や家族の会は，悩みの共有や情報交換，勉強会の開催等，当事者同士が支え合う場として重要である。認知症の人や家族の状態に応じて，このような場を活用できるよう情報提供していくとよい。病院や施設，市町村等が主催する家族会のほか，全国規模で活動する会もある。「公益社団法人認知症の人と家族の会（旧呆け老人をかかえる家族の会）」は，1980年に結成され，全国47都道府県に支部があり，1万1千人の会員が励ましあい，助け合い，「認知症があっても安心して暮らせる社会」を目指している[12]。

　また，国際的なアルツハイマー病の機関としては，1984年，国際アルツハイマー病協会（Alzheimer's Disease International：ADI）が米国，英国，オーストラリア，カナダの既存のアルツハイマー病協会間の話し合いのもと設立された。1992年より世界保健機関（WHO）と協働し，現在100以上の国が加盟している[13]。ADIは，知識，トレーニング，サポートについての情報交換を促進することにより，会員の力となるよう取り組んでいる。1994年，ADIとWHOとで毎年9月21日を「世界アルツハイマーデー」と制定し，この日を中心に認知症の啓蒙を実施している。また，9月を「世界アルツハイマー月間」と定め，様々な取り組みを行っており，日本でも公益社団法人「認知症の人と家族の会」がポスターやリーフレットを作成し，認知症への理解を呼びかけるなどの活動を行っている。

8 認知症の人の事例

　認知症の人の事例を通して，ケアの実際を考えてみよう。ここでは，日本人の認知症の約7割を占めるアルツハイマー型認知症の人を例にして看護のポイントを考えていくこととする。

　Ａさん，80歳代前半，女性。既往に狭心症（70歳）があり，血管拡張剤（アイトロール® 40 mg/日），抗血小板剤（バイアスピリン® 100 mg/日）を内服している。身長150 cm，体重60 kg。

　1年前に夫を亡くし，現在は一人暮らし。娘夫婦（ともに50歳代）が車で30分程度のところに住んでいる。娘一人以外に子はなし。娘の夫は協力的。近所の人とは挨拶をする程度。親戚も近くにはいない。

　Ａさんは夫との死別後から徐々に物忘れが見られはじめ，調味料の大量購入や得意としていた料理がうまく行えなくなったため，娘が心配し，認知症専門医を受診した。初期〜中期のアルツハイマー型認知症との診断であった（HDS-R：13点）。治療としてドネペジル塩酸塩（アリセプト® 3 mg/日）の内服が開始された。また，介護保険を申請し，要支援1と判定された。

　Ａさんと娘夫婦で話し合い，Ｂ事業所の訪問看護（週1回）とＣ施設のデイサービス（週1回）を希望した。娘は専業主婦で，毎日Ａさん宅を訪れ，服薬確認や食事提供・摂取状況の確認を行っている。Ａさんは料理をしたい気持ちが強いが作業の途中でわからなくなることがあり，現在はほぼ行わず，「もうだめだ…」と落ち込むことが多い。娘は献身的ではあるものの，調味料の大量購入や料理の失敗を厳しく咎めることもある。

　Ａさんはもともと専業主婦で家にいることが多く，買い物以外ほぼ外出はしていなかった。趣味は料理のほかに絵画とガーデニングをしていたが，最近はほとんど行わなくなった。生活動作は自立しているが，入浴はあまり好まない様子で，自ら進んでは行わない。物静かな印象のかたである。

【看護のポイント】

1 認知症以外の健康への影響因子を理解する

【情報】80 歳代前半，既往に狭心症。身長 150 cm，体重 60 kg。認知症の症状から料理がうまく行えない。娘が食事提供・摂取状況の確認。

→認知症であるとともに，80 歳代前半で既往に狭心症があることから，加齢や既往疾患に伴う様々な症状を予測して健康管理をしていく必要がある。身長・体重より BMI は 26.67 と肥満の状態であり，心負荷に留意していく必要がある。一方で，認知症の症状から料理がうまく行えない状態であることから，どのような食事状況であるかを食事提供や摂取状況の確認をしている娘と連携しながら情報収集していく。

2 認知症の人を取り巻く生活・ケア環境を理解する

【情報】夫を亡くし，一人暮らし。娘夫婦(50 歳代，子どもはない，娘の夫は協力的)が車で 30 分程度のところに住む。娘は専業主婦で毎日訪問できる。近所の人とは挨拶程度。近くに親戚はいない。

→独居であり，娘の訪問以外は一人で生活している。記憶障害がみられていることから，火の始末など調理器具(ガスか IH か)の状況等，安全に関わる環境を確認する。娘の夫は協力的だが，娘夫婦に子どもはなく，近くに親戚もなく，隣人とも特別親しい関係ではないため，娘が唯一のキーパーソンとなっている。娘が介護を継続できるよう，介護保険サービスの内容とともに，可能なインフォーマルサービスがないか確認していく。

3 認知症の種類と進行度を理解する

【情報】初期～中期のアルツハイマー型認知症(HDS-R：13 点)

→HDS-R は改訂長谷川式簡易知能評価スケールのことで，日本でよく用いられている。30 点満点中 20 点以下で認知症を疑う。MMSE(Mini-Mental State Examination：ミニメンタルステート検査)も用いられることが多いため理解しておく必要がある(30 点満点中 23 点以下で認知症を疑う)。
　初期～中期のアルツハイマー型認知症ということで，認知症ケアパスなどを活用し，今後の経過や様々な相談窓口について認知症の人とその家族が理解できるようにしていく。

4 治療(使用薬剤)とその管理方法を確認する

【情報】使用薬剤：血管拡張剤(アイトロール® 40 mg/日)，抗血小板剤(バイアスピリン® 100 mg/日)，ドネペジル塩酸塩(アリセプト® 3 mg/日)。娘が服薬確認。

→認知症および既往疾患に向けた治療として薬物療法を行っている。娘が

確認しているとのことだが，どのような方法で，いつ行っているのかなど，詳しく確認していく必要がある。娘の負担の増加や認知症進行の際の服薬間違い等，娘の管理のみでは困難な場合はサービスの追加により服薬確認を行う多職種の連携が可能であるか，検討していく。また，既往疾患が狭心症であるため，狭心発作等緊急時の使用薬剤は本人が使用可能であるのかについても確認しておく必要がある。

5 介護保険等のサービスの利用状況を確認し，適宜必要となるケアについて判断する

【情報】介護保険制度における要介護認定で要支援1。訪問看護（週1回）とデイサービス（週1回）を希望。生活動作自立。入浴は好まない。

→認知症の人では入浴の拒否が見受けられることが多い。家族が勧めるだけでは実施できないことが多いため，訪問看護時や通所サービス時に実施できるようにすると家族の負担も軽減する。Aさんは独居であり，自身で行える部分はできるように環境を整えるが，症状の進行により上記のサービスのみでは対応できない状況も十分考えられる。症状変化を捉えて介護認定の見直しを図り，サービスを検討していく必要がある。

6 Aさんと家族の心理状態に着目する（強みに着目し役割発揮，家族による虐待の予防）

【情報】Aさんは買い物以外，ほぼ外出はしない。趣味は料理，絵画，ガーデニング（現在はしていない）。調味料の大量購入やもともと得意な料理がうまく作れず，「もうだめだ…」と落ち込む。娘は失敗を厳しく咎める。

→記憶障害から同じものを何度も購入し，遂行機能障害から料理を一人で作ることが困難となっていると考えられる。Aさんは認知症と診断されたばかりであり，娘自身も母親の認知症を受容できていない「戸惑い，否定」の段階であるといえる。娘の思いを傾聴し，失敗を咎めるよりも，一緒に買い物をしたり，料理をするなどの機会を作り，失敗場面を減らすことを提案し，心理的虐待へ移行しないように注意する。Aさんは積極的に外出する方ではなく，娘のストレスも強いため，認知症カフェの利用を検討するとよい。現在趣味の活動は行っていないものの，もともと趣味が多いことはAさんの強みでもある。実施可能な方法を見出すことで，失敗に落ち込むAさんに達成感，自尊心の回復が得られるようにしていく。

学習の まとめ

- 認知症ケアの理論やケアの方法から認知症の人への接し方を学ぶことができる。
- 認知症の人へのアセスメントの視点として，健康状態・安全・安心・役割発揮・支援体制などがある。
- 認知症の人へのケアの視点として，食事・排泄・睡眠・清潔の行為をアセスメントすることで，適切なケアと関わり方が可能となる。
- 認知症の人に対するリスクマネジメントとして，健康障害の早期発見と予防・服薬管理・セルフケア能力の低下の予防・環境調整があげられる。
- 認知症の人の家族の介護力アセスメントには，介護者の年齢・気力・体力など身体的力量のほか，認知症に対してどの程度の知識を有するかの精神的心理的力量，活用できる社会資源は何かを把握する社会的力量を把握することが必要となる。
- 認知症の人が在宅生活を維持するための環境整備には住環境のほか，介護保険の利用，家族の会などのネットワークの活用などが考えられる。

参考文献

1) 水野　裕：実践パーソン・センタード・ケア，ワールドプランニング，2008.
2) 都村尚子・三田村知子・橋野建史(2010)：認知症高齢者ケアにおけるバリデーション技法に関する実践的研究，関西福祉科学大学紀要(14)，1-18.
3) 鈴木みずえ・木本明恵・原　智代・千葉京子編：始めてみようよ　タクティール®ケア，クオリティケア，2012.
4) 日本ユマニチュード学会(https://jhuma.org/humanitude/)
5) 榊原隆次(2016)：認知症患者さんの排泄障害，J. Jpn. WOCM，20(1)，8-15.
6) 厚生労働省(2019)：「高齢者虐待の防止，高齢者の養護者に対する支援等に関する法律」に基づく対応状況等に関する調査結果(https://www.mhlw.go.jp/content/12304250/000708459.pdf)
7) 厚生労働省(2006)：高齢者虐待の防止の基本(https://www.mhlw.go.jp/topics/kaigo/boushi/060424/dl/02.pdf)
8) 厚生労働省ほか(2017)：認知症施策推進総合戦略(新オレンジプラン)〜認知症高齢者等にやさしい地域づくりに向けて〜(https://www.mhlw.go.jp/file/06-Seisakujouhou-12300000-Roukenkyoku/kaitei_orangeplan.pdf)
9) 長寿科学振興財団，堀部賢太郎(2019)：第1章 序論 2. オレンジプラン・新オレンジプランの現状と課題(https://www.tyojyu.or.jp/kankoubutsu/gyoseki/ninchisho-yobo-care/h30-1-2.html)
10) 厚生労働省(2020)：若年性認知症実態調査結果概要(https://www.mhlw.go.jp/content/12300000/000706870.pdf)
11) 厚生労働省(2020)：若年性認知症ハンドブック(https://www.mhlw.go.jp/content/12300000/2020_jyakubook.pdf)
12) 公益社団法人認知症の人と家族の会(https://www.alzheimer.or.jp/)
13) Alzheimer's Disease International：Our history(https://www.alzint.org/about-us/our-history/)

Ⅳ. 精神疾患がある在宅療養者への看護

● 代表的な精神疾患，疾患特性と障害特性を理解する。
● 精神科訪問看護の基本的な考え方，プロセスにおける留意点を理解する。
● 精神科訪問看護の具体的なケア内容を理解する。
● 精神疾患がある在宅療養者の家族支援を理解する。

1 精神疾患とは

1) 主な精神疾患

精神疾患患者数は増加しており，2017年には外来患者数が389万人を超えた。ここでは，主な精神疾患として，統合失調症，気分障害（双極性障害，うつ病），神経症性障害，依存症について簡単に説明する。

● 統合失調症

統合失調症は，人口の1%近くが罹患する頻度の高い疾患である。思考や行動，感情を1つの目的に沿ってまとめていく能力が長期間にわたって低下する。症状は主に幻覚妄想などの「陽性症状」，無気力などの「陰性症状」，作業やコミュニケーションに支障がでる「認知機能障害」がある。抗精神病薬は単剤処方が推奨されており，維持期では再発を防ぐために服薬継続が強く推奨される[1]。入院患者数としては最も多い疾患であり，長期間の入院生活を送っている人も多いが，近年では急性期も入院せずに在宅で対処する人が増えている。

● 気分障害

気分障害は，気分が健康な人よりも高い状態もしくは低い状態になる疾患であり，うつ病，双極性障害（躁うつ病），気分変調症などが含まれる。うつ状態では，自殺のリスクが高くなる。うつ病の治療としては，薬物療法，休養，認知療法などがある。双極性障害は，高い気分（そう状態）と低い気分（うつ状態）を繰り返す。そう状態では，気分の高揚，多弁，易怒性亢進，過活動などが起き，散財や性的逸脱行為などの社会的な問題に発展しやすい。治療としては薬物療法，生活リズムを整えることなどがある。

● 神経症性障害

神経症性障害とは，心理的な原因（心因）からおこってくると推測された精神障害をまとめた総称である。動悸やめまいなどのパニック発作や予期不安などがある「パニック障害」，人前で緊張する，様々なことが心配になるなどの「不安障害」，考えにとらわれて手洗いを繰り返すなどの症状がある「強迫性障害」，自分が誰かわからなくなったり，特定の記憶のみ抜け落ちてしまうなどの症状がある「解離性障害」などがある。不安の軽減，カウンセリング，薬物療法などがある。

●依存症

　依存症とは，「快体験が動機づけとなって誘発された行動を繰り返すうちに，不適切な事態を招くようになり，それにもかかわらずそれをコントロールないし中止できなくなった状態」とされる[2]。依存する対象には3種類あり，物質(アルコール，薬物など)，行為(ギャンブル，インターネット，ゲーム，買い物など)，関係(人間関係・恋愛関係など)がある。専門治療，自助グループへの参加，家族相談などが対応となる。

2) 疾患特性と障害特性

　症状や障害の種類や程度は人によって異なるが，疾患特性，障害特性として多くみられるものとして次のようなものがある。

●病状が安定しにくい

　環境要因からの影響を受けやすい，診断名が固定せず治療方法が変わることが少なくない，服薬中断が起きやすいなどの背景から病状が安定しにくい。

●家にひきこもりやすい

　躁状態を除き病状が悪化すると，外や人が怖い，活動性が低下するなどの理由で家からほとんど出てこなくなり，家にひきこもりやすい。

●作業や判断が苦手

　精神疾患では，認知機能障害が起きることがある。そのため，仕事や家事などの作業を覚えるまで時間を要したり，通常と異なる事態に臨機応変に対処することが難しいということが起きやすい。

●コミュニケーションが苦手

　精神症状で緊張や不安が強かったり，過去に受けたトラウマで人との関わりが苦手な場合がある。また，社会的認知の障害があると表情，情動，見ぶりなどの社会的なサインを読み取りにくい，相手の気持ちや信念を察することが苦手といったことが起きやすい。相談が苦手な人が多く，また，誤解などで人間関係がうまくいかないこともある。

●孤立しやすい

　精神疾患はスティグマ(■1)の強い疾患である。実際に差別されて傷ついたり，差別を恐れて他人との関わりを避けることもある。そのため，理解ある支援者は利用者にとって重要な存在になり得る。

●身体的健康が損なわれやすい

　重度精神疾患をもつ人の平均余命は一般人口に比べて20年以上短いと報告されている[3]。精神疾患のある人は，自殺率も高いが，生活習慣病や突然死などの発生率も高い。精神科訪問看護の中でも身体面のケアが必要なことは少なくない。

●ライフイベントに影響を受けやすい

　精神疾患の半数は10代半ばまでに発症しており，4分の3が20代半ばまでに発症する[4]。そのため，学校を中退したり，大学進学や就職を諦めるなど人生に大きな影響を受けやすい。

■1 スティグマの語源は，犯罪者などを知らしめる肉体上の印であり，「負の烙印」といった意味である。周囲からの刷り込みによって取り込んだ固定観念やレッテル貼りのことであり，差別，偏見に近い。社会的スティグマを自分が取り込んでしまった状態を「セルフ・スティグマ」と言う。精神疾患に関するセルフ・スティグマがあると，病気を知られることを恐れ，相談や受診が遅れる，自己肯定感が低くなるなどの悪影響をもたらす。

● 経済的困窮

就労が難しい人が少なくなく，経済的に困窮していることも多い。

2 精神科訪問看護の基本的な考え方

1）リカバリー

「精神疾患を持つ人のリカバリーとは，たとえ疾患による限界があっても満足のいく，希望のある，そして貢献する人生の生き方であり，精神疾患という衝撃的な影響を乗り越えて，新しい人生の意味や目的を見出す，そのプロセス」とされる（Anthony）[5]。つまり，疾患を治すということではなく，人生を自分らしく生きることを支援するという考え方であり，精神疾患のある方への支援目標として世界的に浸透している。

2）ストレングス

ストレングスとは，その人の強みである。問題点ではなく，強みに着目して支援する。

3）セルフケア

セルフケアとは，自分のために自分で行うケアのことを言う。訪問看護では，体調管理などを利用者の代わりにやってあげるだけでなく，可能であって利用者が望めば，利用者自身でできるように支援することができる。ただし，障害によって「できない」ことを無理にやるように促したり，常に「できる」と勝手に判断してはいけない。

4）対話，傾聴

精神科訪問看護では，身体的な処置や直接的なケアを行うとは限らない。むしろ，対話や傾聴がケアになる。精神疾患のある人にとって，理解ある人と話し，共感してもらうことは健康維持に重要なケアである。

5）アドボカシー，エンパワメント

アドボカシーとは権利擁護と訳される。利用者には地域社会に参加し，共に自立した生活を送るために必要な権利がある。その権利には，挑戦する権利や失敗する権利も含まれる（**2**）。支援者は，利用者が自らの人生を生きる力を獲得できるようエンパワメントを促進する。

6）バウンダリー

バウンダリーとは自分と他人を区別する心の境界のことである。自分も利用者もバウンダリーが保てないと苦しくなったり，混乱しやすい。安心できるバウンダリーが保てているかどうかに意識的になることが役立つだろう。

2 例えば，恋愛に挑戦したいという利用者に病状が不安定になるという理由で恋愛を諦めさせるのではなく，もしうまくいかなかったとしても，早期に病状安定が図れるように対処法を利用者とともに準備しておくなどの支援をすることができる。

7）多職種アプローチ

　看護師だけでなく，医師，精神保健福祉士，作業療法士，保健師，ピアサポーターなど多職種とケアを行うことで多角的な視点を持った幅広いアプローチが可能になる。

8）家族支援

　精神疾患を患うと，その家族は様々な影響を受けるため，家族全体への支援が必要になる。ケアラーとしての家族に着目するだけでなく，支援を必要としている人として関わることが重要である。

3 精神科訪問看護のプロセス

1）訪問看護の導入

　精神科看護の診療報酬による訪問は，保健師など行政職員の訪問と異なり，主治医からの訪問看護指示書に基づき行われ，料金も発生する（自己負担がない場合もある）。そのため，利用者が納得した上で契約が交わされる。なぜ訪問看護を受けることになったのかを利用者に確認し，利用者自身が自分なりに納得して受けられるようにする。主治医など勧められたからと言うだけで，利用者自らが訪問看護を受けたいと思っていないことも少なくない。看護師は，利用者が訪問看護を受けるメリットを感じられるように説明する。

2）信頼関係の構築

　精神疾患のある人は，新しい人に緊張するなどコミュニケーションが苦手であることが少なくない。利用者は看護師に警戒心をもつかもしれない。利用者のペースに合わせて傾聴する，利用者に関心を持つ，良いところ探しをして伝えるなどを行い，利用者に受け入れてもらえる関係性を構築する。また，家族との信頼関係の構築も必要である。

3）アセスメント

　すべての情報を一度に収集しようとせず，少しずつ理解していく姿勢が大切である。問題点に着目するのではなく，その人のストレングスに着目した情報収集を行う。

　医療面では，診断名，症状，治療について，たとえ主治医から把握していたとしても，利用者にも尋ねる。利用者は自分の疾患について主治医からどのように聞いていて，どう捉えているのかを把握する（**3**）。また，身体的な不調や健康診断の結果なども把握し，身体的なアセスメントも行う。

　生活面では，ADL，生活リズム，1週間のスケジュールなどを尋ね，生活状況を把握する。症状を医学的に把握するだけでなく，症状や障害が生活にどのような支障をもたらしているのかを理解する。利用者の生活上の困りごとを把握し，計画に役立てる。訪問では家の中の様子から様々な情報を得ることができる。

3 例えば，実際は長期の治療が必要だがすぐに治療が終わると捉えている場合，副作用があることを聞いていない場合，服薬するだけが治療だと思っている場合などがある。

　社会面では，日中活動（通所先を含む）や人間関係（友人など），近所との関係，自治会役割などを把握する。

　家族についても誰とどの程度の関わりがあり，どのような関係なのかを把握する。

　人生を教えてもらうことはその人の理解につながるため，生活史を把握する。

4）計画

　訪問看護の計画を立てる際は，利用者を中心にして行い，家族の意見も把握できるとよい。

　目標設定は基本的に問題解決型ではなく目標達成型で行う。しかし，主治医からの指示書では問題の解決を求めている場合も多い。また，目標を達成するためには，問題を解決する必要性もある。実際には問題解決型の発想も入れて目標や計画を考える（**4**）。

　利用者の意向や希望に沿って目標を立てる。訪問看護では，自分らしく生きることを支援することになるが，「自分らしい」「なりたい自分」とはどのような状態かはわからないことも多く，また，時間の経過や状況によって変化する。長期に渡る支援を通して，利用者自身が納得のいく落としどころを見つけるプロセスに寄り添うこともある。

　目標を達成するための計画は具体的なレベルにして立てる。スモールステップ法が参考になる[6]。到達目標に至るまでの過程を細かくわけ，平易な内容から出発して少しずつ小刻みに難しくしていき，一つひとつの積み重ねによって達成するように考える。例えば，「イベントを主催したい」という目標のある利用者は，頑張りすぎて体調を崩すということがこれまで度々あった。そのため，計画としては，体調が悪化しないように体調を管理する，そのために体調の波を把握するために体調の日記をつける，といった具合である。

4 例えば，友達と美術館に行くという目標を達成するためには，生活リズムの乱れという問題を解決する必要があり，睡眠時間を守るなどの計画を立てる。

4 精神科訪問看護の具体的なケア

　訪問看護の目標や支援計画が決まったら，具体的にケアを提供する。精神科訪問看護では何をすればいいのかイメージがつかないという人もいるだろう。精神科訪問看護では，具体的な処置をすることは少なく，観察やアセスメント，話を聴く，相談にのるというケアも多い。散歩やピアノを弾く機会を設けるなど標準的ではないケアも提供され得る。

1）精神症状の管理

　訪問看護の主要な役割のひとつが服薬支援などの症状管理である。抗精神病薬の場合，服薬中断によって再発リスクが高くなるため服薬支援は重要になる。副作用などの理由から自己判断で服薬を中断したり，調整する場合も少なくない。看護師は，服薬しているかどうかという事実を問うと利用者を疑っているように捉えられることもある。症状が安定しているか

5 例えば，伝えたいことを看護師とともにあらかじめメモに書いておき，診察場面で渡してから口頭で伝えるなどの方法がある。

6 WRAP（Wellness Recovery Action Plan，元気回復行動プラン）[7]は，メアリー・エレン・コープランドという精神疾患のある当事者の方がつくったシステムであり，日本でも普及している。治療のプランではなく，自分自身でつくるプランである。具体的には，「いい感じの自分」はどのようなものか，「毎日するとよいこと」，悪化の「引き金」には何があるか，悪化の「注意サイン」は何か，その時どうすればよいか，「調子が悪くなってきているとき」とはどのような時か，その時どうすればよいのか，といった自分のプランをつくる。
　クライシスプランでは，「ふだんの自分」，「サイン」，「サポーター」（関わってもらいたい人と役割，関わってもらいたくない人），「薬」，「治療」（役立つ治療と避けたい治療）などを家族や支援者と協力して作成する。

をアセスメントするとともに，服薬に対する思いを把握する。飲むことに苦労はないか，飲み心地はどうか，効果を感じているか，副作用をどのように感じているかなどを聴き，管理しやすい方法に整えたり，主治医に服薬の悩みをどう伝えるかを一緒に考えるなどの支援ができる（**5**）。

　症状管理は利用者自身のセルフケアとして支援することもできる。WRAP（**6**）では自分の調子を「いい感じの自分」として把握し，悪化した時の対応なども考える。そのほか，調子を客観的に10段階で示したり，調子をグラフ化する，毎日の記録をつけるなどで，調子の波やそのきっかけなどを自分で把握し，対応できるように支援することができる。

2）身体合併症のケア

　精神疾患のある方は，精神症状がつらく自分の身体的健康がおろそかになることが少なくない。薬の副作用，喫煙，自炊しない，運動不足などの影響で身体合併症があり，治療している利用者がいる。一方で，身体合併症を未治療のまま放置されている利用者もいる。治療中の場合は，管理しやすい方法を一緒に考えることができる。健康診査の受診を促したり，健康的な生活習慣が送れる方法を利用者とともに考えて看護計画に入れることも可能である。

3）クライシスプランの作成

　精神疾患が悪化した時に医療保護入院など自分の意思とは反した医療を受けることがある。そのような病状が悪化した時に備えてクライシスプランを作成するとよい。悪化の前振れやサインを3段階くらいにわけ，早期警告サイン，注意サイン，危険サインは，どのような状態か，そのサインが出たらどう対処したらよいか，周りの人にどうしてもらいたいかなどをまとめておく。利用者が安定している時に看護師や家族とともに作成し，共有しておくことでクライシス時に利用者の希望に沿った対応がやりやすくなる。

4）傾聴

　傾聴とは，耳を傾けて聴くこと，熱心に聴くことである。カール・ロジャーズの「積極的傾聴」という聴き方がある。利用者は自分のことを一番よく知っていて，解決法も知っているという立場をとる。看護師は，あいづちを打つ，相手の言葉や話の内容をそのまま繰り返す，共感の言葉を伝えるなどで聴く。利用者の話を聴きながら，自分が感じたことを素直に表現し，利用者の気持ちや考えを照らし返すこともできる。アドバイスは上下関係をつくるので勧めない。話を聴くことがケアとして重要である。自分のことも少し開示した方が信頼関係の構築に役立つ。

5）日常生活の支援

　訪問すると生活がよく見える。基本的な生活を整えることもケアとして重要である。家の中の掃除や整頓，食器洗い，洗濯などの家事が苦手な場

合は，障害者総合支援法の家事援助サービスを利用することもできる。ゴミ出しは分別方法や出す曜日など細かく決まっており，困っている場合もある。自治会の仕事や回覧板を回すなど近所の人との付き合いに困っている場合もある。金銭管理，光熱費の支払い，買い物，行政手続きなど細々とした生活の困りごとに対応することも重要である。

5 家族支援

　歴史的に医療の中で，家族はケアラーとして治療に協力する者としてみられてきた。さらに，高 EE（Expressed Emotion，感情表出）（**7**）である家族と暮らす利用者は再発率が高くなる，依存症の方の家族はイネイブラー（次ページ**9**参照）であるとも言われ，時に利用者の状態を悪くする存在として捉えられてきた。しかし，家族の誰かが精神疾患を発症すると，他の家族への影響は大きい。家族自身も精神的に疲弊していることは多く，うつ状態など健康ではない精神状態でうまく関わることができなくなっている場合もある。家族は「支援される存在」でもある。看護師は，家族も一人の人間として自分の人生を歩めるように支援する必要がある。続柄ごとに抱える問題も異なり，アプローチ方法も異なる。

1）親の立場

　精神疾患の好発年齢は 10 代であるため，ケアラーの多くは親であることが多い。長年ひきこもり，独立できない利用者が高齢の親と同居している姿は，8050 問題（**8**）として語られるようになった。親の心配ごとは，親亡き後の利用者のことである。親亡き後に備えるためにヘルパーを導入する，買い物などできることを増やす，地域活動支援センターなど支援機関を利用するなどの準備が可能である。

2）きょうだいの立場

　きょうだいは，すべての続柄の中でもっとも利用者と過ごす時間が長い。発病時期が思春期に重なると，多感な時期が利用者の急性期と重なり，つらい経験となることがある。ヤングケアラーの役割を担う場合もある。きょうだいは，利用者と生涯同居するという関係ではなく，ほどよい距離感を保ち，必要な時に連絡を取り合うような関係を継続できることが一般的に望まれる。

3）配偶者の立場

　配偶者は，他の続柄と異なり，唯一血縁関係がない立場である。生計を同一にするため経済的不安が生じやすく，子どもがいると育児の不安も生じやすい。利用者と意思疎通が図りにくく，夫婦げんかになることもある。生活を維持することに追われて利用者の疾患や制度に関する情報収集を行う時間がとれないこともあるため，看護師は疾患に関する知識提供も望まれる。

7 高 EE とは，EE（expressed emotion），感情表出のうち，批判的，敵意がある，情緒的な巻き込まれが強いという評価である。高 EE の家族と同居していると患者の再発率が高いという研究結果から，家族が高 EE であることは望ましくないとされる。

8 8050 問題とは，80 代の親と 50 代の子どもの組み合わせによる生活問題のことを言い，「はちまる・ごーまる」問題と読む[8]。ひきこもりが長期高年齢化することで注目されてきており，社会的孤立や経済的困窮などが背景にあるとされ，社会問題化している。

4）子どもの立場

　精神疾患のある親に育てられる子どもは，ヤングケアラー（➡p.3）[9]の中でも多い。親に精神疾患がある場合，ケアラーとしての役割は，情緒的ケアが最も多い[10]。子どもは，精神疾患の偏見などから相談できないことが多い。まずは子どもを気にかけ，タイミングの合うときに話を聴けるとよいだろう。看護師は，子どもに親の疾患についてどのように伝えるかどうかについても親や配偶者と相談することができる。

5）依存症の方の家族

　依存症は「関係性の病」とも言われる。家族という心理的にも物理的にも距離が近い関係性では，家族が利用者から受ける，家族が利用者に与える影響は大きくなる。家族間において無意識のうちに力関係が生じ，支配やコントロールが生じやすくなる[2]。看護師は家族がイネイブリング（[9]）をせず，他の対応ができるように相談にのることができる。

[9] イネイブリングとは，家族がよかれと思ってやっているのに，結果的に相手の問題を進行させてしまう行動を言う[11]。

6）妊娠，子育て期の家族

　精神疾患のある妊婦は，催奇形性など服薬への不安が強い，精神症状が不安定になりやすいなど病状悪化のリスクが高い。また，出産後は，産後うつ病なども発生頻度が高い。子育ては，負担も大きく，生活リズムや環境も変わり，病状悪化のリスクが高くなるため，手厚い支援が必要になることが多い。また，精神疾患のある親は，体力的に子連れの外出を負担に感じたり，他の親との交流が苦手である場合が多い。また，育児に自信がなく，相談が苦手な場合もある。訪問看護は子育て期の支援として重要であり，看護師は，多機関と連携しながら，自宅で育児環境の整備や育児の相談対応などができる。

学習のまとめ

- 精神疾患全般に共通する疾患特性や障害特性としては，症状が安定しにくい，家にひきこもりやすい，作業や判断が苦手，コミュニケーションが苦手，孤立しやすい，身体的健康が損なわれやすい，ライフイベントに影響を受けやすい，経済的困窮などがある。
- 精神科訪問看護の基本的な考え方として，リカバリー，ストレングス，セルフケア，対話，傾聴，アドボカシー，エンパワメント，バウンダリー，多職種アプローチ，家族支援などがある。
- 精神科訪問看護の具体的なケアとしては，精神症状の管理，身体合併症のケア，クライシスプランの作成，傾聴，日常生活の支援などがある。
- 家族には，親，きょうだい，配偶者，子どもの立場などがあり，それぞれで悩みも異なる。
- 依存症の方の家族，妊娠・子育て期の家族に特徴的な課題を把握する必要がある。

引用・参考文献

1) 日本神経精神薬理学会（編集）：統合失調症薬物治療ガイド―患者さん・ご家族・支援者のために．じほう：東京，2018.

2) 松下年子：アディクション看護の本質．松下年子・日下修一編：アディクション看護学，メヂカルフレンド社，p.3，2011.

3) Kondo, S., Kumakura, Y., et al. Premature deaths among individuals with severe mental illness after discharge from long-term hospitalisation in Japan：a naturalistic observation during a 24-year period. BJPsych Open（2017）3, 193-195.

4) Kessler, R., Berglund, P., et al.（2005）Lifetime prevalence and age-of-onset distribution of DSM-4 disorders in the National Comorbidity Survey Replication. Archives of General Psychiatry 62：593-602.

5) Anthony, W. A.：Recovery from mental illness：The guiding vision of the mental health service system in the 1990 s. Psychiatr. Rehabil. J. 16（4）；11-23, 1993.

6) スキナー，B. F. 村井実・沼野一男（訳）教授工学．東洋館出版社，1969.

7) メアリー・エレン・コープランド著，久野恵理訳：元気回復行動プラン WRAP WELLNESS RECOVERY ACTION PLAN．オフィス道具箱，2017.

8) KHJ 全国ひきこもり家族会連合会：長期高年齢化する社会的孤立者（ひきこもり者）への対応と予防のための「ひきこもり地域支援体制を促進する家族支援」の在り方に関する研究報告書～地域包括支援センターにおける「8050」事例への対応に関する調査．2019

9) 日本ケアラー連盟：ヤングケアラーとは．
https://carersjapan.com/about-carer/%E3%82%B1%E3%82%A2%E3%83%A9%E3%83%BC%E3%81%A8%E3%81%AF-2-2/

10) 蔭山正子，横山恵子，坂本拓，小林鮎奈，平間安喜子：精神疾患のある親をもつ子どもの体験と学校での相談状況：成人後の実態調査．日本公衆衛生雑誌，68（2）：131-143，2021.

11) 吉田精次，ASK（アルコール薬物問題全国市民協会）：CRAFT―アルコール・薬物・ギャンブルで悩む家族のための7つの対処法．アスク・ヒューマン・ケア：東京，2016

V. 難病がある在宅療養者への看護

- 難病と指定難病について理解する。
- 指定難病のパーキンソン病事例から，利用可能な医療・介護・福祉について理解する。
- パーキンソン病事例から病態生理と看護ポイントを学ぶ。

1 難病とは

　わが国で難病という言葉がよく使われるようになったのは，昭和40年代にスモンという病気が契機となっている。昭和47（1972）年に難病対策要綱が策定され[1]，この要綱の中において，難病は，①原因不明，治療方針未確定であり，かつ，後遺症を残すおそれが少なくない疾病，②経過が慢性にわたり，単に経済的な問題のみならず，介護等に等しく人手を要するために家族の負担が重く，また精神的にも負担の大きい疾病，と定義された。また，難病に対する対策は，①調査研究の推進，②医療施設の整備，③医療費の自己負担の解消，の3つが挙げられ，難病の病因・病態の解明研究及び診療整備のみならず，難病に対する医療費の公費負担が初めて目指されることとなった。当初の調査研究の対象としては，スモン，ベーチェット病，重症筋無力症，全身性エリテマトーデス，サルコイドーシス，再生不良性貧血，多発性硬化症，難治性肝炎が選ばれ，特に前述の4つの病気が医療費助成の対象としてスタートした。

　国が総合的な難病対策を実施することによって，初めて希少難病の治療法の開発にも光が当てられることとなった。その後，難病研究は進展をしたが，同時に研究対象とする病気の数は徐々に増加し，疾患概念の確立や治療法の開発などの研究が進められることとなった。また，医療費助成の対象疾患としては，「診断基準が一応確立し，かつ難治度，重症度が高く，患者数が比較的少ないため，公費負担の方法をとらないと原因の究明，治療法の開発などに困難をきたすおそれのある疾患」として，56疾患が特定疾患治療研究事業（医療費助成事業）の対象となった。すなわち，この56疾患については，患者が申請をして担当医が調査票を書き，所定の審査が通れば，公費負担が受けられるようになった。しかし，その後も対象とする病気の数はさらに増加し，特定疾患治療研究事業疾患別受給者件数も増加の一途を辿り[2]，平成26（2014）年度末の時点では対象患者数は93万人にまで増加した。

　2015（平成27）年1月に難病の患者に対する医療等に関する法律（以下難病法）が施行され，スモン・難治性肝炎のうち劇症肝炎・重症急性膵炎・プリオン病（ヒト由来乾燥硬膜移植によるクロイツフェルト・ヤコブ病に限る。**1**）以外の疾患については難病法に移行された。このような疾患数の増加を受け，難病患者に対する医療費助成制度が大きく変化することに

1 特定疾患治療研究事業は，スモン・難治性肝炎のうち劇症肝炎・重症急性膵炎・プリオン病（ヒト由来乾燥硬膜移植によるクロイツフェルト・ヤコブ病に限る。）の4疾患である。

難病

患者数等による限定は行わず他の施策体系が樹立されていない疾病を幅広く対象とし、調査研究・患者支援を推進

　例）悪性腫瘍は、がん対策基本法において体系的な施策の対象となっている

　　　○発病の機構が明らかでなく
　　　○治療方法が確立していない
　　　○希少な疾病であって
　　　○長期の療養を必要とするもの

指定難病

医療費助成の対象

難病のうち、以下の要件を全て満たすものを、患者の置かれている状況からみて良質かつ適切な医療の確保を図る必要性が高いものとして、厚生科学審議会の意見を聴いて厚生労働大臣が指定
　　○患者数が本邦において一定の人数【注】に達しないこと
　　○客観的な診断基準（又はそれに準ずるもの）が確立していること

　　【注】人口の0.1%程度であることを厚生労働省令において規定。

図 8-3　難病と指定難病の定義[4]

なった。特定疾患治療研究事業では，最も多いのが潰瘍性大腸炎，次いでパーキンソン病関連疾患，全身性エリテマトーデスである。これら「指定難病」の種類は，これまでの56疾患から令和元（2019）年7月時点では333疾患となった[3,4]。これら333疾患は，医療費助成の対象疾患である。

2 指定難病

　医療費助成の対象とする疾患は，新たに指定難病と呼ばれることになり，難病は，①原因不明，治療方針未確定であり，かつ，後遺症を残すおそれが少なくない疾病，②経過が慢性にわたり，単に経済的な問題のみならず，介護等に等しく人手を要するために家族の負担が重く，また精神的にも負担の大きい疾病と定義される。指定難病は，**図8-3**にあるように
● 患者数がわが国において一定の人数（人口の約0.1%程度）に達しないこと
● 客観的な診断基準（またはそれに準ずるもの）が確立していること

という 2 条件が加わっている[4]。すなわち，指定難病は，難病の中でも患者数が一定数を超えず，しかも客観的な診断基準が揃っていること（さらに重症度分類で一定程度以上であること）が要件としてさらに必要になる。

3 障害者総合支援法の対象となる疾病

障害者基本法は，障害者の人権を大前提にして福祉や雇用を促進するために障害の有無で分けてはならず，差別を禁止するという内容になっている。障害者基本法は「理念」であり，障害者総合支援法は「具体的な施策」であるといえよう[5]。

2017（平成 25）年 4 月「障害者自立支援法」が改正し，「障害者の日常生活及び社会生活を総合的に支援するための法律（障害者総合支援法）」に変更され，法律の対象とする障害者の範囲に新たに難病等が追加された。また，同月より「児童福祉法」も改正され，法律の対象とする障害児の範囲に新たに難病等が追加され，この改正により障害者総合支援法の対象疾患数は，年々増加し，2019（平成 27）年 1 月には 151 疾患だったのが，2019（令和元）年 7 月には，361 疾患と増加している。

難病患者等居宅生活支援事業（難病患者等ホームヘルプサービス事業，難病患者等短期入所事業，難病患者等日常生活用具給付事業）は，障害者総合支援法のもとで，疾病による障害により継続的に日常生活または社会生活に相当な制限を受けている療養者（児童を含む）に対して，障害福祉サービス（ホームヘルプサービスや短期入所など）や日常生活用具の給付などのサービスへと移行された。

次にどのような支援制度があるのか見てみよう。

1）難病患者への支援制度[6]　第 4 章 II．訪問看護制度の法的枠組み　5．難病の患者に対する医療等に関する法律（難病法）参照

医療制度と介護保険制度，身体障害者福祉法などの法的根拠で受けることができるが，各法律によって支援が異なってくる。利用者の状態（例えばパーキンソンであればホーエン＆ヤール重症度で異なる）によって，年齢が 80 歳であれば，医療制度は何が利用可能なのかを考えてみたときに，後期高齢者医療制度なのか，難病医療費助成制度なのかを判断しなければいけない。そこでどのような支援制度があるのか考えてみる。

(1) 医療制度には，難病医療費助成制度と高額療養費制度，健康保険法，後期高齢者医療制度がある。

①難病医療費助成制度は，疾患の効果的な治療法が確立されるまでの間，長期療養による医療費の経済的な負担を支援するとともに，医療費助成を通じて患者の病状や治療状況を把握し，研究を推進する制度である。このときに他の公費による医療給付を受けている場合は対象とならない。難病法による医療費助成の対象となるのは，原則として指定難病と診断され，重症度分類等に照らして病状の程度が一定程度以上の場合となる。該当者には特定医療費受給者証が交付され，有効期限は原則として 1 年間である。

　　たとえばパーキンソン病で難病医療費助成制度の対象となる人は，ホーン工＆ヤール重症度3度以上で，生活機能障害度Ⅱ度以上の療養者である。

②高額療養費制度は，医療費の家計負担が重くならないよう医療機関や薬局の窓口で支払う自己負担額が1か月で上限額を超えた場合，その超えた額を払い戻してもらえる制度である。上限額は年齢や所得によって定められている。難病の受給者証や身体障害者手帳1，2級を持っていない療養者は，難病医療費助成制度などの適応にならないため，高額療養費制度を有効に活用することである。

③健康保険法は，労働者またはその被扶養者の業務災害（労働者災害補償保険法（昭和22年法律第50号）第7条第1項第1号に規定する業務災害をいう。）以外の疾病，負傷もしくは死亡または出産に関して保険給付を行い，もって国民の生活の安定と福祉の向上に寄与することを目的とする。

④後期高齢者医療制度は，75歳（寝たきり等の場合は65歳）以上の人が加入する独立した医療制度である。対象となる高齢者は個人単位で保険料を支払う。

　　上記のように③健康保険法や④後期高齢者医療制度を利用する療養者は，難病医療費助成制度が適応にならなかった場合に，③健康保険法，④後期高齢者医療制度を利用することになる。療養者が罹患した難病が，難病医療費助成制度に適応なのかを検討したうえで，難病医療費助成制度の適応がわかることとなる。

(2) 介護保険制度は，高齢者の介護を社会全体で支える制度である。（介護保険制度については，第1章Ⅱ．在宅療養を支援する仕組み　3介護保険制度 p.10を参照。）

(3) 身体障害者福祉法は，障害者の日常生活及び社会生活を総合的に支援するための法律（平成17年法律第123号）と相まって，身体障害者の自立と社会経済活動への参加を促進するため，身体障害者を援助し，及び必要に応じて保護し，もって身体障害者の福祉の増進を図ることを目的とする。たとえばパーキンソン病の症状が進んでくると，身体をうまく動かすことが困難になる。そのような場合，身体障害者手帳の交付によりさまざまな支援を受けることができる。身体障害者手帳は1級から6級の障害（1級が最も重い障害）のある療養者に交付され，等級によって受けられるサービスの内容が異なる。対象者は，視覚障害，聴覚または平衡機能の障害，音声機能，言語機能または咀嚼機能の障害，肢体不自由，心臓，腎臓，呼吸器，膀胱，直腸，小腸，または肝臓の機能障害，もしくはヒト免疫不全ウイルスによる免疫機能障害である。身体障害者手帳交付の申請は，市区町村の担当窓口で行う。

(4) 障害者総合支援法（障害者の日常生活及び社会生活を総合的に支援するための法律）は，介護給付，訓練等給付，補装具，自立支援医療，地域生活支援事業を受けることができる。介護保険制度の対象となる療養者は介護保険制度が優先される。地域生活支援事業は，各市区町村

表 8-5　介護給付費

サービス名	事業内容
居宅介護	自宅で，入浴，排せつ，食事の介護等を行う。
重度訪問介護	重度の肢体不自由者で常に介護を必要とする人(平成26年4月から対象者を重度の知的障害者・精神障害者に拡大)に，自宅で，入浴，排せつ，食事の介護，外出時における移動支援などを総合的に行う。
同行援護	視覚障害により，移動に著しい困難を有する人に，移動に必要な情報の提供(代筆・代読を含む)，移動の援護等の外出支援を行う。
行動援護	自己判断能力が制限されている人が行動するときに，危険を回避するために必要な支援，外出支援を行う。
重度障害者等包括支援	介護の必要性がとても高い人に，居宅介護等複数のサービスを包括的に行う。
短期入所(ショートステイ)	自宅で介護する人が病気の場合などに，短期間，夜間も含め施設等で，入浴，排せつ，食事の介護等を行う。
療養介護	常時医療と介護を必要とする人に，医療機関で機能訓練，療養上の管理，看護，介護及び日常生活の世話を行う。
生活介護	常に介護を必要とする人に，昼間，入浴，排せつ，食事の介護等を行うとともに，創作的活動または生産活動の機会を提供する。
障害者支援施設での夜間ケア等(施設入所支援)	施設に入所する人に，夜間や休日，入浴，排せつ，食事の介護等を行う。
共同生活援助(グループホーム)	夜間や休日，共同生活を行う住居で，入浴，排せつ，食事の介護等を行う。

表 8-6　訓練等給付費

サービス名	事業内容
自立訓練(機能訓練・生活訓練)	自立した日常生活または社会生活ができるよう，一定期間，身体機能または生活能力の向上のために必要な訓練を行う。
就労移行支援	一般企業等への就労を希望する人に，一定期間，就労に必要な知識及び能力の向上のために必要な訓練を行う。
就労継続支援(A型＝雇用型，B型)	一般企業等での就労が困難な人に，働く場を提供するとともに，知識及び能力の向上のために必要な訓練を行う。
共同生活援助(グループホーム)	夜間や休日，共同生活を行う住居で，相談や日常生活上の援助を行う。

　のホームページか担当窓口に問い合わせする。

2)障害福祉サービスの概要：個別に提供されるサービス「障害福祉サービス」と，各市区町村の状況に応じて事業化された「地域生活支援事業」がある。「障害福祉サービス等の体系」は，**表 8-5**「介護給付費」，**表 8-6**「訓練等給付費」分けられる。

(1)　障害福祉サービスを利用するためには，各市区町村に申請をする。

(2)　障害支援区分は，非該当，区分1から6で分類され，2つのプロセス(一次判定及び二次判定)を経て判定される。一次判定(コンピュータ判定)は認定調査項目(80項目)，医師意見書(24項目)を経て，二次判定(市町村審査会)で特記事項，医師意見書により，非該当，区分1か

表 8-7　地域生活支援事業

サービス名	事業内容
移動支援	円滑に外出できるよう，移動を支援する。
地域活動支援センター	創作的活動または生産活動の機会の提供，社会との交流等を行う施設。
福祉ホーム	住居を必要としている人に，低額な料金で，居室等を提供するとともに，日常生活に必要な支援を行う。

ら 6 まで認定される。

(3) 障害福祉サービスを利用した場合の利用者負担は，サービス料と所得に着目した負担のしくみとされ，その負担は所得等に配慮した応能負担とされている。応能負担とは，各自の能力に応じて負担すること。特に，医療・介護・福祉サービスで，所得に応じて対価や保険料を支払うこと。また，所得に応じて租税を負担することをいう。介護保険制度と障害者総合支援法の両方に受給資格がある場合，社会保障制度の原則である保険優先の考えに基づき，障害福祉サービスに相当する介護保険サービスがある場合は，原則として介護保険サービスが優先となる。介護保険サービスの利用が区分支給限度基準額を超過する場合は，各市区町村の判断により，障害福祉サービスを上乗せ利用できる場合もある。

3)サービスに係る自立支援給付等の体系：介護給付費(表 8-5)，訓練等給付費(表 8-6)，地域生活支援事業(表 8-7)を示した。障害者の福祉サービスの必要性を総合的に判定するため，支給決定の各段階において，① 障害者の心身の状況(障害支援区分)，②社会活動や介護者，居住などの状況，③サービスの利用意向，④生活・訓練・就労に関する計画(サービス等利用計画案)を勘案し，支給決定を行う。この支給決定に不服がある場合は，都道府県に不服申し立てをすることが可能である。

4 事例パーキンソン病の A さん，女性，80 歳，要介護 3

＜診断名＞
　パーキンソン病(ホーエン・ヤールステージ 3(2)，生活機能障害Ⅱ度)
＜家族状況＞
　マンションの 8 階に次女と二人暮らし，次女が仕事のため日中独居である。
＜症状＞
　2015 年から運動障害として，筋固縮，すくみ足，速い動作ができなかったり，声が小さくなったり，字が小さくなったりしてきた。姿勢反射障害として，小刻みで歩行したり，時々，歩いているときに歩行時，加速したりしていた。夫の逝去後，2017 年にさらに体力が低下し，ここ 2〜3 年両上肢に安静時振戦，突進現象や前屈姿勢がみられるようになってきた。その後，便秘がひどくなり，おなかの不快を訴えることが多くなってきた。また 2〜3 年前に幻視が出現してきている。DAT スキャンからパーキンソ

2 ヤールの重症度分類
1 度　左右どちらかの障害
　　　振戦・固縮
2 度　障害が両側面
　　　姿勢，固縮，無動
3 度　あきらかな歩行障害
　　　姿勢反射障害，突進現象
4 度　日常生活活動作の低下
　　　失労働能力
5 度　完全な廃失状態
　　　寝たきり状態
　　　車いす介助での移動

ン病と確定診断された。DAT検査は線条体が両側に強く低下していた。内服薬も開始し，改善はわずかであった。2020年に長谷川式の検査をした結果，23点であった。その後，徐々に自発的行動に低下があらわれ，以前からやってきた編み物の興味も薄れてきた。

＜内服薬＞

　メネシット配合錠100（1日2錠），アリセプトD錠5mg（1日1錠），アデホスコーワ顆粒10％（1日3g），メチコバール錠500μg（0.5mg）1日3錠，ベタニス錠25mg（1日1錠），エフビーOD錠2.5mg（1日1錠）

＜介護サービス：週間サービス表＞

時間＼曜日	月	火	水	木	金	土	日
AM	訪問介護	訪問介護	訪問介護	訪問介護			
	通所介護	通所介護	通所介護	通所介護	訪問介護	配食	配食
PM	通所介護	通所介護	通所介護	通所介護	訪問看護		

＜パーキンソン病発症のメカニズム＞

　大脳と脊髄をつなぐ中脳に左右2つの黒く見える部分（黒質）は，ドパミンという物質を作り大脳の線条体に運ばれ，線条体を刺激し，体の運動を円滑に行うという役割を果す。黒質に何らかの原因があり，ドパミンが足りなくなると線条体がうまく働かなくなり，手足にふるえが起こり，体の動きが鈍く，ぎこちなくなる。徴候は振戦，固縮，無動，姿勢反射障害，自律神経障害である。

　①振戦：安静にしていてもふるえは持続する。最初右手か左手に始まることが多いが，片足だけのこともあり，左右差がある。進行に伴って持続的になり，反対側にも出現する。手は指で丸薬を丸めているように見える。横になってもふるえに変化はない。

　②固縮：自覚は少ない。手や足の関節の力を抜いてもらい曲げ伸ばしすると強い抵抗がある。

　③無動：椅子にすわって何十分もじっとすわり続ける。自然に体を崩したり，足を組んだり，座り直したりはしない（無動）。まばたき，歩行時の腕の振りもなくなり，動作はゆっくりで，少しずつテーブルに手をつき，ゆっくりと立ち上がる。寝たきりになるとほとんど体が動かず，同じ場所が圧迫されるため，一晩で褥瘡ができる。

　④姿勢反射障害：本人が立ったとき，肩などを押したりして姿勢を崩すと一本の棒の様に倒れる。とぼとぼと，手はほとんど動かさずに歩く。歩いているうちにだんだんと早くなり，トットットと小走りになる（突進現象）。

　⑤自律神経障害：最初は便秘で始まる。足から，大腿，腹部へと発汗しにくくなる。他で汗をかかない分，顔に汗をかくので，てかてかと脂ぎった顔になる。起立性貧血，幻視などが見られる。

＜Aさんの支援制度＞

● 難病医療費助成制度の利用のため特定医療費受給者証の交付

● 身体障害者福祉法による身体障害者手帳の取得

● 介護保険制度の居宅サービスの利用

＜Aさんは訪問看護サービスを利用するにはどの保険を利用するのか＞

　Aさんは，パーキンソン病でホーエン・ヤール3度，生活機能障害Ⅱ度である。

　パーキンソン病のホーエン・ヤールの重症度分類がステージ3以上であって生活機能障害度がⅡ度またはⅢ度のものに限っては，厚生労働大臣の定める疾病等に該当するため，訪問看護療養費は医療保険となる。

＜Aさんの支援＞

　Aさんは，パーキンソン病（ホーエン・ヤールステージ3，生活機能障害Ⅱ度）である。年齢は80歳であるため，難病医療費助成制度が利用可能であり，身体障害者手帳を持っていれば，身体障害者福祉法による身体障害者手帳の利用も可能であり，難病医療費助成制度の対象となる。生活機能障害Ⅱ度は，日常生活，通院に部分的介助を要する。難病医療費助成制度は有効期間が1年間で，その後も引き続き医療費の助成を希望する場合は，更新申請の手続きが必要となる。Aさんは，難病指定医からの診断書（臨床調査個人票）を添えて保健所の窓口に申請手続きをとり，保健所から都道府県に審査を依頼し，認定審査を経て保健所から難病医療受給者証が交付される。そして都道府県指定の医療機関に受療することになる。80歳であり，要介護3の認定がおりているためすでに介護保険制度により訪問看護，訪問介護，通所介護，福祉用具などが利用されている。

＜Aさんのパーキンソン病の病態生理＞

　Aさんの筋固縮は他動的に筋肉を伸展されたときに受ける「ガクガク」という断続的な抵抗である。すくみ足は86％は歩行開始したとき，45％が方向転換をするとき，25％が狭い場所を通るとき，18％が目標に近づいたときに生じるとされている。すくみ足では，逆説的歩行（kinesie paradoxale）が認められることが知られており，たとえば，足下に跨ぐものを示すなどすると歩けたり，平地ではすくみ足のために歩行ができない状態でも階段の昇降は可能であったりすることが知られている。こうした特徴を利用して，視覚や聴覚を利用したフィードバック訓練も試みられることがある。すくみ足の病態生理は未だ不明である[7,8,10]。すくみ足とあわせて速い動作ができなかったり，声が小さくなったり，字が小さくなったりしてきた。姿勢反射障害として，小刻みで歩行したり，時々，歩いているときに歩行時，加速したりしていた。夫の逝去後，2017年にさらに体力が低下し，ここ2〜3年両上肢に安静時振戦が出現してきている。この振戦は上肢に多く，規則的なゆっくりとしたふるえである。能動的な動作により抑制され，精神的緊張で増強する。そして突進現象や前屈姿勢がみられるようになってきた。その後，便秘がひどくなり，おなかの不快を訴えることが多くなってきており，便秘は自立神経障害から引き起こされたものであると考える。

また2～3年前に幻視が出現してきている。2020年に長谷川式の検査をした結果，23点であった。その後，徐々に自発的行動に低下があらわれ，以前からやってきた編み物の興味も薄れてきた。また2～3年前に幻視が出現してきているため，レビー小体型認知症の発現に留意しなければならない。Aさんの日ごろの見当識障害の有無，行動状況，発言状況や家族との会話内容などを観察していくことが必要である。

<検査>

MIBG心筋シンチグラフィーは，MIBG（**3**）という物質を注射して心臓の交感神経の働きを画像で調べる。パーキンソン病の患者では，MIBGの心筋への取り込みが低下していることが知られており，その様子を観察する。またDATスキャンは放射線を出す検査薬を注射して脳内でドパミンの働きに関係するドパミントランスポーター（DAT）を画像で調べる。パーキンソン病では，ドパミントランスポーター（DAT）が少なかったり，左右で非対称になる。

このような根拠を念頭におくと，Aさんは，DAT検査により線条体が両側に強く低下したために，パーキンソン病であると判定されたと考えられる。

<内服薬>

一般名	商品名	作用機序	備考
L-ド パ・末梢性ドパ脱炭素酵素阻害薬（DCI）配合剤	メネシット配合錠	DCIは，L-ドパ服用後に血管内での分解を進める酵素の阻害薬を配合	運動合併症にはL-ドパ経口投与による間欠的な血中濃度の変動が関与している。L-ドパの使用量により副作用の消化器症状は減少したが，ジネスキジア・wearing off等運動合併症は増加した。
モノアミン酸化酵素B（MAOB）阻害薬	エフピー	選択的MAO-B（モノアミン酸化酵素B型）阻害剤で，脳内のドパミンの分解を防ぐことによって，ドパミン量を正常なレベルに近づけ，パーキンソン病症状を改善する。	通常，パーキンソン病の治療に使用される。
ドネペジル塩酸塩	アリセプトD錠	脳内の神経伝達物質であるアセチルコリンを分解する酵素の働きを抑える。	通常，アルツハイマー型認知症およびレビー小体型認知症における認知症症状の進行抑制に用いられる。
アデノシン三リン酸二ナトリウム水和物	アデホスコーワ顆粒10%	血管拡張作用により血流を増加させ，生体内の代謝を賦活し臓器の機能を改善する。	通常，頭部外傷後遺症に伴う諸症状の改善，心不全・消化管機能低下のみられる慢性胃炎・メニエール病および内耳障害に基づくめまいの治療，調節性眼精疲労における調節機能の安定化に用いられる。
メコバラミン	メチコバール錠500μg	神経の核酸・蛋白合成を促進し，軸索再生，髄鞘形成を促すことにより，傷ついた末梢神経を修復してしびれ，痛みなどを改善する。	通常，末梢性神経障害の治療に用いられる。

3 MIBG〈123I-metaiodo-benzylguanidine〉

ミラベグロン	ベタニス錠 25 mg	膀胱の神経伝達物質の受容体に作用して膀胱を弛緩させることで，尿意切迫感，頻尿および切迫性尿失禁を改善する。	通常，過活動膀胱における尿意切迫感，頻尿および切迫性尿失禁の治療に用いられる。

5 パーキンソン病の看護ポイント

訪問前

1. 主治医による訪問看護指示書の交付

　保険制度(介護保険・医療保険)を適用して訪問看護を利用する場合は，主治医が訪問看護の必要を認め，指示書交付が必要である。

2. 訪問看護療養費(訪問看護サービス)

　Aさんは，訪問看護サービスは医療保険での提供となる。パーキンソン病(ホーエン・ヤールステージ3，生活機能障害Ⅱ度)であるため，厚生労働省で定める疾病に該当し，訪問看護療養費は医療保険での訪問看護が提供される。

初回訪問時

3. 契約時に確認する資料

　　1)特定医療費受給者証：Aさんは，難病医療費助成制度が適用されているため，特定医療費受給者証が交付されている。

　　2)介護保険証の確認：Aさんは，介護サービスを利用するため，介護保険証の確認。

　　3)特定医療費受給者証および介護保険証の有効期間確認。

　　4)身体障害者手帳の確認。

　　5)訪問看護契約書の説明(1週間留め置き 4)。

　　6)重要事項説明書の説明(1週間留め置き)。

　　7)緊急時連絡先の説明と電話横に貼付。

　　8)週間サービスと担当訪問看護師の説明。

4 訪問看護契約書，重要事項説明書は，療養者および家族に熟読していただき，次回，訪問時に療養者控えを渡し，施設控えを保管する。

初回訪問以降

4. パーキンソン病療養者への看護ケア

●安静時振戦と筋固縮で日常生活動作が低下してしまうため，リハビリの実施が必要である。

●パーキンソン病の発症および加齢による脳機能低下によって，ドパミン低下とサブスタンスPの低下により，嚥下障害を引き起こし，誤嚥性の肺炎リスクを引き起こす可能性がある。このことから嚥下訓練が必要である。

●無動による小声，仮面用顔貌から，コミュニケーションが円滑にはかれず，社会活動の参加がうまくできなくなる。また内服薬の副作用により精神症状によってコミュニケーションへ影響をおよぼす。嚥下訓練時に頬筋などを使った訓練も併用して実施する必要がある。

●姿勢反射障害により，姿勢保持困難，突進現象，すくみ足により，転倒を起こしやすい。転倒により長期臥床となり，廃用症候群を引き起こし

てしまう可能性が高いため，転倒予防には十分留意しなければならない。

　　長期臥床になったとしても，リハビリを定期的に実践していることによって，廃用症候群と四肢拘縮の予防につながる。ただし，家庭あるいは介護環境によって，リハビリなどがなされない場合は，廃用症候群や四肢拘縮が悪化する可能性がある。以上のことから定期的にリハビリを実施するが，生活の中で療養者自身ができることはできるように促していく必要がある。気分転換も必要であるため，何か趣味があれば実践できると生活にはりが生まれる。

● A さんのパーキンソン病の病態生理（p.318）で述べたすくみ足では，特徴を利用して，視覚や聴覚を活用したフィードバック訓練も試みられることがある[7,8,10]。歩行開始時，方向転換，狭い場所，目標に近づいたときは要注意である。さらにリハビリをする際は，規則的か不規則かを念頭にケアをする必要がある。

● バイタルサイン測定時などケアを実施する場合は，パーキンソン病患者は筋緊張から不随意運動を起こす。そのため訪問看護師は，バイタルサインを実施する前は，マッサージをし，筋肉の緊張をほぐしてから，ゆっくりとケアを実施する。

5 L-ドパは長期間服用すると薬効時間が短縮され，症状の日内変動を起こす。

● 内服薬による副作用から消化器症状，不随意運動，wearing of（**5**），on-off 現象（**6**），精神症状などの出現があり，服薬を長期にわたり服用する必要があるため，副作用の観察も必要となる。

6 服薬時間と関係なく症状が変動すること

6 筋萎縮性側策硬化症（amyotrophic lateral sclerosis ALS）

1）概要

　筋萎縮性側索硬化症は通常中年以降に発症し，症状は一般に四肢筋力低下にはじまり，球麻痺（延髄の障害）により，構音（発音が正しくできない症状）・嚥下障害が出現，さらに呼吸筋麻痺による呼吸不全に進行していく。症状の原因は脊髄運動ニューロン（下位運動ニューロン）の選択的傷害と脊髄側策（上位運動ニューロン経路）の変性のためである。発病率は年齢とともに増大し，以前は 50 歳代が多かったが，現在は 65 歳程度と高齢化している。進行性で，通常 3-5 年で呼吸不全や肺炎，窒息で死亡する。人工呼吸器装着により延命が可能である。

2）症状と診断

　ALS の 90％以上は孤発性で遺伝歴はないが，5-10％は遺伝性である。最初下位運動ニューロン障害のため，四肢の筋委縮，筋力低下が出現し，繊維束性収縮が認められる。頚筋群の脱力のため頭部が前に垂れ下がる。舌は委縮して繊維束性収縮が見られ，舌咽喉筋力低下のため構音障害が出現する。咀嚼・嚥下機能が傷害され，誤嚥性肺炎や気道閉塞を生じやすい。上位運動ニューロン兆候である四肢のけいれん，深部腱反射亢進が見られるが，バビンスキー反射は 20-50％に認められるのみである。一般に眼球運動・膀胱直腸・感覚の障害および褥瘡は見られない（陰性 4 兆候）。発病

は，①上肢から始まる，②下肢から始まる，③舌や嚥下筋がおかされる型（球麻痺）がある。経過は球麻痺がくると呼吸麻痺や嚥下障害が早く進む。

3）進行性 ALS への対応

ALS の症状は進行性で，筋肉が次第に薄くなり衰え，体を動かす筋肉の力が抜けていくように感じることから始まる。左右の差はなく，体に近い肩，二の腕，腰，大腿の筋肉が特に弱くなる。痛みやしびれはほとんどの場合無い。舌の動きが悪くなるので，言葉が不明瞭になり（構音障害），嚥下障害がある。呼吸筋が衰えると就寝時に坐した姿勢をとるようになる。最後は呼吸障害から炭酸ガスが血中にたまり，炭酸ガス中毒から眠ったような状態になり呼吸停止に至る（CO_2ナルコーシス）。球麻痺による摂食・嚥下障害は，栄養補給と嚥下性肺炎防止目的で胃瘻を造設するケースが増加している。呼吸不全の症状がまだ見られない段階でも，肺活量が低下し始めたら非侵襲的・侵襲的にかかわらず補助呼吸，人工呼吸器に関する意思決定について患者及び家族を交えて時間をかけて相談をしておく。

7 重症筋無力症（myasthenia gravis MG）

1）概要

重症筋無力症は神経筋接合部において，神経終末から分泌されるアセチルコリンの筋肉側ニコチン性アセチルコリン受容体への伝達障害によって引きおこされる疾患である。

2）症状

主症状は四肢の脱力，眼症状，球麻痺などである。骨格筋の易疲労性で繰り返し運動すると普通の人より筋肉が疲れやすい。休息すると改善する。日内変動，日差変動がある。眼症状は眼瞼下垂，複視（物が二重に見える），眼球運動障害，兎眼（眼が閉じない）などがあり，この症状によって約半数の患者が発症し，全経過では約9割にみられる。変動性の筋肉の易疲労性は，午前中は比較的良いが，夕刻になると疲労性が増し，筋脱力が強くなる。かなりの頻度で胸腺腫や胸腺肥大を認める。男女別では女性に1.5-2倍多いとされている。四肢の筋肉の低下あるいは易疲労性は軽いにも関わらず，咀嚼，嚥下障害，構音障害の球麻痺症状がくることがある。頭を持ち上げることができない，躯幹に近い部位に症状が出現しやすく，上肢を挙上困難，歩行の動揺があるなどの症状がみられる。まれに筋脱力が急激に悪化し，呼吸筋麻痺をきたし人工呼吸器による管理が必要になることがあるがこの状態をクリーゼと呼ぶ。直接の死因の多くは嚥下障害と呼吸障害による。心臓や腸の筋肉は侵されない。

3）治療

MG に対する治療は，①病態に対する対症療法としてのコリンエステラーゼ薬投与，②自己抗体の排除を標的とした免疫療法，③胸腺摘出術がある。

8 脊髄小脳変性症（spinocerebellar degeneration SCD）

1）概要

　脊髄小脳変性症は小脳性または脊髄性の運動失調を主症状とし，小脳や脊髄の神経核や伝導路に病変をもつ神経変性疾患である。発症年齢は通常40-60歳で，日本では孤発性のものが約65％である。遺伝性のほうが孤発性よりも年齢は若いことが多い。

2）症状

　運動失調を主な症状として，いつとなしに始まり，発病した後も同じようにゆっくりしたペースで，決して軽快せず，悪化する。必発する3主徴は，構音障害，体幹失調，四肢失調がある。

　構音障害はラ行の発音がしづらく，舌がもつれたような発音となる。

　体幹失調は，立っているだけで身体が前後に揺れる起立障害，千鳥足のような失調性歩行，小脳性言語障害，目的物に手を伸ばそうとするとジグザグ運動になる協調運動障害などがある。経過はタイプによってさまざまであるので，一概には言えない。

3）診断

　診断は①主たる症状が小脳症状であること，②緩徐進行性であること，③画像診断で小脳の萎縮があるなどである。

4）治療

　治療は小脳症状に効果をもつ薬物は現在 TRH 製剤の注射しかない。リハビリテーションによって家での生活がより安全に，効果的に送れるように指導することは可能である。残存機能の活用法を習得し，ADL の安全と向上を図ることができ，運動量や可動域の減少による関節拘縮や廃用性萎縮を予防することにも役立つ。

　一般的に経過が最も早いタイプ（孤発性）では，発病後数年で車いす生活となり，半年ごとに悪化がわかる。起立性低血圧が激しいとベッドから起き上がることが困難になる。声帯麻痺のために比較的急速に呼吸困難に陥り，突然死のように見える場合もある。一方，最も経過が遅いタイプ（孤発性と遺伝性）は，発病後20年以上を経ても自立していることもまれではなく，年ごとの悪化がわからないことが多い。

9 多発性硬化症（multiple sclerosis MS）

1）概要

　中枢神経系の脱髄疾患の1つで，脱髄斑が中枢神経系のあちこちに多発し，再発・寛解を繰り返す特徴がある。発病年齢は若年成人に高頻度で，そのピークは20-30歳代である。女性が男性よりもやや多い。発病は急性で，初期は再発・寛解を繰り返すことが多く，徐々に進行性の経過をとり，一度罹患すると一生涯にわたり再発に苦しめられる。

2）病態

視神経に脱髄が起こると，球後視神経炎の症状を示す。中心暗点の拡大，視力低下，視野欠損などである。脳幹部に脱髄が起こると眼球運動障害や顔面の感覚障害，眼振や複視などが起きる。小脳系が傷害されると四肢や躯幹に運動失調が起こる。脊髄が傷害されるとレベルがはっきりした感覚障害や帯状感覚異常，両下肢あるいは四肢の運動麻痺，反射亢進，排尿障害などが起こる。骨格筋の易疲労，脱力を基本症状とし，日内変動や，寛解・増悪を繰り返す神経筋接合部疾患である。

3）診断

主要項目は①中枢神経系に2つ以上の病巣に由来する症状がある（空間的多発性），②症状の寛解や再発がある（時間的多発性），③他の疾患が除外できる，の3つを基本とし，MRI 所見，髄液所見での診断をする。

4）治療

治療の主体は，急性増悪期にできるだけ早期に副腎皮質ステロイド剤を投与し，急性期を短縮することにあったが，近年インターフェロンβ製剤が医療保険で使用可能となった。

学習のまとめ

- 2015（平成27）年に難病の患者に対する医療等に関する法律（以下難病法）が施行され，スモン・難治性肝炎のうち劇症肝炎・重症急性膵炎・プリオン病（ヒト由来乾燥硬膜移植によるクロイツフェルト・ヤコブ病に限る）以外の疾患については難病法に移行された。
- 障害福祉サービスは，個別に提供されるサービス「障害福祉サービス」と，各市区町村の状況に応じて事業化された「地域生活支援事業」がある。
- 障害福祉サービスの利用者負担は，所得等に配慮した応能負担である。
- 障害者の福祉サービスの必要性を総合的に判定するため，支給決定の各段階において，①障害者の心身の状況（障害支援区分），②社会活動や介護者，居住などの状況，③サービスの利用意向，④生活・訓練・就労に関する計画（サービス等利用計画案）を勘案し，支給決定を行う。
- パーキンソン病患者の事例を通して，難病患者への訪問前準備・初回訪問・初回訪問以降のケアの段階を理解できる。
- ALS，重症筋無力症，脊髄小脳変性症，多発性硬化症の病態と診断・治療について理解できる。

引用参考文献

1）難病対策要綱．https://www.nanbyou.or.jp/wp-content/uploads/pdf/nan_youkou.pdf

2）難病情報センター．https://www.nanbyou.or.jp/entry/4141

3）特定疾患治療研究事業（旧事業）における疾患別受給者数の推移，厚生労働省，障害者雇用率制度・納付金制度について　関係資料　令和3年4月23日，https://www.mhlw.go.jp/content/11704000/000772377.pdf

4）難病と指定難病の定義，厚生労働省，平成25年度第1回（1/30）疾病対策部会資料，https://www.mhlw.go.jp/file/05-Shingikai-10601000-Daijinkanboukouseikagakuka-Kouseikagakuka/0000036245.pdf

5）＜障がい者と企業をつなぐメディア TRYZE，障害者基本法と障害者総合支援法（自立支援法）の違いを詳しく解説，tryze.bit＞

6）厚生労働省社会・援護局障害保健福祉部，障害者総合支援法における障害支援区分市町村審査会委員マニュアル，2018年9月．

7）Giladi N, McMahon D, Przedborski S, Flaster E, Guillory S, Kostic V, Fahn S：Motor blocks in Parkinson's disease. Neurology 1992；42：333.339

8）Giladi N, McMahon D, Przedborski S, Flaster E, Guillory S, Kostic V, Fahn S. Freezing of gait in PD：Progressive assessment in the DATATOP cohort. Neurology 2001；56：1712.1721

9）＜MIBG〈[123]I-metaiodobenzylguanidine〉，トーアエイヨー，医療関係者向け，https://med.toaeiyo.co.jp/contents/cardio-terms/test-exam-diagnosis/4-63.html＞

10）阿部和夫，パーキンソン病におけるすくみ足と両下肢運動強調障害，リハビリテーション医学，VOL. 43 NO. 5 2006年5月，p315-321.

・阿部俊子監修，山本則子編集，竹山直子著，パーキンソン病，エビデンスに基づく疾患別看護ケア関連図改訂版，中央法規，改訂版第6刷，p136～145，2017

第 9 章

在宅における医療管理を
必要とする人の看護

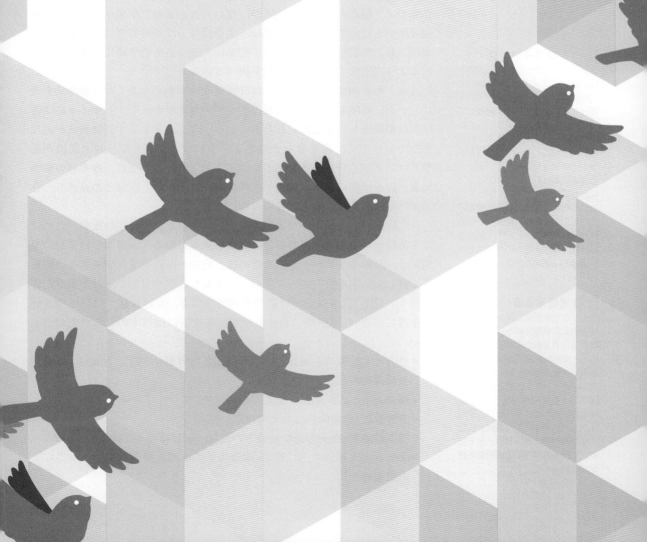

I. 薬物療法

**学習の
ねらい**

● 在宅の薬物療法の概要，薬物療法の基本要素を理解する。

● 在宅の薬物療法，服薬管理に関わる関係職種など現状を理解する。

● 在宅の服薬管理の実際として在宅での与薬法と高齢者の服薬管理の特徴を理解する。

● 在宅の服薬管理の看護師として支援のポイントを理解する。

1 在宅の服薬管理の基礎知識

1 在宅薬物療法，服薬管理の現状

　薬物療法とは，医師が療養者の病気の治癒/予防，症状の緩和，あるいはQOL の改善を目的として，療養者の状態に最も適した薬を，内服，皮下・筋肉・静脈注射，持続点滴法その他種々の方法で投与する治療法である。在宅では，幅広い年代の療養者が，実にさまざまな薬物療法を行いながら療養生活を送っている。看護職は，薬や投与方法が療養者にとって適切に選択され，薬物療法をより安全・安楽に，かつ最も効果的に実施・継続されるように支援・協働する役割を担っている。

　現在，わが国では在宅あるいは介護施設の高齢者の多くが薬物療法を受けている。近年では，経口抗がん剤を用いた化学療法やオピオイドによる疼痛緩和療法も外来通院で行われている。今後，ますます薬物療法が高度化していく中で，療養者をとりまく環境にはさまざまなリスク要因があり，コンプライアンス（**1**）あるいはアドヒアランスの支援，療養者の薬物代謝・排泄機能の評価，作用・副作用の評価と対処，医師との連携等，在宅薬物療法を支援する看護職の役割は重要である。

　在宅療養者への最適かつ効率的で安全・安楽な薬物療法の提供のためには主治医だけでなく，薬剤師との協働も重要である。かかりつけ薬局の薬剤師は，高齢や，体が不自由なために，病院・医院の受診ができない療養者に対して，主治医の処方に基づいて調剤した薬を自宅に届け，服薬指導を行う。（**2**）（医療保険では訪問薬剤管理指導，介護保険では居宅療養管理指導に該当）在宅医療における薬剤師の役割には以下のようなものがある。

● 処方せんに基づき療養者の状態に応じた調剤（一包化，懸濁法，麻薬，無菌調剤）

● 療養者宅への医薬品・衛生材料の供給

● 薬歴管理（薬の飲み合わせの確認）

● 服薬の説明（服薬方法や効果等の説明，服薬指導・支援）

● 服薬状況と保管状況の確認（服薬方法の改善，服薬カレンダー等による服薬管理）

1 コンプライアンス：コンプライアンス（compliance）の語源は，動詞のコンプライ（comply）で「（何かに）応じる・従う・守る」を意味する。規定どおりに服薬している場合「コンプライアンスが良好である」といい，そうでない場合を「ノンコンプライアンス」という。インフォームド・コンセントの登場によって，アドヒアランスにとってかわられ，コンプライアンスの概念は過去のものである。アドヒアランスは，療養者からの副作用のモニタリングや報告といった，意思決定への相互の参加が積極的に意味される。

2 在宅服薬指導：1994 年10 月より在宅療養者に薬剤師が訪問して薬剤の管理指導を行う訪問薬剤管理指導業務が保険診療報酬に組み込まれた。訪問薬剤管理指導は病院等医療機関においては届け出の必要がなく，医師と療養者の同意により実施が可能となる（保険薬局においては届け出が必要）。また，2000 年4 月より実施された介護保険制度においても，在宅療養管理指導業務の中に訪問薬剤管理指導業務が明記された。

- 副作用等のモニタリング
- 在宅担当医への処方支援【療養者に最適な処方（剤型・服用時間等を含む）提案】
- 残薬の管理，麻薬の服薬管理と廃棄
- ケアマネジャー等の医療福祉関係者との連携・情報共有
- 医療福祉関係者への薬剤に関する教育

　今日，在宅医療の充実が求められる中，地域のチーム医療に薬剤師が関与することによる在宅薬物療法の適正化が期待されている。このような状況で，薬剤師の資質向上を目的とし，疾患と薬物療法の知識と技能，高度化する医薬品の安全使用と薬害や副作用の防止などを十分に習得した薬剤師を養成するために，2007年度から6年制の薬剤師養成教育が行われている。また，専門領域に習熟した薬剤師を養成する目的で種々の認定資格が制度化されている。（日本医療薬学会の認定資格「がん専門薬剤師」，「学会認定薬剤師」，日本病院薬剤師会の感染制御，妊婦・授乳婦，精神科，HIVなどに関する認定資格「専門薬剤師」，「認定薬剤師」等がある）

　訪問看護師は，療養者の方が安心して薬物療法を行い，快適に療養生活が送れるように，在宅医療のシステムや動向も敏感に察知しながら，他職種と連携し役割を発揮していく必要がある。療養者本人，家族と医師，看護師，薬剤師その他のスタッフが，治療とケアの目標を共有し，チームアプローチすることが大切である。

2　薬物療法の基本要素

　薬物療法の基本要素は，（1）投与（Administration）：量・方法・速度・投与経路，（2）薬物動態：吸収（Absorption），分布（Distribution），代謝（Metabolism），排泄（Excretion），（3）作用・副作用と相互作用（**3**）である。

1）投与に影響する要因

- アドヒアランスに関連すること：薬の種類・効果・副作用・服用方法についての認識，飲み忘れ・飲み過ぎ，嚥下機能の低下，不適当な剤型（錠剤の大きさ，粉薬），飲水困難，嘔気・嘔吐等の消化器症状，開口制限，皮膚状態，手指の巧緻性（薬をヒートから取り出す，摘む，薬包を開封する等）。
- ※高齢者の場合，記憶力，視力，手指巧緻性，嚥下機能の低下など，アドヒアランスに係る諸要因の影響が大きい。
- レジメン（**4**）に関連すること：複数の医療機関からの処方による重複投与，相互作用，病状変化に伴う用量の過不足等。

2）薬物動態に影響する要因

- 吸収（Absorption）：内服薬（錠剤）の多くは胃酸により壊れ，中身の成分が溶け出す。食事の量や内容，酸の強さと薬の剤形，成分によって影響を受ける。溶け出した成分は，胃ではあまり吸収されることなく，胃内容物と一緒に運ばれた小腸で吸収される。胃内容が空っぽの場合，胃から小腸への通過が遅くなったり，小腸での吸収に影響したりする。また，油に溶けやすい薬を牛乳と一緒に飲むと吸収が高まった

3 **副作用と相互作用**：副作用（side effect）とは，狭義には「望ましくない薬の作用」であり，有害反応（adverse drug reaction；以下ADR）を指す。WHOは，ADRを「疾病の予防・診断・治療または身体的機能の改善のための通常使用量で発現する，有害かつ意図されない反応」と定義している。薬の相互作用（薬物相互作用：drug interaction）は，薬と薬の飲み合わせのことで，薬が効きすぎて副作用が出やすくなったり，逆に薬が効かなくなったりすること。また，薬と薬だけでなく，薬と食べ物や飲み物，嗜好品などでも，薬の作用が強くなったり弱くなったりすることもある。

4 **レジメン**：がん治療で，投与する薬剤の種類や量，期間，手順などを時系列で示した計画書。広義には，栄養や運動，治療の標準計画を指す。

り，逆に低下したり，薬によっては様々な食事内容の影響を受ける（お茶と鉄剤，乳製品とテトラサイクリン系抗菌剤など）。吸収の速さは薬の形によって異なり，一般に水薬が最も速く，粉薬，カプセル剤，錠剤の順に遅くなる。

● 分布（Distribution）：吸収された薬効成分の多くは血管内で血漿蛋白と結びついて血流に乗り，門脈を経由して，肝臓で代謝されて体循環に入る。毛細管の透過性，組織の血流量，血漿蛋白との結合性などが分布に影響を与える。血流量が多い組織（腎・肝・肺）では分布が速く，血流量の少ない筋肉・脂肪組織では分布が遅い。血漿蛋白から遊離した薬物は，組織に移行し薬理作用を示す。血漿蛋白が少ないと，吸収された薬効成分の多くが遊離したままとなり，薬理作用が増強したり，肝臓での代謝や腎臓からの排泄が増加したりして，クリアランスが増大し，半減期が短縮することもある。

● 代謝（Metabolism）：肝機能が低下していると，本来の代謝が十分行われず，薬の作用が減弱したり，副作用が増強したり，排泄に影響する。

● 排泄（Excretion）：薬剤の排泄ルートは，腎-尿，肝-胆管-便，肺-呼気，母乳などがある。前2者は，肝機能，腎機能の低下，便秘や排尿障害などの影響を受ける。

3）作用・副作用・相互作用

● 薬物の投与によって現れる薬理作用は，a. 薬物が作用点で発揮する固有の薬理活性，b. 作用点における薬物濃度，c. 生体の薬物に対する感受性ないし反応性，の諸要因の組み合わせによって決まる。これらの要因は薬物の投与量，投与方法，年齢，体重，性別，人種，個体差，病態，外部環境，薬物の併用などの諸因子によって影響を受けて変動する。薬物の使用に当たって，期待した作用効果が得られているか，そのための諸因子に問題はないか，十分な観察を行う必要がある。

● 特に，疼痛管理の場合，痛みは身体的な要因だけでなく，心理的要因，社会的要因，スピリチュアルな要因も影響を及ぼすので，痛みの部位と強さ，出現する時間やその直前のエピソード，増強要因，緩和要因と，レスキュー（鎮痛薬，鎮痛補助薬）の効果等の諸要因をアセスメントし，薬物療法の作用効果を総合的に判断する必要がある。

● 薬物相互作用は，薬物の体内動態の各過程（吸収，分布，代謝，排泄の段階）に影響を及ぼし，作用部位における薬物濃度の変化を生じさせる。吸収過程では，小腸の酵素あるいはP-糖タンパク質を介した相互作用，金属イオンとの相互作用，吸着剤による薬効低下，胃内容排出速度の変化などがある。分布過程では，アルブミンの薬物結合部位との結合率の高い薬物を併用した場合に競合が起こり，遊離型薬物の作用が増強したり，半減期が短縮したりする。代謝過程では，薬物代謝酵素P450を阻害する薬品があり，併用により薬理作用を増強する。逆にP450を誘導する薬剤もあり，薬物の作用を減弱させる。前者の例として抗菌薬，Ca拮抗薬，抗真菌剤，抗不整脈薬，ホルモン剤，H_2ブロッカー，グレープフルーツジュースなどがあり，後者の例として，

表 9-1　食事の影響を受ける薬

食品名	影響を受ける恐れのある代表的な医薬品	相互作用の内容
グレープフルーツ	カルシウム拮抗薬（血圧降下剤）： 　ニソルジピン　マニジピン　ニカルジピン　ベニジピン　ニフェジピン 　フェロジピン　ニトレンジピン 抗 HIV 剤：サキナビル　　免疫抑制剤：シクロスポリン	薬物の分解を阻害
酸度の高いジュース	抗生物質：アンピシリン　エリスロマイシン　ロキタマイシン	成分が酸性で分解
	抗生物質のドライシロップ製剤： 　セフカペンピボキシル　クラリスロマイシン	薬剤のコーティングが分解されて苦味が出てくる
牛乳・乳製品	テトラサイクリン系抗生物質： 　ミノサイクリン　テトラサイクリン　ドキシサイクリン ニューキノロン系抗菌剤： 　ノルフロキサシン　レボフロキサシン　シプロフロキサシン 　オフロキサシン　　エノキサシン　　　ロメフロキサシン 　スパルフロキサシン　トスフロキサシン	カルシウムと結合して吸収低下
	角化症治療剤：エトレチナート　　抗真菌剤：グリセオフルビン	脂溶性による吸収増大
	アルミニウム塩を主剤とする制酸剤： 　水酸化アルミニウムゲル　水酸化マグネシウム	大量の牛乳との併用でミルク・アルカリ症候群
チーズ・ワイン	抗結核薬：イソニアジドメタンスルホン酸ナトリウム	動悸，頭痛，血圧上昇など
	パーキンソン病治療薬：塩酸セレギリン	急な血圧上昇，顔面紅潮，発汗，動悸
アルコール	抗不安薬：ジアゼパム　　睡眠薬：トリアゾラム　ニトラゼパム 抗精神病薬：クロルプロマジン　　抗てんかん剤：カルバマゼピン	中枢神経抑制作用の増強
	解熱鎮痛薬：アセトアミノフェン	肝毒性の増強
	抗凝固剤：ワルファリンカリウム　　抗うつ薬：アミトリプチリン 強心剤：ジゴキシン　ジギトキシン　メチルジゴキシン	薬剤の分解抑制
	抗潰瘍剤：シメチジン　ラニチジン	アルコールの作用を増強
	抗真菌剤：グリセオフルビン セフェム系抗生物質	抗酒薬様作用
ビタミン K 含有食品 （納豆，クロレラ，緑黄色野菜）	抗凝固剤：ワルファリンカリウム	効果減弱
カフェイン （コーヒー，紅茶，緑茶等）	抗不安薬：ジアゼパム	効果減弱
	気管支拡張剤：テオフィリン	中枢神経興奮作用の増強
高蛋白食	抗パーキンソン剤：レボドパ	腸管からの吸収阻害
赤身魚（マグロ等）	抗結核薬：イソニアジドメタンスルホン酸ナトリウム	ヒスタミン中毒
喫煙	テオフィリン　プロプラノロール　アセトアミノフェン　カフェイン リドカイン　　ペンタゾシン　　　ジアゼパム　　　　　クロルプロマジン　オランザピン	薬物代謝酵素 CYP の誘導による効果の減弱
	インスリン	インスリンの吸収不良低下，インスリン抵抗性の増加
	経口避妊薬	機序不明

プロトンポンプインヒビター，抗てんかん薬，ホルモン剤，抗結核薬，たばこ（タール）等がある。排泄過程においては尿細管分泌・再吸収での相互作用が多い。キニジンとジゴキシンの併用によるジギタリス中毒は尿細管分泌に関与するP-糖蛋白が競合することにより，ジゴキシンの排泄が遅延して起こる。尿細管における薬物の再吸収は，尿中の薬物が分子型で存在する割合が高いと起こりやすい。分子型/イオン型の割合は，尿pHの影響を受ける。弱酸性薬物では尿pHが低いと分子型の比率が高くなり，弱塩基性薬物では尿pHが高いと分子型の比率が高くなる。したがって，尿pHを変化させる薬剤との併用により，排泄が遅延する薬剤が多数存在するので注意が必要である。

2 在宅の服薬管理の実際

1 在宅で行われる与薬法

与薬とは治療や検査の目的で薬物を与えることをいう。方法には以下のものがある。
- 経口与薬法（散剤，錠剤，カプセル剤，顆粒剤，水剤など）
- 口腔内与薬法（舌下錠，トローチ剤，バッカル剤，チュアブル錠，口腔内崩壊錠（**5**）など）
- 吸入法（薬液噴霧）
- 注射法（静脈内注射，筋肉内注射，皮下注射，皮内注射など）
- 直腸や腟，尿道適応の与薬法（坐薬，ゼリー状の薬液）
- 皮膚適応の与薬法（塗布，塗擦，パップなど）
- その他，点鼻剤，点眼剤，点耳剤など

在宅療養者が薬物療法の自己管理を，安全にかつ正確に実施できるためには，経口投与が基本となる。療養者にとって簡単で維持管理がしやすい投与経路を優先的に選択する。自己管理が困難な場合は介護者に指導を行う。以下では主に経口与薬法，口腔内与薬法，外用薬について述べる。

1）経口与薬法

経口での与薬法は，人が食物を吸収・排泄するのと同じ過程で行われるので比較的簡便である。自己管理がしやすく，長期的な与薬に最適である。薬効の発現時期は他の与薬法に比べて遅く，また吸収排泄の時間については年齢差や個体差が大きい。意識障害がある人，誤嚥の可能性がある人，嘔気・嘔吐・下痢などで消化管の安静が必要な人などには使用できない。経口内服された薬物は溶解して水溶性あるいは脂溶性の状態で主に小腸粘膜上皮から吸収される。門脈→肝臓→心臓→全身の各臓器という過程で分布し作用するが，全身に分布する前に肝臓で一部分解され（初回通過効果），腎臓から尿となって排泄される。経口内服薬の投与量は初回通過効果で代謝される分を考慮して決められており，肝機能が低下しているときには，過量となる可能性があることに注意が必要である。初回通過効果の著しい薬物には，ニトログリセリン，プロプラノロール，リドカイン，ペン

5 チュアブル錠と口腔内崩壊錠：チュアブル錠は噛み砕いて，口の中で唾液や水で溶かしてから飲み込む。口腔内崩壊錠は，唾液で直ぐに溶けるので，唾液のみか少量の水で飲み込む。

タゾシンなどがある。ニトログリセリンの舌下錠・鼻腔から吸収する点鼻薬・坐薬・フェンタニルやブプレノルフィンなどの貼り薬など，初回通過効果を受けやすいものは肝臓を通過しないDDS方式の薬物として改良されている。

2）口腔内与薬法

口腔粘膜から薬物を吸収させる方法である。粘膜は血管に富み，薬物が吸収されやすい。そのため，狭心症の発作時などに緊急に使用されることが多い。

- 舌下錠は，薬物を舌下に入れ，自然に溶解・吸収させる。
- バッカル錠は，上顎臼歯の歯茎と頬粘膜の間に入れて自然に溶解・吸収させる。
- トローチ剤は，口腔内でゆっくり時間をかけて溶かすことで，口腔粘膜，咽頭粘膜に対して効果を発揮する。噛み砕いたり飲み込んだりしないよう注意が必要である。

3）貼付剤（経皮吸収型製剤）

肝臓を介さずに全身に循環するので，初回通過効果がなく，消化器の副作用症状も避けることができる。また，薬の成分がゆっくりと吸収されるので作用時間が長いメリットがある。反面，長時間貼っていると，皮膚への通気阻害や直接的刺激により，貼付部分がただれたり，痒くなったりするデメリットがある。また，発熱や入浴，暖房，発汗，保清状態などが吸収に影響することに注意が必要である。

【経皮吸収型薬剤使用上の注意】

- 皮膚かぶれの予防と対処：傷や湿疹がある部位は避け，貼る場所を毎回ずらす。皮膚がかぶれやすい場合は，次に貼る部位に予め保湿剤を塗り皮膚のバリア機能を整えておく。貼る際には汗などの水分をしっかりとふき取り皮膚のしわをのばして貼る。剥がした後の皮膚に発赤や痒みを生じた場合，ステロイド外用剤を塗布する。ただし，貼付直後に痒みや蕁麻疹を生じたり，当日または翌日に発赤・腫脹・水疱・びらん等を生じたとき，貼付部位に紫外線を浴びた後に紅斑・浮腫・丘疹・浸出液等を生じた場合などは，主治医に相談し，必要時皮膚科専門医を受診する。
- 貼付剤の廃棄：使用済の貼付剤にはまだ有効成分が残っていることが多いので，貼り替える際に貼付面になるべく触れない（触れた場合は速やかに手を洗う）。捨てるときは貼付面を内側にして半分に折り，子どもや他の人が誤って触れないように捨てる。

4）吸入薬

喘息やCOPDの治療と発作予防に有効。吸入された薬剤は，呼吸器へ直接到達し，どんな経口薬よりもはるかに確実に，かつ迅速に効果を示す。患部に直接作用するので他の方法のわずか10分の1の量で効果があり，その結果，副作用もまれになる。

療養者の吸入デバイス操作の習熟度によって投与量に差が生じ，効果に影響するので，療養者が正しく吸入できているか，デバイスの適否も含めて観察・評価することが重要である。（吸入デバイスには，定量噴霧式吸入

表 9-2　経皮吸収型薬剤一覧

一般名	分　類	特　徴
硝酸イソソルビド ニトログリセリン	狭心症治療薬	1日1〜2回の貼付で冠血管を持続的に広げて狭心症の発作を予防する。
ツロブテロール	喘息治療薬，気管支拡張剤	早朝に起こりやすい喘息発作を1日1回の貼り替えで予防する。
エストラジオール	ホルモン製剤	更年期障害や骨粗鬆症に対するエストロゲン補充療法剤。下腹部または臀部に貼ることで女性ホルモンが補充され，1枚で2日間効果が持続。ただし，エストロゲン依存性腫瘍や血栓塞栓疾患がある場合は使用できない。
ニコチン	禁煙補助剤	1日1回貼り替えて喫煙時のレベルを超えない程度のニコチンを血中に補い，禁煙時の離脱症状を軽減する。徐々に減量し，最終的には使用を中止する。ニコチン過剰による副作用が現れることがあるので，使用中は喫煙しない。
フェンタニル	オピオイド鎮痛剤	がん性疼痛緩和を目的とするオピオイド。静注投与では直ちに鎮痛効果が現れるが，血中濃度は60分以内に急速に低下し，投与量の約98%が消失する。貼付剤は，貼布面積に応じた血漿中濃度を長時間安定に保つことができる。1日1回の貼り替え，3日に1回の貼り替えタイプがある。
ブプレノルフィン	非オピオイド鎮痛剤	慢性疼痛に対する鎮痛。
ロチゴチン	ドパミンアゴニスト製剤	パーキンソン病および中重度レフトレスレッグス症候群の治療薬。1日1回貼り替えで24時間安定した血中濃度を維持する。
リバスチグミン	アルツハイマー型認知症治療薬	アセチルコリンエステラーゼおよびブチリルコリンエステラーゼ阻害薬。胃腸障害の発現頻度が少ない反面，皮膚障害に注意が必要。
オキシブチニン	過活動膀胱治療薬	過活動膀胱における尿意切迫感，頻尿および切迫性尿失禁等に対するムスカリン受容体拮抗薬。口内乾燥や便秘，霧視などの副作用軽減が期待できる。
ビソプロロール	高血圧治療薬	本態性高血圧に対する選択的β1受容体遮断薬。嚥下困難や服薬コンプライアンスの維持が難しい場合などに有効。
スコポラミン	乗り物酔い防止剤	ALS等における唾液分泌過剰症の緩和に用いられることがある。わが国では貼付剤は未認可。

⑥ 定量噴霧式吸入器：定量噴霧式吸入器はガスと一緒に噴霧された薬剤をタイミングを合わせて吸い込むもの。高齢者や小児で，薬の噴射に合わせて吸い込むのが難しい場合は，吸入補助器スペーサ(薬剤を筒状の中に噴霧しゆっくり気管支の中へ吸い込めるようにした器具)を用いると効率よく吸入できる。

器(**⑥**)，ドライパウダー式吸入器，ソフトミストインヘラー等がある。)

5）坐薬

　　肛門粘膜を介して吸収され，全身に作用する。一部は直腸静脈系から全身循環に至り，残りは門脈系から肝臓で一部代謝を受けた後，全身循環に入る。経口よりも初回通過効果を受けにくい。

6）注射薬

　　欠乏している生体物質の補充療法や，生体物質の追加による抗ホルモン作用，免疫機能の賦活化等を目的とした治療薬の中には，注射で投与しなければならないものが多い。そのうち，頻回の投与や発作時の緊急投与が必要で，外来に通院して投与し続けることが困難と考えられる薬剤については，主治医の指導管理の下で在宅自己注射が認められている。(**表9-3**)

2 高齢者の服薬管理の特徴

　　高齢者は加齢に伴い生理機能が低下し，複数の疾患を持ち，多くの薬を服用していることが多く，さらに環境による問題もあることから，高齢者の特徴と対象の個別性を十分に理解して服薬支援をすることが重要である。

表 9-3 在宅自己注射指導管理料の対象薬剤

薬剤名	効能	備考
インスリン製剤	糖尿病治療薬	皮下注
性腺刺激ホルモン製剤	排卵誘発剤	筋注
ヒト成長ホルモン剤	骨の伸長，筋肉の成長	皮下注
遺伝子組換え活性型血液凝固第Ⅶ因子製剤	血友病治療薬	静注
遺伝子組換え型血液凝固第Ⅷ因子製剤	血友病 A 治療	静注
遺伝子組換え型血液凝固第Ⅸ因子製剤	血友病 A 治療	静注
乾燥人血液凝固第Ⅷ因子製剤	乾燥濃縮抗血友病人グロブリン	静注
乾燥人血液凝固第Ⅸ因子製剤	乾燥濃縮抗血友病人グロブリン	静注
顆粒球コロニー形成刺激因子製剤	がん化学療法による好中球減少症や再生不良性貧血に伴う好中球減少症	皮下注
性腺刺激ホルモン放出ホルモン剤	前立腺がん治療	皮下注
ソマトスタチンアナログ	成長ホルモンをはじめとするホルモンの分泌を抑制	皮下注
ゴナドトロピン放出ホルモン誘導体	子宮内膜症，中枢性思春期早発症	皮下注　※点鼻薬あり
グルカゴン製剤	糖尿病患者の低血糖に対する治療薬	皮下注または筋注
ヒトソマトメジン C 製剤	インスリン受容体異常症，成長ホルモン抵抗性小人症	皮下注
インターフェロンアルファ製剤	抗 B 型，抗 C 型肝炎ウイルス作用，肝機能改善	皮下注
インターフェロンベータ製剤	多発性硬化症の再発予防・進行抑制	皮下注
エタネルセプト製剤	関節リウマチ治療薬	皮下注
ペグビソマント製剤	成長ホルモン受容体拮抗剤	皮下注
スマトリプタン製剤	偏頭痛・群発頭痛治療薬	皮下注　※点鼻薬，内服薬あり
グリチルリチン酸モノアンモニウム・グリシン・L-システイン塩酸塩配合剤	湿疹・皮膚炎，蕁麻疹，皮膚そう痒症，薬疹・中毒疹，口内炎，小児ストロフルス，フリクテン，慢性肝疾患における肝機能異常の改善	静注 ※強力ネオミノファーゲン C
アダリムマブ製剤	関節リウマチ，尋常性乾癬および関節症性乾癬皮膚科疾患，クローン病，強直性脊椎炎	皮下注
テリパラチド製剤	骨粗鬆症	皮下注
エタネルセプト製剤	多関節に活動性を有する若年性特発性関節炎治療薬	皮下注

● 食事・嚥下機能の低下

　加齢に伴って，食事の種類，量，リズム等が変化する。多くの薬剤は，食後薬，食前薬，食間薬など，規則正しい食事を前提に処方されている。食事の状況をアセスメントし，適切な投与方法に変更する必要がある。栄養状態や水分出納が薬物動態に影響することも考慮する必要がある。

　嚥下機能の低下は，粉薬でむせたり，大きな錠剤が喉につかえたり，服薬用の水でむせるなど，影響が大きい。嚥下状態に合わせた剤型の工夫や，オブラート，服薬ゼリーなど，内服方法の工夫が必要である。

● 認知機能の低下

　決められた時間に，複数の薬袋から薬を取り出し，服薬することは，健

常者でも面倒な作業である。高齢者は複数の疾患を持ち，多種多数の薬を服用していることが多いため，服薬管理はさらに複雑になる。処方内容を出来るだけシンプルに，管理しやすくする工夫が必要である。

短期記憶が低下すると，服薬忘れや重複服用などのリスクが大きくなるので，予防策の工夫が必要である。（お薬カレンダーや配薬ボックス，日付と服薬時間を記入した薬包，家族や介助者の声掛けなど）

認知症で，服薬行為自体を理解できない場合など，内服薬を噛んだり，服薬自体を拒否したりすることもしばしば生じる。通常，内服薬は臭いや味の影響をなくすため糖衣錠にしている。鉄剤を噛んで服用し（噛み砕くと錆の味がしてとても不味い），以後暫くの間，口を開けず食事も拒否するようになった例もある。シロップ剤への変更や簡易懸濁法（■）による服用（味と香り付けに工夫が必要）の可能性も検討する。

最近，PTP 包装（press through pack）やヒート（SP 包装：strip package）から薬を出さずに包装ごと飲んでしまう事故が多発している。坐薬を包装されたまま挿入した例もある。消化管を傷つけて吐血・下血する可能性が高く，注意が必要である。

坐薬を「座って飲んだ」という話は，認知症ではないが高齢者に実在する。また，冷蔵庫で保管している坐薬にまつわるエピソードとして，「ラードと思って野菜炒めに使った」，「お菓子と思って食べた」等もある。確実な薬物療法のためには，十分な説明と了解だけでなく，保管場所・方法等にも療養者に合わせ配慮が必要である。

● 身体機能の低下

薬剤は薬効成分の変化や薬剤の混同を避けるために，多様な個別包装になっている。指先の巧緻性が低下したり，視力が低下したりしている高齢者にとって，日に何度も，決められた時間に飲む多数の薬剤を薬袋からみつけて，錠剤を取り出す作業は，負担が大きい。薬剤の保存性は劣るが，朝・昼・夕・寝る前の服薬時間毎に一包化することも検討する。

身体機能の低下に伴って，1日の生活リズムも変化する。服薬の時間，方法について，本人の生活リズムに合わせて工夫，変更する必要がある。いずれも医師の指示が必要なので，医師または薬剤師に相談する。

● 生理機能の低下

加齢や病状の変化により，代謝や排泄が遅延し，作用が減弱/増強したり，それまでにはなかった副作用が出現したりすることがある。生理機能の状況によっては，投与量や回数を減量する必要も出てくる。また，自己判断で服用を中止するとリバウンド現象が出現することもある。薬局で渡されるお薬情報提供書に書かれている，薬の効能，服薬上の注意事項，副作用症状などを本人，家族が十分に理解し，万一，副作用症状が出現したら看護師や薬剤師，主治医に相談出来るよう日頃から十分な説明をする。

● アドヒアランスの支援

高齢であること自体がアドヒアランスに影響を及ぼすことはおそらくないが，身体的・精神的な機能障害，使用する薬が多いこと，薬物間の相互作用や副作用のリスクが高まることなど，高齢者によくみられるいくつか

■ 簡易懸濁法：簡易懸濁法は，嚥下障害のある患者や経管栄養チューブが施行されている患者の薬剤投与方法として考案された。錠剤・カプセル剤を錠剤粉砕や脱カプセルをせずにそのまま温湯で崩壊・懸濁し経管投与する方法。

の要因が影響を及ぼす。複数の薬を服用していると（市販薬やサプリメントも服用しているとなおさら），それぞれの薬をいつ飲むか覚えておくのも難しくなる。セルフメディケーション（8）の推進により，この傾向は今後さらに増すと考えられる。

アドヒアランスの改善には，医師や薬剤師，医療者とのよい関係が重要であり，双方向のコミュニケーションが必要である。自分のことを気にかけてくれている医療従事者から説明を受けた療養者は，受けている治療に満足し，医療従事者に好感をもつ傾向がある。

3 良好なアドヒアランスを維持するための行動目標

①療養者が主体的に治療計画の決定に参加できる。
②療養者自身が治療効果を観察することに協力し，医師や看護師など医療者と気がかりなことを話し合う（種々の治療に関する手帳が利用できる）。
③望ましくない作用や予期しない作用があれば，医療従事者に報告し，対処する（「この薬を飲むと頭が熱くなる…」等）。
④使用しているあらゆる薬の最新リストを，診察時にいつも持参する。
・お薬手帳（9）
・抗凝血薬療法：ワーファリン手帳
・糖尿病管理：糖尿病連携手帳，自己管理ノート
・疼痛管理：わたしの治療日記，痛みを和らげるために

● 複数の医療機関

複数の医療機関にかかる場合は特にコミュニケーションを良くすることが重要である。他の医師が処方したすべての薬を医療従事者全員が共有していれば，より総合的な治療計画を立てることができ，副作用と薬の相互作用の数を減らし，投薬計画を簡潔にできる。

3 在宅での看護のポイント

身体状況の確認と薬剤の適用方法（薬剤の剤形，用法，用量）が療養者および介護者の薬剤管理において適切かどうか総合的にアセスメントする必要がある。副作用を疑う症状の出現が観察された場合や状態の変化により，適用方法が不適当と判断される場合は，速やかに主治医へ報告し対応の指示を仰がなければならない。

1 アセスメントの視点

● 生理機能（腎機能，肝機能，栄養状態，電解質バランス，他）
● 精神・身体機能（視力，聴力，手指の動き，嚥下状態，心理状態，認知状態）
● ADL（食事，排泄，睡眠，移動，コミュニケーション）
● 薬剤アレルギー

8 セルフメディケーション：WHO は「自分自身の健康に責任を持ち，軽度な身体の不調は自分で手当てすること」と定義している。わが国では，国民のセルフメディケーションの推進を目的として，2017 年 1 月より，医療費控除の特例としてセルフメディケーション税制が開始された。

9 お薬手帳：2012 年 4 月～調剤報酬点数表が改定され，お薬手帳への記載は「薬剤服用歴管理指導料」を算定するための要件とされた。

薬カレンダー

お薬手帳・診察カード入れ

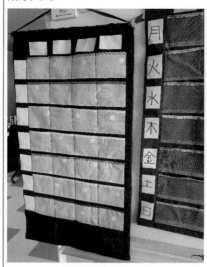
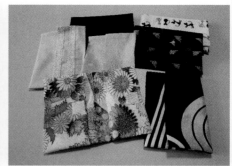

写真提供：札幌市介護予防センター厚別西東

写真提供：札幌市介護予防センター厚別西東

● アドヒアランス

・疾患に対する理解の程度

・薬剤に対する考えかた，薬の効果についての本人の評価−便秘薬，睡眠導入薬などは，アセスメント不足のまま自己調整していることが多い

・現在処方されているすべての薬剤の種類と量の把握

・処方薬の目的と期待される効果の確認

・薬剤の服用時間，食事との関連性 理解と実際の状況

・服用方法 理解と実際の状況

・服薬管理の自立度と介護者の介護状況

・服薬管理方法

・処方量と残薬量の状況，有効期限

・副作用についての知識 理解と実際の状況

2 看護ケア

支援のポイントは以下のとおりである。

1）服薬状況の把握と指導

前出のアドヒアランスの各要因について，本人あるいは家族がどのように理解・認識し，服薬管理に困難さを感じている点がないかをよく聞く。

2）保管方法の把握と指導

残薬の確認，調整を適宜行う。

3）服薬継続の必要性を説明

本人の能力に応じて，1週間ごとに日付を記入したり，壁掛けカレンダー式配薬ポケットに1週間ごとにセットするなどの方法をとる。飲み忘

れを防ぐには，市販のカレンダー式薬ケースやピルボックスを利用する
か，朝，昼，夕と区分けした手製の薬箱を利用するのもよい。

4）薬剤の効果と副作用の観察と指導

薬剤の効果と副作用の理解について確認し指導する。

症状を予測した対応ができるよう指導する。

5）飲み忘れ，飲み過ぎに注意する

飲み忘れについては，一般的には次回からきちんと飲むように指示す
る。1日1回服用の降圧剤などは飲み忘れると血圧上昇のおそれがあるの
で，医師または薬剤師に指示を求める。

6）誤飲に注意する

嚥下に問題はないか確認し，嚥下状態に合わせた処方を医師に相談する。

特に療養者の身体的側面の評価は看護職に求められる重要な役割であ
る。療養者の生活状況の観察や本人の感じている心身の状態を敏感に察知
していくことが求められる。また，薬物療法を行っている場合の副作用は，
日々の観察の中で発見されることが多いため，本人自身の副作用の観察が
非常に重要である。高齢者の中には副作用のことを話すと薬を増量される
のではないかと心配して黙っている場合もある。そのため，日頃から本人
の抱いている気持ちを受容し，自身が治療効果を良くするためには服薬を
継続することが重要であるということに気付けるよう教育的にサポートす
ることが必要である。

学習の
まとめ

- 在宅の薬物療法，服薬管理の現状を把握し，今後も在宅医療システムの動きに敏感になり
  最新の情報を把握することにつとめる。
- 在宅の高齢者の服薬管理の実態，特徴，問題を把握することが必要である。
- 在宅の服薬管理がスムーズに行えるよう療養者と介護者の生活に沿った看護職としての支
  援が重要である。
- 在宅での薬物療法の看護職としての責務を自覚し，ネットワークの一員として貢献できる
  ことが重要である。

引用・参考文献

1）畝崎榮・松本有右・竹内裕紀，図解入門メディカルワークシリーズよくわか
　る服薬指導の基本と要点第2版，秀和システム，2012
2）在宅医療における薬剤師業務について　中医協　第187回資料（総-4-4）
　2011.2.16
3）在宅医療における薬剤師の役割と課題（日本薬剤師会　副会長山本信夫）
　第16回社会保障審議会医療部会資料　2011.2.17
4）薬物治療のアドヒアランス（指示の順守），メルクマニュアル医学百科　家庭
　版，2007年5月

Ⅱ. 在宅における化学・放射線療法

**学習の
ねらい**

● 化学療法・放射線療法の基本要素を理解する。
● 化学療法・放射線療法による副作用および有害事象について理解する。
● 化学療法・放射線療法を受ける在宅療養者への看護のポイントを理解する。

　化学療法および放射線療法は手術療法とともに，がん3大治療に位置付けられている。その目的は，治癒だけではなく，手術前後の補助療法，症状緩和，延命など，多岐に渡る。これらの治療は，医療の進歩とともに著しい発展を遂げており，治療適応とその対象は拡大されている。対象者の年齢層や社会的背景は様々で，治療を受ける療養者や家族のニーズも多様化しており，看護師に求められる役割はますます重要になっている。

　医療制度の改革に伴う在院日数短縮，および副作用対策の進歩により，化学療法・放射線療法における治療環境は入院から外来へと拡大してきた。そのため，これらの治療を受けながら在宅で生活を送る療養者は増加しており，治療中の体調管理や治療後の副作用への対処は療養者自身または家族で行う必要がある。また，長期にわたる治療期間の中で体験する自己決定，副作用症状への対処，生活と病期と治療の共生をコントロールしていくことも療養者と家族にとって重要な課題となっている。

　がん患者が介護保険の対象となった2006年度から，がん患者の訪問看護利用は徐々に増加しており，がん治療の外来移行によってさらに増加していくと考えられる。在宅ケアに関わる看護職は，化学療法および放射線療法に関する専門的な知識・技術を持ち，多様化するニーズに合わせた支援を行う必要がある。

1 化学療法

1）化学療法の基礎知識

　化学療法とは，抗がん薬の投与によってがん細胞の増殖を阻止する治療法である。全身的な効果が期待できる一方で，がん細胞とともに正常細胞を攻撃してしまうなど，副作用の出現に注意が必要である。

（1）化学療法の目的

　同じ治療であっても，それぞれの病態や病期によって目的が異なり，治療を受ける療養者の考え方・生き方も変わり得る。看護師はケアの対象である療養者がどのような目的で化学療法を受けているのかを把握する必要がある。化学療法における主な目的は以下の3つに分類される。

化学療法における主な目的
①治癒：化学療法による治癒を期待して行われる治療であり，化学療

法が絶対適応となる。

②生存期間の延長：化学療法による治癒の可能性は低いが，延命効果は十分に期待できる。

③症状緩和・QOL の向上：がんに伴う症状（痛みや呼吸苦など）を緩和し QOL の向上を目指す。

これらの目的を達成するために，局所治療である手術療法や放射線療法を組み合わせた集学的治療が行われることもある。

● 術後補助療法（adjuvant chemotherapy）
　手術や放射線療法などの局所治療後に再発予防目的で行う。
● 術前補助療法（neoadjuvant chemotherapy）
　手術や放射線療法などの局所治療前に腫瘍範囲・腫瘍量を減少させる目的で行う。
● 化学放射線療法（CRT：chemoradiotherapy）
　化学療法と放射線療法を併用し，相互作用による局所効果の向上，微視的な遠隔転移の抑制を目的として行う。

(2) 化学療法の適応
● 局所療法で根治できないがん
● 手術不能がん
● 再発・転移がん
● 高齢者や全身状態が低下しており，局所療法の適応がない患者
● 手術で同等の効果が見込まれるが，侵襲を考慮し化学療法を選択する場合

　化学療法はあらゆるがんに対して，初期から終末期までのすべての時期に行われる。化学療法の有効性はがんの種類によって異なるため，その有効性を知り，どの程度の効果が期待できるのかを理解することは，治療を受ける在宅療養者を支援する上で重要である。

化学療法の有効性
　治癒が期待できる：急性骨髄性白血病，急性リンパ性白血病，ホジキンリンパ腫，非ホジキンリンパ腫（中・高悪性度），胚細胞腫瘍，絨毛がん
　延命効果・症状緩和の効果が十分に期待できる：乳がん，卵巣がん，小細胞肺がん，非小細胞肺がん，大腸がん，多発性骨髄腫，慢性骨髄性白血病，慢性リンパ性白血病，非ホジキンリンパ腫（低悪性度），胃がん，膀胱がん，悪性黒色腫
　延命効果・症状緩和が期待できる：骨肉腫，軟部組織腫瘍，頭頸部がん，食道がん，子宮がん，腎がん，肝がん，胆道がん，膵がん，脳腫瘍，甲状腺がん，前立腺がん

(3) 治療効果の評価
　治療効果の評価には，臨床的病変（皮膚の小結節など），胸部 X 線写真，CT，MRI，超音波検査，内視鏡，腹腔鏡，腫瘍マーカー，細胞診，組織診

が用いられる。客観的な腫瘍縮小効果の判定規準は，固形がんの治療効果判定のための新ガイドライン（RECIST：Response Evaluation Criteria in Solid Tumors ガイドライン）によって定義されている。

（4）抗がん薬の投与経路

化学療法では全身への効果をねらって抗がん薬が投与されることがほとんどであるが，局所のがん細胞の増殖を阻止する目的や全身化学療法に特有の副作用を軽減する目的で，局所投与も行われている。投与方法は様々であり，それぞれの目的に応じた投与経路が選択される。

経静脈投与

　末梢静脈内投与：最も一般的で確実な投与方法。

　中心静脈内投与：多剤併用化学療法や長時間の持続投与を行う場合などに選択。

経口投与：最も簡便で苦痛が少ないため，長期投与に適している。

胸腔内投与：がん性胸膜炎の治療（胸膜癒着術）に用いる。

腹腔内投与：腹膜転移，がん性腹膜炎の治療に用いる。

髄腔内投与：がん性髄膜炎の治療に用いる。

選択的動脈内投与：肝がんや肝転移の治療に用いる。

膀胱内投与：表在性膀胱がん切除後の再発を抑える目的として用いる。

（5）化学療法に使用される薬剤

化学療法には，細胞障害性抗がん薬，分子標的治療薬，内分泌療法薬，免疫作用薬などの薬剤が用いられる。2000年以前は細胞障害性抗がん薬が主となっていたが，2000年以降は分子標的治療薬の臨床導入が主流となり，2010年以降には免疫作用薬（免疫チェックポイント阻害薬）の導入が始まっている。近年では化学療法における選択肢は拡大し，治療の個別化による予後延長効果も得られている。化学療法が多様化する一方で，薬価の高騰や新たな副作用への対策などの課題も上がっている。

①細胞障害性抗がん薬（cytotoxic drug）

一般的に抗がん剤と呼ばれ，殺細胞性を有している。分子標的薬や免疫作用薬が台頭してきた近年でも，多くのがん種の標準治療に用いられている。細胞周期（**1**）の特定の段階に効果を発揮する細胞周期特異性薬と，細胞周期のすべての段階で効果を発揮する細胞周期非特異性薬に分類される。薬剤の構造や作用機序の違いからアルキル化薬，代謝拮抗薬，微小管阻害薬，白金製剤，トポイソメラーゼ阻害薬，抗がん性抗生物質に分けられる。（**表9-4**）

②分子標的治療薬（target base drug）

分子標的治療薬は，がん細胞が持つ特定の遺伝子や蛋白を標的として作用する薬剤の総称である。効果は標的分子である増殖因子受容体やシグナル伝達物質が腫瘍細胞にあるかないかによって決定される。そのため，特異的な標的分子をもつ限られた腫瘍に対しては高い効果を示すが，その標的分子をもたない腫瘍に投与しても全く効果がないという特徴がある。細胞障害性抗がん薬では，あまり見られなかった皮膚障害や間質性肺炎などの予期せぬ副作用が出現することもあるため注意が必要である。

1 **細胞周期**：一つの細胞が二つに分裂する過程を細胞周期と呼び，G1期（DNA合成準備期），S期（DNA複製期），G2期（分裂準備期），M期（分裂期）の4つの段階に分けられる。

表9-4　細胞障害性抗がん薬の代表的薬剤と特徴

種類	代表的な薬剤（一般名）	特徴
アルキル化薬	イホスファミド，シクロホスファミド，テモゾロミド	核酸をアルキル化し，増殖中の細胞を障害する。細胞周期に関係なく効果を発揮する。増殖していない細胞に対しても障害を及ぼし，発がん性を呈することもある。
代謝拮抗薬	フルオロウラシル，カペシタビン，テガフール・ギメラシル・オテラシル（S-1）	最も古くからがん化学療法に用いられてきた薬剤である。DNAおよびRNA合成に必要な酵素を阻害し，がん細胞のみならず，骨髄細胞などの細胞周期が短い細胞に対して強い活性を示す。
微小管阻害薬	ビンクリスチン，ビノレルビン，ドセタキセル，パクリタキセル	細胞分裂に重要な微小管に対して作用し，分裂を途中で停止させることによって抗腫瘍効果を呈する。神経細胞の軸索輸送を障害するため，副作用として末梢神経障害の出現が特徴的である。
白金製剤	シスプラチン，カルボプラチン，オキサリプラチン	分子内に白金（プラチナ）を含む薬剤である。DNAと結合し，架橋を形成することでDNA複製を阻害する。DNA合成期により高い効果を示す。
トポイソメラーゼ阻害薬	イリノテカン，エトポシド	DNAの複製や合成に関わる酵素であるトポイソメラーゼを阻害することによって抗腫瘍効果を呈する。DNA複製過程を停止し，細胞分裂を止めることでアポトーシスを誘導する。
抗がん性抗生物質	ダウノルビシン，ドキソルビシン，ブレオマイシン	核酸の機能や合成に障害をもたらすことで抗腫瘍効果を呈する。DNAやRNAの合成を阻害する薬剤，DNA鎖を切断することによって細胞障害性を示す薬剤も含まれる。

③内分泌療法薬

　乳がんや子宮内膜がん，前立腺がんなどのホルモン依存性腫瘍に対して使用される。腫瘍の増殖に必要な性ホルモンの働きを抑制することで，腫瘍の増殖や転移浸潤を阻害する薬剤である。ホルモン製剤，ホルモン療法薬とも呼ばれ，抗エストロゲン薬，アロマターゼ阻害薬，抗アンドロゲン薬，LHRHアナログ製剤などがある。

④免疫作用薬（免疫チェックポイント阻害薬）

　免疫作用薬は，がん細胞に有利に関与している「免疫チェックポイント」に対して阻害効果を示し，がん抗原特異的なT細胞の活性化や，がん細胞に対する細胞障害活性を増強することで持続的な抗腫瘍効果を発揮する。がん細胞に対する直接傷害ではなく，免疫機構（**2**）を介した間接的効果のため，免疫が始動するまでに時間を要する。作用機序によって，抗PD-1抗体，抗PD-L1抗体，抗CTLA-4抗体などに分類される。

2）化学療法による副作用

　化学療法では，用いられる薬剤によって出現する副作用の種類や程度，出現時期などが異なる。看護職は療養者の治療に使用されている薬剤の特徴を十分に理解し，副作用の発症時期を予測して対処する必要がある。客観的指標としては有害事象共通用語規準 ver5 CTCAE（**3**）が用いられており，副作用の程度は1〜5までのGradeで段階的に評価される。

2 免疫機構：生体には，自然免疫や獲得免疫によってT細胞が活性化してがん細胞などを攻撃，排除する免疫機構が備わっている。免疫を制御する役割を持つ免疫チェックポイントは，本来，過剰な免疫応答を防ぐものであるが，がん細胞はこのシステムを利用し，T細胞による攻撃を回避している。

3 有害事象共通用語規準
CTCAE：有害事象の評価や報告に用いることができる記述的用語集である。Grade 1-5 を以下の原則に従って定義しており，各有害事象の重症度の説明を個別に記載している。
・Grade 1 軽症；症状がない，または軽度の症状がある；臨床所見または検査所見のみ；治療を要さない
・Grade 2 中等症；最小限/局所的/非侵襲的治療を要する；年齢相応の身の回り以外の日常生活動作の制限
・Grade 3 重症または医学的に重大であるが，ただちに生命を脅かすものではない；入院または入院期間の延長を要する；身の回りの日常生活動作の制限
・Grade 4 生命を脅かす；緊急処置を要する
・Grade 5 有害事象による死亡

①細胞障害性抗がん薬による副作用

　細胞障害性抗がん薬は，がん細胞と正常細胞の選択性に乏しく，正常細胞も障害してしまうことで副作用が発現する。一般薬と比べて治療域と副作用域の用量が近く，治療域となる用量の幅が狭いのも特徴である。これまでの使用経験や臨床試験結果から，副作用の概要や発現時期については，ある程度明らかになってきている。がん細胞は細胞周期が早いため，細胞障害性抗がん薬の影響を受けやすい正常細胞も細胞周期が早いもの（白血球，血小板，消化管粘膜，毛根，性腺など）が多いと考えられている。

②分子標的治療薬による副作用

　分子標的治療薬は，薬剤ごとに特徴があり，従来の細胞障害性抗がん薬ではみられなかった副作用が出現する。各薬剤が標的とする分子が多く存在する組織や臓器に特徴的な副作用が出現することが多い。

③免疫作用薬（免疫チェックポイント阻害薬）による副作用

　免疫作用薬の副作用は自己免疫反応の増強による免疫関連有害事象（irAE：immune-rerated adverse events）である。薬剤の作用によって，T細胞が活性化され抗腫瘍効果を示す一方で，T細胞の免疫反応が過剰になると，皮膚，消化器系，内分泌系，神経系など，全身のあらゆる臓器で自己免疫疾患・炎症性疾患に類似した炎症性の免疫反応が発現する。発症時期は決まっておらず，投薬中止後も症状が持続したり，新たな irAE を発症することがある。間質性肺炎や重症腸炎，副腎機能障害，1型糖尿病など，急速に進行する重症疾患が発現することもあり，重症化を防ぐためには，できるだけ早期に発見し，治療を開始する必要がある。

3）おもな副作用の特徴と看護のポイント

　在宅では症状の出現・増悪時に療養者自身または家族が対処する必要があるため，副作用への予防行動がとれ，早期対応につなげられるようにセルフケア支援を行う必要がある。緊急対応を要する症状・徴候についても事前に伝え，緊急時に受診または相談する施設の連絡先，受診手続きについて事前に説明することも重要である。また，普段の生活状況を踏まえて，個々の生活に合った日常生活上の工夫を提案し，無理なく継続できるセルフケアを在宅療養者とともに検討することが望ましい。看護職は症状発現機序を理解し，多角的包括的にアセスメントすることによって，個人の生活に合ったケアを提供する必要がある。

●悪心・嘔吐

　悪心・嘔吐は化学療法を受ける療養者にとって，最も苦痛な症状であるといわれ，電解質異常や体重減少などを引き起こし，治療の継続にも影響を及ぼすことがある。これらは一般的に延髄外側網様体における嘔吐中枢が刺激されて出現すると考えられている。化学療法誘発性悪心・嘔吐では，主に①化学受容器引金帯（CTZ **4**），②消化管，③大脳皮質の3つの経路を介して出現する。症状発現時期により以下の4つに分類される。

4 CTZ（Chemoreceptor Trigger Zone）：第4脳室に存在し，脳内刺激，前庭刺激，代謝異常，嘔吐惹起物質などの刺激を受けて延髄にある嘔吐中枢に伝える役割を持つ。

急性	薬剤投与後 24 時間以内に出現する
遅発性	薬剤投与 24 時間後から 1 週間程度持続する
突発性	予防的に適切な制吐薬を使用しても出現する
予測性	2 回目以降の抗がん薬治療前に出現する

【看護のポイント】
- 悪心・嘔吐の原因・状況に合った適切な制吐剤を使用できるように支援する。
- 使用した制吐剤の効果を再評価し，服用期間や回数を検討する。
- 症状出現時の対処法（誤嚥防止体位，ガーグルベースンなどの準備，制吐剤の使用方法）について説明する。
- 制吐剤を処方通りに内服できているか，症状の出現時期とその対応を療養者とととともに振り返り，次回の治療に活かせるよう支援する。

観察項目	症状のセルフケア
・悪心・嘔吐回数 ・症状の程度 ・食事・飲水摂取状況 ・増悪または緩和する要因 ・症状持続時間 ・血液検査（電解質，腎機能） ・身体・精神症状（不安，睡眠状況など）	・回数を細かく分けて少量ずつ食事摂取する ・においの少ない食品を摂取する（料理は冷ますことでにおいが軽減される） ・香辛料・揚げ物・カフェイン・脂肪など刺激の強い食品を控える ・栄養補助食品など少量で栄養摂取できるものを試す ・臭気がこもらないように換気する ・花や香水など，においが強いものは避ける ・吐物はすぐに処理し清潔な療養環境を保つ ・嘔吐後は含嗽し口腔内を清潔に保つ ・身体を締め付ける衣服を避ける ・十分な睡眠を確保する ・症状出現時は安静にし，軽減または消失時には散歩など気分転換になる活動をする ・漸進的筋弛緩法・音楽療法・マッサージなど療養者が好むリラクセーション方法を試みる

● 骨髄抑制

　骨髄抑制とは化学療法後に白血球，赤血球，血小板の造血機能が抑制されることによって起こる副作用である。その他の苦痛を伴う副作用への対策と比較すると療養者本人は重要性を実感できないこともあるが，骨髄抑制による感染や出血は，QOL の低下だけでなく，生命に関わる致命的な症状となることもあり，副作用対策は非常に重要である。

● 下痢

　化学療法および放射線療法に起因する下痢は，早発性下痢と遅発性下痢に分類される。腹痛や残便感などの不快症状が生じるだけでなく，脱水や電解質異常などで重篤な状況になることも多く，速やかな対応が必要である。治療の有害事象として生じる下痢の原因としては，薬剤のコリン作動性によるもの，腸粘膜の障害，粘膜防護機構の低下などがあげられる。

	観察項目	看護のポイント	症状のセルフケア
白血球減少 (易感染)	・血液検査(WBC, CRPなど) ・感染の疑われる症状(38℃以上の発熱, 悪寒・戦慄, 咳, 咽頭痛, 口内炎, 下痢・腹痛, 肛門痛, 排尿時痛, 皮膚の発疹・発赤など)の有無 ・療養者の生活環境および清潔習慣 ・感染に対する理解の程度 ・感染予防行動の実施状況	・基本的感染予防策を実施する ・適切な清潔操作を実施する ・医療器具の衛生管理を行う ・生活環境の清潔を保持する ・感染リスク因子を除去する ・感染が身体に及ぼす危険性, 感染しやすい部位, 感染症状, 感染予防のためのセルフケア行動, 症状出現時の対処方法を指導する ・血液検査の結果を提示しながら感染リスク状態について説明し, 感染予防行動に対する意識を高める	・体温測定, 頻回な口腔ケア・手指衛生の習慣をつける ・毎日清潔ケアを実施する ・外出時はマスクを着用する ・好中球減少時の外出は控え人混みは避ける ・食事は十分に加熱する ・清潔な食器・調理器具を使用する ・療養環境を清潔に保つ ・外傷を予防する ・感冒や流行性疾患に罹患した家族との接触を避ける ・ペットとの接触を避ける
血小板減少 (出血傾向)	・血液検査(血小板値, 出血時間, プロトロンビン時間, フィブリノーゲンなど) ・出血しやすい部位(眼瞼結膜, 眼底, 口腔粘膜, 鼻粘膜, 肛門, 四肢の皮膚, 関節腔, 消化管, 気道粘膜, 尿道, 女性器) ・出血に対する理解の程度 ・出血予防行動の実施状況	・刺激となる処置は避ける ・転倒転落防止のための環境を整備する ・出血部位が確認できれば圧迫止血を実施する ・消化管・頭部などの出血が疑われた場合には, バイタルサイン・随伴症状を速やかに確認し医師へ報告する ・出血が身体に及ぼす危険性, 出血しやすい部位, 出血時の症状, 出血予防のためのセルフケア行動, 出血時の対処方法を指導する ・普段から皮膚や口腔, 排泄物などを観察する習慣をつける	・強くこすったり掻いたりしない ・ベルトや靴は体に合ったものを着用する ・歯肉をこすらず柔らかい歯ブラシで歯磨きをする ・鼻を強くかまない ・外傷の危険のある活動を制限する ・滑りにくい履物を選ぶ ・鋭利な刃物の取扱いに注意をする ・排便時に力まない
赤血球減少 (貧血)	・血液検査(Hgbなど) ・貧血症状(皮膚・口唇・眼瞼結膜の蒼白, 心拍数・呼吸数の増加, 動悸, 息切れ, めまい, 倦怠感など)の有無 ・貧血に関する理解の程度	・症状に応じて活動を制限する ・転倒転落防止のための環境を整備する ・血液検査の結果を提示しながら貧血状態について説明し, 貧血症状に対する意識を高める。	・貧血予防に効果的な食事を摂取する(鉄分, タンパク質, 葉酸, ビタミンB_{12}, B_6など) ・激しい運動は避け普段より緩やかな動作を心がける ・室温や衣服を調整し身体を温める

【看護のポイント】
- 下痢の原因・状況に合わせた適切な止痢薬を使用できるように支援する。
- 使用した止痢薬の効果を再評価し, 服用期間や回数を検討する。
- 体力の消耗や倦怠感を緩和するため, 安静を保てるように配慮する。
- 肛門周囲皮膚のスキントラブルに注意し, 清潔を保つ。

観察項目	症状のセルフケア
・排便習慣 ・治療に伴う排便状態の変化 ・下痢の状態(回数, 量, 性状, 混入物, におい) ・水分摂取状況 ・出納バランス ・体重の変化	・消化のよい食事を摂取する ・回数を細かく分けて少量ずつ食事摂取する ・脂肪分の多い食事や牛乳, 乳製品を避ける ・香辛料やアルコール類, 炭酸飲料, カフェイン, 高濃度の塩分, 熱いものや冷たいものなどの腸管刺激物を避ける ・カリウムの多い食品(バナナ, 果物ジュースなど)を摂取する ・排泄環境を整備する(ポータブルトイレの設置, パッドの使用など)

● 便秘

　化学療法の副作用としての便秘は，腸管運動を支配する自律神経が抗がん薬により障害され腸管運動が抑制されることによって生じる。便秘には，器質性便秘・機能性便秘・薬剤性便秘があり，日常的に様々な要因で起こり得る。そのため，多くの要因が複合して起こり得ることを考慮し，多角的に情報収集する必要がある。便秘の予防とイレウスなどの重症化を回避するための支援が重要である。

【看護のポイント】
● 便秘の原因・状況に合わせた適切な緩下剤を使用できるように支援する。
● 肛門付近に宿便がみられる場合，主治医と相談し浣腸または摘便の実施を検討する。
● 使用した緩下薬の効果を評価し，服用期間や回数を検討する。

観察項目	症状のセルフケア
・X線・CT・エコー等の検査所見 ・排便習慣 ・治療に伴う排便状態の変化 ・便秘の程度(回数，量，性状) ・便秘による随伴症状(悪心・嘔吐，食欲不振，腹部膨満感，排便痛，圧痛，イレウス症状の有無など) ・食事・水分摂取状況 ・活動量 ・生活リズム ・腸蠕動音	・毎日決まった時間に排便を試みる ・起床時間・食事時間をできるだけ一定にする ・便を我慢しなくてよい環境で療養する ・食物繊維を多く含む食事を摂取する ・水分を十分に摂取する ・適度な運動・腹部マッサージ・温罨法などを行い腸蠕動を促す

● 末梢神経障害

　化学療法に伴う末梢神経障害は，CIPN(chemotherapy induced peripheral neuropathy)と呼ばれ，感覚異常や感覚消失，感覚鈍麻，感覚過敏などの様々な症状を呈する。その出現や増悪によって療養者は持続する不快症状を経験し，QOLが著しく低下する。原因となる薬剤の減量や中止以外に有効な治療法がないため，早期に症状を捉えて知覚異常や運動障害による転倒障害，便秘による麻痺性イレウスなどの二次障害の予防が重要である。

【看護のポイント】
● 化学療法で使用する薬剤における症状出現の特徴，時期について説明する。
● 症状の長期化および残存の可能性も踏まえ，治療の選択や中止についての意思決定支援を行う。
● 二次障害予防のための日常生活上の工夫と注意点を説明する。
● 効果に個人差があることを留意した上で非薬物的症状緩和方法を実施し，効果が得られない場合は中止する。

観察項目	症状のセルフケア
・末梢神経障害の有無 ・症状の範囲，程度，経時的変化 ・二次的な損傷の有無と程度 ・支障をきたしている ADL ・非薬物的症状緩和方法の効果	・ゆっくり歩行する ・外傷に気付きにくくなるため打撲や熱傷に注意する ・患部の保温・マッサージを行う ・締め付けの強い衣類を避ける ・サイズの合った靴を履く ・患部の爪切りは支援者に依頼する

● 脱毛

　抗がん薬により，毛母細胞の機能が障害されることで脱毛が起こる。脱毛によるボディイメージの変化は，療養生活や社会生活に大きな影響を及ぼすため，それぞれの体験や思いを傾聴し，療養者の心理的ケアや不安軽減のための個別的な支援が必要である。

【看護のポイント】
● 化学療法で使用する薬剤における症状出現の特徴，時期について説明する。
● 症状には個人差があること，治療終了後は必ず発毛することを説明する。
● 症状に対する不安を共感的に傾聴する機会を確保する。
● 脱毛前・中・後の心理的安定と容姿の補整のための情報を提供する

観察項目	症状のセルフケア
・脱毛に関する準備 ・症状への理解の程度 ・脱毛の部位・程度 ・脱毛の随伴症状（スキントラブル，心理・社会的影響）	・治療前に毛髪を短くカットする ・事前にかつらや帽子を準備する ・頭皮を傷つけないよう爪は短く切る ・洗髪は爪を立てずに優しく行う ・刺激の少ないシャンプーを使用する ・柔らかいヘアブラシを使用する ・ドライヤーの温度を低めにする

● 皮膚障害

　化学療法に伴う皮膚障害の発現部位は頭から足の先まで広範囲に及び，使用される薬剤によって発現機序は異なる。手足症候群，痤瘡様皮疹，爪周囲炎，乾燥，亀裂，掻痒などの症状が出現しやすいとされている。直接生命に影響する副作用ではないが，長期に治療を継続できるように皮膚症状のマネジメントや心理的サポートが必要である。

【看護のポイント】
● 治療に使用される薬剤における症状出現の特徴，時期について説明する。
● 基本的スキンケアの知識と技術を指導する。
● 症状を早期に発見し，二次感染や損傷の拡大を予防する。

観察項目	症状のセルフケア
・皮膚状態の外見上の変化（表皮，爪，粘膜の色調，損傷，表皮剥離，水疱，びらん，滲出液，潰瘍，出血） ・自覚症状（掻痒感，不快感，疼痛など） ・ADLへの影響 ・スキンケア方法	・入浴やシャワー浴で皮膚の清潔を保つ ・必要な皮脂膜を洗い流さないよう優しく洗浄する ・洗浄後の皮膚へ保湿剤を塗布する ・圧迫や損傷を避ける ・アルコール分を含む薬剤や軟膏は可能な限り控える ・低刺激性のガーゼやテープを使用する ・爪を保護する ・爪の手入れをする（やすりを使う，深爪をしない，角を落とすなど）

●倦怠感

　がんに伴う倦怠感はCRF（cancer related fatigue）と呼ばれ，腫瘍そのものが原因で生じる一次的なものと，化学療法や放射線療法などの治療の副作用などが原因で生じる二次的なものがある。倦怠感は疲労，だるさ，集中力の低下，無気力など様々な言葉で表現され，原疾患，治療，身体的・心理的・社会的要因が複雑に関連して生じると考えられる。

【看護のポイント】
●化学療法で使用する薬剤における症状出現の特徴，時期について説明する。
●主観的な訴えを意図的に聴取し，個々に合わせた日常生活援助やセルフケア支援を行う。

観察項目	症状のセルフケア
・倦怠感の程度・発症時期・持続時間 ・増悪または緩和する要因 ・随伴症状の有無 ・身体・精神症状（不安，睡眠状況など）	・活動に優先順位を付ける ・症状軽減時には適度に運動を行う ・漸進的筋弛緩法・音楽療法・マッサージなど療養者が好むリラクゼーション方法を試みる ・規則的な睡眠習慣を身に付け睡眠の質を高める

●口内炎

　化学療法に伴う口内炎には，治療のための薬剤が直接作用して症状が出現するものと，口腔細菌感染，骨髄抑制，低栄養による局所感染を起こし二次的に発生するものがある。初期症状としては，無症状の口腔粘膜発赤が出現し，進行すると白斑，粘膜浮腫，疼痛，食事摂取障害，潰瘍形成へと移行し，ADLを著しく低下させる。口内炎は適切なケアにより，予防や重症化を避けることができるため，治療前からの介入が重要である。

【看護のポイント】
●発症すると治癒に時間がかかるため，治療開始前から予防のためのセルフケア支援を行う。
●予防のポイントとして，①保清，②保湿，③刺激からの保護の重要

性について説明する。
- 発症時は，上記に加え④疼痛管理，⑤栄養管理に留意し，重症化を予防する。

観察項目	症状のセルフケア
・口腔粘膜の状態 ・歯周病・う歯・義歯の有無 ・口腔ケアの習慣 ・年齢 ・食事摂取状況 ・血液検査（CRP, WBC, TP, Alb）	・1日7～8回含嗽を行う（起床時，毎食前後，就寝時など） ・歯ブラシに加えデンタルフロスや歯間ブラシなどの適切な歯面清掃補助具を用いる ・氷片などを含んで口腔内を冷却する ・口腔内保湿剤および保湿ジェルを使用し乾燥を予防する ・禁煙を厳守する ・発症後は適切な鎮痛薬を使用する ・刺激物を避け水分を含む柔らかい食品を摂取する

- 性機能障害

　化学療法に伴う性機能障害は，薬剤による生殖細胞への直接的な障害によって起こるものだけではなく，その他の要因からくる間接的な影響によっても起こるため，原疾患や治療によるボディイメージや自己概念の変化も含めて全人的に捉える必要がある。性機能に関する有害事象は療養者が表現しにくい問題であるため，症状出現の可能性を視野に入れて意図的に介入する必要がある。

【看護のポイント】
- 化学療法で使用する薬剤によって，一時的な場合と半永久的または永久的な場合があること，妊孕性への影響があることを考慮して関わる。
- 性に対する価値観には個人差があるため，個人的な価値観を押し付けないように注意する。
- パートナーとの関係も大きく影響することを理解し，同時に支援をする。
- 医療者やパートナーと性に関して話す環境・機会を確保する。

観察項目
・性別毎の具体的な症状 男性：精巣の萎縮，精子数の減少・運動障害・奇形，染色体異常，不妊，性欲低下，性反応・性的興奮の低下，勃起障害，射精障害 女性：卵胞・卵子数の減少，不妊，早期閉経，無月経，性交痛，腟乾燥症，更年期症状，性欲低下，オルガズム低下

2 放射線療法

1）放射線療法の基礎知識

　放射線療法とは，悪性腫瘍を標的とし，腫瘍細胞を死滅させ，その増殖を抑える治療法である。治療には，X線や電子線，γ線，重粒子線，陽子

線などの放射線が利用される。放射線は照射された部位のみに影響を与えるため，可能な限り腫瘍に限局して照射を行い，治療効果を最大限にして有害事象を最小とすることが重要である。低侵襲性の局所療法であり，機能と形態を温存できるという特徴を持っている。

（1）放射線療法の目的・適応

近年では照射技術が進歩していることや比較的侵襲性が低いことなどの理由から放射線療法が治療として選択されることが増加しており，その対象や病期，治療目的も多岐に渡る。

①根治的放射線治療

放射線治療単独での根治を目的として行う。主な適応条件としては，①照射野内に原発巣や所属リンパ節が含まれる，②播種や遠隔転移がない，③正常組織の耐用線量内で治癒に必要と考えられる線量が照射可能の3つがあげられる。手術により機能や形態が損なわれる部位（咽喉頭，口腔，食道，子宮）に対して検討される。

②補助的放射線治療

● 手術との併用

　・術前照射…腫瘍を縮小させ周囲への浸潤・癒着を取り除くことによって摘出を容易にするとともに，手術操作による腫瘍細胞の散布を防止する。

　・術後照射…摘出した腫瘍周囲やリンパ節領域の顕微鏡的残存腫瘍を根絶する。

● 化学療法との併用

　化学療法・放射線療法それぞれの副作用を軽減させるため，または治療成績を向上させる目的で併用される。骨髄移植前に白血病細胞を減らし，移植に伴う拒絶反応を防止する目的で使用する場合もある。

③緩和的放射線治療

症状を緩和して QOL の向上および維持を目的として行う。悪性腫瘍の骨転移による疼痛，脳転移・脊髄圧迫による神経症状，上大静脈の圧迫・閉塞による顔面・頸部・上肢の腫脹（上大静脈症候群）などは，療養者の QOL を著しくそこなう。根治を望めないまでも，腫瘍の増大をできる限り遅らせ，症状緩和の目的で利用される。

（2）照射法の種類

放射線療法に用いられる照射法は外部照射，小線源治療（腔内照射，組織内照射），内用療法に分類される。

照射法の種類

外部照射	体外から遠隔照射装置を用いて体内の病巣部に向けて照射する。
小線源治療	放射性核種を封入した密封小線源を，腫瘍組織内に刺入する「組織内照射」，腫瘍近接部分に密着させる「モールド照射」，体腔内に挿入する「腔内照射」など，小線源から放出されるγ線を病巣に照射する。一般的に外部照射に比べ正常組織への影響が少ない。
内用療法	特定の臓器に集積するか腫瘍親和性の高い放射性医薬品を，内服もしくは静注して体内から照射を行う治療法である。

2）放射線療法による有害事象

　放射線による反応は，照射中や照射後3か月までの間にみられる急性期反応と，照射後3か月以降から数年に起こる晩期反応に分けられる。急性期反応は程度の差はあっても照射中に出現するが，適切なケアによって多くは治療後に消失する。一方，晩期反応は有効な治療がなく難治性である。照射終了後から療養者自身または家族が有害事象に対応する必要があるため，予防行動がとれ，早期対応につなげられるようにセルフケア支援を行う必要がある。

3）おもな急性期反応の特徴と看護のポイント

●放射線皮膚炎

　皮膚にある基底細胞，皮脂腺，汗腺は，常に細胞分裂を繰り返しているため放射線感受性が高く皮膚炎が出現しやすい。放射線皮膚炎の発生過程を理解し，各時期に合わせたスキンケアが必要である。予防的・治療的スキンケアを行う事で，皮膚炎の発生率を下げ，重症化を防ぐことができる。

表 9-5　放射線皮膚炎の発生過程

①照射開始後 2〜3 週	毛包を構成する細胞の減少と真皮の血管拡張により紅斑が出現する。 汗腺や皮膚腺の分泌障害により，皮膚が乾燥する。
②照射開始後 3〜4 週	皮膚の基底細胞の分裂増殖が低下するため，表皮の細胞が減少し，角質層の落屑が起こる。
③照射開始後 5〜6 週	基底細胞がさらに減少し，表皮の細胞が消失するか，擦過などの刺激により表皮が剥離して真皮が露出する。 毛細血管からの濾出液により皮膚は湿潤する。
④照射終了後 2〜3 週	基底細胞の再増殖により表皮は再生し，皮膚炎が治癒する。
⑤治癒後	色素沈着が数か月〜1 年程度持続する。

【看護のポイント】
- ●放射線治療の目的や種類，照射部位，照射野，照射期間，照射線量，衣類などの機械的刺激の有無，日常のセルフケア方法，セルフケア能力などに基づいて皮膚炎の発症リスクを評価し，予防的スキンケアを指導する。
- ●皮膚炎の発生後は，発生部位，炎症徴候の有無（発赤，腫脹，疼痛，熱感），滲出液の量・性状，創の状態（深さ，肉芽組織，壊死組織）などに基づいて皮膚炎を評価し，治療的スキンケアを実施する。

症状のセルフケア
- ・放射線を照射した皮膚に直射日光が当たらないようにする。
- ・やわらかい材質の衣類を着用する。
- ・のりのついた襟は避け，ネクタイ，ベルト，ブラジャーをきつく締めない。
- ・照射範囲に絆創膏や湿布を貼らず，照射前には軟膏を塗布しない。

・無意識に擦過しないように爪を切る。

・放射線を照射した皮膚はシャワー浴で洗い流す程度にする。

・かみそりでひげを剃らない。

・軟膏を塗布する場合はすり込まない。

● 放射線粘膜炎

皮膚と同様に，粘膜上皮細胞は分裂・増殖が盛んであるため放射線感受性が高く，障害を受けやすい。口腔内や咽頭の粘膜炎が代表的である。口腔，咽頭，会陰部，腟などが照射野に含まれている場合は，適切な予防と対処を行う必要がある。

表 9-6　放射線粘膜炎の発生過程

①照射開始後 2 週	粘膜に発赤と紅斑が出現する。
②照射開始後 3 週	基底細胞の分裂低下による上層部の上皮細胞の減少に伴って粘膜の部分的欠損が起こり，白苔で覆われる。 口腔・咽頭の疼痛が出現する。
③照射開始後 4〜5 週	上層部の上皮細胞がさらに減少する。 擦過などの刺激で偽膜が剥離しやすく，出血を伴う。 疼痛が増強し，食事摂取が困難になる。
④照射開始後 5 週以降	基底細胞の再増殖が活発になり，上皮が再生する。

【看護のポイント】

● 治療内容や療養者の生活状況から，粘膜炎の増悪因子(広範な照射野，化学療法との併用，不適切な口腔ケア習慣，喫煙，飲酒，不衛生な口腔内環境，金属製の義歯，刺激物の摂取，免疫機能の低下)について把握し，セルフケア支援を行う。

症状のセルフケア

化学療法：口内炎：症状のセルフケア(➡p.350)参照

● 放射線宿酔

放射線宿酔の発生機序は明らかにされていないが，人体組織に放射線が照射されて生じる副産物が体内を循環することによって生じると推測されている。放射線治療を開始初期に，倦怠感，食欲不振，悪心・嘔吐，微熱などの全身症状としてみられ，眠気が出現し，においにも敏感になる。1週間以内に消失することが多いが，症状の出現やその程度は個人差が大きい。一時的な症状であるが，二次的な倦怠感や脱水，治療への恐怖感などが起きないように支援する必要がある。

【看護のポイント】

● 放射線宿酔の増悪因子(広範な照射野，上腹部への照射，化学療法の併用)について理解し，ハイリスク者に対しては事前に十分な説明を行う。

● 病状の悪化や体力の低下ではなく，放射線療法による一過性のもの

> であることを説明する。

症状のセルフケア

　　化学療法：悪心・嘔吐（➡p.345），倦怠感（➡p.349）；症状のセルフケア参照

● 骨髄抑制

　　放射線照射で骨髄の造血機能が障害されることによって起きる。血球細胞の放射線感受性はリンパ球，赤血球，顆粒球，血小板の順で高い。広範囲な放射線治療や化学療法の併用が増悪因子である。

　　化学療法：骨髄抑制（➡p.345）参照

4）晩期反応への基本的なケア

　　急性期反応よりも出現頻度は低いが，発症すると，難治性であるため生活や生命へ大きな影響を及ぼすものもある。治療終了から数年が経過したころに生じる症状もあるため，長期的な経過をみる必要がある。正しい情報を療養者や家族へ提供し，症状が出現した際に受診するという適切な対処行動がとれるようセルフケア支援を行う必要がある。

表 9-7　臓器・組織別の晩期反応

臓器・組織	晩期反応
皮膚	色素沈着，萎縮，瘢痕，潰瘍
粘膜	味覚障害，喉頭浮腫，線維化，潰瘍，穿孔
肺	放射線肺線維症
消化器	腸管出血，腸閉塞
脳	記憶力低下，ホルモン分泌低下，放射線脳壊死，末梢神経麻痺，びまん性白質脳症
心臓	心筋梗塞，狭心症
脊髄	放射線脊髄炎，再生不良性貧血，白血病
骨	成長障害，骨折，骨壊死，関節拘縮
眼	白内障，角膜潰瘍，網膜症
泌尿器	膀胱腫瘍，腎硬化
生殖器	性機能障害，不妊

- 化学療法・放射線療法を受ける対象の特徴（年齢，病態，病期，治療目的，家族・社会的背景など）を把握し，それによって必要な援助および解決すべき健康課題が異なることを理解する。
- 療養者が受けている化学療法・放射線療法の特徴について理解し，治療前・治療中・治療後のそれぞれの時期に合った適切なセルフケアを療養者とその家族が主体的に行えるように支援する。
- 治療に伴い出現した副作用および有害事象が，療養者の生活にどのような影響を与えているかについて把握し，個々の療養者の生活に合わせた具体的な助言・指導を行う。

引用・参考文献

1) 国立がん研究センター内科レジデント編：がん診療レジデントマニュアル 第8版．医学書院，2019
2) 岡元るみ子・佐々木常雄編集：がん化学療法副作用対策ハンドブック 第3版．羊土社，2019
3) 国立がん研究センター看護部編集：がん薬物療法看護スキルアップ．南江堂，2018
4) 濱口恵子・本山清美編集：がん化学療法ケアガイド 第3版．中山書店，2020
5) 尾尻博也：臨床放射線医学 第10版，医学書院．2021
6) 唐澤久美子・藤本美生編集：がん放射線治療．学研メディカル秀潤社，2012
7) 厚生労働省：重篤副作用疾患別対応マニュアル
https://www.mhlw.go.jp/stf/seisakunitsuite/bunya/kenkou_iryou/iyakuhin/topics/tp061122-1.html
8) 国立がん研究センター：がん情報サービス　https://ganjoho.jp/public/index.html

Ⅲ. 在宅酸素療法
Home Oxygen Therapy：HOT

学習の
ねらい

● 在宅酸素療法とはなにかを理解する。
● 在宅酸素療法を受ける療養者への看護のポイントを理解する。
● 在宅酸素の取り扱いの実際を知り，活用できる。
● 在宅酸素療法を受ける療養者を支える社会資源を知り，活用できる。

1 在宅酸素療法の基礎知識

1 在宅酸素療法の目的

HOTは呼吸状態の維持，改善をは
かることを目的とする

　在宅酸素療法 HOT は，慢性呼吸不全等で安定している病態の患者に酸素を投与し，呼吸状態の維持，改善をはかることを目的とする。また，呼吸機能低下による日常生活動作の障害の程度を軽くすることで，患者はQOL の向上が可能となり，より質の高い在宅療養生活の継続を目指すことができる。

　在宅酸素療法は，1985 年に健康保険が適用され，1990 年には，無床診療所での実施が可能となり，その後，肺高血圧症や慢性心不全に対する適用が拡大された。主な疾患は，COPD（慢性閉塞性肺疾患），次いで肺線維症・間質性肺炎，肺結核後遺症などとなっている。

2 在宅酸素療法の対象と適応（令和 4 年 3 月　保医発 0304 第 1 号）

・在宅酸素療法の対象疾患は高度慢性呼吸不全例，肺高血圧症，慢性心不全，チアノーゼ型先天性心疾患及び重度の群発頭痛の患者である。
・高度慢性呼吸不全患者：在宅酸素療法導入時に動脈血酸素分圧（PaO_2）55 mmHg 以下の者及び動脈血酸素分圧（PaO_2）60 mmHg 以下で睡眠時または運動負荷時に著しい低酸素血症を来たす者であって医師が在宅酸素療法を必要であると認めた者。
・慢性心不全患者：医師の診断により，NYHA（New York Heart Association）分類（➡表 9-8）がⅢ度以上，睡眠時のチェーンストークス呼吸がみられ，無呼吸低呼吸指数が 20 以上であることが睡眠ポリグラフィー上確認されている者。
・群発頭痛の患者：群発期間中の患者であって，1 日平均 1 回以上の頭痛発作を認める者。

表 9-8　NYHA New York Heart Association の心機能分類

Ⅰ度	日常生活にまったく支障をきたさないもの。
Ⅱ度	日常生活に軽い障害をきたすもの。安静時には無症状であるが，日常生活において，易疲労感，動悸，呼吸困難，狭心症状を生ずるもの。
Ⅲ度	日常生活に著しい障害をきたすもの。安静時には無症状であるが，日常生活以外の労作においても易疲労感，動悸，呼吸困難，狭心症状を生ずるもの。
Ⅳ度	いかなる日常生活労作においても障害を生ずるもの。安静時においても心不全症状あるいは狭心症状を呈する。いかなる軽度の労作によっても，症状が悪化するもの。

3 機器の種類と特徴

　在宅酸素療法で使用する酸素供給機器は，疾患や状態により種類が異なる。看護者は，療養者が使用する機器の種類と特徴を理解した上で，援助にあたることが必要である。

1）チアノーゼ型先天性心疾患

(1) 小型酸素ボンベ（500 l 以下）

(2) クロレートキャンドル型酸素発生器

　クロレートキャンドルと称する固形酸素発生剤（NaclO：塩素酸ナトリウムと鉄粉等の混合物から形成される）から熱分解反応により酸素を発生させる装置（図 9-1）。

＜特徴＞

● 純度 99.8％の酸素を 3 l/min 供給する（12 分持続して均一に発生するが，途中で止めることは不可能である）。

● 操作が簡単である（引き手を引き抜く）。

● 取り扱いが安全である（固形酸素であり，高圧ガスは使用していない）。

● 軽量である（約 900 g）。

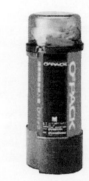

図 9-1　クロレートキャンドル（日本光電）

2）その他の状態（表 9-9）

(1) 酸素ボンベ（図 9-2）

　酸素は，150 kg/cm^3（14.7 MPa）でボンベに充填されている。携帯型酸素ボンベは，一般的に 200～500 l の容量のボンベが使用されることが多い。酸素ボンベを使用する時には，減圧弁，流量計，加湿器が必要である。また，携帯用酸素ボンベ使用の場合は，酸素消費量節約目的で，呼吸同調酸素供給調節器を併用することが多い。この場合，呼吸に同調し酸素が供給されるため，酸素消費量は呼吸同調酸素供給調節器未使用時と比較すると，約 1/3 となる。

＜特徴＞

● 携帯用酸素ボンベは，軽量化をはかるために，アルミボンベよりも軽量である材質を使用している。

● 携帯用酸素ボンベは自宅で連続して使用するには，容量が少ないため，

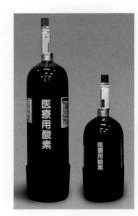

図 9-2　酸素ボンベ

表 9-9　酸素供給装置の種類と特徴

	設置型	携帯型
酸素ボンベ 高圧酸素（14.7 MPa：150 kg/cm³）を圧力調整器で減圧し，流量調節器を通して吸入する。	①気体容量・重量 　500*l*型：6 kg 　1,500*l*型：15 kg 　6,000*l*型：50 kg ②濃度　99.5％以上 ③供給可能時間（1*l*/min の場合） 　500*l*型：8h 　1,500*l*型：25h 　6,000*l*型：100h ④流量と流量計 　10*l*/min　フロー式	①気体容量・重量 　S 型：110*l* 　M 型：165*l* 　L 型：345*l* ②濃度　99.5％以上 ③供給可能時間（1*l*/min の場合） 　S 型：約 1.6h 　M 型：2.5h 　L 型：約 5.6h ※呼吸同調酸素供給調節器を使用すると，供給可能時間は約 3 倍となる。 ④流量と流量計 　0.25〜6.0*l*/min　フロー式
酸素濃縮器 吸着型と膜型がある **吸着型**：吸着剤に空気中の窒素を吸着させ，濃縮した酸素を発生させる。水分も吸着するため加湿器が必要。 **膜型**：高分子膜に空気を通過させ濃縮した酸素を発生させる。加湿器不要。	①重量：40〜50 kg ②濃度： 　吸着型は，流量が多くなると酸素濃度が下がる。 　1*l*/min　93±3％ 　2*l*/min　90±3％ 　3*l*/min　82±3％ 　膜型：40％ ③供給可能時間 　停電以外は 24h 供給 ④流量と流量計 　7*l*/min　まで　ダイアル式	
液化酸素装置 タンク内圧は一定に制御されている。流量調整器と加湿器を通して吸入する。ボンベの交換は業者が行う。重量があるため，エレベーターがない上層階への運搬は困難である。	①気体容量・重量 　17,000〜34,000*l*　約 50 kg〜80 kg ②濃度：99.5％以上 ③供給可能時間（1*l*/min の場合） 　20*l*タンク：約 280h 　40*l*タンク：約 570h ④流量と流量計 　10*l*/min まで　フロー式	※設置型から携帯型に自身で転充填する。外出頻度が高く，外出時間が多い，重量 3 kg 程度が携帯可能な体力がある療養者に適している。 ①液体容量・重量 　1.2*l*　約 4 kg ②濃度：99.5％以上 ③供給可能時間（1*l*/min の場合） 　20*l*タンク：約 280h 　40*l*タンク：約 570h ④流量と流量計 　0.25〜6.0*l*/min まで　フロー式

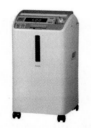

図 9-3　設置型酸素濃縮器

外出時や，酸素濃縮器のトラブルや停電等，緊急時に使用されている。

(2) 酸素濃縮器（図 9-3，9-4）

空気中に含まれている酸素を濃縮し，高濃度の酸素ガスを得る装置であり，吸着型と膜型がある。また，設置型とポータブルがあり，生活様式に応じて選択使用する。

＜特徴＞

● 酸素ボンベや液体酸素と違い，酸素を補充する必要がない。

● 吸着型は，供給される酸素濃度は約 90％で，空気中の水分も吸着するため，乾燥状態となり加湿器は不可欠である。現在は，この吸着型酸素濃縮器が多く使用されている。

● 膜型は，酸素と一緒に水分も通すため加湿器は不要である。しかし，酸素濃度は約 40％と高くない。

(3)液化酸素装置(図9-5, 6)

液体酸素が熱を受けることで気化する性質を利用した装置。設置，使用には，都道府県知事への届け出が必要である(業者が代行する)。

＜特徴＞
- 電力を使用しないため，停電時でも使用可能であり，経済的である。
- 高濃度(99.5％以上)の酸素供給が必要な場合に使用する。
- 機械音がほとんどせず静かである。
- 重量があるため，移動が困難である。

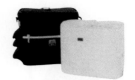

図9-4　ポータブル型酸素濃縮器

3) 関連器具

(1)酸素吸入用具

①鼻カニューラ(図9-7)

在宅酸素療法の酸素吸入用具として最も多く使用されている。鼻孔に固定し，酸素吸入を行う。酸素流量が3lを超えると，鼻腔粘膜への刺激が強く，痛みや鼻腔内の乾燥を感じる療養者が多いため，3lを超える場合や，療養者が呼吸苦を訴えた場合には，単純マスクへの切り替えを行う場合がある。また，カニューラ装着による，不快感やボディイメージの変調から，装着に消極的になったり，外出を控える療養者も少なくない。そのため，眼鏡とカニューラが一体型になり，カニューラ装着がほとんどわからないような工夫されたものもある。

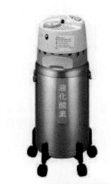

図9-5　液化酸素装置

②単純マスク(図9-8)

鼻カニューラで乾燥や痛み等の違和感を訴えた場合や酸素流量が3l以上の場合に使用する。マスクによる圧迫感や外見上，重症感があるため，マスクの使用に消極的な療養者も多い。

(2)呼吸補助器

呼吸同調酸素供給調節器(図9-9, 10)

療養者が吸気を開始すると，カニューラを通じて負圧がセンサーに伝わり，内蔵された電磁弁を開閉することで，療養者の呼吸に合わせた酸素の供給ができる機器である。この機器を携帯型酸素ボンベに装着することにより，酸素消費量は約1/3となり，酸素ボンベの交換頻度が低くなり，療養者の負担の軽減につながっている。

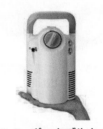

図9-6　ポータブルタイプ

(3)その他

①パルスオキシメーター(図9-11)

パルスオキシメーターは，経皮的動脈血酸素飽和濃度を測定するものである。在宅酸素療法の適応判定に，経皮的動脈血酸素飽和濃度から求めた動脈血酸素分圧を用いることが認められている。機器は小型軽量化されているため，在宅療養の場で訪問看護師や医師等が使用していることが多い。

②携帯型酸素ボンベ用キャリーバッグ，キャリーカート(図9-12)

携帯型酸素ボンベを使用する療養者の外見上のイメージ向上のために，酸素ボンベが目立ちにくい工夫をされた，キャリーカートや，バッグ，リュックサック等があり，療養者が選択できるようになっている。また，カニューラ装着が目立たないように工夫されている用具(図9-13)もある

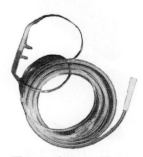

図9-7　カニューラ

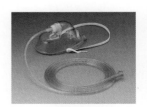

図9-8　単純マスク

359

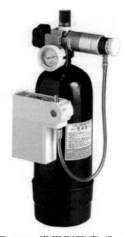

図 9-9　携帯型酸素ボンベ
　　　　と呼吸同調酸素供
　　　　給調節器

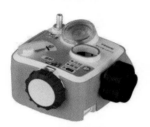

図 9-10　呼吸同調酸素供
　　　　　給調節器

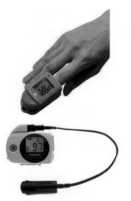

図 9-11　パルスオキ
　　　　　シメーター

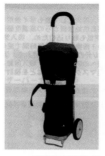

図 9-12　携帯型酸素ボンベ
　　　　　キャリーカート

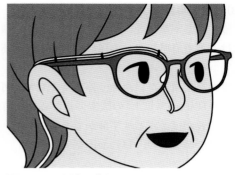

図 9-13　めがね式カニューラ

ため，それらを必要時紹介して行く。

4 診療報酬と費用負担

　在宅酸素療法を行う療養者にかかる費用（診療報酬と自己負担）を**表 9-10**に示す。

2 在宅酸素療法を受ける療養者への看護

1 在宅療養開始までの流れ（図 9-14）

　在宅酸素療法は，通常，入院して酸素療法を行い，在宅酸素療法の適応を検討する（上気道感染兆候の有無，CO_2蓄積の有無等の確認）。在宅酸素療法の適応が決まると，医師，看護師を始め在宅酸素療法について指導，教育が行われる。また，同時に退院後すぐに在宅での療養生活がスムーズに開始できるように，在宅医の確保や訪問看護師をはじめとする在宅スタッフとの連絡調整，必要物品の調達等を行う。退院前には，試験外泊や外出を行い，問題が生じれば，指導・教育の修正や変更を行う。退院後は定期的な通院または訪問診療，訪問看護等在宅サービスを活用し，QOL の維持・向上を目標に在宅療養が継続される。

2 看護の実際

1）看護の目的と方向性

　在宅酸素療法を受けている療養者が，現在の QOL を維持または向上できるように看護を行うことが目的である。さらに，在宅療養生活が継続するためにも，異常の早期発見，早期対応に努める。在宅療養生活では，療養者本人および家族がその管理のほとんどを担うため，療養者本人及び家族への異常への対応，または酸素供給装置等の取り扱いについても十分な指導と教育を行っていくことが必要である。

2）アセスメント

　（1）基礎疾患の症状：症状の内容と経過，程度，治療方法（現在の酸素供

表 9-10　在宅酸素療法の診療報酬と費用負担　　　　　　　　　（平成 30 年 4 月現在　1 点＝10 円）

指導管理料 （1 回/月を限度）	在宅療養指導管理材料加算（3 回/3 月を限度）						
				＜C157＞1	＜C159＞2	＜C159-2＞1	＜C171＞2
1. チアノーゼ型先天性心疾患の場合	酸素濃縮装置	設置型 液化酸素装置	酸素ボンベ*	携帯用 酸素ボンベ	携帯型 液化酸素装置	呼吸同調式 デマンドバルブ	在宅酸素療法 材料
520 点	4,000 点	3,970 点	3,950 点	880 点	880 点	300 点	100 点

＊＜C157＞1 以外

2. その他　　（例）酸素濃縮装置と，通院のためのデマンドバルブをつけて携帯用酸素ボンベを使用した場合
　　2400 点

　　　　　　　　　在宅酸素療法指導管理料＜C103＞ ………………………… 2,400 点
　　　　　　　　　酸素濃縮装置＜C158＞ ………………………………… 4,000 点
　　　　　　　　　携帯用酸素ボンベ＜C157＞1 …………………………… 880 点
　　　　　　　　　呼吸同調式デマンドバルブ＜C159-2＞ ……………… 300 点
　　　　　　　　　在宅酸素療法材料＜C171＞2 ………………………… 100 点
　　　　　　　　　　　　合　　計　　　　　　7,680 点

HOT を実施する保険医療機関または緊急時に入院するための施設は，以下の機械及び器具を備えなければならない。
- ・酸素吸入設備
- ・気管内挿管又は気管切開の器具
- ・レスピレーター
- ・気道内分泌物吸引装置
- ・動脈血ガス分析装置（常時実施できる状態であるもの）
- ・スパイロメトリー用装置（常時実施できる状態であるもの）
- ・胸部エックス線撮影装置（常時実施できる状態であるもの）

給量，薬剤の使用の有無や薬剤の副作用の有無，程度等），受診状況（外来通院，または訪問診療の頻度と内容）

　（2）セルフケア能力：何がどこまでできるのか，また，どの部分をどのように介助すればできるのかを ADL および IADL も具体的にアセスメントする。薬物療法を行っている場合は，薬物の管理状況（誰がどのように行っているのか）もアセスメントする。

　酸素供給装置の管理状況（フィルター洗浄，カニューラの洗浄・交換，加湿器の蒸留水の交換は誰がどのように行っているのか，現状で継続できるのか等）

　（3）家族の介護力：療養者本人が管理が困難な場合，家族の介護の状況を具体的に行う。また，主介護者は介護に専念できる環境にあるのか，副介護者は存在するのか，療養者との関係は良好なのか否か，家族の健康状態はどうであるのかを家族員全員についてできるだけ具体的にアセスメントする。

　（4）社会資源の活用状況：活用している社会資源の種類と内容，関連機関との連携状況，特に酸素業者の酸素供給装置のメンテナンス状況や必要物品の補充状況等。

3）ケアと援助

（1）自己管理への指導

①症状の観察の必要性の説明および実施

　状態に応じて，対応が速やかに行われるためには，療養者及び家族が異常の早期発見を行うことが必要であることを説明する。症状を具体的に説明し，低酸素症状，高炭酸ガス症状（**表 9-11**）等の出現時には，速やかに看護師に連絡をとるように説明する。

361

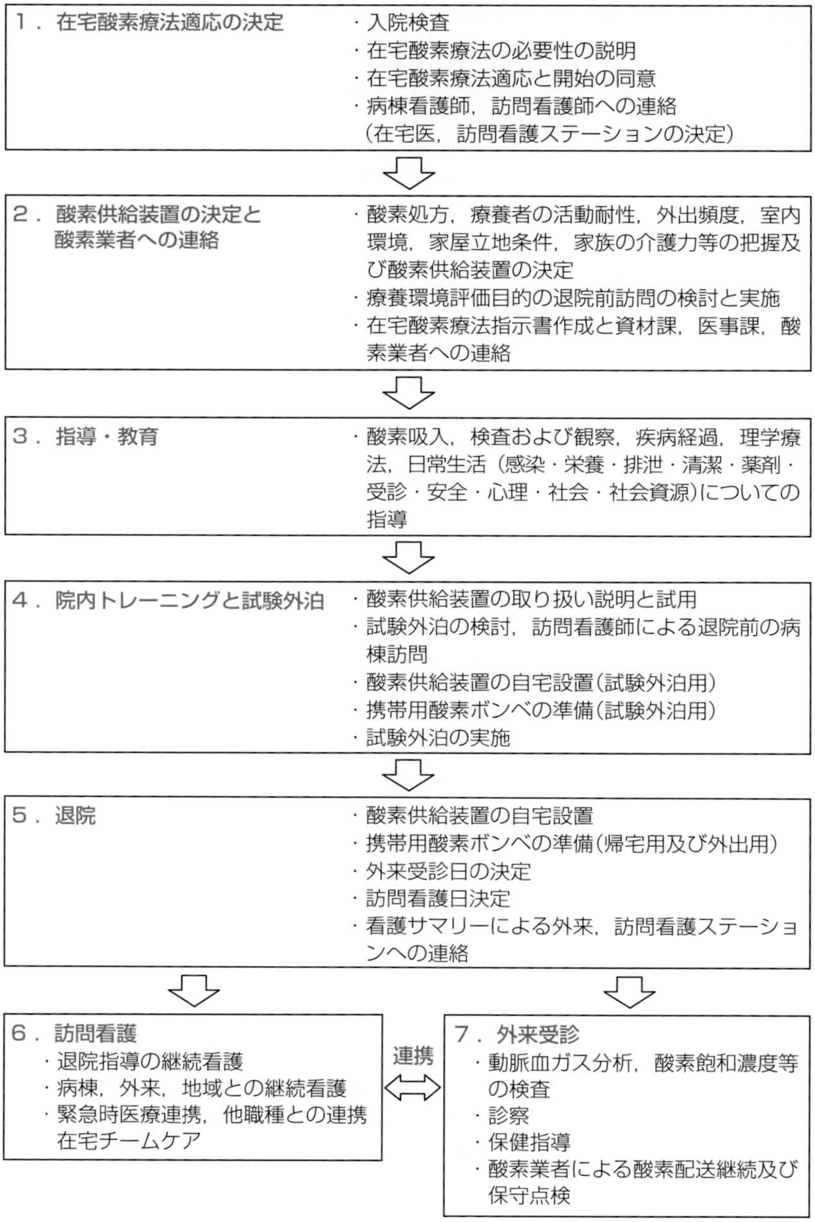

```
┌─────────────────────────────────┬──────────────────────────────────────────────┐
│ 1．在宅酸素療法適応の決定        │ ・入院検査                                     │
│                                 │ ・在宅酸素療法の必要性の説明                   │
│                                 │ ・在宅酸素療法適応と開始の同意                 │
│                                 │ ・病棟看護師，訪問看護師への連絡               │
│                                 │ （在宅医，訪問看護ステーションの決定）         │
└─────────────────────────────────┴──────────────────────────────────────────────┘
                                   ⬇
┌─────────────────────────────────┬──────────────────────────────────────────────┐
│ 2．酸素供給装置の決定と          │ ・酸素処方，療養者の活動耐性，外出頻度，室内   │
│    酸素業者への連絡              │   環境，家屋立地条件，家族の介護力等の把握及   │
│                                 │   び酸素供給装置の決定                         │
│                                 │ ・療養環境評価目的の退院前訪問の検討と実施     │
│                                 │ ・在宅酸素療法指示書作成と資材課，医事課，酸   │
│                                 │   素業者への連絡                               │
└─────────────────────────────────┴──────────────────────────────────────────────┘
                                   ⬇
┌─────────────────────────────────┬──────────────────────────────────────────────┐
│ 3．指導・教育                    │ ・酸素吸入，検査および観察，疾病経過，理学療   │
│                                 │   法，日常生活（感染・栄養・排泄・清潔・薬剤・ │
│                                 │   受診・安全・心理・社会・社会資源）についての │
│                                 │   指導                                         │
└─────────────────────────────────┴──────────────────────────────────────────────┘
                                   ⬇
┌─────────────────────────────────┬──────────────────────────────────────────────┐
│ 4．院内トレーニングと試験外泊    │ ・酸素供給装置の取り扱い説明と試用             │
│                                 │ ・試験外泊の検討，訪問看護師による退院前の病   │
│                                 │   棟訪問                                       │
│                                 │ ・酸素供給装置の自宅設置（試験外泊用）         │
│                                 │ ・携帯用酸素ボンベの準備（試験外泊用）         │
│                                 │ ・試験外泊の実施                               │
└─────────────────────────────────┴──────────────────────────────────────────────┘
                                   ⬇
┌─────────────────────────────────┬──────────────────────────────────────────────┐
│ 5．退院                          │ ・酸素供給装置の自宅設置                       │
│                                 │ ・携帯用酸素ボンベの準備（帰宅用及び外出用）   │
│                                 │ ・外来受診日の決定                             │
│                                 │ ・訪問看護日決定                               │
│                                 │ ・看護サマリーによる外来，訪問看護ステーショ   │
│                                 │   ンへの連絡                                   │
└─────────────────────────────────┴──────────────────────────────────────────────┘
              ⬇                                         ⬇
┌─────────────────────────────┐           ┌──────────────────────────────────────┐
│ 6．訪問看護                  │   連携    │ 7．外来受診                           │
│ ・退院指導の継続看護         │ ⟷        │ ・動脈血ガス分析，酸素飽和濃度等      │
│ ・病棟，外来，地域との継続看護│           │   の検査                             │
│ ・緊急時医療連携，他職種との連携│         │ ・診察                               │
│   在宅チームケア             │           │ ・保健指導                           │
│                             │           │ ・酸素業者による酸素配送継続及び     │
│                             │           │   保守点検                           │
└─────────────────────────────┘           └──────────────────────────────────────┘
```

図 9-14　在宅酸素療法導入の過程

表 9-11　低酸素症状と高炭酸ガス症状

低酸素症状	高炭酸ガス症状
・脈拍上昇，血圧上昇から徐脈，血圧低下へ変化	・脈拍・血圧上昇
・呼吸数の上昇	・発汗
・呼吸困難	・呼吸困難
・チアノーゼ	・頭重感，頭痛
・頭痛，嘔気・嘔吐	・不眠
・発汗	・手の振戦
・消化器症状	・意識障害
・不安症状，不眠，意識障害	・チアノーゼ

＜看護師または医師へ連絡が必要な症状＞
●酸素飽和濃度の低下
●息切れの増強
●チアノーゼ
●動悸
●喘鳴
●発熱
●喀痰量の増加及び色調の変化(黄色や膿様の色)
●体重増加
●浮腫
●尿量の減少

②酸素供給装置の取り扱いと注意点の説明と実施

　酸素供給装置は，その種類によって若干取り扱い方法は異なるが，酸素吸入時の注意点や環境の整備等は，ほぼ同じである。正しい取り扱いと，メンテナンスを療養者や家族が行えるように具体的に説明し，実施状況の観察を行うことが必要である。使用者数の多い酸素濃縮器の取り扱いと注意点について**表9-12**に示す。

(2)日常生活上の指導

①食事

●慢性呼吸不全の療養者は，呼吸筋酸素消費量が増加し，安静時のエネルギー量が亢進する。そのため，体重減少が起こりやすい。栄養のバランスを考慮した食事の摂取を促すことが必要である。
●消化を良くするために，よく咀嚼をすることを促す。
●1回の食事摂取量が多いと胃部膨満のために横隔膜の運動が妨げられることが考えられる。食事摂取量の調節も指導することが必要である。
●呼吸苦がある場合や，体力の低下時には，少量でも必要カロリーが摂取できる食品(チーズやバランス栄養補助食品等)を摂取すると良いことを説明する。

②排泄

●和式トイレを使用している療養者の場合は，立ち上がりや姿勢の保持で酸素消費量が増加するため，簡易式の洋式便座や手すりを設置し，酸素消費量の節約をはかる。
●排便時の怒責は酸素消費量を増加させるため，排便コントロールに努める。
●冬期の便座は冷いため，排泄時に緊張することがある。酸素消費量の増加につながるため，可能であれば温水洗浄便座の使用やトイレ内の暖房等を検討する。

③清潔

●入浴は酸素消費量の増加につながるが，身体の清潔のためには，不可欠であるため，入浴中も酸素吸入が継続してできるように，十分な長さの延長チューブを用意する。
●燃焼装置が浴室内にある場合は，引火する恐れがあるため，入浴は火を

表 9-12　酸素濃縮装置の取り扱いおよび看護のポイント・留意点

手順	看護のポイントおよび留意点
1. 酸素濃縮装置の設置場所を決定する。	療養者が安全で日常生活動作の動線の妨げにならず，生活ができるような場所であるかを考慮して，療養者・家族，酸素業者と話し合い場所を決定する。 <留意点> ・水平な場所であること。 ・直射日光が当たらない場所。 ・火気が側にないこと。 ・日常生活動作の妨げにならないように，部屋の隅に設置するが，壁から15cm以上の空間をとる。 ・たこ足配線にならないように直接コンセントから電源をとる。
2. 酸素濃縮器の準備をする。 ①加湿器の容器の指定線まで蒸留水を入れる。 ②加湿器を酸素濃縮装置にセットする。 ③加湿器の出口に延長チューブ，カニューラの順で接続する。 ④電源を入れ，主治医の指示による流量に酸素流量の目盛りを合わせる。 ⑤カニューラ先端から酸素が出ているかを確認して，療養者に装着する。	通常，初回は酸素業者が設置を行うが，以後の管理は療養者側が主体となるため，以下の点を療養者・家族とともに確認する。 ・加湿器の正しい位置まで蒸留水が入っていること。 ・加湿器が酸素濃縮装置に正しく接続されていること（正しく接続されていると，加湿器内の蒸留水に気泡が出るので，療養者側が観察する際の目安にするとよい）。 ・加湿器と延長チューブ，延長チューブとカニューラが正しく接続されているか。
3. 療養者の状態を観察する。 ①療養者の心身側面 ②療養者の環境側面	酸素吸入による療養者の状態の観察を心身側面および環境の側面から適宜行う。 <心身側面> ・呼吸状態：胸郭の動き，肺のエア入り，呼吸音，等 ・バイタルサイン ・チアノーゼ ・顔色，表情 ・酸素飽和濃度 <環境側面> ・延長チューブの範囲と療養者の行動範囲にずれはないか：行動範囲によって，最大20mまで延長可能。 ・延長チューブが長い場合，生活動作に支障を来すことが考えられるため，柱や桟にフック等を付け，チューブが行動の妨げにならないように工夫する。 ・行動範囲にカニューラ装着状態での歩行の邪魔になるような物がないか確認する。 ・療養者の周辺に火気がないか確認し，あれば可能な限り遠ざける：療養者が主婦等で調理の役割を担っている場合，ガスコンロの使用は避けるように指導を行う。電磁調理器の導入を検討するが，高齢者などは，新しい機器の導入により，かえって混乱することも予測できるため，説明や導入は慎重に行う。 ・療養者の周辺で喫煙することは厳禁とする。療養者本人が喫煙者であれば，禁煙の必要性と危険性を十分に説明し，理解を得る。
4. 酸素濃縮装置の保守・点検状態	酸素濃縮器が正しく作動しているかの確認は，適宜必要である。トラブルが発生した場合には，速やかに酸素取り扱い業者への連絡がとれるように，日頃から，療養者・家族に説明及び確認を行う。 <観察項目> ・加湿器内の蒸留水の量（下限を越えていないか） ・酸素流量：医師の指示通りの酸素流量であるか。指示がない場合に，勝手に流量を変更してはならない。呼吸苦出現時や労作前後の酸素流量の指示を予めもらっておくとよい。 ・フィルターの洗浄は行えているか（1日1回が目安。汚れが目立つ場合は適宜）。 ・カニューラの交換はできているか：カニューラは週1回程度，洗浄または交換することが望ましい。酸素取り扱い業者がストックを何本か置いているので，ストックが少なくなったら連絡することを指導する。また，洗浄するとカニューラが硬くなり，装着時の不快感につながるため，まだ使用可能でも，硬くなったら新しいものに交換するように促す。 ・停電時の対応：停電時には，速やかに携帯型酸素ボンベに交換するように指導し，日頃から正しい携帯酸素ボンベの取り扱い方を確認しておく。

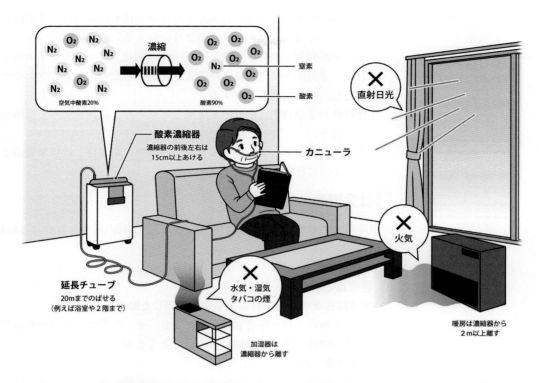

N₂　N₂
O₂　N₂
N₂　N₂　N₂
N₂　O₂　N₂
N₂　N₂

濃縮

O₂　O₂
O₂　O₂
N₂　O₂　O₂
O₂　O₂
O₂

空気中酸素20%　　　　　　　酸素90%

窒素
酸素

✕ 直射日光

酸素濃縮器
濃縮器の前後左右は
15cm以上あける

カニューラ

✕ 火気

延長チューブ
20mまでのばせる
（例えば浴室や2階まで）

✕ 水気・湿気
タバコの煙

加湿器は
濃縮器から離す

暖房は濃縮器から
2m以上離す

図9-15　HOT住居環境イメージ（帝人：在宅酸素療法のてびき　いきいきHOTライフを参考に筆者作成）

止めた状態で行う。
- 入浴動作が疲労感の増強につながる場合は，シャワー浴や清拭を行う。
- 食後1時間前後は入浴を控える（胃部膨満感があるため）。

④住居環境（**図9-15**）
- 居室は，移動を考えて1階にする（階段の昇降は酸素消費量を増加させ，疲労につながる）。
- 室内の整理を心がけるように指導する。
- ほこりやダニは厳禁であるため，掃除は徹底するように指導する。療養者本人が掃除を行うことが無理な場合は，ヘルパー等の導入を検討する。
- 絨毯を引くと，ダニの発生の元になるため，できるだけ止めるように説明する。

(3) 緊急時の対応
　療養者・家族から呼吸苦やチアノーゼ等の訴え（連絡）があった場合は，以下のように対応する。
　①意識レベル，顔色，チアノーゼの観察を行うように伝え，観察した様子を聴く。意識レベルが低下している場合は，速やかに主治医へ報告し指示を仰ぎ，対応方法を家族に連絡する。
　②看護師が到着するまでの対応を説明する。
　　- 慌てずゆっくり療養者に呼吸するように促すこと。

● 主治医の指示どおりに行っても症状が悪化する場合は，主治医に連絡もしくは救急車を要請するように伝える。

③看護師が到着したら，意識レベル，SPO_2測定，バイタルサイン測定を行い，主治医へ報告する。呼吸苦を改善するために，セミファウラー位とし，呼吸状態を観察する。

④深呼吸および口すぼめ呼吸を実施してもらう。状況によっては喀痰吸引を行う。

⑤状態が改善せず，悪化する場合は，主治医に報告後，救急車要請または主治医に往診を依頼する。

3 社会資源の活用

在宅酸素療法を行う療養者が活用できる社会資源（制度も含む）には以下のものがある。

1）医療費の助成
(1)身体障害者手帳の交付による等級に応じた助成

在宅酸素療法を行う療養者は申請により，その呼吸機能障害の状態に応じた等級の身体障害者手帳の交付を受けることができる。

(2)障害年金　等

2）日常生活上のサービス
(1)介護保険制度下のサービス

65 歳以上で要介護認定を受けた療養者は，介護保険制度下の以下のサービスを受けることができる。また，64 歳以下の療養者でも基礎疾患が慢性閉塞性肺疾患の場合，要介護認定を受けることができる。

> 訪問看護，訪問介護，訪問入浴介護，訪問リハビリテーション，通所介護，通所リハビリテーション，短期入所生活介護，短期入所療養介護，福祉用具の貸与・購入費支給，住宅改修費の支給，居宅療養管理指導等

(2)高齢者福祉サービス（市町村単位のサービス）

65 歳以上の療養者の場合，介護保険サービス以外の市町村独自のサービスとして以下のようなサービスを受けることができる。介護保険サービスと併用可能である。

> 自立支援型家事援助サービス，配食サービス，緊急通報システム，訪問理美容サービス，家具等転倒防止器具等取付サービス，寝具乾燥消毒，自立支援日常生活用具給付等

(3)保健所，保健センター等によるサービス

市町村ごとに，保健師の訪問指導や健康づくり支援，病気の予防教室等を開催している。

（4）患者会

　在宅酸素療法を行いながら日常生活を送っている同じ境遇の人々との交流は，療養者・家族の大きな支えになる。患者同士の悩みや問題点等を話し合うことができ，色々な場所へ出向く機会にもなる。患者会は，患者が発足させた会もあるが，医療機関が勉強会や催し物を企画している場合，酸素業者が企画をしているものもある。主治医や訪問看護師は，患者会についても療養者に提供ができるように，幅広い情報収集を行う必要がある。

- ●在宅酸素療法は，使用する装置によって管理方法や留意事項が異なるため，それぞれの装置の仕組みや管理方法，留意事項について正確な知識をもつことが大切である。
- ●身体状況の評価に加え，機器類の点検，使用方法等の評価も定期的に行い，異常の早期発見・早期対応につとめることが大切である。
- ●在宅酸素療法は，機器を使っての管理となるため，療養者や家族が安心して適切に対応できるように，メンテナンスや緊急時の対応等について特に具体的な助言・指導を行う。

参考文献

1）木下由美子編：在宅看護論第 5 版，医歯薬出版，2006
2）角田直枝編：スキルアップのための在宅看護マニュアル，学習研究社，2005
3）厚生労働省ホームページ　http://www.mhlw.go.jp/
4）宮崎歌代子・鹿渡登史子編：在宅療養指導とナーシングケア 1　在宅酸素療法/在宅肺高血圧症患者，医歯薬出版，2001
5）帝人ファーマ株式会社　ホームページ　http://www.teijin-pharma.co.jp/zaita-kuiryou/

Ⅳ. 在宅人工呼吸療法 Home Mechanical Ventilation：HMV

学習の ねらい
- 在宅人工呼吸療法の目的と特徴を理解する。
- 在宅における人工呼吸器の構造と使い方が理解できる。
- 在宅人工呼吸療法を受ける療養者および家族への指導のポイントが理解できる。
- 在宅人工呼吸療法を受ける療養者の QOL 向上への支援の重要性が理解できる。
- 在宅人工呼吸療法を受ける療養者を支える社会資源を知り，活用できる。

1 在宅人工呼吸療法についての基礎知識

1 在宅人工呼吸療法の目的

在宅人工呼吸療法（HMV）は，疾患や障害等により長期にわたり持続的に人工呼吸に依存せざるを得ず，かつ安定したものについて在宅において実施する人工呼吸療法のことである。そしてこのような状況の療養者に対し，機械的に肺換気の補助や代行することが目的である。

在宅人工呼吸療法療養者は，人工呼吸器の小型化や近年の在院日数の短縮化に伴い年々増加している現状がある。人工呼吸器を装着した状態であっても，住み慣れた自宅での療養生活は患者の QOL の維持・向上につながる。しかし，在宅の場において，患者の呼吸状態の観察や人工呼吸器装着に伴う処置・ケアのほとんどは家族が担っている現状も忘れてはならない。人工呼吸器にトラブルが生じた場合，そのことが生命の危機に直結することも少なくない。療養者の QOL の維持・向上の反面，家族や介護者への心身両面にわたる負担は大きい。看護者は療養者本人と家族の心身両面の負担に目を向け，可能な限り負担を軽減するために，負担の種類と程度を明確にし，生活サイクルに応じた具体的な情報提供や技術指導を行うことが重要である。そのためには，看護者が在宅人工呼吸療法に対しての基礎知識と技術を備えていることが大前提となる。

2 在宅人工呼吸療法の方法と適応

在宅での人工呼吸療法には，大きく分けて気管切開を伴わない非侵襲的陽圧換気療法（NPPV：noninvasive positive pressure ventilation）と，気管切開を伴う侵襲的人工呼吸療法（IPPV：invasive positive pressure ventilation）がある。

1）非侵襲的人工呼吸療法（NPPV）

非侵襲的人工呼吸療法は，近年急速に普及してきた方法で，気管内挿管

表 9-13　適応となる主な疾患

急性呼吸不全	慢性呼吸不全
・COPD，気管支喘息，上気道閉塞 ・胸郭変形，神経筋疾患，肥満による低換気 ・ARDS，感染性肺炎 ・急性肺水腫 　　　　　　　　　　等	・デシャンヌ型筋ジストロフィー，筋緊張性ジストロフィー，ALS，脊髄性筋萎縮症，多発性硬化症，脊髄小脳変性症，等 ・中枢性低換気（脳幹梗塞などによる） ・脊髄損傷後遺症　　　　　　　等

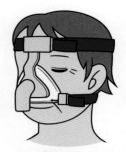

鼻マスク

や気管切開をせず，インターフェイス（鼻マスク，マウスピース，フェイスマスク等：図 9-16）を通して上気道に陽圧を加え肺の換気を補助するものである。NPPVは，吸気のみが人工呼吸器より送気される。呼気はインターフェイスからの意図的なリーク，呼気ポートがあるインターフェイスの使用，呼気弁のある呼吸器の使用等で呼気を排出させる。

NPPV は原則として人工呼吸を必要とする状態や疾患で，心肺停止，不安定な循環動態，気道確保困難（誤嚥のハイリスク状態，呼気の排出不能，排痰不能，嘔吐等），患者や家族が非協力的な場合を除いては適応となる。

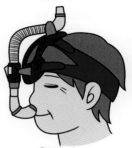

鼻マスク

在宅療養の場では，主に筋ジストロフィー，脊髄性筋萎縮症，筋萎縮性側索硬化症（ALS），脊髄小脳変性症などの神経性疾患の療養者等が NPPV を行っている。

> ※陽・陰圧対外式人工呼吸器
>
> 　挿管や気管切開をすることなく，生理的な呼吸様式に近い換気法の人工呼吸器。キュイラスと呼ばれる胸当てを胸腹部に装着して，キュイラス内に器械本体から陰圧または陽圧をかけ，主に横隔膜を動かすことで呼吸を補助する仕組みである。従来型の人工呼吸器に比べ侵襲も少なく，患者の QOL の向上を図ることが可能である。

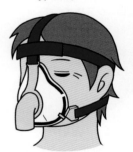

フェイスマスク

2）侵襲的人工呼吸療法（IPPV）

長期間に渡る気管内挿管を伴う人工呼吸器を用いての呼吸管理は不可能であり，声帯下で直接気道に通じる気管切開が必要となる。気管切開を行い気管カニューレを挿入し，人工呼吸器を装着し呼吸管理が行われる。IPPV は，前述した NIPPV の適応療養者も含まれる。さらに IPPV は呼気・吸気ともに機械下で管理されるため自発呼吸が全くない療養者にも適応となる場合もある。また，医療機関では意識レベル低下や状態が不安定な療養者も IPPV の適応となるが，在宅では，医師・看護師が 24 時間常駐していないため，全身状態が安定していない療養者，特に呼吸状態が安定せず，呼吸回数や換気量を頻繁に調節が必要な療養者は適応外となる。

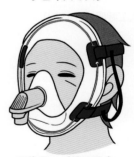

フルフェイスマスク
図 9-16　インターフェイスの種類

表 9-14　在宅持続陽圧呼吸療法を行う療養者に関わる診療報酬

在宅持続陽圧呼吸療法管理料	250 点
経鼻的持続陽圧呼吸法治療器加算	1,210 点

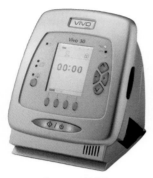

Vivio 30（BREAS 社製）

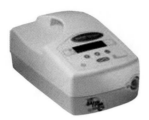

BiPAP Synchrony（フジ・レ
ピロニクス株式会社）

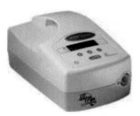

BiPAP harmony（株式会社
マルコ）

人工呼吸器（NPPV）

表9-15　在宅人工呼吸療法を行う療養者にかかる診療報酬（平成30年4月現在）

		非侵襲的人工呼吸療法	侵襲的人工呼吸療法
在宅人工呼吸指導管理料		2800 点/月	2800 点/月
機器加算	気管切開口を介した陽圧式人工呼吸器	—	7480 点/月
	鼻マスクもしくは顔マスクを介した人工呼吸器	6480 点/月	—
	陰圧式人工呼吸器	7480 点/月	—

　また，気管切開を伴うことで，療養者の気道は外界と常に交通するようになるため，感染に十分な対策が求められる。療養者の理解の程度や，家族の介護レベル，受け入れによって，導入が困難な場合は適応外となることがある。

3 人工呼吸器の種類と特徴

　在宅で使用する人工呼吸器の管理のほとんどは，前述したように医療従事者ではない家族が担う。そのため，家族が無理なく使用できるように在宅用人工呼吸器は次のような条件を満たしているものを選択するとよい。
　(1)家庭用電源のみで作動すること
　(2)家庭用電源に加え，内部バッテリー，外部バッテリーが使用できること
　(3)操作がわかりやすく，シンプルであること
　(4)1つの画面で設定がすべて確認できること
　(5)持ち運びしやすいようにコンパクトで軽量なもの
　(6)作動音が静かであること
　(7)故障しにくいこと（万が一の故障に備え，可能であれば予備を1台置くことが望ましいが，現実はコスト面やメンテナンス面から困難な状況である）
　また，これらの条件を備えた在宅用人工呼吸器は，在宅で家族・介護者の管理状況に変化がないよう，患者の入院中できるだけ早期に導入し，家族・介護者に指導していくことが重要である（NPPV，IPPV の呼吸器の一例は**図9-17**を参照）。

4 呼吸器の回路構成

　標準的な回路構成について以下に示す。
- 加温加湿器ヒーターベース
- 加温加湿器チャンバー
- スムースボア蛇管
- バクテリアフィルター
- 呼気弁
- 呼気弁チューブ
- 気道内圧モニター用チューブ
- フレックスチューブ
- ホースアダプター
- ウォータートラップ

5 診療報酬と費用負担

　在宅人工呼吸療法を行う療養者にかかる費用（診療報酬）を**表9-15**に示

す。自己負担額は，各保険により負担割合が異なる。また，特定疾患医療は重度認定者以外は，所得に応じて自己負担が発生する。さらに加湿器用の蒸留水やその他の医療資材費などが自己負担額に上乗せされる。

2 看護の実際

1 看護の目的と方向性

　在宅人工呼吸療法療養者と家族の看護の目的は，療養者および家族が，在宅人工呼吸療法を受け入れ，スムーズに在宅へ療養の場を移すことができ，在宅人工呼吸療法を取り入れた生活の再構築を行い，それぞれの生活サイクルを活かしながら療養生活が継続できるように支援することである。在宅療養生活では，療養者および家族がその管理のほとんどを担うため，療養者本人および家族への異常時の対応や人工呼吸器の取り扱い方法，緊急時（呼吸器の故障，停電や災害）の対応の仕方について，具体的に詳細に指導・教育を行っていくことが必要である。

2 在宅人工呼吸療法の導入までの流れと看護

　在宅人工呼吸療法の導入は入院して，適応の検討，療法の導入，退院に向けての指導・教育，在宅部門との連絡調整の経過をたどる（図9-18）。スムーズに在宅へ療養の場を移行するためには，入院時から退院後を見越した退院調整を行うことが必要である。そのためには，医療機関との連携を密にすることが重要となる。介護保険サービスを利用している療養者の場合は，介護支援専門員（ケアマネジャー）が，調整役を担うことが多いが，在宅人工呼吸療法を行う場合は，状態観察および人工呼吸器をはじめとする機器の管理や吸引，気管切開口の消毒，気管カニューレの管理，人工呼吸器装着状態での保清・更衣等多くの援助に看護職が携わるため，医師との連絡を含めた医療・看護面での調整役は看護職が行うことが多い。看護職はアセスメントおよび活用できる社会資源の知識や情報を十分にもっておくことが求められる。

3 アセスメント

1）基礎疾患の症状

　症状の内容と経過，程度，治療内容，受診状況（外来受診または訪問診療，訪問看護の頻度と内容），一般状態，肺のエア入り，肺雑音の有無と程度・部位，呼吸器との同調，酸素飽和濃度，表情，等

2）人工呼吸器関連の状況

　換気モード，1回換気量，呼吸回数，アラーム設定，呼吸器の接続部の確認（エアリークの有無，回路の亀裂・破損の有無，ウォータートラップの位置，回路内の水滴，加湿器状況（チャンバー内の蒸留水の量，加湿の程度）気管切開口と気管カニューレのサイズが合致しているか（IPPV），イン

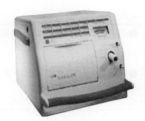

LP-Achieva PS（株式会社マルコ）

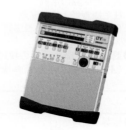

LTV1150

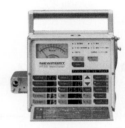

ニューポートベンチレータモデル HT50（株式会社 東機貿）

人工呼吸器（IPPV）

図 9-17　人工呼吸器の種類

<入院>

●在宅人工呼吸療法適応の決定 （主に主治医）	① 諸検査 ② 人工呼吸療法の種類の検討（NPPV・IPPV） ③ 在宅人工呼吸療法適応の説明（療養者・家族）
●退院調整のスクリーニング （主に退院調整看護師）	① 退院調整の必要性の有無 ② 退院調整の内容の検討 ③ 活用できる社会資源の抽出

⬇

●在宅人工呼吸療法適応の評価 　人工呼吸器の選択 　在宅療養受入れの確認 　（主に主治医，病棟看護師）	① 呼吸状態，活動状況（ADL, IADL） ② 家族介護力，自宅・自宅周辺の環境（居室の状況，自宅の立地状況，周辺の状況），経済状況 ③ 自宅地域の訪問看護ステーションの有無，訪問診療医の有無等支援体制の確認 ④ 呼吸器の機種・レンタル業者の決定
●退院までの調整内容の検討 　（主に退院調整看護師，病棟看護師）	① 療養者・家族への指導・教育内容の検討 ② 病院内関連部門との連絡調整 ③ 在宅関連機関への情報提供と連絡調整

⬇

●指導・教育 　（主に病棟看護師）	① 疾患について（症状，合併症等） ② 状態観察について（方法，頻度等） ③ ケア技術の習得について（呼吸器の取り扱い方，吸引，吸入，カニューレ管理（IPPV），インターフェイスの装着方法（NPPV），呼吸器装着状況での生活援助技術の習得，緊急時の対応・連絡体制の検討，コミュニケーション手段の検討等 ④ 活用できる社会資源の紹介，実際の手続き
●退院前カンファレンス 　（療養者・家族，退院調整看護師 　および関連機関）	① 現在の療養者の病状と呼吸器のモード等 ② 在宅で揃える衛生材料の種類と数，入手手段 ③ 緊急時の処置・対応方法の検討 ④ 試験外泊の検討および準備状況の確認

⬇

●試験外泊	① 呼吸器装着による搬送，外泊中の生活，緊急時対応のシミュレーションの実施 ② 退院前訪問

⬇

●退院前カンファレンス	① 外泊中の問題の明確化とその対処方法についての検討，役割分担の確認 ② 退院処方，必要物品の準備状況の確認 ③ 訪問看護指示書の発行と初回訪問日の決定 ④ 看護情報提供書の発行 ⑤ 介護支援専門員によるケアプランと役割分担の確認 ⑥ 緊急時の体制の再確認 ⑦ 外来受診日・訪問診療日の確認

<在宅>

●訪問看護	① 入院中の指導内容の継続および，必要時の変更 ② かかりつけ医および外来看護師との情報共有および連携 ③ 他職種との情報共有および連携 ④ 状態観察 ⑤ 保清援助 ⑥ 呼吸器管理，気管切開部のケア，インターフェイスの管理・ケア ⑦ 緊急時体制の確認と必要時のシミュレーション ⑧ 必要時のレスパイト入院の検討

●外来受診または訪問診療	① 呼吸状態（酸素飽和濃度等）の検査・診察 ② 呼吸器会社による定期的なメンテナンス ③ 衛生材料等必要物品の準備・提供

図 9-18　在宅人工呼吸療法導入までの流れ

ターフェイスのフィッティング状況（NPPV）

3）セルフケア能力

　呼吸器装着状態で何がどこまでできるのか，また，どの部分をどのように介助すればできるのかをADL，IADLともに具体的にアセスメントする。薬物療法を行っている場合は，その状況も具体的にアセスメントする。

4）家族の介護状況

　家族の介護状況，役割分担の状況を具体的にアセスメントする。主介護者は介護に専念できる状況なのか，副介護者は存在するのか，療養者との関係，介護者を含む家族の健康状態もアセスメントする。

5）社会資源の活用状況

　現在利用している社会資源の種類と内容，関連機関との連携状況，特に呼吸器会社の呼吸器のメンテナンス状況や必要物品の補充状況等

4 ケア

1）状態観察

・訪問時には，必ずバイタルサイン，意識レベル，呼吸状態，排痰の状況を確認する。
・酸素飽和濃度測定値の低下や顔色不良，呼吸苦等の自覚を確認した場合は，速やかに医師へ連絡し，状況に応じてケア内容を変更する。
・NPPVの療養者は，インターフェイスによる圧迫で発赤や水疱，潰瘍ができやすいため観察を行い，状況に応じて徐圧やインターフェイスの交換等を実施する。
・IPPVの療養者は気管切開部の皮膚の状態，Y字ガーゼの汚染状況を必ず確認し，ガーゼ交換を実施する。

2）人工呼吸器回路管理

・電源がたこ足配線になっていないかを確認する。たこ足配線の場合は，早急にひとつのコンセントから直接つなぐように手配する。
・人工呼吸器の設定は訪問毎に必ず確認する。設定の変更は医師のみが行えるため，看護師や療養者本人，家族であっても設定変更は行ってはならない。
・呼吸器の回路の接続部がきちんと接続されているか，屈曲や閉塞部はないかを確認する。体位変換後などは特に回路を体の下に敷きこんでいないかを確認する。
・回路内に水滴が溜まっていないか，ウォータートラップ内に水が充満していないか確認する。また，ウォータートラップが療養者より下に位置しているかどうかを確認する。
・アラームが鳴った場合は，まず患者の状態を観察する。アラームが鳴った原因を確認し，対応後はアラームをリセットする。原因不明で何度も

アラームが鳴る場合は，呼吸器会社に連絡し，メンテナンスを依頼する。
・加温加湿器はチャンバー内の適正水位まで蒸留水または清製水が入っていることを確認する。下限水位になっている場合は，速やかに補充する。また，療養者の喀痰の性状に応じて加湿の程度を調整する。
・緊急対応用のアンビューバッグ（組み立てた状態），カフなし気管カニューレ（IPPV の場合）が，分かりやすい場所にあるかを確認する。

5 指導・教育

1）自己管理（家族管理）への指導—観察の必要性の説明および実施—

　療養者の状態・状況に応じて速やかな対応が行われるためには，症状を具体的に説明し，療養者および家族が異常の早期発見を行うことが必要である。特に呼吸状態は重要であるため，訪問看護師や医師が不在時でも酸素飽和濃度の測定や，呼吸器回路の接続状況，屈曲や閉塞の有無，アラームの種類とアラーム時の対策についての指導は重要である。

　また，NPPV の場合は，インターフェイスの装着状態によって呼吸状態に変化をきたしやすいため，装着は特に丁寧に指導を行う。異常時は，速やかに訪問看護師または医師へ連絡するように繰り返し説明する。

※人工呼吸療法中の療養者のベッドサイドには，必ずバックバブルマスクを組み立ててすぐ使用可能な状態で置いておくことを繰り返し確認する。バックバブルマスクの使用方法の確認，IPPV 時はバックバブルマスクに加え，カフなしの気管カニューレを用意し，カニューレの抜去時は家族がカフなしカニューレを挿入できるように指導しておくことが重要である。

　　＜看護師・医師へ連絡が必要な状態・状況＞
　　　・酸素飽和濃度の急激な低下
　　　・意識レベルの低下
　　　・呼吸器の異常（作動状態，アラーム，設定値と療養者の呼吸が合わない等）
　　　・喀痰の性状の変化
　　　・バイタルサインの著明な変化　　等

2）呼吸器の取り扱いと注意点の説明と実施

　人工呼吸器はその種類によって取扱い方法は異なるが，注意点や環境整備等はほぼ同様である。正しい取扱いとメンテナンスを療養者や家族が行えるように具体的に説明し，実施状況の観察を行うことが必要である。特に，呼吸器の設定は原則的に医師以外の者が勝手に変更することは厳禁であることは繰り返し説明することが重要である。呼吸器のメンテナンスは，呼吸器会杜が定期的に実施するが，回路交換は契約状況に応じて，家族が行うことがある。回路の取り扱いや消毒方法もわかりやすく指導することが重要である。また，気管カニューレやインターフェイス，加温加湿器，吸引器，吸入器の取り扱いについても指導を繰り返す必要がある。

NPPV，IPPV の療養者への指導のポイントは次のとおりである。

＜NPPV＞

①インターフェイス：インターフェイスは，療養者の生活条件や身体の特徴等を考慮し，より効果的なものを選択する。また，インターフェイスはエアリークがないように常時外れないように皮膚と密着するように固定する。そのためマスクによる圧迫で接触している部位の皮膚損傷が起こらないように保護に留意する（鼻マスクやフェイスマスクには皮膚との接触面に保護材を用いて圧迫を避けるものがある）。

インターフェイスは，24 時間連続で装着する場合が多く，療養者は臭いが気になり爽快感が得られない。マスクは 1 日 1 回は拭く。また，1～2 週間毎に食器用洗剤等で洗浄することが望ましい。

②ヘッドギア・ソフトキャップ（マスクのベルト）：ヘッドギアは，換気が効果的に行われるためにマスクがずれないように固定するものである。装着が簡単でズレにくいものを選択する。

③加温加湿器：加温加湿は，過度に加湿しないように留意する。また，チャンバーには滅菌蒸留水または精製水を入れ，下限ラインを下回らないように注意する。呼吸器の故障を防ぐためにウォータートラップの水が呼吸器側に逆流しないようにまめに捨てる。また，臥床している療養者より低い位置に固定することも徹底する。

さらに，チャンバーに滅菌蒸留水等と消毒用のアルコールを間違えて入れてしまう事故を防ぐためには，それぞれのボトルを別の場所に保管する，わかりやすいように各ボトルの表示を変える等の配慮が重要である。

④呼吸器のメンテナンス：原則的には呼吸器会社による定期的なメンテナンスがある。療養者・家族には，2 週間に 1 度程度の頻度でフィルターを交換し，汚れたフィルターを中性洗剤で洗浄し，よく乾燥させて使用するように説明する。

⑤吸引：痰の喀出が可能な療養者の場合は，自己喀痰を促す。自己喀痰が不可能な療養者には，聴診器で痰の有無と貯留部位を確認後，スクウィージング法や軽打法（パーカッション），振動法（バイブレーション）等で痰の喀出を促し，必要時は気管内，口腔内吸引を実施する。

＜IPPV＞

①気管カニューレ：カニューレ交換は定期的に交換する（1 週間に 1 回が望ましい）。また，カフ付きカニューレを使用している場合は，カフエアが医師の指示量入っているかを毎日確認し，呼吸器の作動や体動による抜去を防ぐ。カニューレは，ベルトの装着やひもで固定するため，ベルトやひもが適度な強さで巻かれているかも確認することが必要である（図 9-19）。

②気管切開口の消毒・ガーゼ交換：気管切開口と気管カニューレとの接触部には切り込みが入った Y 字ガーゼを当てる。Y 字ガーゼは気管切開口

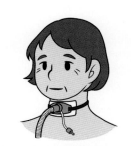

図 9-19　気管カニューレの固定状況

からの気道分泌物による皮膚汚染を防ぐ目的もあるため，ガーゼが汚染したらそのつど交換する。また，固定用ベルト等も汗や分泌物で汚染や湿潤することがあるため，そのような場合にも速やかに交換することが望ましい。

③加温加湿器：NPPVの加温加湿器参照。

④吸引：痰の喀出が可能な療養者の場合は，自己喀痰を促す。自己喀痰が不可能な療養者には，聴診器で痰の有無と貯留部位を確認後，スクウィージング法や軽打法（パーカッション），振動法（バイブレーション）等で痰の喀出を促し，必要時は気管内，口腔内吸引を実施する。

気管内吸引は，気管切開口から気管分岐部までの距離が短く，吸引カテーテルはかなり奥までの挿入となる。カテーテルによる気道粘膜の損傷を防ぐために吸引圧の調節とていねいな手技で行うことが重要であり，以下は特に注意が必要である。

・吸引カテーテルは消毒・滅菌済みのものを使用する。
・吸引圧は 200 mmHg 以下とする。
・気管内にカテーテルを挿入する際には陰圧をかけないように，カテーテルと吸引器の接続部付近を折り曲げる。
・カテーテルの挿入は 10〜15 cm 以内とする。また，挿入部分は手で触れない。
・吸引時，気道内は陰圧に傾き，療養者は呼吸できない状態となる。吸引時間は 1 回 15 秒以内とし，1 度に何回も吸引しない。
・1 度気管内から引き出したカテーテルは，そのまま再度挿入しない。
・使用後のカテーテルは，消毒綿等で気道分泌物を拭き取り，通水を行い保存する。

※気管内吸引カテーテルは，1 回の吸引過程で 1 本の使用，使い捨てが望ましいが，コストがかかるため吸引カテーテルの一次消毒を行い，洗浄後乾燥させて再利用する場合もある。しかし，この工程は家族が行うため，家族の負担にもなる。看護者は療養者の吸引回数や家族の経済状況，介護負担等を考慮し，カテーテルの使用方法を選択する。

3）食事

人工呼吸器を装着していても嚥下機能に問題がなければ，非侵襲的，侵襲的にかかわらず経口摂取は可能である。NPPV の場合は，経口摂取が可能な形態のインターフェイスを選択することも必要である。しかし，NPPV，IPPV に関わらず，誤嚥による肺炎が起こりやすい状況下にあるため，下記のような症状を観察し，異常が見られた場合は，速やかに医師に連絡し，経口摂取の内容や方法を検討することが必要である。

・むせ：有無と程度。
・経口摂取の所要時間：延長傾向にないか。
・気管カニューレ孔からの食物残渣：量と性状，吸引時に食物残渣が引けるか。
・食事量と飲水量：減少はないか。

・脱水症状：発熱の有無，皮膚の乾燥の有無，口乾の有無等。

・痰の量と性状：粘稠度，臭い等。

・体重減少

　また，経口摂取の可否に関わらず，呼吸器を装着している療養者は口腔内が乾燥するため自浄作用が低下し，気道感染を起こしやすい状況にある。そのため，口腔ケアは1日1回以上必ず行うことが重要である。

4) 清潔（特に入浴）

　呼吸状態によって個人差はあるが，人工呼吸器を装着した状態での入浴は可能である。しかし，入浴時に気管切開孔から水が入らないように注意が必要である。また，入浴中は蒸気で加湿されること，循環が良くなることで痰が喀出しやすい状態になる。そのため，入浴時はすぐに吸引できるように吸引器はそばに用意しておくことが重要である。呼吸器や吸引器は蒸気により故障することもあり得るため注意する必要がある。家屋の構造上，自宅の浴室での入浴が不可能な場合もある。その際は，訪問入浴サービス等を導入し，「入浴すること」を療養者が諦めてしまわないように調整が必要である。呼吸器を装着していると，入浴ができないと思う療養者や家族は少なくない。呼吸器装着で可能なこと，不可能なことを明確に提示し，療養者と家族が選択できるように支援することが必要である。

5) コミュニケーション

　人工呼汲器を装着すると，会話を手段としてのコミュニケーションははかりづらくなる。発声は呼気時に行うため，呼吸回数が設定されている療養者の場合は，会話がスムーズにできない。また，IPPV の場合は，気管切開を伴っているため，発声ができず，療養者の言葉を家族・看護者が理解することが困難な状況になる。また，療養者は会話によるコミュニケーションが思うようにはかれず，ストレスがたまる。会話のみに頼らず，文字盤の使用や読唇法，いつも使う短い言葉を書いたカードの使用，パソコンの使用等で対応することが求められる。しかし，療養者は，自身の思いを短い言葉で表現することを強いられるため，聞き手は，療養者の言葉を途中で遮り，先回りして対応しないように注意する必要がある。療養者も家族もコミュニケーション手段の変更を強いられるため，会話によるコミュニケーションが可能な時期より段階を追って少しずつ，パソコン，文字盤やカードの導入と練習，および「はい」「いいえ」や簡単なことばを示す合図を決めておくとよい。看護者はこれらを療養者と家族の状況に応じて，指導を進めていく。

6) 精神面への配慮

　在宅人工呼吸療法を行っている療養者の多くは24時間持続的に人工呼吸器を装着している。NPPV の療養者はインターフェイスによる圧迫感を常に自覚しており，IPPV の療養者は体位変換等により体が動くたびに呼吸器の回路と気管切開部の接続部に力が加わり，違和感を覚える。両者に

共通することは呼吸器による拘束感をほぼ24時間味わっているということである。呼吸器を外すと呼吸困難が生じるため,我慢することを強いられている。また,原疾患は治癒するものはほとんどなく,その多くが進行している。そのため療養者は疾患の進行に対する不安に加え,前述したコミュニケーション手段が限定されることによるストレス,呼吸器装着によるストレスを抱えた状況にある。そのストレスは解消することが難しく,時に療養者を介護する家族に向けられる。看護者は,療養者や家族の思いに耳を傾け話を聴くとともに,現在できていることを改めて言葉に出し支持していく配慮が大切である。また,呼吸器を装着していても可能なことはフォーマル・インフォーマルを問わずサービスを活用し,実行することを勧める。

7) 緊急時の対応

・アラームが鳴った場合,そのつど必ず原因を確認し,解決する。
・災害時に停電が起こった場合のことも想定し,常にバッテリーの充電の確認を行うように指導する。
・近隣の電気工事等の情報にも注意を払うように説明する。
・呼吸器が故障した場合,慌てないように主治医,訪問看護ステーション,呼吸器会社の連絡先は電話のそばに大きく表示するように指導する。
・呼吸器トラブル時を想定して,アンビューバッグを用いての呼吸法を適宜確認する。
・緊急連絡体制を適宜確認し,必要時はシミュレーションする。

参考文献

1) 宮崎歌代子・鹿渡登史子(編):在宅療養指導とナーシングケア4 在宅人工呼吸・在宅持続陽圧呼吸療法,医歯薬出版,2004
2) 角田直枝(編):スキルアップのための在宅看護マニュアル,学習研究社,2005
3) 石川悠加(編):JJNスペシャル NPPVのすべて,医学書院,2008
4) 磨田 裕(編):最も新しい人工呼吸ケア,学習研究社,2005
5) 岡崎美智子・正野逸子(編):根拠がわかる在宅看護技術,メヂカルフレンド社,2009

学習の
まとめ

● 気道内ケア

　IPPV・NPPV に関わらず，人工呼吸療法行っている療養者は，感染予防のために気道内のケアが必要である。IPPV の場合は特に気管切開口からの感染に注意が必要である。気道内分泌物の適宜吸引や必要性に応じての気管内洗浄を行う。また，気管切開部周囲の皮膚の観察や清潔ケアを行う。NPPV は，鼻垢除去や鼻毛処理などの鼻腔内のケアも忘れてはならない。食事摂取をしていない場合は特に口腔内ケアを 1 日 1 回以上行う。

● 指導・安全管理

　人工呼吸器は，故障やトラブルがなく使用することが重要である。起こり得る故障やトラブルを予測して，観察ポイントや対応方法などを整理し，介護者，他サービススタッフがスムーズに対応できるような表示や必要時にシミュレーションを行っておくことが大切である。また，災害時は避難所等に機器や物品を持ってきてもらえるように呼吸器会社等の連絡先，呼吸器の設定等を記した情報カードを常に携帯しておくよう指導する。

● QOL の向上

　HMV 開始後，様々な制約が増える。療養者の QOL が低下しないように，使用する機器や周囲の環境を整備する。そして呼吸器を装着することで「できない」ことばかりを確認するのではなく，呼吸器装着状態で「できること」を療養者や家族に言葉で伝えていくことが大切である。

● 社会資源の活用

　HMV で活用できる社会資源を看護者もよく理解し，できるだけ，HMV が継続できるように，身体的・精神的・経済的側面を支援できるように働きかける。また，他職種と連携を密にはかり，社会資源の情報や制度の動向等も共通認識しておくことが重要である。

V. 膀胱留置カテーテル法

**学習の
ねらい**

● 膀胱留置カテーテルのしくみと適応が理解できる。

● 膀胱留置カテーテルの合併症と合併症の予防について理解できる。

● 在宅で膀胱留置カテーテルを行っている療養者および家族への指導のポイントが理解できる。

● 在宅で膀胱留置カテーテルを行っている療養者を支える社会資源について理解できる。

留意した場合，早期にカテーテルの抜去に向けての看護の方向性を考える

　膀胱留置カテーテルは，膀胱機能障害等により自然排尿が困難な場合や，排尿によって褥瘡や創傷部が汚染され，治癒の遅延や感染の危険性が高い場合に，経尿道的に膀胱内にカテーテルを留置し，カテーテルを介して排尿を促す方法である。カテーテル留置の判断は医師が行う。カテーテルの留置により，合併症，ADL の制限・縮小を始め，療養者および家族へ様々な影響や問題が生じる。そのため，やむを得ず留置した場合でも，できる限り早期にカテーテルの抜去に向けて看護する必要がある。また，留置の目的が何であるのかを医師へ確認し，今後の看護の方向性を考える必要がある。

1 膀胱留置カテーテルの基礎知識

1 目的

(1)経尿道的にカテーテルを膀胱内に留置し，持続的に尿を排出する。

(2)尿量，尿の性状の観察。

(3)残尿の予防。

2 対象者と適応

1）尿閉

①脳血管障害，脊髄損傷等による神経因性膀胱。

②前立腺肥大，がん，結石等による尿路狭窄。

③泌尿器術後や，腫瘍，事故等による膀胱内の出血。

2）全身管理が必要な場合

①術後

②意識障害

③心不全　等

3）排尿による尿道口周辺の汚染予防（褥瘡や創傷の感染予防）。

4）排尿介助による介護負担の増強

　可能な限り，留置は避けることが望ましい。しかし，認知症や寝たきりの療養者の場合，介護者の介護負担を軽減させることも在宅療養継続の重要なポイントとなるため，留置後もアセスメントを継続し，対応することが必要である。

3 使用物品―カテーテルの種類―

　膀胱留置用カテーテルは，数日～数週間，尿道や膀胱内に留置され，持続的に導尿されるため，生体への適合性が良く異物が付着しにくいことが重要となる。素材は，天然ゴムラテックスおよびシリコン性が大部分を占めている。カテーテルの交換頻度は，ラテックス性で約1週間，オールシリコン性で2～4週間を目安に，療養者の状態や尿の性状に応じて交換頻度を決定する。

　　①2way カテーテル：一般的に用いられる。使用サイズは，成人の場合14～16 Fr，小児の場合は，8～12 Fr 程度である（図 9-20）。
　　②3way カテーテル：洗浄用，尿の排出用，固定水用とカテーテルの接続側が3つに分かれている。膀胱洗浄や薬液注入が必要な療養者に用いる（図 9-21）。

2 カテーテル留置の実際と看護のポイント

　カテーテル留置は医師の指示で行う。原則的に医師がカテーテルを留置するが，在宅の場合は，訪問看護師が実施することが多いため，予めカ

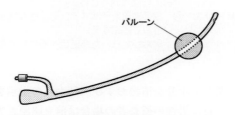

図 9-20　2 way カテーテル

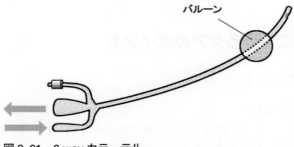

図 9-21　3 way カテーテル

表 9-16　カテーテル留置と看護のポイント

手順	看護のポイント
① 使用物品を準備する ・2 way カテーテル ・固定用蒸留水(5〜10 ml を 10 ml シリンジに吸っておく：メーカーやサイズによって量が異なる) ・蓄尿バッグ ・滅菌手袋 ・消毒綿 ・潤滑剤(キシロカインゼリー等)	① カテーテルのバルンに損傷していないか，予めバルン部分に固定水を注水し，確認しておく。確認できたら，再び固定水をシリンジに戻す。 　カテーテル留置は無菌操作で行うため，滅菌覆布等で清潔区域を確保する。
② 手洗いを行う。	
③ 滅菌覆布を広げ，清潔区域を作る。	③ 清潔区域には，未滅菌物品や手などが触れないように注意する。滅菌覆布がない場合は，滅菌手袋の包装紙の内側で代用してもよい。
④ 滅菌手袋を装着する。	
⑤ カテーテルを清潔区域に置き，カテーテル先端に潤滑剤を塗布する。	⑤ 潤滑剤にはキシロカインゼリーが使用されることが多いが，キシロカインショック等の危険性もあるため，初回の実施の際は，医師より情報を得た上で注意深く実施する。
⑥ 尿道口を消毒する。	⑥ 消毒は，一拭き毎に一綿球を使用する。また，尿道口から肛門部の方向へ拭く。
⑦ カテーテルの先端付近を持ち，尿道口よりゆっくり挿入する。	⑦ 療養者には，挿入時に必ず声かけを行う。また，口で呼吸を促し，呼気の際に挿入すると腹圧がかからずスムーズに挿入できることを説明し，協力を求める。 ＜挿入の際の体位＞ 女性：仰臥位で両膝を立て足は開く。 男性：仰臥位で下肢は伸展。
⑧ ゆっくりカテーテルを進め，尿の流出を確認後，さらに 2〜3 cm カテーテルを進め，療養者の疼痛の有無を確認，流出した尿の性状に異常がないことを確認後，固定水を注入し，バルンを膨らます。	⑧＜カテーテルの挿入の長さと挿入角度＞ 女性：4〜6 cm 男性：18〜20 cm，陰茎を腹壁に対して 90° で保持する。
⑨ カテーテルを軽く引っ張り，抜けないことを確認し，蓄尿バッグのチューブと接続する。	
⑩ カテーテルを絆創膏等で療養者の下腹部に固定する。	⑩ 固定は体動を考慮し，緩みを持たせる。局所の持続的な圧迫による褥瘡等のトラブル予防のため固定部位は 1 日 1 回は移動させる。
⑪ 蓄尿バッグを膀胱より下の位置に設置し，後片付けを行う。	⑪ 尿の逆流を予防するため，蓄尿バッグは膀胱よりも低い位置で固定する。
⑫ 療養者の一般状態，尿の流出量，性状の確認を行う。	⑫ 異常が見られたら医師へ報告し，指示を仰ぐ。

テーテル留置に関して十分な情報および医師からの指示をもらっておくことが必要である。特に男性の療養者の場合は前立腺肥大等のため，カテーテル挿入時に尿道を傷つけないように十分な注意が必要となる。**表 9-16** にカテーテル留置の手順および看護のポイントを示す。

3 在宅におけるケアのポイント

1 観察ポイント

1）生活状況の観察

　在宅でカテーテルを留置したまま生活を送る上で，療養者および家族が一番不安に感じることは，カテーテル留置によるトラブルとその対処につ

表9-17　在宅で起こしやすいルートに関するトラブルと観察ポイント

起こしやすいトラブル	観察ポイント
【終日ベッド上の場合】 　①体位変換，移動時のトラブル 　　ルートを体の下に敷き込む，蓄尿バッグをベッド柵に固定。 　　　⇒カテーテルの屈曲・閉塞，カテーテルの抜去，蓄尿バッグとの接続が外れる。 　②リネン交換，清潔ケア時のトラブル 　　リネンと一緒にカテーテルを引っ張る，ルートを挟み込む。 　　　⇒カテーテルの抜去，蓄尿バッグとの接続が外れる。 　　蓄尿バッグを膀胱の位置より高くしてしまう。 【移動可能な場合】 　移動時のトラブル 　　歩行時，車いす移乗時，車へ乗車時 　　⇒ルートを踏む，蓄尿バッグやルートを引っ掛ける，挟む。	生活環境： 　住宅環境 　自室の環境（障害物の有無等） 　寝具の種類（ベッドか布団か等） 　サービスの利用状況（種類や内容） ADLの状況 　食事 　清潔 　排泄 　移動 　整容 　コミュニケーション（自らの意思を他者へ伝える手段の有無，あればその方法等） 活動範囲 　車いすの使用の有無 　自室以外でよく使う部屋および部屋までの移動手段 　外出の頻度と介助の有無等

いてであることが予測される。トラブルを回避するために，看護者は，療養者の生活状況を具体的に観察し，起こりやすいトラブルを予測し，具体的な対応策を療養者および家族と考えることが大切である。在宅で起こりやすいトラブルと観察のポイントを**表9-17**示す。

2）自己管理能力

　生活状況を観察することと同時に，療養者および家族の自己管理能力の程度を観察する必要がある。トラブルの予防，またはトラブル時の対応が十分可能か，どの部分にどの程度看護者が介入すれば良いのかがアセスメントする上で重要となる。

3）支援体制

　療養者および家族が主体性をもって自己管理の継続ができるように，フォーマル，インフォーマルを問わず支援体制を把握しておくことが重要である。また，療養者および家族にとってのキーパーソンは誰であるのかを明らかにし，その対象の認識度や理解の程度を把握することが必要である。

2 合併症の予防

　膀胱留置カテーテルの合併症として主なものは，
（1）尿路感染症
（2）外尿道口の損傷，びらん，等の皮膚トラブル
（3）血尿
（4）カテーテルによる刺激症状等がある。

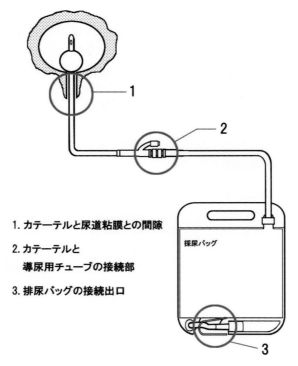

1. カテーテルと尿道粘膜との間隙

2. カテーテルと
   導尿用チューブの接続部

3. 排尿バッグの接続出口

図 9-22　感染経路
Home Care Medicine Online
http://www.medical-tribune.co.jp/
HomeCare/0304/51-55.htm

　これらの合併症の予防，早期発見するために，看護者によるケアに加えて療養者および家族の状況に応じたケアの指導を行う。

> 　尿路感染症：尿路感染症の感染経路は**図9-22**のように3か所ある。これらの感染経路からの感染を予防するためのケアと療養者および家族への指導ポイントを示す（**表9-18**）。

4 緊急時の対応

　在宅では，医療従事者が24時間いる病院や施設と異なり，膀胱留置カテーテルの管理のほとんどを療養者および家族が担っている。そのため，医療従事者不在の時間中に緊急対応が必要な事態が起こる可能性は高い。突発的なトラブルは予防できることが前提だが，トラブルが起こった場合を想定して，療養者および家族が速やかに対応できるように，日常的に起こり得る緊急事態とその対応について，説明，ケアの指導を行っておくことが，療養者への侵襲を最小限にとどめることにつながる。

起こり得る事態とその対応への指導

1）カテーテルの抜去

　カテーテルが抜けてしまった場合，途中で断裂していないか，確認する。また，抜けたことにより血尿がでていないか，痛みの有無と程度を確認し，

表 9-18　尿路感染症の予防のケアと指導ポイント

感染経路と予防ケア	療養者・家族への指導ポイント
1. 管外性感染(①)： 　尿道とカテーテルの隙間から細菌が侵入し感染を起こす。 　<原因> 　　(1)カテーテル挿入時，尿道口周囲の細菌がカテーテルに付着し，膀胱内に押し込まれ，侵入する。 　　(2)肛門や会陰の細菌がカテーテルを伝わり，膀胱内に侵入する。 　<ケア> 　　(1)発熱の有無の観察。 　　(2)尿量と性状(混濁や浮遊物，色調)の観察。 　　(3)尿道口周囲，肛門周囲の皮膚状態の観察。 　　(4)陰部洗浄を行う。 　　(5)排便コントロールを行う。 　　(6)カテーテルの定期的交換。 2. 管内性感染(②③) 　蓄尿バッグとカテーテルとの接続部や蓄尿バッグの排液口から細菌が侵入し感染を起こす。 　バイオフィルム形成による菌の放出。 　<原因> 　　(1)接続時の無菌操作が不十分。 　　(2)蓄尿バッグの交換頻度が低い。 　　(3)蓄尿袋が膀胱より高い位置にあることによる尿の逆流や，ルート内の尿の停滞。 　　(4)膀胱内の尿の停滞。 　<ケア> 　　(1)無菌操作の徹底。 　　(2)接続部の適宜確認(外れかけていないか，尿が漏れていないか)。 　　(3)カテーテルやルートの屈曲，閉塞の有無の観察。 　　(4)尿量と性状の観察(混濁，浮遊物，色調)。 　　(5)カテーテル，蓄尿バッグの定期的な交換。	① 感染経路と感染の原因の説明(療養者および家族の理解度に応じて適宜行う)。 ② カテーテルやルートに触れる前後には必ず手洗いをする。 ③ 陰部洗浄は1回/日以上実施する(本人および家族が無理であれば，看護者またはヘルパー等のサービス活用を説明する)。 ④ 蓄尿バッグの中の尿は毎日決まった時間に廃棄すること，また尿量を見ることを説明する。普段より極端に増減していた場合は，看護師に連絡するよう説明する。 ⑤ 尿量確保のために，水分摂取を促す。水分制限がない場合は，1,500 ml～2,000 ml 程度の水分摂取が望ましい。飲水量の確保が難しい場合は，食事の工夫やゼリー，プリン等の半固形物，果物等で補うことを説明する。できるだけ経口摂取を促す。 ⑥ カテーテルやルートが療養者の体や寝具の下敷きになっていないか，適宜確認し，屈曲，閉塞が見られたらすぐに戻す。 ⑦ ミルキングの仕方を指導し，適宜ミルキングを促す。 ⑧ 尿量，性状等を毎日記録することを促す(毎日記録することが負担にならないように，できるだけ簡便な方法を検討する)。 ⑨ 蓄尿バッグが膀胱より高い位置に来ないように観察することを促す。特に移動時には注意を払う。 ⑩ 排便コントロールの必要性を説明する。慢性的な便秘は，紫色蓄尿バッグ症候群等の尿路感染症の原因のひとつになりやすい。また，下痢に傾くと，陰部周辺の清潔が保てないため，管外性感染の原因となりやすい。 ⑪ カテーテルの固定位置を毎日ずらすことの必要性を説明する。カテーテル固定を同一部位にすると，びらんや潰瘍になりやすく，感染の原因になる。 これらの内容を療養者および家族にわかりやすい表現で説明を行い，可能な部分を実施してもらう。 介護負担の増大につながるようであれば，社会資源を活用し，無理なく在宅療養が継続できるように働きかけることが大切である。

速やかに訪問看護師または医師に連絡する。

　カテーテルを引っ張ることによる抜去を防ぐために，レッグバッグ(図9-23)を装着する等，療養者に適した物品の検討も行う。

2) カテーテルまたはラインの閉塞

　尿漏れの有無と程度の観察を行う。また，尿の流出が悪い場合は，ミルキングを実施する。ミルキング(**1**)を行っても改善しない場合，混濁や浮遊物が多い場合は訪問看護師や医師に連絡する。

3) 接続部の外れ

　接続部が外れた場合は，カテーテルの先を屈曲させるかクレンメ等でとめ，尿の流出を一時的に中断し，接続部の汚れを拭き取り，消毒後，再度

1 ミルキング
　カテーテル内が浮遊物や血塊等で閉塞しないように，カテーテルを手でしごいたり，動かす等の方法で尿の流出を促すこと。

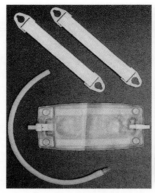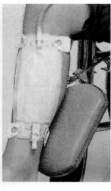

図9-23　レッグバッグセット(ホリスター製)

接続する。これらを療養者および家族ができない場合は，訪問看護師に連絡して状況を説明する。

4）カテーテルによる刺激症状

　カテーテルが挿入されている刺激で，痛みや違和感がある場合には，固定の位置を変えたり，ギャッジアップや体位変換等で角度を変えることを試みる。それでも痛みや違和感が強い場合は，訪問看護師に連絡するように説明する

　上記以外でも，普段と違う状況の場合は，訪問看護師に連絡するように指導する。また，療養者および家族以外に，介護の一部を担うサービス機関がある場合は，その機関のスタッフにも同様の説明を行い，訪問看護師に連絡を入れてもらうように連携を深めることが重要である。また，訪問看護師で対応困難な場合は，速やかに医師へ連絡し，指示を仰ぐ，外来受診の介助を行う，等の対応を行う。

学習の
まとめ

● カテーテル挿入，抜去は医師の指示によるものであるため，そのつど医師への確認を行う。
● ルートトラブルやカテーテル抜去等，事故が起こった場合の多くは療養者および家族が対応しなければならない状況にある。看護者は療養者および家族が安心して対応できるように，様々な状況を想定し具体的に助言・指導を行う。
● カテーテル留置により生じ得る事態を予測したうえで療養者の心身両面への観察を十分に行い，異常の早期発見・早期対応につとめる。
● 療養者やその家族，在宅ケア関係者が安心して適切な対応ができるように，具体的で細やかな助言・指導を行う。

参考文献
1）角田直枝編集：よくわかる在宅看護，学研メディカル秀潤社，2012
2）正野逸子，本田彰子編集：在宅看護技術　メヂカルフレンド社，2016
3）木下由美子編著：新版　在宅看護論　医歯薬出版，2013

VI. 在宅経管栄養法(在宅経腸栄養法：Home enteral nutrition)

- 在宅における栄養管理の種類と特徴が理解できる。
- 在宅経管栄養法における合併症の予防と安全管理について理解できる。
- 在宅経管栄養法を受ける療養者および家族への指導および評価のポイントが理解できる。

1 在宅経管栄養法についての基礎知識

在宅経管栄養法とは

　在宅経管栄養法とは，栄養摂取に医療的支援が必要な在宅療養者に対して行われる栄養補給法のひとつであり，経腸栄養法ともいう。栄養補給は療養者の状態・状況により，その適切な方法が選択される。経管栄養法には，(1)鼻腔から胃または空腸にチューブを挿入し栄養剤を注入する経鼻経管栄養法と，(2)胃または空腸に経皮的にカテーテルを挿入し栄養剤を注入する経皮経管栄養法がある(**図9-24**)。また，経腸栄養法は療養者の身体状態や療養の状況を十分に考慮し，安全で効果的な方法が選択される(**表9-19**)。

経鼻経管栄養法

経皮経管栄養法

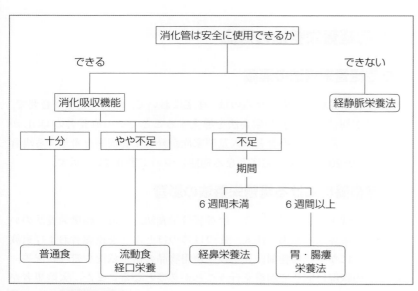

図 9-24　栄養法の選択

表 9-19　栄養法の比較

	経鼻栄養法	胃瘻法	腸瘻
カテーテル(チューブ)の太さ	細い(5〜12 Fr)	太い(18〜28 Fr)	細い(7.5〜12 Fr)
カテーテル挿入の手技	ベッドサイドで可	PEG が主流，または手術・PTEG	経胃内視鏡または手術
カテーテル交換の手技	容易	容易	比較的容易(X線透視下)
栄養剤の投与時間	短時間で可	短時間で可	長時間(持続投与)
誤嚥のリスク(栄養剤の逆流)	起こりやすい	起こりにくい	起こらない
カテーテル誤留置のリスク	あり	なし	なし
事故抜去のリスク	起こりやすい	起こりにくい	時にあり
療養者の QOL	良くない	良い	長時間注入時は良くない

表 9-20　在宅経管栄養法の適応

- 在宅経管栄養法で栄養状態の改善が期待できる。
- 在宅経管栄養法を導入しなければ生体を維持することができない。
- 在宅経管栄養法導入で療養者のQOLが保持・向上が期待できる。
- 療養者および家族が在宅経管栄養法を希望する。
- 療養者および家族に在宅経管栄養法の管理力が期待できる。
- 在宅経管栄養法の導入によるメリットがデメリットよりも大きい。

表 9-21　在宅経管栄養法が適応となる病態

消化吸収機能が正常な場合	消化吸収機能障害がある場合
①経鼻法 嚥下困難，創傷治癒(消化管術後縫合不全，消化管外瘻，熱傷など)，経口法では不十分な高度の低栄養状態，神経性食欲不振を含む食欲不振 ②経胃・腸瘻法 口腔，咽頭，喉頭，食道疾患(通過障害，機能障害)，中枢神経障害で経腸栄養が長期に及ぶ状態，経鼻法で胃内容物の逆流がある場合	①消化吸収症候群(短腸症候群を含む) ②慢性膵炎，慢性肝疾患 ③炎症性腸疾患(潰瘍性大腸炎，クローン病など) ④放射性腸炎 　※投与ルートは症例に応じて選択する

2 在宅経管栄養法の適応

1 在宅経管栄養法の適応

　在宅経管栄養法の適応となるのは，在宅において，経管栄養法が必要で，その効果が期待でき，経管栄養法を導入することでその療養者の QOL が保持・向上でき，かつ療養者本人及び家族が経管栄養療法を希望する場合である(**表9-20**)。また，適応となる病態について**表9-21**に示す。

2 在宅療養における経管栄養法の影響

　在宅で経管栄養法を行う場合，経鼻経管栄養法，胃瘻・腸瘻栄養法のいずれでも，栄養剤の準備，注入，片づけ等のほとんどを療養者および家族が担うことになる。栄養剤注入手技，使用物品の衛生状況や管理状況等，その家庭の状況に応じて調整を行うことが必要となる。また，入院患者が在宅療養へ移行する場合には，退院したその日から在宅の場で問題なく経

表 9-22　在宅療養における経管栄養法に関する指導加算料

●在宅成分栄養経管栄養法指導加算料　2,500 点（1 点＝10 円）
　（1）在宅成分栄養経管栄養法とは，諸種の原因によって経口摂取ができない患者または経口摂取が著しく困難な患者について，在宅での療養を行っている患者自らが実施する栄養法をいう。このうち在宅成分栄養経管栄養法指導管理料算定の対象となるのは，栄養素の成分の明らかなもの（アミノ酸，ジペプチドまたはトリペプチドを主なタンパク源とし，未消化態タンパクを含まないもの）を用いた場合のみであり，単なる流動食について鼻腔栄養を行ったもの等は該当しない。
　（2）対象となる患者は，原因疾患の如何にかかわらず，在宅成分栄養経管栄養法以外に栄養の維持が困難な者で，当該療法を行うことが必要であると医師が認めた者とする。
　（3）在宅成分栄養経管栄養法指導管理料を算定している患者（入院中の患者を除く）については，「鼻腔栄養」の費用は算定できない。
●注入ポンプ加算　1,250 点
「注入ポンプ」とは，在宅で中心静脈栄養法または成分栄養経管栄養法もしくは悪性腫瘍の鎮痛療法または化学療法を行うに当たって用いる注入ポンプをいう。
●在宅成分栄養経管栄養法用栄養管セット加算 2,000 点
在宅成分栄養経管栄養法用栄養管セット加算と「注入ポンプ加算」とは，併せて算定することができるが，それぞれ月 1 回に限り算定する。

管栄養法を実施するために，入院中から，在宅における 24 時間の生活を把握したうえで個々に応じた適切なケアや管理，介護方法を考え療養者と家族が安全に在宅経管栄養法を継続できるように支援する必要がある。看護者は，これら在宅における経管栄養法を継続する上で生じる影響を見据え，入院中と在宅療養中で行う経管栄養法に差が生じないように，細やかな配慮と調整を行うことが重要である。

3 在宅経管栄養法と費用負担

　在宅経管栄養法（経腸栄養）に関する医療は，健康保険適用となっている。医療機関における療養者および家族への指導，使用する医療機器，衛生材料，投与する栄養剤（種類の限定がある）は，在宅における指導管理料として算定し保険申請ができる（表 9-22）。加算内容や療養者の自己負担，その他の公費負担制度が併用できるかを確認し，療養者および家族の負担を軽減するように働きかけることも重要である。

3 在宅経管栄養法の実際

1 経鼻経管栄養法

1）メリットとデメリット

　経鼻経管栄養法のメリットは，チューブの挿入が比較的簡単に行えること，医師以外でも交換が可能であることがあげられる。また，デメリットは，長期間の使用には向かず 4〜6 週間以内の使用となること，鼻腔からのチューブ挿入と固定であるため，顔にチューブが常にあることや咽頭や鼻の痛みがあるなど，患者の苦痛が大きいことがあげられる。

2）経鼻栄養チューブ

　チューブの長さや太さは，小児，成人では異なるためその療養者の状況

表 9-23　経鼻栄養チューブ

	乳幼児・小児	成人
太さ	3〜8 Fr	成分栄養剤注入時：5 Fr 以上 半消化態栄養剤注入時：8 Fr 以上
長さ	約 40 cm	胃内留置：70〜90 cm 十二指腸以降に留置：90〜120 cm 以上
材質	ポリウレタン製 ポリ塩化ビニル製 シリコン製　など ※柔らかさ，粘膜刺激の少なさからポリウレタン 　製が使用されることが多い	

に応じたものを選択する（**表 9-23**）。

3）経鼻栄養チューブの挿入方法・留意点

　経鼻栄養チューブの挿入は胃瘻・腸瘻とは異なり，比較的簡単で看護職による挿入が可能である。しかし，咳嗽反射による挿入困難や誤留置による事故を起こす危険性も高いということも踏まえ，確実なチューブ挿入の手技および留意点を理解する必要がある。

①必要物品

　経鼻栄養チューブ，キシロカインゼリー（潤滑剤），20 ml のカテーテルチップ（経鼻栄養チューブの接続部分に対応したもの）ガーゼまたはティッシュペーパー，聴診器，ガーグルベースン，ペンライト，絆創膏

②チューブ挿入時の体位

　チューブ挿入時の体位は，チューブを嚥下しやすい頭部を高くしたファウラー位またはセミファウラー位とし，腹筋の緊張をとるために膝関節が屈曲するように枕やクッションを入れる。

③チューブの挿入

- ●チューブの鼻腔から耳朶，耳朶から剣状突起までをたした長さが，チューブ挿入の目安であり，個人差はあるが約 50〜55 cm である。その長さの位置にマークをする（**図 9-25**）。チューブによって 50 cm，55 cm の位置に予めマークされているものもある。
- ●療養者がリラックスできるように声かけを行い，潤滑剤をつけた経鼻栄養チューブを鼻腔からゆっくりと挿入する。この時，顔面にほぼ垂直に挿入する。
- ●チューブが咽頭に達したところで唾液を飲み込む要領でチューブを嚥下してもらう。看護者は，一緒に「ごくん」と声かけするなど療養者が嚥下しやすいような配慮を行う。この時，咳嗽反射や嘔吐反射が起こる可能性があるため，すぐに対応できるようにガーグルベースンを用意しておく。嚥下がなかなかできない，チューブがたるみなかなか挿入ができない場合は，無理に挿入しない。また，挿入が困難な場合は，口腔内でチューブがとぐろを巻いている場合があるため，口腔内にチューブがないか，口腔内にペンライトを当てて確認する。

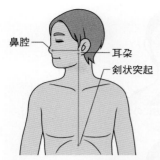

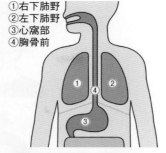

図 9-25　チューブ挿入の長さ　　図 9-26　気泡音の確認

- ●咽頭を過ぎたら予めマーキングしてあった位置までゆっくりとチューブを進めて行く。

④チューブの留置位置の確認
- ●気泡音による確認：心窩部に聴診器を当て，シリンジで 10〜20 ml の空気を素早く注入し，気泡音を確認する（図 9-26）。
  - ※肺への誤留置を防ぐために，心窩部だけでなく胸骨部，両下肺野でも同様に聴取し，心窩部での気泡音が最も強いことを確認する方法もある。
- ●胃内容物吸引による確認：留置したチューブから胃内容物（胃液）を吸引してチューブの留置位置を確認する。

⑤チューブの固定
　留置が確認できたら，絆創膏を用いてチューブを鼻翼部，頬部に固定する。チューブによる鼻翼の圧迫を防ぐためにエレファント・ノーズ法（図 9-27）を用いることが多い。

⑥栄養剤注入時の留意点
　チューブの先端が胃内に留置されているかを栄養剤注入時に毎回確認する。（④参照）

2 胃瘻・腸瘻

　胃瘻の造設は，一般的に経皮内視鏡的胃瘻造設 perculaneous endoscopic gastrostomiy；PEG を行うことが多い。胃切除後や大量腹水などで PEG が施行不能もしくは困難な場合は，経食道胃瘻法 perculaneous trans-esophageal gastrostomy；PTEG の造設もあるが PEG に比べると少ない。ここでは，特に PEG について述べる。

1）適応と禁忌（表 9-24，9-25）

　4〜6 週間以上の長期に渡る経腸栄養法が必要な場合には，胃瘻法が選択される。また，特殊な適応として，消化器がんによる腸閉塞の減圧目的で造設すると，患者の QOL 改善が得られる場合もある。
　禁忌については，「2002 年日本消化器内視鏡学会卒後教育委員会」からガイドラインが発表されており，絶対禁忌と相対的禁忌に分けられている。

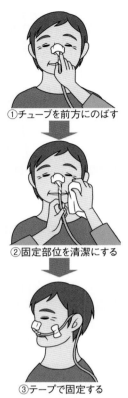

①チューブを前方にのばす

②固定部位を清潔にする

③テープで固定する

**図 9-27　エレファント・ノーズ法による
チューブの固定**

表 9-24　胃瘻の適応（日本消化器内視鏡学会 PEG ガイドラインより）

経腸栄養のアクセス確保	・自発的な摂食意欲が障害されている例 ・嚥下機能障害のため経口摂取が困難な例 ・頭部・顔面・頸部の外傷や腫瘍のため摂食困難な例 ・食道・胃噴門部病変のため経口摂取が望ましくない例 ・長期の成分栄養が必要なクローン病症例
誤嚥性肺炎の予防と治療	・摂食によりしばしば誤嚥する例 ・経鼻胃管留置に伴い誤嚥する例
減圧目的	・幽門狭窄 ・上部小腸狭窄

看護師は，適応と禁忌をよく理解した上で，療養者の状態を観察し，状態や状況の変化が生じた場合，速やかに対応する必要がある。

2）胃瘻のタイプ

　胃瘻のタイプには，固定具によって分けられる。外部固定具にはボタン型とチューブ型があり，内具固定具にはバルーン型とバンパー型がある（図 9-28）。

　バンパー型は抜けにくく，交換も 4〜6 か月ごとで良いが，交換には技術

表 9-25 胃瘻の禁忌（日本消化器内視鏡学会 PEG ガイドラインより）

絶対禁忌	相対的禁忌
・通常の内視鏡における絶対禁忌 ・内視鏡が通過困難な咽頭・食道狭窄 ・胃前壁に近接出来ない状況 ・補正できない出血傾向 ・消化管閉塞（減圧ドレナージ目的以外の場合）	・腹水貯留 ・極度の肥満 ・著明な肝腫大 ・胃の腫瘍性病変や急性粘膜病変 ・胃手術その他上腹部手術の既往 ・横隔膜ヘルニア ・出血傾向 ・妊娠 ・門脈圧亢進 ・腹膜透析 ・がん性腹膜炎 ・全身状態不良例 ・生命予後不良例 ・非協力的な患者と家族

バルーン型ボタン

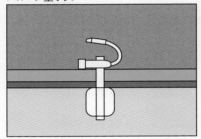

バルーン型チューブ

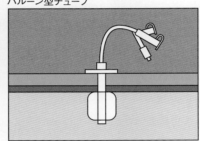

バンパー型ボタン

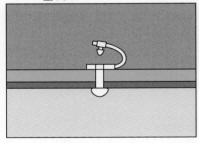

バンパー型チューブ

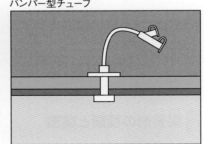

腹壁

胃壁

胃内

図 9-28 胃瘻のタイプ

を要する。バルーン型は交換が比較的容易だが抜けやすいため，1〜2 か月ごとの交換が必要となる。このようにそれぞれに特徴があるため，療養者に応じたものを選択する（**表 9-26** 参照）。

表 9-26　PEG カテーテルの種類と特徴

外部固定具	チューブ型	長所	・栄養剤注入時に栄養チューブとの接続が簡単である
		短所	・引っ張ったり，体に敷きこんだり等自己抜去の危険性がある ・チューブ内側の清潔が保ちにくい（栄養剤の残渣等）
	ボタン型	長所	・目立たず，動作の邪魔にならないため自己抜去の危険性が低い ・カテーテル内の汚染が少ない ・逆流防止弁があるため，栄養剤の漏れが少ない
		短所	・対象によってはボタンを操作しづらい場合がある
内部固定具	バンパー型	長所	・カテーテルが抜けにくい。交換までの期間が長い
		短所	・交換時に痛みや圧迫感を感じることがある
	バルーン型	長所	・交換が簡単である。（バルーン内の蒸留水の出し入れで抜去，挿入を行う）
		短所	・バルーンの固定水（蒸留水）の確認が適宜必要である ・バルーンが破裂する場合がある。この場合，短期間で交換が必要となる

表 9-27　経腸栄養剤の種類と特徴

	成分栄養剤	消化態栄養剤	半消化態栄養剤
適応	高度の消化吸収機能障害がある場合も可	消化吸収機能障害が高度でない場合は可	
脂肪含有	1～2%含有	少ない	多い
食物繊維含有	なし		多くのものが食物繊維を含有している
浸透圧	高い		比較的低いが，1.5 kcal/mL 以上のものは高いものが多い
栄養チューブサイズ	5 Fr 以上		8 Fr 以上 ポンプ使用時は，より細くても可
長期投与の留意点	必須脂肪酸や一部の微量元素の欠乏に注意が必要		一部の微量元素の欠乏に注意が必要
味	味は良くない。 各種フレーバーが用意されている		味は比較的良い 味の種類も豊富
製品名	エレンタール ヘパン ED（肝不全用）	ツインライン	ラコール エンシュアリキッド ハーモニック-M，-F エンシュア H　　　　等

3 栄養剤の種類と特徴

　経腸栄養剤には「医薬品扱い」と「食品扱い」に大別できる。「食品扱い」は濃厚流動食とも言い，保険適応はなく特に在宅においては療養者の全額自己負担となる。「医薬品扱い」の栄養剤は，経腸栄養剤と言い経管経腸栄養法，経胃瘻・腸瘻栄養法ともに用いられる。経腸栄養剤は，療養者の消化・吸収機能に応じて「成分栄養剤」，「消化態栄養剤」，「半消化態栄養剤」に分類できる。看護師は療養者が使用している栄養剤の特徴を理解した上で援助を行うことが大切である（**表 9-27**）。

成分栄養剤
消化態栄養剤
半消化態栄養剤

4 起こり得るトラブルと対処方法

1）胃食道逆流と嘔吐

　<u>胃食道逆流症の原因</u>：胃液の逆流を防ぐ機能の未発達，または機能低

下，食道・胃の蠕動運動の低下，胃液分泌量の増加，腹圧上昇などがあるが，胃瘻・腸瘻による経管栄養の場合は，胃瘻造設により胃壁と腹壁が固定されるために胃蠕動の制限がみられ，胃の排泄能力が低下することも要因の一つと考えられる。嘔吐の原因は，胃，腸の蠕動運動低下，経鼻経管栄養法の場合は栄養チューブによる刺激，便秘等がある。特に高齢者は逆流や嘔吐したものを誤嚥し，誤嚥性肺炎を起こすことがあるため，これらの症状の有無を注入時によく観察をする必要がある。

　対処方法：栄養剤注入中はできるだけ30°以上ギャッチアップを行う。注入中にむせや嘔吐が見られた場合は，すぐに栄養剤投与を中止し，呼吸状態や肺雑音の有無の観察を行う。栄養剤注入後は30分～60分程度は座位を保つようにする。また，医師と相談し，脂肪含有の少ない栄養剤への変更を検討する，栄養剤注入前に胃内のガスを抜き，水分を注入し蠕動を促した上で栄養剤を注入する，等の方法を試みる。しかし，これらの症状を繰り返し，誤嚥性肺炎を引き起こす場合は，胃瘻・腸瘻造設の検討も必要となってくる。

2）下痢

　下痢の原因：浸透圧の高い栄養剤を急速に注入することによって生じる。

　対処方法：栄養剤の濃度を低くする，栄養剤注入速度を遅くして様子を見る。

　また，胃瘻・腸瘻の場合は，栄養剤を半固形化し，注入する方法も有効である。

3）チューブ抜去

　抜去の原因：経鼻栄養チューブの場合は，療養者の体動により，チューブが引っ張られることによる事故抜去，チューブ留置による鼻腔や咽頭の違和感による自己抜去などがある。胃瘻の場合は，バルーンの破裂や固定用の蒸留水が不足したための抜去等がある。

　対処方法：経鼻栄養チューブが抜去した場合は，チューブの途中断裂がないかを確認し，問題がなければ再挿入を試みる。

　胃瘻の場合は，瘻孔の閉鎖を防ぐ必要がある。瘻孔は数時間から1日以内に閉鎖してしまうため，バンパー型はバンパー部分を切断して，バルーン型はバルーンの内容物を抜いた状態で再挿入を試みることで瘻孔の入り口を確保する。再挿入が困難な場合は，別のやわらかくて細いチューブ状のもの(吸引チューブ，尿道バルーン等)の挿入を試みて，主治医と連絡をとる。

4）瘻孔からの栄養剤の漏れ（胃瘻・腸瘻の場合）

　漏れの原因：瘻孔の経時的変化に伴い拡張したり，チューブの位置がずれていたりボタン型の逆流防止弁の破損等が原因となる。

　対処方法：栄養剤の漏れは，胃瘻周辺の皮膚に炎症や感染が起こる可能性がある。

ティッシュをこより状にしたこよりティッシュを皮膚と外部バンパーの間にはさみ，固定の仕方を工夫しチューブの位置を垂直にする。また，逆流防止弁が破損している場合は，主治医へ報告しチューブの入れ替えを依頼する。瘻孔の大きさが大きくなった場合に安易にチューブのサイズアップを行うことは，瘻孔が拡大することにもつながるため，よく検討する。

5) 胃瘻周辺の不良肉芽形成，炎症，潰瘍等の皮膚トラブル

皮膚障害の原因：前述した栄養剤や胃液の漏れにより，挿入部周囲に発赤やびらん，カンジダ等の感染が起こる場合がある。また，チューブの摩擦や感染等により挿入部周囲に不良肉芽が形成される。

対処方法：皮膚の清潔・乾燥を保つこと，また，外部バンパーを定期的に回転させ，皮膚との密着を予防すること，皮膚炎に対しては軟膏が処方される場合がある。不良肉芽はステロイド軟膏の処方や，外科的切除が行われることもある。

経鼻経管栄養における栄養チューブによる鼻翼の圧迫によるびらん，潰瘍形成に対しては，固定部位を毎日変える，固定部分の皮膚に皮膚保護剤を貼用する等の方法がある。

6) バンパー埋没症候群

バンパー埋没の原因：内部固定具(バンパー)の圧迫により胃壁血流障害が起こり，胃壁が壊死しバンパーが胃壁，腹壁内に埋没する。

対処方法：バンパーが胃内にあることを確認するためにチューブをまわす。また，内部固定具と外部固定具(内外のバンパー)の間に隙間(余裕)があることを適宜確認する。また，バンパーが埋没すると栄養剤の注入速度が次第に遅くなるため，日ごろの注入速度や注入時に抵抗がないかを確認する。

4 在宅での看護のポイント

在宅療養における管理の大部分は療養者および家族が担うため，看護師が入る時だけではなく，療養者および家族が日常的に観察やケアを無理なく継続できるように支援し，必要なことをわかりやすく説明・指導することが大切である。

1 観察

①チューブ，カテーテルの位置(胃内に留置されているか)
②栄養剤の種類，投与回数，1回量
③注入体位
④注入速度(持続注入：200 mL/h から開始，様子を見ながら速度を速める
　　　　　　間欠注入：液体は1回あたり 400〜700 mL を1日3〜4回，半固形は 5〜15 分で 300〜600 mL 注入する)
⑤咳嗽反射，嘔吐の有無

⑥顔色，表情，訴え（注入前・中・後）

⑦バイタルサイン（注入前・後）

⑧皮膚状態：
- 胃瘻挿入部周囲の発赤，びらん，不良肉芽の有無
- 経鼻栄養チューブの固定部位の発赤，びらん，潰瘍の有無

⑨胃瘻カテーテル（バルーンタイプ）のバルーンの内容液量

⑩療養者および家族の管理状況
- できているところ及びその程度
- 改善，援助が必要なところ及びその程度

⑪カテーテル，チューブの状態：閉塞していないか，屈曲はないか，内腔の汚染はないか

2 管理上の留意点（指導のポイント）

①胃瘻カテーテル（バルーンタイプ）のバルーンの内容液交換：
交換頻度は1回/2週間とし，蒸留水を指示量満たす。バルーンの破裂やしぼみがないかを確認するために，定期的に蒸留水をシリンジで引いて，その量を確認後元に戻す。

②胃瘻カテーテル交換：種類によって異なるが，3〜4か月に1回程度の頻度で主治医が交換する。
経鼻栄養チューブは1回/2週の頻度で交換する。看護師が交換できる。

③ボタン型の胃瘻カテーテルの場合はバンパー埋没を防ぐために，外部固定具を週1回は回転させる。

④カテーテルが長い場合の固定方法は，タオルやガーゼでくるみ寝衣や下着に挟み込む，市販のペグポケット等の腹帯を使用するとよい。

⑤使用する栄養剤は開封後速やかに使用する。残ったものは冷所に保存し，1日以内に使用する。

⑥栄養剤の温度は37℃程度とする。低すぎると下痢や悪寒を招くことがあり，高すぎると粘膜損傷（熱傷）を起こすことがある。

⑦注入に使用するイリゲーターやシリンジは毎回洗浄し，乾燥させる。

⑧栄養剤注入前後にそれぞれ白湯を20mL程度注入し，チューブ内に栄養剤や薬剤が残らないようにする。

⑨経口摂取が基本であるため，経口摂取が可能になった場合は，速やかに経口に移行する。

⑩誤嚥を予防するために栄養剤注入時には簡易吸引器を用意しておくとよい。

⑪栄養剤注入前・中・後の体位について具体的に説明し，療養者本人の様子を伺いながら適宜調節する。

学習の
まとめ

● 経管栄養法に関する正しい知識や，費用，栄養剤の種類等の情報を入手し，療養者に応じた適切な看護を提供することが必要である。

● 基本は経口摂取であるため，経管栄養法の必要がなくなれば，速やかに経口摂取に切り換えることが重要である。

● 経管栄養法が完全に無理なく継続できるように，身体状態の観察および栄養法の手技確認を適宜行い，起こり得るトラブルの予防や異常の早期発見・対応に努める。

● 療養者および家族のマンパワーや経済状況を十分考慮し，物品の工夫，栄養剤の形態や注入方法等，具体的で細やかな助言・指導を行うことが重要である。

参考文献

1）角田直枝編：在宅看護技術マスター Q&A，p87-97，学習研究社，2010
2）岡崎美智子・正野逸子編集：根拠がわかる在宅看護技術第 2 版，p343-356，メヂカルフレンド社，2010
3）宮崎歌代子・鹿渡登史子編集：在宅療養指導とナーシングケア 2 在宅成分栄養経管栄養法，p67-118，医歯薬出版，2002
4）鎌倉やよい・向井美惠編著：訪問看護における摂食・嚥下リハビリテーション，医歯薬出版，2007
5）西口幸雄・矢吹浩子編集：胃ろうケアと栄養剤投与法，照林社，2009
6）岡田晋吾監修：胃ろうケア Q&A，照林社，2008

VII. 在宅中心静脈栄養法
Home Parenteral Nutrition：HPN

学習の
ねらい
- 在宅中心静脈栄養法の目的および方法について理解できる。
- 在宅中心静脈栄養法における合併症の予防と安全管理について理解できる。
- 在宅中心静脈栄養法を受ける療養者および家族への指導のポイントが理解できる。

在宅中心静脈栄養法 Home parenteral nutrition：HPN は，経口または経腸的に栄養摂取が不十分，および不可能である患者が在宅の場で中心静脈栄養法を実施することである。これは，病院で実施されている技術を患者本人および家族が習得し，医療従事者がほとんど存在しない在宅で管理していくということである。そのため，十分な理解力と介護力がないと在宅での実施および療養の継続は，非常に困難になる。また，ルートトラブルやカテーテル挿入部からの感染等の可能性が高いことより，在宅に移行してもすぐに入院を余儀なくされてしまうことが考えられる。そのため看護者は，患者が安心して退院，在宅療養生活が継続できるように，入院中から患者の実際の生活に応じた計画を立て，十分な知識と技術の指導を繰り返し行うことが重要である。

ルートトラブルやカテーテル挿入部からの感染を防ぐため，十分な知識と技術の指導が重要となる。

1 在宅中心静脈栄養法の基礎知識

1 在宅中心静脈栄養法の目的

- 在宅療養者に対して中心静脈を介して必要な栄養を注入し，栄養状態の改善，維持を図る。
- 経口摂取が不十分および不可能，または腸管の大量切除や腸管機能不全等により経口，経腸から栄養補給が不可能である場合の栄養補給。
- 栄養補給，栄養維持目的のみの入院を避けるため。

2 対象と適応

健康保険の適応となる在宅中心静脈栄養法の定義は，「諸種の原因による腸管大量切除例または，腸管機能不全例等のうち，安定した病態にある患者について，在宅において患者自ら実施する栄養法」[1]とされている。これを踏まえると，在宅中心静脈栄養法の対象者は，
- 今後長期間にわたり中心静脈栄養が必要であると予測される患者
- 在宅療養でも今後特に医療上不都合と考えられることがない患者
- 患者および家族の十分な協力が得られ，患者および家族が在宅中心静脈栄養を希望した場合

であると考えられる。

2 在宅中心静脈栄養法の実際

1 在宅中心静脈栄養法の種類

在宅中心静脈栄養法には，体外式カテーテル法と埋め込み式カテーテル法がある。それぞれの内容を理解し，援助にあたることが重要である。

1）体外式カテーテル法

カテーテルを鎖骨下静脈穿刺法や外頸静脈切開法によって挿入し，栄養剤の注入を行う方法である。穿刺したカテーテルの先端は，右心房付近にまで達する。使用するカテーテルは，安全性および患者のQOLの維持・向上の視点から，長期間の留置に耐えられるカテーテルを選択する。

2）埋め込み式カテーテル法

ポート（リザーバー）のついたカテーテルを用いて，皮下に埋め込まれたそのポートに専用針（ヒューバー針）を穿刺して，栄養剤の注入を行う方法である。

2 輸液の実施と留意点

体外式カテーテル法および埋め込み式カテーテル法について手順と看護のポイントを**表9-28・29・30**にまとめた。共通していることは，前後の症状の観察，カテーテル刺入部の清潔保持（感染予防），カテーテルの抜去防止（輸液の中断，カテーテル断裂により，カテーテル先端が体内に残ることを防止）等の感染予防と緊急時の対応である。詳細は後述する。

3 在宅での看護のポイント

1 観察

在宅において中心静脈栄養法を実施・継続するためには，以下の項目を患者および家族が自ら観察し，日常の状態を把握しておくことが必要である。日常の状態から逸脱している，または異常が生じた場合は，速やかに訪問看護師またはかかりつけ医に連絡するように指導する。
- バイタルサイン
- 水分出納（輸液量・食事，水分摂取量と排泄量のバランス）
- 輸液開始・終了時刻と注入速度（24時間持続の場合は，毎日一定の時間帯に確認する）
- カテーテル刺入部およびポート埋め込み部位の皮膚状態：発赤，腫脹，疼痛，熱感，排膿，出血，液漏れの有無
- 輸液ルートの屈曲や閉塞の有無

表 9-28　体外式カテーテル法の手順と看護のポイント

手　順	留意点・指導のポイント
①環境を整える。 　輸液剤や使用物品が置けるように，十分な広さの台（食卓でも可）を準備する。使用物品が清潔に扱えるように，物品を置く台等は，アルコールできれいに拭く。	①HPNは感染予防のため，清潔操作で行う必要があり，清潔なスペース確保が重要である。HPNの導入は病院で行うため，退院後 HPN を行う実際の環境を入院中から把握し，具体的に指導する。
②健康状態を観察する。	②バイタルサイン測定や，日頃の体調の変化などを観察し，記録ノートにつけるよう指導する。
③手洗いを行う（腕時計，指輪等の装飾品は外す）。	③衛生学的手洗いを指導し，毎回流水と石鹸を使用して手洗いをするよう指導する。また，手を拭く際は，ペーパータオルか清潔なタオルでよく拭く。
④使用物品をそろえる。 　・輸液剤（必要時，ビタミン剤等の混入が必要） 　・輸液ライン（ルート） 　・シリンジ 　・注射針 　・ヘパリン加生理食塩水 　・消毒液 　・消毒用滅菌綿棒 　・輸液スタンドまたはキャリーバッグ 　・絆創膏類 　・記録ノート 　・輸液ポンプ	④輸液剤は，冷暗所で保管することが望ましい。また，ビタミン剤も遮光であるため，それぞれが適切に保管できる場所の確保が必要である。 　冷暗所で保管している輸液剤は，すぐに使用すると気泡が発生しやすいため事前に室温に戻しておく。
⑤もう一度手洗いを行う。	
⑥輸液剤を準備する。 　・輸液剤を袋から取り出し，混注する（上下異なる薬液が仕切りにより分離されているため，バッグを上から軽く手の平で圧迫して仕切りを破り 2 剤を混注する）。 　・輸液バッグの注入口のシールをはぐ。シールがない場合は，ゴム部分を消毒する。 　・ゴム部分に垂直に注射針を刺し，薬液を注入する。注入後は輸液バッグを軽く上下させ薬液を混和する。	⑥ゴム部分の消毒は，中心から外に向かって 2 回行う。消毒液綿棒は 1 回毎に換える。
⑦輸液ルートを準備する。 　・輸液セット，フィルター，三方活栓等を無菌的に接続する（フィルター，三方活栓類が一体型になっているセットもある）。	⑦輸液セットとフィルター類は，使用する輸液ポンプにより，専用のものがあるため注意する。また，接続は無菌的に確実に行う。
⑧輸液バッグに輸液セットを接続する。 　・輸液バッグのゴム部分を消毒し，輸液セットの刺入針のキャップを外し，ゴム部分から垂直に刺入する。	
⑨プライミングを行う。 　・輸液セットのクレンメを閉じ，輸液ルート内に薬液を満たす。	⑨プライミング時，フィルターやフローチェッカーは向きがあるため，注意する。フィルター内へ薬液を満たす際は，エアの体内混入を防ぐために，完全に行うことが重要である。最初にきちんと薬液を満たしておけば，その後エアの混入があっても，フィルターから除去される仕組みになっている。
⑩輸液ポンプに輸液ルートをセットし，指示された輸液量に合わせる。	⑩医師の指示により輸液量が決まるため，患者が自己判断で設定を変更しないように十分指導する（血糖バランスの乱れや，交換時間の乱れ等の防止のため）。
⑪輸液ルートの先端のキャップを外し，体外式カテーテルの先端部分と無菌的に接続する。	
⑫輸液ルートのクレンメを開放し，輸液ポンプのスイッチを入れ，輸液を開始する。	
⑬輸液ポンプの作動確認，および患者の状態を観察し，後片付けを行う。	⑬ルートがポンプ内で屈曲や閉塞を起こしていないかを確認する。
＜輸液終了後＞	
⑭手洗いを行う。	
⑮体外式カテーテルのクレンメを閉め，その後，輸液ルートのクレンメを閉め，ポンプを止める。	⑮クレンメの閉め忘れがないように注意する。

表 9-29　体外式カテーテル法の手順と看護のポイント（つづき）

手　順	留意点・指導のポイント
⑯体外式カテーテルの患者に近い部分のゴム付きロック栓の ゴム部分を消毒し，ヘパリン加生理食塩水を静かに注入する。	⑯消毒の要領は，輸液バッグのゴム部分と同様2回行う。
⑰カテーテルをループ状にし，絆創膏等で固定する。	⑰ループ状にすると，不意に引っ張られても力が分散するため，抜去されにくい。
⑱後片付けを行う。	

● 輸液の滴下状態
● 輸液ポンプの作動状態：作動しているか，充電量等

> ※輸液ポンプは，自動で必要な輸液量を注入する仕組みになっており，患者や家族が使いやすいように小型で操作手順もシンプルになっている。しかし，電源へのつなぎ忘れ，充電切れ，等で作動しなくなることも考えられるため，日常的に確認することが大切である（図 9-29）。

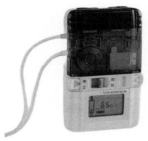

図 9-29　携帯型輸液ポンプ（カフティーポンプ S）

2 カテーテル刺入部のケア

　体外式カテーテル法の場合，カテーテル刺入部は通常はフィルムドレッシング剤等で密封されており，感染予防のために週1〜2回定期的にケアが必要である。

● 手洗いを行う。
● カテーテル刺入部のドレッシング剤を静かに除去し，皮膚の観察を行う。この時，ドレッシング貼用部に掻痒感がある場合，温タオル等で清拭するとよい。
● 消毒綿棒で刺入部を中心に，円を描くように外側に向かって消毒を行う。

> ※2回行う。この場合，1回ずつ綿棒を換える。また，中心部を離れた綿棒を再度中心部に戻すことは厳禁である。

● 消毒液が乾くのを待って，新しいドレッシング剤を貼用する。
● カテーテルをループ状に固定する（抜去防止のため）。
● 後片付けを行う。

3 合併症の予防

　中心静脈栄養法を行っている患者に起こりやすい合併症は，

● 感染
● 皮膚トラブル
● 血糖値異常（高血糖，低血糖）
● 電解質異常
● 微量元素の欠乏
● 必須脂肪酸の欠乏

等がある。

表 9-30　埋め込み式カテーテル法の手順と看護のポイント

手　順	留意点・指導のポイント
①〜③は体外式カテーテル法と同様。 ④使用物品をそろえる。 　・輸液剤（必要時，ビタミン剤等の混入が必要） 　・輸液ライン（ルート） 　・ヒューバー針 　・シリンジ 　・注射針 　・Yガーゼ（切れ込みガーゼ） 　・ヘパリン加生理食塩水 　・消毒液 　・消毒用滅菌綿棒 　・輸液スタンドまたはキャリーバッグ 　・絆創膏類 　・記録ノート 　・輸液ポンプ	④輸液剤は，冷暗所で保管することが望ましい。また，ビタミン剤も遮光であるため，それぞれが適切に保管できる場所の確保が必要である。 　　冷暗所で保管している輸液剤は，すぐに使用すると気泡が発生しやすいため事前に室温に戻しておく。
⑤〜⑩は体外式カテーテル法と同様。 ⑪輸液ルートの先端のキャップを外し，ヒューバー針と無菌的に接続する。	
⑫皮下埋め込み式ポート部を露出する。 　・ポート部の皮膚の観察を行う。	⑫ポート部を十分に露出するために，衣服等を工夫する。衣服がポート部に触れないようにピンやクリップ等で留める，また，前開きの衣服にする等。 　　ポート部の皮膚の観察 　・発赤，腫脹，熱感，浸出液，疼痛の有無等
⑬ポート部の消毒を行う。 　・刺入部を中心に外側へ円を描くように2回消毒する。消毒綿棒は1回ずつ交換する。	
⑭ヒューバー針を穿刺する。 　・非利き手の拇指と示指で皮膚を伸展させながらポートを挟むように固定する。 　・利き手でヒューバー針の翼部分を持ち，ポートの中心部の穿刺可能範囲に針を垂直に刺入する。針先がポートの底板に当たる感触があるまで刺入する。	⑭ヒューバー針の固定を行う場合，指がポートと中心静脈カテーテルの接続部にかからないように注意する。接続部に指がくると，接続部の緩みや外れる原因になる。ポートを埋め込んだ時に接続部がどの位置であるのかを確認しておくと良い。
⑮輸液ルートのクレンメを開放し，輸液ポンプのスイッチを入れ，輸液を開始する。	⑮ルートがポンプ内で屈曲や閉塞を起こしていないかを確認する。 　　クレンメの閉め忘れがないように注意する。
⑯輸液ポンプの作動確認，および患者の状態を観察する。	
⑰ヒューバー針を固定する。 　・刺入部にY字ガーゼを挿入し針と皮膚の高さに差がないように調節し，翼状部分を絆創膏等で固定する。 　・ヒューバー針のルートをループ状にし，絆創膏類で固定する。 　・フィルムドレッシング剤でヒューバー針およびガーゼを覆うように貼付する。	⑰ループ状にすると，不意に引っ張られても力が分散するため，抜去されにくい。
⑱後片付けを行う。 ＜輸液終了後＞ ⑲手洗いを行う。 ⑳ヒューバー針のクレンメを閉め，その後，輸液ルートのクレンメを閉め，ポンプを止める。	
㉑ヒューバー針の患者に近い部分のゴム付きロック栓のゴム部分を消毒し，ヘパリン加生理食塩水を静かに注入する。	
㉒ヒューバー針を抜去する。 　・抜去する際には，刺入した角度と同角度で抜く。 　・刺入部は消毒し，出血等がなければ，滅菌ガーゼを当てる。	㉒出血がないことが確認できたら，カット絆の貼用でよい。
㉓後片付けを行う。	

　これらの合併症に対して，患者自らが日常的に自己管理を行っていく必要がある。看護職は，患者に症状の説明および対処方法をわかりやすく指導し，自己管理状況を確認し，アセスメントを行い，必要時には適宜指導を追加，修正していく。

＜症状＞
● 感染：38.0℃以上の発熱，カテーテル刺入部の発赤や腫脹，化膿等
● 皮膚トラブル：刺入部および周囲の皮膚の発赤，腫脹，熱感，排膿，浸出液等
● 血糖異常
　・高血糖：口渇，全身倦怠感，傾眠傾向，尿量の増加等
　・低血糖：手指の振戦，冷汗，顔面蒼白，嘔気・嘔吐，痙攣，意識レベルの低下等
● 電解質異常：脱力感，倦怠感，嘔気・嘔吐，知覚異常，耳鳴，痙攣等
● 微量元素欠乏：口内炎，皮疹，貧血
● 必須脂肪酸欠乏：貧血，皮膚炎等

＜対処方法＞
　いずれの場合も，医師の診察および診断が必要である。訪問看護を利用している場合は訪問看護師への連絡，利用していない場合はかかりつけ医に連絡し，外来受診，意識レベルの低下や意識消失時は，救急車の要請を考える。

４ 緊急時の対応—起こり得るトラブルと対処法—

　合併症およびカテーテルトラブルや災害等緊急対応が必要な場合がある。緊急性は内容によって異なってくるため，患者および家族には冷静に状況を確認し，対応できるように日常的に指導を行うことが必要である。また，日常的にシミュレーションを行い，具体的に対応ができるような体制づくりをしておくことも大切である。かかりつけ医，訪問看護以外にも患者の支援に当たっているサービススタッフ，インフォーマルな支援者にも共通の情報を流し，同様の対応ができるように準備をすることが必要である。

1）カテーテルのトラブル（閉塞・断裂・損傷・抜去）

　カテーテルの閉塞は，輸液を止めて，閉塞の原因を追究する。接続が外れている場合は，接続部を十分に消毒し，再接続し輸液を再開する。再開後も輸液が滴下しない場合は，ヘパリン加生理食塩水を注入する。注入後も閉塞したままであれば，かかりつけ医に連絡する（カテーテルの再挿入を行う場合が多い）。

　カテーテルの断裂，損傷，抜去の場合は，輸液を止めて，訪問看護師およびかかりつけ医に連絡し指示を仰ぐ。

2）ポンプ異常

　停電時は，通常充電していれば引き続き作動する。日常的に充電することと充電の残量を確認する習慣づけを指導する。

　その他の異常時は，輸液を止めてからポンプを止め，原因を追究する。ルートの閉塞や液漏れ等がなく，原因がわからない場合は，輸液ポンプの業者へ連絡する。業者は24時間対応であるが，訪問までに時間を要する場合がある。その場合は，ポンプから輸液ルートを外し，自然滴下で輸液を注入する。輸液の自然滴下の方法および滴下数の調節を日常的に指導，実施してもらうことが必要である。

5 診療報酬

　在宅中心静脈栄養法を行う療養者にかかる診療報酬（訪問看護は除く，令和4年4月）は以下の通りである。

- 在宅中心静脈栄養法指導管理料　　　　3000点（月）
- 在宅中心静脈栄養法用輸液セット加算　2000点（月）

（訪問診療が必要な場合）

- 在宅患者訪問診療料　　　　　　　　　884～888点（状況に応じて）

学習のまとめ
● 在宅中心静脈栄養法が安全に継続できるように，身体症状の観察および手技の確認を適宜行い，感染予防や異常の早期発見・早期対応につとめる。
● 在宅中心静脈栄養法に関する機器や栄養剤，衛生材料は改良が重ねられているため，療養者にとって一番良いと考えられる物を選択できるように，常に最新の情報を入手しておくことが大切である。
● 在宅中心静脈栄養法が療養者と家族の生活に無理なく組み込めるように，療養者と家族の生活サイクルを把握し，生活パターンに沿った援助を行う。
● 在宅中心静脈栄養法は，ルートトラブルやカテーテル抜去等，事故が起こった場合の多くは療養者および家族が対応しなければならない状況にある。看護者は療養者および家族が安心して対応できるように，様々な状況を想定し具体的に助言・指導を行う。

引用文献

1）厚生労働省：通知平成18年度診療報酬の算定方法の制定等に伴う実施上の留意事項について（保医発第0306001号）

参考文献

1）角田直枝編集：スキルアップのための在宅看護マニュアル，p78-83，学習研究社，2005
2）岡崎美智子，小田正枝編集：看護技術実習ガイド2，在宅看護技術　第2版，p315-338，メヂカルフレンド社，2007
3）宮崎歌代子・鹿渡登史子編集：在宅療養指導とナーシングケア2，在宅中心静脈栄養法・在宅成分栄養経管栄養法，p1-66，医歯薬出版，2002

Ⅷ． 在宅自己腹膜灌流 —連続携行式腹膜透析法

Continuous Ambulatory Peritoneal Dialysis：CAPD

- CAPD の原理が理解できる。
- CAPD のバッグ交換およびカテーテル出口部のケアができる。
- CAPD を受ける療養者および家族への看護のポイントが理解できる。
- CAPD を受ける療養者を支える社会資源を知り，活用できる。

CAPD を行うことで社会復帰しやすく，ライフスタイルが保ちやすい。清潔操作の必要性の理解が重要となる。

連続携行式腹膜灌流（以下 CAPD）は，血液透析，腎移植など慢性腎不全の治療・補助療法のひとつで，腹腔内に留置したカテーテルを介して透析液の注入と排出を行うことで，腹膜が透析膜となり，尿毒性物質と水分を除去する方法である。

CAPD は，血液透析のように通院する必要がないため拘束される時間が少ない。1 日 4～5 回のバッグ交換を行えば，ほぼ通常の日常生活を送ることが可能であるため，職場や学校など社会復帰しやすくライフスタイルが保ちやすいことが特徴である。また，CAPD 以外に自動腹膜灌流装置を使用して，透析液を就寝中に自動的に交換する APD を行う療養者も次第に増加傾向にある。

CAPD のバッグ交換，カテーテル出口部のケアを始めとした清潔操作，などを日々実施するのは，療養者本人および家族である。日常生活に支障が少ないとはいえ，1 日 4～5 回のバッグ交換は必ず行わなければならない。職場や学校で清潔にバッグ交換ができる環境があること，透析液を保管できる場所の確保をしなければならない。看護職は CAPD を行いながら生活を送る上での一つ一つの動作を理解し，何が問題なのかを明らかにし，解決策を具体的に療養者および家族と考えていく必要がある。また，CAPD は腹膜をフィルター代わりにするため，清潔操作ができないとカテーテル挿入部からの感染で腹膜炎を起こしてしまう恐れがある。腹膜炎を繰り返すと，CAPD は適応外となり，血液透析を余儀なくされる。看護者は，療養者および家族が清潔に十分留意できるように，清潔操作の必要性の説明，療養者の生活環境に応じた方法を指導・教育していくことが重要である。

1 在宅自己腹膜灌流の基礎知識

1 血液透析(HD)と腹膜透析(PD)の比較

透析療法には，血液透析 hemodialysis：HD と腹膜透析 CAPD がある。療養者の病態や条件に応じて，透析療法が選択される。看護者は，両者の違いを理解して，療養者へ対応することが重要である(**表 9-31**)。

2 CAPD の原理

CAPD は，腹腔にカテーテルを留置し，そのカテーテルを介して透析液を注入し，腹膜を使って透析を行う。一定量の透析液を腹腔内に保留し，腹膜の半透膜の性質を利用して，体内の老廃物や余分な水分を浸透圧により濾過，拡散し，除去する。成人の場合では通常，透析液を 1 回に 1.5 l ～ 2.0 l，これを 1 日 4 回～5 回繰り返す。

また，同じ原理であるが，CAPD 以外に，就寝中に自動装置で透析液の交換を行う自動腹膜透析 Automated Peritoneal Dialysis：APD がある。CAPD と APD についてもそれぞれの特徴や適応を知り，療養者へ導入の検討をすることが重要である(**表 9-31**)。

3 CAPD の適応

- 腹膜透析が可能で良い透析効率が得られる場合
- 腎不全の合併症(臓器障害)の程度が少ない場合
- 日常生活において CAPD のメリットが最大限に活かせる場合
- 積極的に社会復帰を希望する場合
- 療養者本人の強い希望がある場合
- 療養者および家族に十分な自己管理能力がある場合
  (手技，食事療法，衛生観念，および理解力がある)
- 手指の重度の機能障害や重度の視力障害がなく，バッグ交換に支障がない場合

4 CAPD のメリットとデメリット

CAPD のメリット，デメリットを**表 9-32** のようにまとめた。

5 CAPD の禁忌

- 腹膜機能が十分ではない場合
- 療養者および家族の自己管理能力が十分でない場合
- 腹部の手術等による腹膜の癒着や腹膜の透析有効面積が少ない等がある場合
- 横隔膜欠損がある場合
- 易感染状態にある場合
- ヘルニアがある場合
- 人工肛門造設の場合，等がある。

表 9-31　HD と CAPD と APD の比較

	HD	CAPD	APD
場所	医療施設。	自宅，学校，会社等。	自宅(就寝中)。
所要時間	4～5 時間/回	24 時間連続。	7～8 時間。
拘束時間	通院時間＋4～5 時間	透析液の交換時。 約 30 分/回　×4～5 回/日	準備等に 10～20 分。
施行者	医療施設のスタッフ。	療養者本人および家族。	療養者本人および家族。
通院回数	2～3 回/週	1～2 回/月(定期外来受診のみ)	1～2 回/月(定期外来受診のみ)。
透析に必要な準備	シャント造設(入院)。	腹腔内にカテーテルの植え込み(入院)。	腹腔内にカテーテルの植え込み(入院)。
透析中の自覚症状	穿刺時の疼痛，血圧変動，気分不良，嘔気・嘔吐，頭痛，等。	腹部膨満感。	就寝中であるため，症状の自覚はほとんどない。
合併症	不均衡症候群(※1 次ページ側注部参照)。	腹膜炎。 長期実施時，被嚢性腹膜硬化症(EPS)の恐れ(※2 次ページ側注部参照)。	腹膜炎。 長期実施時，被嚢性腹膜硬化症(EPS)の恐れ(※2 次ページ側注部参照)。 しかし，バッグ交換の頻度は CAPD より低いため，発生頻度も低くなる。
社会復帰	可能であるが，制限あり。	可能。HD に比べ学業，就業への影響は少ない。	可能。CAPD に比べ，より制限がない。
透析中の活動	制限される。	バッグ交換以外は，制限なし。	カテーテルの長さを越える移動が制限される。
感染防止対策	必要。 穿刺部位の汚染に注意する。	特に必要。 無菌操作の不徹底による腹膜炎の恐れがある。	特に必要。 無菌操作の不徹底による腹膜炎の恐れがある。
入浴の可否	入浴可。 透析直後は，穿刺部の保護が必要。	入浴可。 カテーテル挿入部の保護が必要。	入浴可。 カテーテル挿入部の保護が必要。
運動制限	可能。 シャント部に負荷をかけない運動。	腹圧がかかる運動やカテーテルの保護が必要な運動(水泳等)は避ける。	腹圧がかかる運動やカテーテルの保護が必要な運動(水泳等)は避ける。
食事制限	塩分，蛋白，カリウム，水分の制限が必要。	塩分，水分，蛋白の制限は必要であるが，HD に比べ緩やかである。	塩分，水分，蛋白の制限は必要であるが，HD に比べ緩やかである。
旅行等の活動	長期の場合，旅行先での透析施設の確保が必要。	可能。透析液等の準備や緊急時に対応可能な施設の確保が必要。	可能。透析液，自動腹膜灌流装置等の準備や緊急時に対応可能な施設の確保が必要。
自己管理	シャント管理。	カテーテルの管理。 使用物品の在庫の管理。	カテーテルの管理。 使用物品，装置の管理。
費用負担	医療保険＋高額療養費制度＋自立支援医療(更正医療)により，自己負担はほとんど発生しない。 ※自治体により，心身障害者医療助成制度による助成がある場合もある。	医療保険＋高額療養費制度＋自立支援医療(更正医療)。 カテーテルの保護に必要な物品や滅菌物品等の自己負担が発生する場合がある。	医療保険＋高額療養費制度＋自立支援医療(更正医療)。 カテーテルの保護に必要な物品や滅菌物品等の自己負担が発生する場合がある。

　　　　　看護者は CAPD のメリット・デメリット，禁忌などの知識をもち，療養者の心身両面の安全，安楽に十分留意することが必要である。

2 CAPD の実施

1 CAPD 機器の種類

CAPD を行う場合，その方法は主にスタンダードシステム，ディスコネクトシステム，ツインバッグシステムの３つである。以下にそれぞれの概要を示す。

1）スタンダードシステム

透析バッグを CAPD カテーテルに接続し，透析液を注入し，その後空になった透析バッグをそのまま排液用として使用する（図9-30）。

2）ディスコネクトシステム

排液バッグに途中で Y 型に分岐したカテーテルが予め接続されている。このカテーテルと透析バッグ，および CAPD カテーテルを接続し，注・排液を行う。透析液を注入後は，透析バッグの接続を解除することができるため，空バッグの携帯は不要であるが，接続操作が複数回になることで，感染の危険性が高くなる。感染の危険性を考慮した無菌的接続およびカテーテルの無菌的保護ができるように二重構造になった接続チューブや接続キャップが開発されている（図9-31・32）。

3）ツインバッグシステム

透析バッグに予め排液バッグが接続されているため，CAPD カテーテルとの接続・切り離しのみとなる。操作がより簡略化されるため，感染の危険性は低くなる（図9-33）。

2 使用物品

CAPD における使用物品は，滅菌のものや取り扱いを慎重に行わなければならないものが多い。また，透析液など数量も多く必要である。物品の不足によって CAPD ができなくなると，生命への影響が非常に大きいため，日ごろから，残数の確認および補充の必要性の有無を，療養者および家族だけに任せず看護者も常に把握し，必要時には助言や指導を行うことが必要である。また，バッグ交換時の接続チューブと透析液バッグの接続と切離しは，無菌操作が原則であり，現在では，自動接続機器の使用が多い。機器のメンテナンスや，災害等の緊急時の対応方法などを，日ごろから療養者および家族と具体的に話し合い，必要時には速やかに対応できる体制を整えておくことも看護者の重要な役割のひとつである。

3 CAPD の手順と留意点

CAPD を実施する際の手順と留意点，指導のポイントを表9-33に示す。
CAPD は無菌操作で施行することが原則であり，無菌操作が不確実であると，感染し腹膜炎やカテーテル挿入部の皮膚トラブルの原因になる。し

※1 不均衡症候群：透析によって血液から水，電解質，尿毒素等が除去された時に，急激に身体のバランスが崩れること。症状は，頭痛，嘔気・嘔吐，痙攣，振戦，脱力感，血圧の下降等がある。

※2 被嚢性腹膜硬化症（EPS）：腹膜透析の最終合併症と言われ，腹膜透析の長期継続で腹膜劣化により変性した腸管壁が癒着し，表面が白色のフィブリン成分からなる被膜で覆われ，腸閉塞を起こすものである。

表9-32 CAPD のメリットとデメリット

メリット
① 体液の恒常性が維持しやすい。
② 透析後の不快症状がない。
③ 食事制限が緩やかである。
④ 療養者の生活リズムに合わせて行え，拘束時間が短い。
⑤ 自己管理が可能な場合は，介護者が不要。

デメリット
① 腹膜機能が長期間維持できないことがある。
② 腹膜炎の危険性がある。
③ 出口部，トンネル感染の危険性がある。
④ 腹腔内に常に透析液を保留しておかなければならない。
⑤ 1日複数回（1〜5回程度）のバッグ交換が必要。
⑥ ④⑤などにより心理的なストレスがある。
⑦ ブドウ糖を吸収することで，肥満，高脂血症になりやすい。
⑧ 入浴時にケアが必要になる。

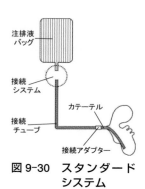

図 9-30 スタンダード
システム

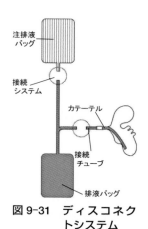

図 9-31 ディスコネク
トシステム

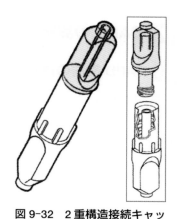

図 9-32 2重構造接続キャッ
プ

http://www.hayashidera.com/
pgdata/product.php

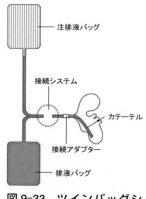

図 9-33 ツインバッグシ
ステム

かし，日に数回行うことであり，療養者および家族が無理なく確実に
CAPD が継続できるように，看護者は，手順のどの部分に確実な無菌操作
が必要であるのか，ポイントを把握しておくことが必要である。また，療
養者と家族の心身両面への負担をできるだけ軽減し，かつ，確実な操作を
目標に，ポイントを重点的に指導することが大切である。その場合，療養
者の理解力や環境を十分に考慮して行う。

3 在宅での看護のポイント

　CAPD を受ける療養者は，入院して，入院中に導入のための十分な指
導・教育を受け，実施と管理が療養者自身および家族で実施可能になって
退院し，在宅療養生活へ移行する。しかし，十分な知識と技術をもってい
ても，在宅療養の場で初めて予期できなかった問題に直面することもあ
る。また，ボディイメージの変化が受け入れられず，職場や学校への復帰
がスムーズに進まないこともある。看護者は，心身両面に渡る経過観察と
対応，また，入院中に習得している知識，技術に関しても必要時は適宜指
導を行うことが必要である。

1 観　察

　看護師不在時は，適宜療養者本人および家族ができるように指導する。
- バイタルサイン
- 水分出納
- 体重の増減
- 頭痛，嘔気・嘔吐，脱力感，振戦，痙攣，等
- 浮腫の有無と部位，程度
- 排便状態
- 血液検査データ（電解質バランス，貧血の有無，等）

表 9-33　CAPD の手順と留意点（ツインバッグシステムの場合）

手　順	留意点・指導のポイント
①　環境を整える。 　人の出入りがなく，整理整頓された部屋を使用。 　使用物品が清潔に扱えるように，物品を置く台等は，アルコールできれいに拭く。	①　CAPD は感染予防のため，清潔操作で行う必要があり，必要物品も多いため，清潔なスペース確保が重要である。CAPD の導入は病院で行うため，在宅で CAPD を行う環境を入院中から把握し，具体的な指導することが重要である。 　●施行中に，関連物品以外のものに触れないこと，塵や埃などが舞わないように整理整頓を行うこと。 　●施行中に人の出入りがあると埃が立ちやすいため。また，ペットも毛が落ちる等，無菌操作の妨げになるため，人やペットが出入りしない部屋を選択する。
②　健康状態を観察する。	②　バイタルサイン測定や，日ごろの体調の変化などを詳しく観察し，記録ノートにつけるよう指導する。
③　手洗いを行う（腕時計，指輪等の装飾品は外す）。	③　衛生学的手洗いを指導し，毎回流水と石鹸を使用して手洗いをするよう指導する。また，手を拭く際は，ペーパータオルか清潔なタオルでよく拭く。
④　使用物品をそろえる。 　●透析液 　●バッグ交換セット 　●輸液スタンド 　●マスク 　●加温器 　●記録ノート 　●時計	④　透析液は，通常 1 か月分ずつ，宅配業者から運搬される。1 か月分の透析液を保管でき，直射日光が当たらず，湿度の低い場所を自宅内で確保することが必要である。透析液は予め加温器で温めておく。常時 2～3 バッグ準備しておき，一番下から使用する。 　使用物品はその療養者により異なることがある（自動接続器を使用する場合，など）。その療養者に応じた具体的な指導が必要である。
⑤　もう一度手洗いを行う。	
⑥　キャップキットの開封，およびマスクを装着する。	⑥　キャップは，終了時に使用するため，不潔にならないように注意する。
⑦　予め温めておいた透析液を取り出し，袋が破れていないかを確認する（袋を押して，液漏れの有無を確認）。	
⑧　透析バッグを保温シートに入れる。	⑧　透析バッグは保温シートに入れて，点滴スタンドにかける。この時，注液ラインのクランプが閉鎖されていることを必ず確認する。
⑨　排液バッグとチューブを広げる。	⑨　排液バッグとチューブを広げられるテーブルが必要である。
⑩　CAPD カテーテルのコネクターのキャップを外し，ツインバッグのコネクターを接続する。	⑩　無菌操作で行う。ツインバッグのコネクターは回転させながら確実に装着する。
⑪　CAPD カテーテルのクランプを開放し，排液を行う。排液が終了したら，排液ラインのクランプを閉鎖する。	
⑫　注液ラインのクランプを開放し，注液を行う。	
⑬　注液が終了したら，注液ラインと CAPD カテーテルのクランプを閉鎖し，ツインバッグを離脱する。	
⑭　CAPD カテーテルのコネクター部分に新しいキャップを装着し，後片付けを行う。	

●表情，顔色
●療養者および家族の訴え

２ CAPD バッグ交換時の清潔ケア

●CAPD 前後の手洗い
●バッグ交換時の無菌操作の手技確認と必要時は適宜指導
●室内環境の確認と整理整頓の奨励

3 カテーテルのケア

療養者および家族がバッグ交換時に観察，ケアを行い，異変があればすぐに訪問看護師に連絡するように指導する。バッグ交換同様，重要なケアのひとつである。カテーテル留置の仕組みや，感染しやすい部位，ケアの内容等を具体的に指導することに加え，療養者および家族が実施しているケア内容の確認と，修正・変更箇所の指導も適宜行うことが必要である。

＜観察＞

(1) カテーテルの挿入部(出口部)および周囲の皮膚の観察

発赤，腫脹，びらん，液漏れ，排膿，出血等や疼痛の有無。

(2) トンネル部の異常の有無

カテーテルは皮下をトンネル状に走行している。そのため，トンネル部を皮膚の上から軽く圧迫して浸出液の有無や疼痛などを観察する。

> ※出口部は，腹部にあり，療養者本人からは見にくい位置にある。療養者本人が観察する場合は，手鏡等を用いると良い。また，家族から観察してもらう方法もある。

(3) カテーテルの接続部のゆるみ，損傷等の有無

＜ケア＞

カテーテルケアは，感染防止のため1日1回は必ず実施する(入浴後が望ましい)。また，運動後等汗をかいた場合には適宜実施する。

(1) 手洗いを行う

(2) 出口部を消毒する

ポピドンヨード液を染み込ませた綿棒で，出口部の中心から外側に向かって円を描くように消毒する。一度消毒した部位にはその綿棒で触れない。消毒を2回繰り返し，自然乾燥させる。

(3) 消毒液が乾いたら，清潔なガーゼを当て絆創膏で固定する。この場合，カテーテルが引っ張られても抜けないように，ゆるみを持たせて固定するとよい。絆創膏で固定する位置は，かぶれ等の皮膚トラブルを避けるために，毎回少しずつずらして固定する。

> ※入浴後にケアする場合は，入浴時に石鹸と流水で出口部を洗浄し，乾かした後で消毒を行う。

4 記録

毎日の観察やケア時の状況を記録し習慣化することは自己管理を継続する上で重要である。毎日のことであるため，療養者や家族の負担を増強させないように，記録する内容を吟味し，無理なく継続できるように働きかけていくことが大切である。また，習慣化されるまで根気強く，必要性の説明や記録の内容の検討を行うことも必要である。

記録をして経過観察が必要な項目は，以下のとおりである。

● バイタルサイン(毎日決まった時間，条件下で測定することが望ましい)

●1日の水分出納：飲水量，尿量，除水量（排液量），排便を毎日決まった
時間に計測して記録することが望ましい。
● カテーテル出口部の皮膚状態

5 緊急時の対応

　CAPDにトラブルが生じると，透析療法が実施困難となり，生命の危険
にさらされる事態になる可能性が高い。療養者および家族は自己管理可能
な知識と技術を習得し，在宅療養を開始しているが，在宅や職場，学校等
社会生活の中で，入院生活時には予測し得なかった事態が起こることを十
分に理解する必要がある。

> 　緊急時には，速やかに訪問看護師や医師へ連絡するとともに，応急
> 処置を療養者自身が行わなければならない。事態にパニックになっ
> て，対応が遅れることのないように，日常的に，起こり得る事態を想
> 定した対応策や連絡体制を整え，必要時にはシミュレーションを行
> い，スムーズに対応が可能か否かの確認も行っておくことが重要であ
> る。

1）カテーテルに関すること
①カテーテル出口部のトラブル：発赤，腫脹，疼痛，出血，排膿等が出
　現した場合は，感染から腹膜炎を起こすことが考えられる。
②注液が困難，排液量が少ない：何らかの原因でカテーテルが閉塞して
　いることが考えられる。また，カテーテルが留置されている位置に問
　題が生じている場合もある。
③カテーテルに亀裂が入っている：透析が適切に継続できないことが予
　測される。
④カテーテルの接続部が外れたり，誤って手で触れて不潔になった：感
　染を起こし，腹膜炎を起こすことが考えられる。
③，④の場合は，療養者および家族は速やかに訪問看護師または医師へ
　連絡し，対応の仕方を聞くことが一番であるが，あわてず，清潔を保
　つように指導する。
（滅菌ガーゼで覆うなどの応急処置をまず行い，訪問看護師，医師へ連絡
する）

2）自覚症状の出現・悪化に関すること
①頭痛，嘔気・嘔吐，気分不良，浮腫等の自覚症状が出現する：透析が
　不十分であると，尿毒症状や，心不全の症状が出現する。透析量の検
　討が必要となるため，速やかに訪問看護師または医師へ連絡する。意
　識混濁が見られた場合は，救急車の要請が必要となる。
②腹痛，排液の混濁，発熱，嘔気・嘔吐等が出現する：排液量の減少や
　混濁，腹痛，発熱は腹膜炎の症状であることが考えられる。この場合
　も速やかに訪問看護師，医師へ連絡し，症状を伝えることが重要であ

る。腹痛の程度によっては，緊急対応が必要になるため救急車要請が必要となる。

3）災害等に関すること

①**停電により，機器(特にAPD)が使用できない**：バッテリー内蔵があるため，あわてずに対応するよう説明する。また，機器メーカーは24時間対応であることを伝え，安心するように説明する。

②**地震，水害，等により透析液や機器が手元にない**：この場合も機器メーカーで対応可能なこと，また，医療機関で対応可能なことを説明する。この場合，療養者宅周辺で透析の設備がある医療機関を把握しておくこと。また消防署等に情報提供し，災害時に速やかに対応できるように地域で体制を整えておくことも重要となる。

学習のまとめ

● CAPDに関する正しい知識や費用等の情報を入手し，療養者に必要以上の負荷がかからないような対応と評価が適切にできるようにする。

● CAPDは毎日数回行わなければならないため，療養者は手間と精神的苦痛を感じることがある。療養者の苦痛を最小限にするために，看護者は療養者の生活パターンに沿った具体的な助言や指導を行うことが大切である。

● CAPDが安全に継続できるように，身体症状の観察および手技の確認を適宜行い，感染予防や異常の早期発見・早期対応につとめる。

● 療養者やその家族，在宅ケア関係者が安心して適切な対応ができるように，具体的で細やかな助言・指導を行う。

参考文献
1）角田直枝編集：よくわかる在宅看護　学研メディカル秀潤社，2012
2）正野逸子，本田彰子編集：在宅看護技術　メヂカルフレンド社，2016
3）バクスター株式会社　ホームページ　http://www.fukumakutouseki.jp/
4）株式会社ハヤシデラ　ホームページ　http://www.hayashidera.com/

Ⅸ. 吸　引

**学習の
ねらい**

- ●吸引の原理を理解する。
- ●口腔・鼻腔吸引および気管内吸引の方法と手技を身につける。
- ●療養者の状態をアセスメントし，吸引の必要性を判断することができる。
- ●吸引中および吸引後，療養者の状態の観察ポイントが理解できる。
- ●療養者および家族への指導ポイントが理解できる。

　在宅療養の場で，吸引を必要とする療養者は様々であり，意識レベルの低下，嚥下機能の低下，気管切開，気管内挿管等，自力で喀痰の排出ができない療養者に対して，吸引が行われる。意識の有無には関係なく，必要性に応じて実施される。吸引中は，酸素も同時に吸引してしまうため療養者は低酸素状態に陥ることがある。そのため，療養者の状態に応じて，吸引時間やカテーテル挿入の長さや太さを十分考慮して，療養者へ与える苦痛は最小限にとどめる必要がある。

　また，在宅療養の場において，1日24時間のうちの大部分を療養者および家族が看護・介護を行っているため，看護職以外が吸引に携わる機会が格段に多い。このため，看護者は療養者および家族へ，確実な吸引の手技，観察ポイントの指導，教育を行うことが重要となる。また，疾患や病態により，人工呼吸器装着や気管切開を行っている療養者へ，家族が気管内吸引を並行して行うことも少なくない。この場合，吸引の手技以外に，無菌操作の手技，人工呼吸器の取り扱いも同時に行わなければならず，家族の介護負担は非常に大きい。家族の介護負担をできるだけ軽減するために，無菌操作の手技，吸引の手技や使用物品は，病院で実施されていることをそのまま用いず，その療養者の環境に応じて工夫していくことが大切であり，在宅療養の継続にもつながってくる。経済的負担の軽減も考慮し，ディスポーザブルの製品を消毒して再利用するなどの工夫も必要である。在宅看護職として，確実な知識および技術をもち，療養者側への指導・教育にあたることが重要である。

吸引を必要とする様々なレベル

療養者および家族への指導，教育

1 吸引の基礎知識

1 吸引の目的

　口腔・鼻腔・気管に貯留した分泌物を除去し，気道を確保することで窒息や嚥下性肺炎の発生を防ぐことが目的である。

　気道内に分泌物が貯留していて，自力で喀出できない場合や，自力で喀出する力が弱く，十分な喀出が困難な場合には，鼻腔・口腔吸引を行う。気管切開や気管内挿管の状態で，気管分岐部付近までの吸引が必要な場合

表 9-34　口腔・鼻腔吸引における観察・ケア項目

	観察項目	ケア項目
吸引前	①療養者の顔色，チアノーゼの有無，バイタルサイン，肺のエア入り，肺雑音の有無と程度，種類 ②自覚症状の有無と程度 ③必要時 SPO₂ 値	①痰の貯留部位を聴診及び打診で把握する。 ②自己喀痰を促す。喀出力が弱い場合，タッピングや体位ドレナージ，ネブライザー吸入による気道内の加湿等で痰の喀出を試みる。 ③上記①②でも喀出困難な場合，口腔・鼻腔吸引を行う。
吸引中	①顔色，チアノーゼの有無 ②痰の粘稠度，性状，量 ③咳嗽反射の有無と程度 ④必要時，SPO₂，バイタルサイン値	①体位：セミファウラー位で分泌物による窒息予防のために，顔だけ施行者側に向ける。 ②カテーテル挿入：粘膜を傷つけないように陰圧をかけずに，目標部位まで挿入。 ③吸引：カテーテルを回転させながら吸引する。また，低酸素を予防するため，1 回の吸引時間は 10〜15 秒とする。 　吸引圧は，200〜400 mmHg の間で徐々に調節する。 　1 回で吸引が不十分な場合は，呼吸状態を整えてから再度施行する。
吸引後	①療養者の顔色，チアノーゼの有無，バイタルサイン，肺のエア入り，肺雑音の有無と程度，種類 ②自覚症状の有無と程度 ③SPO₂ 値	①痰が貯留していた部位を聴診し，吸引前後の状態を比較する。 ②療養者の状態が落ち着いた後，物品の片づけを行う。 ・カテーテル：口腔・鼻腔吸引の場合は，ディスポーザブル製品であっても，1 回で廃棄せず，カテーテル内を通水，カテーテル周囲を消毒綿で拭いた後，消毒液に付け，再利用する（1 本/日が多い）。 ・使用済み消毒綿はごみ入れに捨てる。その他の物品は所定の場所に戻す。

は気管内吸引を行う。気管内吸引は原則的に無菌操作で行う。必要物品は口腔・鼻腔吸引と気管内吸引で区別する必要がある。**表 9-34** および**表 9-35** に，口腔・鼻腔吸引と気管内吸引の実施前から実施後までの観察・ケアの項目をそれぞれ示す。

2 排痰の援助

気管支や肺に貯留している痰を，軽くたたいたり，振動を与えることで気管支から引き離し，移動させ，排出することを目的とする。以下の方法がある。

1）タッピング

手をカップ状に丸めて胸壁・背部を下から上に軽くたたく方法。

2）スクイージング

両手掌を胸部に当て，呼気時に軽く押す方法。他に肋骨部に両手掌を当て，内側に押すようにして下方に引っ張る方法がある。

3）ハッフィング

吸気をゆっくりした後，呼気を 3〜4 回早く強く行う方法。

4）バイブレーション

両手掌を胸部に当て，呼気時に手を細かく振動させる。バイブレーション用の器具もある。

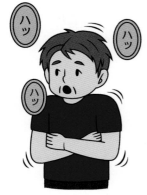

ハッフィング

表 9-35　気管内吸引の観察・ケア項目

	観察項目	ケア項目
吸引前	①療養者の顔色，チアノーゼの有無，バイタルサイン，肺のエア入り，肺雑音の有無と程度，種類 ②自覚症状の有無と程度 ③必要時SPO₂値	①痰の貯留部位を聴診及び打診で把握する。 ②気管内吸引の物品は，口腔・鼻腔とは区別する。
吸引中	①顔色，チアノーゼの有無 ②痰の粘稠度，性状，量 ③咳嗽反射の有無と程度 ④必要時，SPO₂，バイタルサイン値	①体位：セミファウラー位で分泌物による窒息予防のために，顔だけ施行者側に向ける。 ②カテーテル挿入：無菌操作のため，摂子を使用するか，滅菌手袋を装着する。気道粘膜を傷つけないように陰圧をかけずに，目標部位まで挿入する。 　人工呼吸器を装着している場合は，吸引のタイミングを療養者に合わせ，吸引前に知らせておく。 　吸気時に吸引するとよい。また，呼吸状態が安定していない場合は，吸引前にアンビュー加圧や酸素吸入等で十分な酸素補給を行ってから実施する。 ③吸引：カテーテルを回転させながら吸引する。また，低酸素を予防するため，1回の吸引時間は10〜15秒とする。 　吸引圧は，200 mmHg以下で徐々に調節する。 　1回で吸引が不十分な場合は，呼吸状態を整えてから再度施行する。
吸引後	①療養者の顔色，チアノーゼの有無，バイタルサイン，肺のエア入り，肺雑音の有無と程度，種類 ②自覚症状の有無と程度 ③SPO₂値	①痰が貯留していた部位を聴診し，吸引前後の状態を比較する。 ②療養者の状態が落ち着いた後，（必要時，アンビュー加圧および酸素吸入）物品の片づけを行う。 ・カテーテル：ディスポーザブル製品であっても，経済的負担軽減のために，1回で廃棄せず，カテーテル内を通水，カテーテル周囲を消毒綿で拭いた後，消毒液に付け，その後水道水で洗浄，乾燥後，ガス滅菌して再利用することがある。 ・使用済み消毒綿はごみ入れに捨てる。その他の物品は所定の場所に戻す。

　療養者の状況に応じて，これらの方法と体位ドレナージを組み合わせ，排痰を促す。自力で喀出困難な場合は，吸引器を用いて排痰を促す。

3 口腔・鼻腔吸引 (表9-34)

4 気管内吸引 (表9-35)

2 吸引の実施と管理

1 使用物品

　使用物品およびその管理は，在宅療養の継続には欠かせないことである。特に吸引は口腔・鼻腔吸引と気管内吸引では，使用物品も管理も別にしなければならない。特に気管内吸引の使用物品は滅菌のものが多く，管理も複雑になりやすい。療養者や家族は管理が複雑であると，次第に簡略化してしまい，望ましい管理の継続が困難になることが予測される。使用物品もその家にあるものを最大限活用することが望ましい。以下に紹介す

417

る使用物品や管理は，あくまでも1例であり，看護者がその家の経済的な負担も考慮して，状況に応じてその家にあるものを代用するなどのアレンジを行うことが必要である。

1）口腔・鼻腔吸引

吸引カテーテル，アルコール綿またはウエットティッシュ，吸引器，通水用・カテーテル保存用のびん(ペットボトルや牛乳びんなどで代用可)，水道水(通水)，ディスポーザブル手袋，ゴミ袋。

2）気管内吸引

吸引カテーテル，滅菌手袋または摂子(カテーテル操作の場合，無菌操作が原則であるため，滅菌手袋装着のうえで実施する，または摂子を使用して無菌操作で実施する)，アルコール綿またはその他の消毒綿，精製水，ゴミ袋。

2 吸引の実施

1）口腔・鼻腔吸引

①療養者に予め吸引の必要性を説明し，同意を得る。
②痰が貯留している部位を確認する(聴診，打診等)。
③手洗いをする。
④ディスポーザブル手袋を装着する。
⑤利き手でカテーテルを持ち，吸引器のチューブと接続する。
⑥吸引器の電源を入れ，吸引圧を合わせる(300〜400 mmHg 程度)。
⑦吸引カテーテルをウエットティッシュで拭き，通水する。
⑧通水したカテーテルは，保管用のびんまたはケースに入れて保管する(1日1本のカテーテルで対応することが多い)。
⑨療養者の呼吸状態を観察する。聴診・打診で痰の貯留が軽減したことを確認する。
⑩手洗いをする。

2）気管内吸引

①療養者に予め吸引の必要性を説明し，同意を得る。
②痰が貯留している部位を確認する(聴診，打診等)。
③手洗いをする。
④利き手に滅菌手袋を装着する。
⑤手袋をしていない手で，容器の蓋を開け，手袋をした手で消毒液に浸かっているカテーテルを取り出す。

> ※摂子(滅菌)を使用する場合は，摂子で消毒液に浸かっているカテーテルをつまみ，手で吸引器のチューブと接続する。

⑥手袋を装着していない手で吸引器のチューブを持ち接続する。
この場合，接続部および気管内に挿入される部分(先端から約1/2

程度)には絶対に触れない。

⑦手袋をしている手でカテーテル先端部分より 1/2 程度までをアルコール綿または消毒綿で拭く。

⑧手袋を装着している手でカテーテル先端部分付近を持ち，通水を行い気管内吸引を行う(摂子使用の場合は，カテーテル先端部分付近を摂子で持ち，吸引を行う)。

⑨吸引後，カテーテルの先端をアルコール綿で拭き，通水してもとの保存容器に戻す。

> ※原則は，1回の吸引で1本のカテーテルを使用するが，在宅の場合は，療養者の経済的な負担を考慮し，消毒液に浸けた状態で容器に保存したり，1回1本のカテーテルを1次消毒後，ガス滅菌し再利用することもある。いずれの場合もカテーテルの気管内に挿入する部分には，滅菌手袋・摂子以外では触れない。

3 療養者および家族への指導

1) 日常生活上の指導

①日頃から痰が粘稠にならないように，水分補給を促す。また，乾燥が著しい場合には，必要に応じて加湿器やネブライザーの使用を促す。

②体位ドレナージの方法を療養者および家族に指導し，必要時実施を促す。

③口腔ケアを行う。

2) 吸引の手技

①必ず実施前後には手洗いを行う。

②必要に応じて，即乾性擦込式手指消毒剤を紹介する。

③通水の水やアルコール綿は少なくなったら適宜補充する。特に通水用の水は1日1回は交換する必要があることを説明する。

④療養者や家族は1日に何度も吸引を繰り返す。時間が経過すると手技にも慣れてきて必要なことを省略してしまうことが考えられる。そのため，手技はできるだけ簡単で誰が行っても確実にできるような方法が望ましい(できれば入院時に行われていた方法と同様がよい)。

⑤使用物品の調達や消毒の方法は，実現可能な範囲で療養者と家族と共に決定する。この場合，経済面や利便性を十分に考慮する。

> 例 1)物品の調達：物品ひとつひとつについて，療養者側が購入するのか，医療機関が提供してくれるものか，具体的に示す。
> 例 2)消毒：滅菌物品以外の物品の消毒は，医療機関で代行するのか，療養者側が実施するのかを明確にする。療養者側が実施する場合は，その物品に応じて煮沸または次亜塩素酸ナトリウム(ミルトン)などいくつかの方法を提示する。

学習の
まとめ

● 吸引は療養者への侵襲を与える援助であるため，正しい知識をもち，確実な技術を提供する。

● 家族が行う機会が多い援助であるため，家族が安心して行えるように具体的な助言・指導を行う。

● 感染予防に関する知識を持ち，吸引カテーテルの取り扱い，吸引後の痰の処理等についての助言・指導も具体的に行う。

参考文献
1）角田直枝編集：よくわかる在宅看護，p63-68　学研メディカル秀潤社，2012
2）正野逸子，本田彰子編集：在宅看護技術，p177-184　メヂカルフレンド社，2016
3）角田直枝編集：在宅看護技術マスターQ&A，p117-121　学研メディカル秀潤社，2010

X. 褥瘡予防とケア

学習のねらい

● 褥瘡発生の危険性をアセスメントし，予防ケアが計画できる。
● 在宅療養生活において褥瘡予防のためのケアができる。
● 褥瘡が発生した場合の創部ケアの留意点が理解できる。

　自力で寝返りができない場合，長時間同一体位でいると褥瘡が発生する。いわゆる「床ずれ」と言われるものである。褥瘡ができてしまうと療養者本人とともに，介護する家族にも大きな負担が加わることになる。よって，褥瘡発生のリスクをアセスメントし，褥瘡の発生を予防することが在宅看護の重要な役割である。

1 褥瘡ケアの基礎知識

1 褥瘡予防ケアの目的

　褥瘡とは，局所の持続的な圧迫によって皮膚および皮下組織が損傷することを言う。長時間同じ姿勢による圧迫によって，毛細血管の血流が遮断され，組織への酸素や栄養の供給が途絶えてしまい局所が壊死してしまう。また，褥瘡発生のリスクを高くする要因には，ドライスキンによる皮膚弾力性の低下や体位変換時の皮膚の摩擦とずれによる組織の損傷などがある。在宅療養者の褥瘡発生リスクをアセスメントし，リスクを回避することで褥瘡の発生を防ぐことができる。一度褥瘡が発生すると治癒に時間がかかったり，知覚神経が麻痺している場合は気づかないうちに褥瘡が悪化する恐れがある。褥瘡の発生リスクが高い療養者には，積極的に予防対策を行うことが必要である。

2 褥瘡好発部位（図 9-34〜9-36）

　褥瘡の好発部位は，体重のかかる骨突出部位である。療養者は，仰臥位による臥床が多く，仰臥位では仙骨部に体重の約 44％が集中するため，仙骨部に最も褥瘡が発生しやすい。側臥位では大転子部に発生しやすい。ま

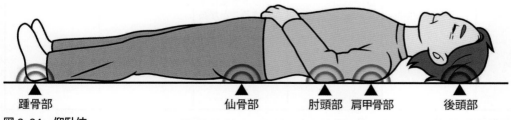

踵骨部　　　　　　　　仙骨部　　　肘頭部　肩甲骨部　　　後頭部

図 9-34　仰臥位

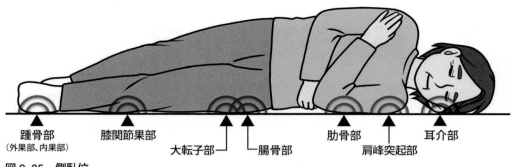

踵骨部
（外果部、内果部）　　膝関節果部　　大転子部—　—腸骨部　　肋骨部　肩峰突起部　　耳介部

図 9-35　側臥位

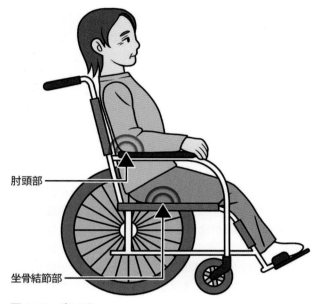

肘頭部

坐骨結節部

図 9-36　車いす

DTI 疑い 圧力や剪断力によって生ずる皮下軟部組織の損傷に起因する，限局性の紫または栗色の皮膚変色，または血疱。	ステージ I 骨突出部位に限局し，消退しない発赤を伴なう，損傷のない皮膚。（圧迫しても蒼白にならない）	ステージ II 壊死組織を伴なわない，赤色または薄赤色の創底をもつ，浅い開放潰瘍として現れる真皮の部分欠損（破れていない，または破裂した血清で満たされた水泡として現れることがある）	ステージ III 全層組織欠損。皮下脂肪に達している。骨，腱，筋肉には至っていないことがある。軟らかい壊死組織が存在することがあるが，組織欠損の深度がわからなくなるほどではない。ポケットや瘻孔が存在することがある。	ステージ IV 骨，腱，筋肉の露出を伴う全層の組織欠損。黄色または黒色壊死が創底に存在することがある。ポケットや瘻孔を伴うことが多い。	判定不能 創底で潰瘍の底面が軟らかい壊死組織（黄色，黄褐色，灰色，または茶色）あるいは乾燥した硬い壊死組織（黄褐色，茶色，または黒色）で覆われている全層組織欠損。

図 9-37　褥瘡の深達度分類：NPUAP 分類（全米褥瘡諮問委員会：2007 年改訂版）

た体位によって，気づかないところに褥瘡が発生し悪化してしまうことがある。

3 褥瘡の深さの分類（図9-37）

褥瘡の深さの分類として NPUAP 分類がよく用いられている。この分類は従来ステージ I 〜 IV であったが，2007 年に改訂され，「DTI（Deep Tissue Injury）疑い」と「判定不能」が加わった。

4 褥瘡発生のリスク（図9-38）

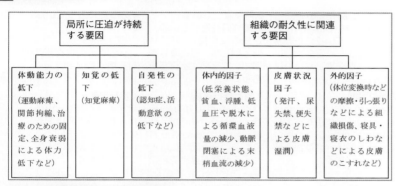

局所に圧迫が持続する要因			組織の耐久性に関連する要因		
体動能力の低下（運動麻痺、関節拘縮、治療のための固定、全身衰弱による体力低下など）	知覚の低下（知覚麻痺）	自発性の低下（認知症、活動意欲の低下など）	体内的因子（低栄養状態、貧血、浮腫、低血圧や脱水による循環血液量の減少、動脈閉塞による末梢血流の減少）	皮膚状況因子（発汗、尿失禁、便失禁などによる皮膚湿潤）	外的因子（体位変換時などの摩擦・引っ張りなどによる組織損傷、寝具・寝衣のしわなどによる皮膚のこすれなど）

図 9-38　褥瘡発生リスクの要因

2 褥瘡発生の危険性アセスメント

訪問した看護師は，限られた時間内に介護者から情報を得て，観察とアセスメント，ケアの実施，介護者への指導などを効率よく行わなければならない。褥瘡発生リスクのアセスメントツールを用いることで，時間の短縮や，訪問スタッフが共通目線で判断し経過を追うことができる。

1 褥瘡発生の危険度チェック

ブレーデンスケール：1986 年にアメリカのブレーデンらが開発した褥瘡発生の危険度を点数化するチェックリストである（表9-36）。6つの項目について，それぞれ1点〜4点（摩擦とずれは，1点〜3点）で判定する。合計点が6〜23点の範囲で，病院では14点以下，看護力の小さい施設などでは17点以下の場合，褥瘡が発生しやすいと言われている。各項目で1点のものがあれば，危険度は高いと考えられる。

OH スケール：リスク要因4項目で構成されている。日本人高齢者に多い身体的特徴（骨突出，関節拘縮）を要因に加えている。合計点数で，褥瘡発生リスクレベルを判定する（表9-37）。

他に褥瘡発生を予測するスケールとして，K 式スケール，在宅版 K 式スケール，厚生労働省から示された褥瘡危険因子評価表などがある。

2 体圧の測定

①簡易体圧測定器を用いて圧を確認する方法と②手掌を使って確認する

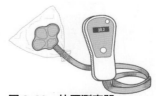

図 9-39　体圧測定器

表 9-36　日本語版ブレーデンスケール

項目	判定内容				採点
知覚の認知	**1 全く知覚なし** 痛みに対する反応（うめく，避ける，つかむ等）なし。この反応は意識レベルの低下や鎮静による。あるいは，身体のおおよそ全体にわたり痛覚の障害がある。	**2 重度の障害あり** 痛みにのみ反応する。不快感を伝える時には，うめくことや身の置き場がなく動くことしかできない。あるいは，知覚障害があり，身体の1/2以上にわたり痛みや不快感の感じ方が完全ではない。	**3 軽度の障害あり** 呼びかけに反応する。しかし，不快感や体位変換のニードを伝えることがいつもできるとは限らない。あるいは，いくぶん知覚障害があり，四肢の1，2本において痛みや不快感の感じ方が完全ではない部分がある。	**4 障害なし** 呼びかけに反応する。知覚欠損はなく，痛みや不快感を訴えることができる。	
湿潤	**1 常に湿っている** 皮膚は汗や尿等のために，ほとんどいつも湿っている。患者を移動したり，体位変換するごとに湿気が認められる。	**2 たいてい湿っている** 皮膚はいつもではないがしばしば湿っている。各勤務時間内に少なくとも1回は寝衣寝具を交換しなければならない。	**3 時々湿っている** 皮膚は時々湿っている。定期的に交換以外に，1日1回程度，寝衣寝具を追加して交換する必要がある。	**4 めったに湿っていない** 皮膚は通常乾燥している。定期的に寝衣寝具を交換すればよい。	
活動性	**1 臥床** 寝たきりの状態である。	**2 座位可能** ほとんど，または全く歩けない。自分で体重を支えられなかったり，いすや車いすに座る時は，介助が必要であったりする。	**3 時々歩行可能** 介助の有無にかかわらず，日中時々歩くが，非常に短い距離に限られる。各勤務時間内にほとんどの時間を床上で過ごす。	**4 歩行可能** 起きている間は，少なくとも1日2回は部屋の外を歩く。そして少なくとも2時間に1度は室内を歩く。	
可動性	**1 全く体動なし** 介助なしでは，体幹または四肢を少しも動かさない。	**2 非常に限られる** 時々体幹または四肢を少し動かす。しかし，しばしば自力で動かしたり，または有効な（圧迫を除去するような）体動はしない。	**3 やや限られる** 少しの動きではあるが，しばしば自力で体幹または四肢を動かす。	**4 自由に体動する** 介助なしで頻回にかつ適切な（体位を変えるような）体動をする。	
栄養状態	**1 不良** 決して全量摂取しない。めったに出された食事の1/3以上を食べない。蛋白質・乳製品は1日2皿（カップ）分以下の摂取である。水分摂取が不足している。消化態栄養剤（半消化態，経腸栄養剤）の補充はない。あるいは，絶食であったり，透明な流動食（お茶，ジュース等）なら摂取する。または，末梢点滴を5日間以上続けている。	**2 やや不良** めったに全量摂取しない。ふだんは出された食事の約1/2しか食べない。蛋白質・乳製品は1日3皿（カップ）分以下の摂取である。時々消化態栄養剤（半消化態，経腸栄養剤）を摂取することがある。あるいは，流動食や経管栄養を受けるが，その量は1日摂取量以下である。	**3 良好** たいていは1日3回以上食事をし，1食につき半分以上は食べる。蛋白質・乳製品は1日4皿（カップ）分摂取する。時々食事を拒否することもあるが，勧めれば通常補食する。あるいは，栄養的におおよそ整った経管栄養や高カロリー輸液を受ける。	**4 非常に良好** 毎食おおよそ食べる。通常は蛋白質・乳製品は1日4皿（カップ）分以上摂取する。時々間食（おやつ）を食べる。補食する必要はない。	
摩擦とずれ	**1 問題あり** 移動のためには，中程度から最大限の介助を要する。シーツでこすれずに身体を移動することは不可能である。しばしば床上やいすの上でずり落ち，全面介助で何度も元の位置に戻すことが必要になる。痙攣，拘縮，振戦は持続的に摩擦を引き起こす。	**2 潜在的に問題あり** 弱々しく動く。または最小限の介助が必要である。移動時，皮膚はある程度シーツやいす，抑制帯，補助具等でこすれている可能性がある。たいがいの時間は，いすや床上で比較的よい体位を保つことができる。	**3 問題なし** 自力でいすや床上を動き，移動中十分に身体を支える筋力を備えている。いつでもいすや床上でよい体位を保つことができる。		
				Total	

訳：真田弘美（金沢大学医学部保健学科）/大岡みち子（North West Community Hospital, U. S. A.）

表 9-37　OH スケール

危険要因		点数
自力体位変換 　麻痺・安静度 　意識状態	できる	0 点
	どちらでもない	1.5 点
	できない	3 点
病的骨突出 （仙骨部）	なし	0 点
	軽度・中等度	1.5 点
	高度	3 点
浮腫	なし	0 点
	あり	3 点
関節拘縮	なし	0 点
	あり	1 点

危険要因		合計点
なし		0 点
あり	A 軽度レベル	1〜3 点
	B 中等度レベル	4〜6 点
	C 高度レベル	7〜10 点

方法がある。

①簡易体圧測定器は，センサー部を骨突出部に当てて圧を測定しモニターに表示される。測定値が 40 mmHg 以上あれば褥瘡発生の危険があるため，体圧分散寝具を用いる。使用している体圧分散寝具が適切かどうかを評価する場合にも測定する。

②手掌を使う方法は，エアマットレスの圧が適切かどうかを確認する方法である。圧を確認したい部位のマットレスの下に手掌を上にしてまっすぐに腕を差し込み，第 2 または第 3 指を曲げて骨突出部の触れ方を判定する。すぐに骨に触れる場合はマットレスの底づき状態であるため，マットレスの内圧を高くする必要がある。指が約 2.5 cm 曲げて骨に触れる場合は，内圧が適切である。逆に骨に触れない場合は，空気の入れすぎである。

3 全身のアセスメントと予防ケア計画（図 9-40）

体圧分散ケア計画：ブレーデンスケールで，知覚の認知・可動性・活動性が各 2 点以下の場合，また OH スケールや K スケールで，自力体位変換負荷・骨突出あり・体圧の増加がある場合，長時間の局所の圧迫要因となるので，臥床時，座位時の体圧分散ケアの計画を立てる。

スキンケア計画：ブレーデンスケールで，湿潤・摩擦とずれが各 2 点以下の場合，皮膚組織耐久性低下の要因となるので，体動時の皮膚の摩擦とずれ対策，皮膚の湿潤・乾燥へのケア計画を立てる。

栄養状態の管理計画：ブレーデンスケールで栄養状態が 2 点以下の場合，OH スケールで浮腫ありの場合，必要エネルギー・蛋白質・ビタミン・亜鉛の摂取にひと工夫計画する。

褥瘡予防のケア計画をたてるにあたっては，家族の介護力もアセスメントしなければならない。療養者が寝たきりの場合，介護者の負担は大きい。時間ごとの体位変換，毎食の食事・水分補給の介助，排尿・排便の介助，清潔ケアなどの介護量と介護力をアセスメントし，可能な計画を立てる必要がある。介護支援専門員（ケアマネジャー）と連携して，介護サービスや褥瘡予防福祉用具を取り入れる。病院内とは異なり，介護者による時間ご

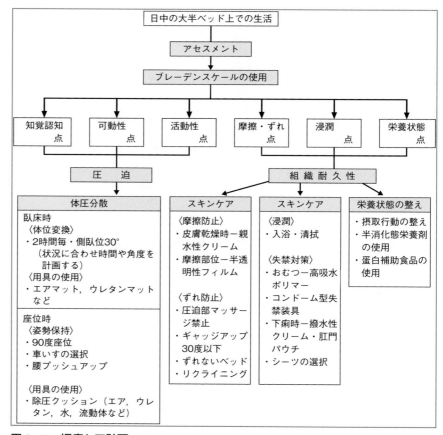

図 9-40　褥瘡ケア計画
（厚生省老人保健福祉局老人保健課監修：褥瘡の予防・治療ガイドライン一部改変）

との体位変換の実施が困難な場合も多い。高齢の介護者の場合や介護力が弱い場合，夜間の体位変換の介護負担を減らすために，圧切り替え型や自動体位変換機能つきタイプのエアマットを活用する。

4 褥瘡予防のためのケア

1 スキンケア

　皮膚の観察：在宅では，身近で介護している人が皮膚の変化に気づくことができるので，褥瘡ができやすい部位を観察し，皮膚の色の変化を常々見てもらう。

　皮膚の清潔：可能であれば入浴，シャワーを積極的に実施する。おむつを使用している場合，尿取りパッドを何枚も重ねて着用すると，圧迫がかかったり皮膚の摩擦などから陰部や殿部の発赤ができやすいので，介護者におむつの重ね敷きを最少にしてもらう。

　保湿ケア：皮膚の乾燥がある場合，わずかな摩擦やずれにより皮膚の損傷を起こしやすくなるので，背部，殿部の保湿ケアが必要である。保湿剤

ローションを使用したり，入浴する際は，保湿効果のある入浴剤を使用する。

　マッサージは不適：従来は血液の循環を促進させるため局所のマッサージを実施していたが，マッサージは摩擦を加えて皮膚障害を起こすことがあり，Ⅰ度やⅡ度の褥瘡の場合むしろ褥瘡悪化の要因になる。発赤がある場合は，毛細血管が拡張している状態なので，マッサージをすると毛細血管が破壊され，出血や浮腫を起こし悪化するため，マッサージを避ける。

2 体位変換と姿勢保持

圧迫と持続時間の関係

　アメリカの保健医療政策研究局（AHCPR）による褥瘡予防のガイドライン（1992年）では，褥瘡発生の危険があると判定された患者には，少なくとも2時間ごとに体位変換をしなければならないとうたわれている。しかし，個々によって体格がそれぞれ異なる，また，骨突起度や栄養状態などによる組織細胞の耐性が異なるため，2時間ごとでは褥瘡が予防できないケースもある。療養者と介護者の状況に応じて決定する。

安楽な体位

　骨突出部に体圧が集中しないように，広い面で支えるような体位とする。加えて，体に無理な負担がかからないように安楽で安定した体位をつくる。

　大殿筋で体重を支え，大転子部や仙骨部にかかる圧を避ける体位として，30度側臥位がある。その場合クッションを用いて背部を支え，同時に殿部の皮膚のずれが生じないようにする。るいそうが激しくまた仙骨突出が著しい場合，30度側臥位では殿筋で圧を受けられないので留意する。

　側臥位の場合，体前面にクッションを置き呼吸しやすいように安楽にする。

　いすに座ることが多い療養者の場合，股関節90度，膝関節90度，足関節90度で座る姿勢をとると，体幹を殿部と支持面積の広い大腿後面で支えることができ安定する。姿勢保持のために背部にクッションを入れたり，足底にクッションを置くなどの工夫をする。殿部の圧分散用具には，ウレタンフォームクッション，ゲルクッション，ハイブリッドクッションなどがある。

ギャッチアップ・ダウン時の皮膚摩擦・ずれ予防

　起き上がりを補助する特殊寝台（電動ベッド）を福祉用具として介護保険サービスでレンタルしている療養者は多い。電動ベッドをギャッチアップする時や下げる時の注意として，療養者の背部や殿部や下肢の皮膚の摩擦と皮膚のずれにより，末梢血管が引き伸ばされて血流障害が起こり，褥瘡の発生や悪化につながるので，背抜き，足抜きをする。

電動ベッド（**1**）による頭部挙上（背上げ）の手順

　①股関節の位置をベッドのギャッチアップ可動基点の位置に合わせる。

　②仙骨部が下にずれないようにするために，始めにリモコンで膝を10度～20度ほど挙上する。

　③次に上体を30度程度に上げる。

1 電動ベッド

　3モーターが付いている電動ベッドは，背上げ，膝上げ，ベッドの高さが個別に調節できるので，機能性が高い。1モーターのベッドは，高さの調節のみ，または膝上げ後に背上げが連動して起こる機能を持つ。2モーターのベッドは，その両方の機能を持つ。

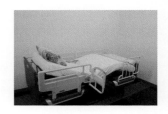

表 9-38　体圧分散用具

分類	長所	短所
エアマット	・個々に応じた体圧調整ができる ・セル構造が多層のものは低圧保持できる	・自力体位変換時に必要な支持力，安定感が得にくい ・鋭利なものでパンクしやすい ・付属ポンプのモーターの音が騒音になる場合がある ・付属ポンプフィルターの定期的な保守点検が必要，付属ポンプの稼働に動力を要する ・圧切り替え型の場合，不快感を与える場合がある
ウォーターマット	・水の量により個々に応じた体圧調整ができる ・ギャッチアップ時のズレが少ない	・患者の体温保持のために水温保持が必要である ・水が時間とともに蒸発する ・マットレスが重く，移動に労力を要する ・水の浮遊感のため，不快感を与える場合がある
ウレタンフォーム	・低反発のものほど圧分散効果がある ・反発力の異なるウレタンフォームを組み合わせることで圧分散と自立体位変換に必要な支持力，安定感を得ることができる ・動力を要しない	・個々に応じた体圧調整はできない ・低反発ウレタンフォーム上に身体が沈み込みすぎ，自力体位変換に支障をきたす場合がある　可動性が低下している対象には注意が必要 ・水に弱い ・年月が経つとへたりが起こり，圧分散が低下する
ゲルまたはゴム	・動力を要しない ・表面を拭くことができ，清潔保持できる	・十分な体圧分散効果を得るには厚みが必要であるが，それに伴って重量が増す 　マットレス表面温度が低いため，患者の体熱を奪う
ハイブリット	・2種類以上の素材の長所を組み合わせることができる ・エアとウレタンフォームの組み合わせができる	・体圧分散効果を評価するための十分なデータが不足

（日本褥瘡学会：褥瘡対策の指針，照林社，p.28，2002 より転載）

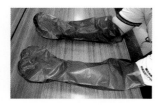

スライディンググローブ

④挙上時に背部と大腿部裏側がマットレス下方に押しつけられるような圧力を感じるので，背抜きを行う（一度側臥位にして背中の圧や摩擦を開放し，寝衣のずれを直し仰臥位に戻す。またはスライディンググローブを用いて背中の圧を開放する。）

⑤足抜きをする（踵を浮かし，皮膚のずれをなくす）。

仙骨部の圧が増すため，ギャッチアップ30度以上にしない方がよい。もしそれ以上起こす場合は，端座位か車いすに移動して殿部にかかる体重を支持面積の広い大腿後面で支える方が安定する。

体圧分散ケア

仰臥位の場合，体圧分散寝具を使用することで仙骨部の圧が分散され，褥瘡の発生を回避することができる（**表9-38**）。しかし，体圧分散効果が優れたマットレスは，体が沈み込むので，自分で多少寝返りができている人の場合，逆に寝返りが難しくなり，全身の活動性が制限されることになる。体圧分散寝具を使用することで褥瘡の発生を回避されても，同一姿勢が持続されることで，全身の筋肉の衰えと関節拘縮を助長することになる。そのため，体圧分散寝具の使用中でも体位変換を行い必要な動きを支援し廃用性症候群を防ぐことが重要である。

円座は不適：圧迫を除くために以前は円座がよく用いられてきた。しかし，円座は中心部の圧迫は避けられるが，円座が当たる部位は血流が阻害され，むしろ褥瘡発生の要因になるため使用しない。

❸ 栄養管理

　仙骨部などの圧迫による傷んだ皮膚や皮下組織は，新しい組織をつくるために局所の蛋白質の合成が活発になり，組織が修復されることで褥瘡に至らずにすむ。しかし，寝たきりで食事量が減り摂取エネルギーが不足すると，体内の脂肪や筋肉がエネルギー産生に使われ，体内の蛋白質がさらに不足するため，創傷の修復が抑制される。よって，毎日必要なエネルギーが摂取され，その中の蛋白質の量も十分摂れているかどうかを確認する必要がある。また，創傷の組織合成の際，蛋白質以外に消費されるものに亜鉛とビタミンCがある。創傷の修復のために，肉や魚を一回り大きい切り身にしたり，乳製品や豆乳などで蛋白質を増やし，果物やジュースなどでビタミンCを補い，卵黄やはまぐり佃煮などで亜鉛の量を増やすなど工夫をする。介護者が負担なく食事が作れるように，市販の冷凍食品や缶詰，また栄養補助食品なども活用する。

❺ 褥瘡の治癒促進のためのケア

❶ 褥瘡局所状態の判定スケール

　DESIGN(デザイン)ツール：褥瘡が発生した場合の局所状態を判定する指標として，日本褥瘡学会(2002年)が作成した。「褥瘡重症度分類用」と「褥瘡経過評価用」がある。2008年の改訂で，「褥瘡経過評価用」がDESIGN-Rとして，深さ(D)以外の項目に重み得点をつけた合計点は0〜66点で，点数が高いほど重症である。2020年の改定で「深部損傷褥瘡(DTI)疑い」と「臨界的定着疑い」が加えられた(**表9-39**)。

❷ 褥瘡の局所ケア

Ⅰ度
　創の保護と適度な湿潤環境を保持するのに，ドレッシング剤が有用である。ドレッシング剤としてポリウレタンフィルムを用いる。発赤部のマッサージは毛細血管を破壊し悪化する恐れがあるので避ける。発赤に用いられる外用薬としては，アズレン，酸化亜鉛がある。

Ⅱ度
　尿や便失禁で仙骨部・尾骨部の褥瘡が汚染されやすい時に，ポリウレタンフィルムを使用する場合もある。水疱ができた場合は，ポリウレタンフィルムでおおいそのまま保護する。感染を引き起こしやすくなるため，針を刺して中の液を吸い取ったりしてはいけない。水疱が破れてびらんや潰瘍ができた場合は，ハイドロコロイドドレッシング材を用いる。ゲル状の液がもれなければ，ドレッシング剤の交換は3〜5日に1回程度とする。ドレッシング剤を貼る前に，創を生理食塩水または水道水によるシャワーできれいに洗い流す。消毒剤で消毒すると細菌数は減っても局所の免疫障害が起こり逆に感染しやすくなるため，消毒剤は使用しない。

表 9-39

DESIGN-R（褥瘡経過評価用）

		氏名				日時	/	/	/	/	/

Depth　深さ　創内の一番深いところで評価する

d	0	皮膚損傷・発赤なし	D	3	皮下組織までの損傷						
	1	持続する発赤		4	皮下組織を超える損傷						
				5	関節腔，体腔に至る損傷						
	2	真皮までの損傷		U	深さ判定が不能の場合						

Exudate　浸出液　ドレッシングの交換回数

e	0	なし	E	6	多量：1日2回のドレッシング交換を要する						
	1	少量：毎日のドレッシング交換を要しない									
	3	中等量：1日1回のドレッシング交換を要する									

Size　大きさ　皮膚損傷範囲を測定［長径（cm）×長径と直交する最大径（cm）］

S	0	皮膚損傷なし	S	15	100以上						
	3	4未満									
	6	4以上16未満									
	8	16以上36未満									
	9	36以上64未満									
	12	64以上100未満									

Inflammation/Infection　炎症／感染

i	0	局所の炎症徴候なし	I	3	局所の明らかな感染徴候あり（炎症徴候・膿・悪臭など）						
	1	局所の炎症徴候あり（創周囲の発赤・腫脹・熱感・疼痛）		9	全身的影響あり（発熱など）						

Granulation　肉芽組織

g	0	治療あるいは創が浅いため肉芽形成の評価ができない	G	4	良性肉芽が創面の10%以上50%未満を占める						
	1	良性肉芽が創面の90%以上を占める		5	良性肉芽が創面の10%未満を占める						
	3	良性肉芽が創面の50%以上90%未満を占める		6	良性肉芽が全く形成されていない						

Necrotic tissue　壊死組織　混在している場合は全体的に多い病態をもって評価する

n	0	壊死組織なし	N	3	柔らかい壊死組織あり						
				6	硬く厚い密着した壊死組織あり						

Pocket　ポケット　毎回同じ体位でポケット全周（潰瘍面も含め）［長径（cm）×短径（cm）］から潰瘍の大きさを差し引いたもの

なし	0	ポケットなし	P	6	4未満						
				9	4以上16未満						
				12	16以上36未満						
				24	36以上						

部位【仙骨部・坐骨部・大転子部・踵部・その他（　　　　　）】
※深さ（Depth：d，D）の得点は合計点には加えない。

		合計					

注 DESIGN-R® 2020 褥瘡経過評価用では，Dの5とUの間に「DIT 深部損傷褥瘡 DTI 疑い」と，Iの3の上に3C（臨界的定着疑い）が加わった。

Ⅲ度

「壊死組織の除去」，「ポケットの閉鎖」，「肉芽の盛り上げ」，「表皮化」ケアを行う。壊死組織があると感染発症の原因になったり炎症反応を起こすので，除去する必要がある。酵素による化学的デブリートメント（タンパク分解酵素剤を使用）を行ったり，ハイドロコロイドドレッシング材の使用またはゲーベン®クリームかイソジンシュガーを塗布しフィルム剤で密閉し，壊死組織が白色・黄色に変化したら外科的に切除する。創の状態によって処置方法が異なるので，医師に相談し指示を受ける。肉芽組織を盛り上げるのには，ハイドロコロイドドレッシング材やアルギン酸塩のドレッシング材などが用いられる。

Ⅳ度

Ⅲ度の場合と同様である。創部の消毒は行わない。感染創には，殺菌剤軟膏（カデックス®軟膏，イソジン®シュガー軟膏，ゲーベン®クリーム）を使用する。創面の大きさのガーゼに軟膏を塗布し用い，全体をフィルム剤で密閉する。浸出液が多い場合，1日2回ドレッシングの交換をする。

6 介護保険サービスによる褥瘡予防に役立つ福祉用具（第3章5社会資源の活用　福祉用具などの活用参照，第6章 Ⅰ.回復期（リハビリテーション期）5居住環境のアセスメントと対応・調整参照）

介護保険で貸与される福祉用具のうち①車いす　②車いす付属品　③特殊寝台　④特殊寝台付属品　⑤床ずれ防止用具　⑥体位変換器は褥瘡予防に直接かかわる福祉用具である。③特殊寝台とは，サイドレール（柵）が取り付けてあるか，取り付けが可能なベッドである。背部または脚部の角度が調整できるものか，ベッドの高さを自由に調整できるものか，どちらかを有している。④特殊寝台付属品とは，特殊寝台と一緒に使うもので，サイドレール，マットレス，テーブルがある。マットレスは，特殊寝台の作動角度に対応し柔軟性があるものに限っている。⑤床ずれ防止用具とは，送風や空気圧調整装置付きのエアマット，水，ゲル，シリコン，ウレタンなどの素材からなる全身用マットのことである。車いすのクッションとしての床ずれ防止用具は，②車いす付属品として借りることができる。⑥体位変換器は，姿勢変換を容易にするための福祉用具であるが，変換時だけでなく変換した姿勢を保持することができるクッションタイプのものも含まれる。どの用具が適しているかは，利用者の身体状況と介護の状況を総合的にみて判断する必要がある。

学習の
まとめ

● 褥瘡は，局所の持続的な圧迫によって起こるが，ドライスキンや体位変換時の皮膚摩擦や皮膚のずれによる組織の損傷も要因となる。

● 在宅療養者の生活状況から褥瘡の発生リスクをアセスメントし予防ケアの計画を立てる際は，家族の介護力を考慮する必要がある。

● 褥瘡の予防ケアとして，療養者に適したスキンケア，適した体位変換と安定した姿勢の保持，蛋白質・亜鉛・ビタミンＣの摂取が重要である。

● 褥瘡が発生した場合，その深達度に合わせたケア処置が重要となる。

＜参考文献＞

1) 徳永惠子(監修)：褥瘡予防・ケアのベストプラクティス 寝たきりにしないトータルケア，ナーシング・トゥデイ，2007年5月臨時増刊号

2) 徳永惠子：褥瘡はなぜできてしまうのか発生要因とケアの方法，訪問看護と介護，Vol. 13，No. 8，2008

3) 加藤チイ：褥瘡予防はふだんの食事から，訪問看護と介護，Vol. 13，No. 8，2008

4) 奥宮暁子，後閑容子，坂田三允(編)：日常生活に援助を必要とする人の在宅ケア，中央法規，2000

5) 渡辺裕子(監修)：家族看護学を基盤とした在宅看護論Ⅱ実践編第2版，日本看護協会出版会，2007

6) 小林治子：第3章栄養投与と褥瘡予防 褥瘡予防・局所ケア，坂本すが，山元友子(監修)：ビジュアル臨床看護技術ガイド，照林社，2007

7) 厚生省老人保健福祉局老人保健課監：褥瘡の予防・治療ガイドライン，照林社，1998

8) 日本褥瘡学会：褥瘡対策の指針，照林社，2002

9) 日本褥瘡学会：褥瘡予防・管理ガイドライン，昭林社，2009

10) 藤原泰子：在宅での褥瘡予防とケア，コミュニィティケア，Vol. 9，No. 5，2007

11) 宮地良樹・真田弘美編著：よくわかって役に立つ新褥瘡のすべて，真興社，2007

12) 田中マキ子，下元佳子(編)：在宅ケアに活かせる褥瘡予防のためのポジショニング，中山書店，2009

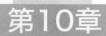

第10章

在宅療養の移行に伴う看護

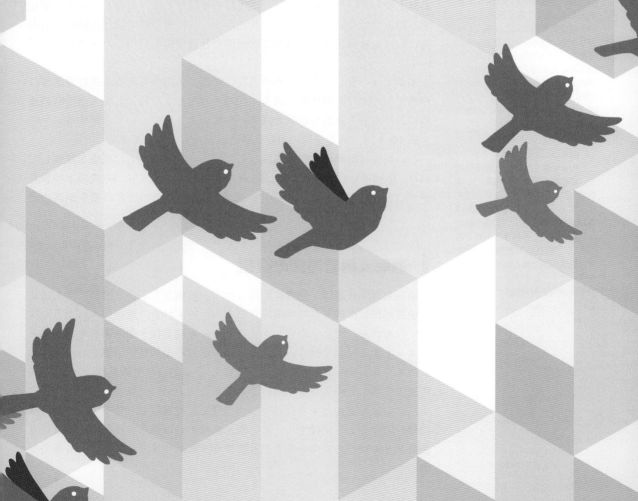

在宅療養の移行に伴う看護 看看連携について

- 退院支援看護師の役割と看護の内容について理解する。
- 退院支援と退院調整に関わる職種と看護師の役割を理解する。
- 地域連携クリティカルパスを活用しての退院調整を理解する。

■ 主治医とかかりつけ医

主治医は疾患や治療に対する治療全般に責任を負う医師のことで，専門医を指すことが多い。一方かかりつけ医はより身近な存在であり，日頃から体調不良時，予防接種など患者の状態を把握し，診療や治療行為のほかに健康管理における相談に応じたり，アドバイスをくれる医師である。必要時専門医と連携をする。

■ 退院支援看護師

2016(平成28)年診療報酬改定で，病棟への退院支援職員の配置を行うなど，積極的な退院支援を促進するため，それまでの退院調整加算を基調としつつ実態を踏まえた評価として退院支援加算が新設され，平成30年診療報酬改定で入退院支援加算となった。これを受けて多くの病院で退院調整看護師は退院支援看護師へと名称変更された。

近年，日本では疾病構造および人口構造の変化に伴い，一人の患者が複数の疾患を抱え，他者からの生活支援を必要とするケースは年々増加している。その一方で，長引く不況による経済的困窮や高齢者の単身または夫婦のみの世帯の増加などにより家族の介護力は低下している。また，児童・生徒が家族の介護を担っているいわゆるヤングケアラーの課題についても，明らかになっている。

在宅療養者およびその家族を取り巻く状況では，入院期間が短期になり，退院する際にいくつかの疾患の主治医とかかりつけ医(■)との調整が必要となっている。加えて，生活の場を検討する際，必ずしも自宅を想定するのみではない。そのような状況の中，各医療機関では，入院時から退院に向けた地域連携パスなどで計画的な社会復帰を目指したケアを行っている。

本章ではそうした入院時から退院に向けての調整を行う入退院看護師に焦点を当てて，医療機関との入退院時の連携および施設との入退所時の連携における看看連携の現状と課題，今後のあり方について考察する。

表10-1は，ある病院の退院支援看護師(■)の1日である。

この病院は地域の急性期病院として幅広い年齢の患者に医療を提供しており，年齢階層別の割合では，60歳未満の患者が32.6%，60歳以上の患者が67.4%を占めている。高齢化の影響で60歳以上の患者の割合が高めとなっている。

1 退院支援看護師の役割

退院支援看護師は，病棟に配属されている場合と退院支援部門または地域連携部門に配置されている場合がある。いずれも，患者の入院から退院までの流れを予測しながら，タイムリーに退院支援・退院調整を行うマネジメントする役割を担う。具体的には，患者の退院時に予測される身体的アセスメントを行い，ADLおよびIADL(手段的日常生活動作)の変化が退院後の生活にどのような不都合が生じるか洗い出し，患者・家族の今後の生活に向けた意向とすり合わせつつ，安心して選択し，希望する療養の場に移行できるよう支援する。その際，病棟の受け持ち看護師が退院支援看護師とともにその意向を聞き出せるよう，体制づくりをすることも重要である。

表10-1　退院支援看護師の1日の流れ

8：30	朝礼 ミーティング（各病棟の退院支援看護師と情報共有）
8：45	電子カルテにて前日入院患者の把握，退院支援計画書の作成確認 新規地域連携介入依頼の内容確認，介入中の患者の状態確認など
9：00	担当病棟にて退院支援や転院調整開始 （病棟スタッフや医師と情報共有，患者や家族との面談，在宅スタッフと電話やFAXにて情報共有，病棟にて退院前カンファなど）
11：00	多職種カンファレンス（全病棟を1週間に2回実施。病棟看護師，退院支援看護師，専従看護師，社会福祉士の参加）
12：00	休憩（在宅ケアチームや施設，病棟スタッフ，医師からの電話は対応継続）
13：00	担当病棟にて退院支援や転院調整開始 （病棟スタッフや医師と情報共有，患者や家族との面談，在宅スタッフと電話やFAXにて情報共有，病棟にて退院前カンファなど）
14：00	多職種カンファレンス（全病棟を1週間に2回実施。病棟看護師，退院支援看護師，専従看護師，社会福祉士の参加）
15：00	担当病棟にて退院支援や転院調整開始 （病棟スタッフや医師と情報共有，患者や家族との面談，在宅スタッフと電話やFAXにて情報共有，病棟にて退院前カンファなど）
17：15	勤務終了

　現在，退院支援看護師の資格や要件はないが，その資質として求められるものは，医療的知識に加え，在宅医療や社会保障制度に関する知識を持ち，あらゆる場面や対象に対して物事全体を俯瞰してとらえ，多様な価値観に柔軟に対応できるコミュニケーション能力などである。加えて，患者・家族が生活する地域の保健医療福祉サービスの状況に応じて調整内容が大きく異なるため，地域看護の地区診断による地域を視る視点，患者・家族の生活を個別・集団で支援する家族看護の視点を持つことが大切となる。

2 退院支援看護師の具体的な看護内容 —療養の場への移行に伴う看護—

　退院支援看護師Aさんについて，紹介する。
　大学を卒業後，第3次救急指定病院で勤務し，心臓血管外科・胸部外科に配属され，その後，地域連携センターに異動。そこでは，医療ソーシャルワーカーばかりで独りぼっちの看護師のなか，医療依存度が高い末期がんなどの患者の退院調整を行っていた。その後の3年間で退院支援加算1の体制を整えるため，一人で試行，メンバーを増やして稼働させ，軌道に乗せるようになった。
　事例で考えてみよう。
　Bさん80歳男性が健診で大腸がんの診断を受け，外来で手術日程を決めて，本日手術目的で入院。入院予定期間は1週間。安心して入院・退院できるためにはどうしたらよいか？

Bさんが
治療を受けて
安心して家に帰るには

入退院支援
と
入退院調整
が大切

1 退院支援と退院調整とは

（入）退院支援

　患者の療養の支援に関わるあらゆることに対する意思決定支援（療養場所，保健・医療・福祉サービスなど）。

（入）退院調整

　患者の望む生活の実現に向けて，患者・家族の意向を踏まえ社会保障制度や社会資源につなぐなどのマネジメントの過程。

Bさんが
治療を受けて
安心して家に帰るには

●外来で手術や入院生活について説明
●入院前の生活について情報収集
●退院後の生活をイメージし　調整
⇒入退院支援加算1・2
　入院時支援加算

1）入院時支援加算と入退院支援加算（表10-2）

入退院支援加算

　住み慣れた地域で継続して生活できるよう患者の状態に応じた支援体制や地域との連携，外来部門と病棟との連携などを推進し，入院早期から退院後まで切れ目のない支援を評価する。

入院時支援加算

　外来において，入院予定患者が入院生活や入院後の治療過程をイメージでき，安心して入院医療を受けられるよう支援を評価する（治療の説明，入院生活に関するオリエンテーション，持参薬の確認，褥瘡・栄養スクリーニング等）。

2）退院調整に関わる職種

　退院調整関わる職種には以下のように，病院側と在宅側双方にさまざまな職種がある。

【病院側】

　病棟看護師，退院支援看護師，医療ソーシャルワーカ（MSW），医師，薬剤師，理学療法士，作業療法士，言語聴覚士，栄養士，リソースナース（専門看護師，認定看護師等 **3**）

3 リソースナース

　看護の専門分野の知識・技術を活用し看護ケアの質向上に貢献する看護師をリソースナースと呼んでいる。リソースナースとして専門看護師（CNS）や認定看護師（CN）のほか，認定看護管理者（CNA）がいる。
また他に，医療安全管理者や感染制御実践看護師もリソースとして役割を担っている。

表10-2　入退院支援加算1，2

	入退院支援加算1	入退院支援加算2
退院困難な患者の早期抽出	3日以内に退院困難な患者を抽出	7日以内に退院困難な患者を抽出
入院早期の患者・家族との面談	7日以内に患者・家族と面談	できるだけ早期に患者・家族と面談
多職種によるカンファレンスの実施	7日以内にカンファレンスを実施	カンファレンスを実施
退院調整部門の設置	専従1名 （看護師又は社会福祉士）	専従1名 （看護師又は社会福祉士）
病棟への退院支援職員の配置	退院支援業務等に専従する職員を病棟に配置(2病棟に1名以上)	―
医療機関間の顔の見える連携の構築	連携する医療機関等(20か所以上)の職員と定期的な面会を実施(3回/年以上)	―
介護保険サービスとの連携	介護支援専門員・生活支援専門員との連携実績	―

【在宅側】

　介護支援専門員，訪問看護師，かかりつけ医，行政機関の保健師，介護福祉士，かかりつけ薬剤師，かかりつけ歯科医

3）退院調整関わる3種の看護師

　退院調整に関わる看護師としては3種類に分けることができる。それぞれの役割を理解した上で連携を取ることが重要となる。

病棟看護師

　入院時より退院支援が必要な患者の早期把握，（入）退院支援計画書作成，治療方針など医師と確認しながら退院支援看護師と協働して退院に向けて情報収集，知識・技術が習得できるよう指導，退院時サマリー作成などの業務がある。

退院支援看護師

　退院調整部門に配属され，患者の入院から退院までの流れを予測しながら，退院支援と退院調整の双方をマネジメントしていく。

訪問看護師

　入院中から関わりを持ち，病院側スタッフと連携することを理解してもらい，患者・家族との信頼関係を深め，継続した看護を提供する。

4）退院調整部門とは

● 地域医療連携室

● 総合相談支援センター

● 入退院支援室，患者総合支援センターなど

　退院支援看護師，医療ソーシャルワーカーなどが配置され，入院・退院・転院に関わる相談や調整が行われている。

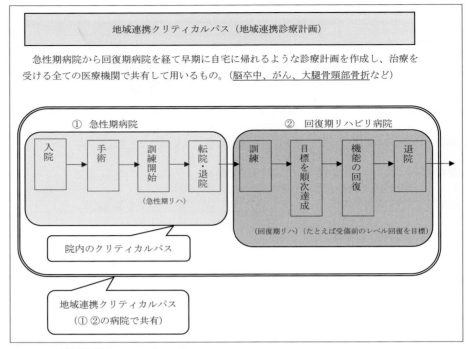

図 10-1　地域連携クリティカルパス

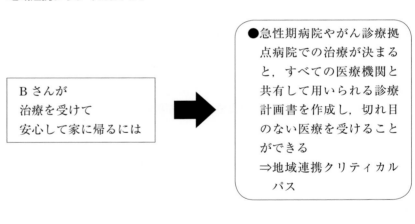

5）地域連携クリティカルパス（地域連携診療計画）

　　急性期病院から回復期病院を経て早期に自宅に帰られるような診療計画を作成し，治療を受けるすべての医療機関で共有して用いるもの。

　　脳卒中，大腿骨頸部骨折，5大がんを対象に活用されている診療計画表。急性期病院やがん診療拠点病院での専門的治療の後，回復期リハビリテーション病院やかかりつけ医を経て早期に自宅退院を目指すためのツールである。患者が治療を受けるすべての医療機関での役割分担や診療内容と次の医療機関に移動する時期などを示している。患者はあらかじめこれらの情報を知ることで，安心して切れ目ない医療を受けられるようになっている。

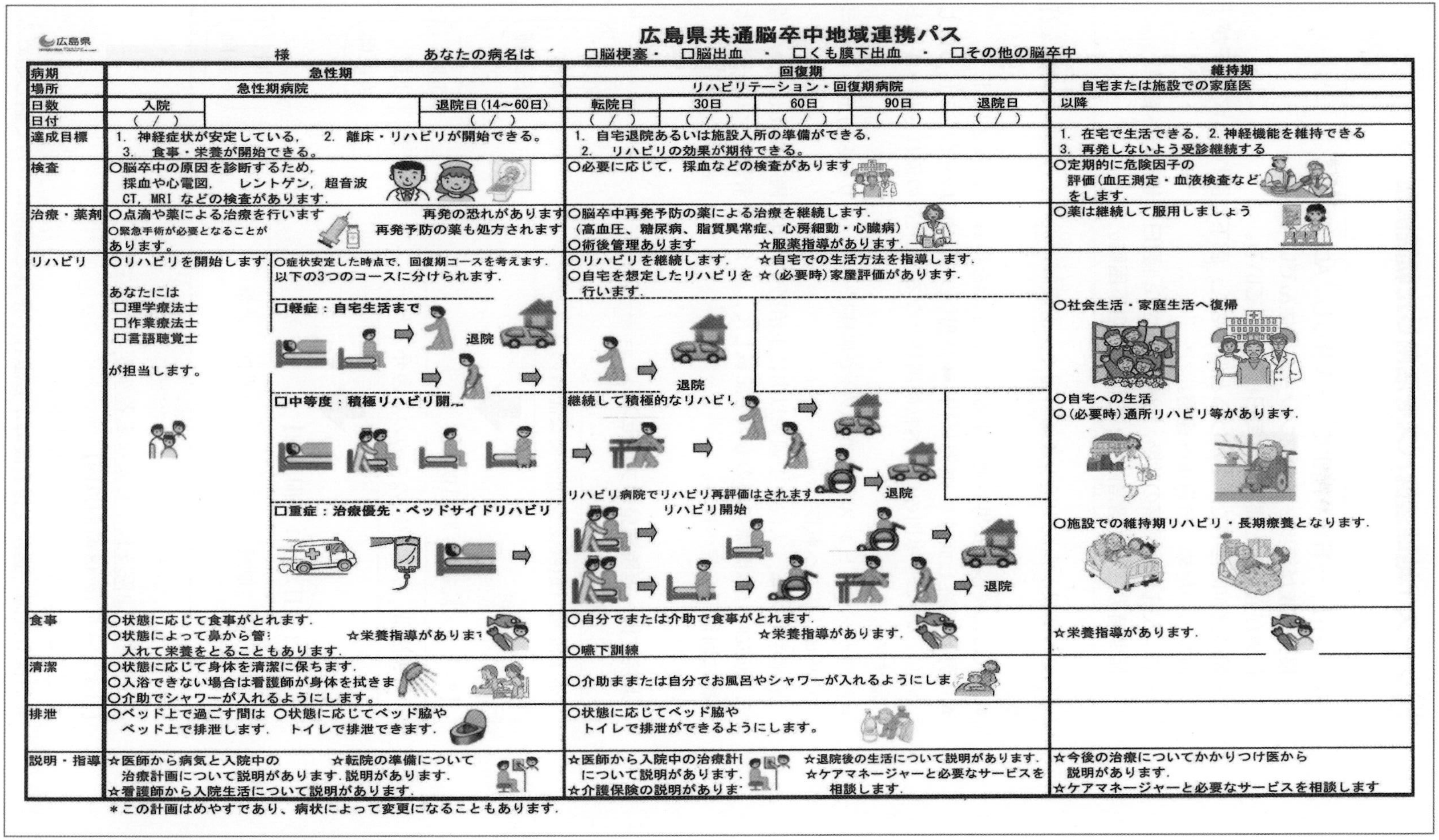

広島県共通脳卒中地域連携パス

様　　あなたの病名は　□脳梗塞・□脳出血・□くも膜下出血・□その他の脳卒中

病期	急性期	回復期	維持期
場所	急性期病院	リハビリテーション・回復期病院	自宅または施設での家庭医
日数	入院／退院日（14〜60日）	転院日／30日／60日／90日／退院日	以降
日付	（ / ）／（ / ）	（ / ）／（ / ）／（ / ）／（ / ）／（ / ）	
達成目標	1. 神経症状が安定している。 2. 離床・リハビリが開始できる。 3. 食事・栄養が開始できる。	1. 自宅退院あるいは施設入所の準備ができる。 2. リハビリの効果が期待できる。	1. 在宅で生活できる。2. 神経機能を維持できる 3. 再発しないよう受診継続する
検査	○脳卒中の原因を診断するため、採血や心電図、レントゲン、超音波 CT、MRI などの検査があります。	○必要に応じて、採血などの検査があります	○定期的に危険因子の評価（血圧測定・血液検査など）をします。
治療・薬剤	○点滴や薬による治療を行います ○緊急手術が必要となることがあります。 再発の恐れがあります 再発予防の薬も処方されます	○脳卒中再発予防の薬による治療を継続します。（高血圧、糖尿病、脂質異常症、心房細動・心臓病） ○術後管理あります ☆服薬指導があります。	○薬は継続して服用しましょう
リハビリ	○リハビリを開始します。 あなたには □理学療法士 □作業療法士 □言語聴覚士 が担当します。 ○症状安定した時点で、回復期コースを考えます。以下の3つのコースに分けられます。 □軽症：自宅生活まで　退院 □中等度：積極リハビリ開始 □重症：治療優先・ベッドサイドリハビリ	○リハビリを継続します。 ☆自宅での生活方法を指導します。 ○自宅を想定したリハビリを行います。 ☆（必要時）家屋評価があります。 退院 継続して積極的なリハビリ　退院 リハビリ病院でリハビリ再評価はされます　リハビリ開始　退院	○社会生活・家庭生活へ復帰 ○自宅への生活 ○（必要時）通所リハビリ等があります。 ○施設での維持期リハビリ・長期療養となります。
食事	○状態に応じて食事がとれます。 ○状態によって鼻から管を入れて栄養をとることもあります。 ☆栄養指導があります	○自分でまたは介助で食事がとれます。 ☆栄養指導があります。 ○嚥下訓練	☆栄養指導があります。
清潔	○状態に応じて身体を清潔に保ちます。 ○入浴できない場合は看護師が身体を拭きます ○介助でシャワーが入れるようにします。	○介助または自分でお風呂やシャワーが入れるようにします	
排泄	○ベッド上で過ごす間は ベッド上で排泄します。 ○状態に応じてベッド脇やトイレで排泄できます。	○状態に応じてベッド脇やトイレで排泄ができるようにします。	
説明・指導	☆医師から病気と入院中の治療計画について説明があります。 ☆転院の準備について説明があります。 ☆看護師から入院生活について説明があります。	☆医師から入院中の治療計画について説明があります。 ☆介護保険の説明があります ☆退院後の生活について説明があります。 ☆ケアマネージャーと必要なサービスを相談します。	☆今後の治療についてかかりつけ医から説明があります。 ☆ケアマネージャーと必要なサービスを相談します

＊この計画はめやすであり、病状によって変更になることもあります。

図 10-2　広島県共通脳卒中地域連携パス

2 ケース①地域連携パスを活用した転院調整

> 80 歳男性　一軒家 2 階建て，一人暮らし。ADL 自立。
> ・長男家族が徒歩 2 分のマンションに住んでいる。
> ・長男が通勤前と帰宅前に毎日様子を見ている。
> ・朝通勤前に自宅で声をかけると返事なく，廊下で倒れていて様子が
> 　おかしいため，救急車へ連絡。
> ・ICU 入院し脳梗塞の診断，治療開始され，翌日一般病床へ転棟。
> ・転棟時の症状は構音障害，右麻痺，嚥下困難。

　上記の情報が退院支援看護師へ届く。看護師は次のような転院調整を行う。
● 本人にご挨拶，長男へ連絡することに了承を得る（入院後 2 日目）。
● 長男へ連絡し面談（1 週間以内）➡長男「しっかりリハビリをしてほしい」，リハビリ専門の病院へ転院調整となる（転院後の流れもしっかりお話する）。
● 院内カンファレンス（1 週間以内）で病棟にもリハビリ転院方向と周知⇒リハビリ病院へ転院。
　脳卒中パスは，入院後 1 週間以内に主治医が診療計画を作成し同意を得て，転院時には医療者側のものを記載して，紹介状や看護サマリーなどと一緒に回復期病院へ持参。

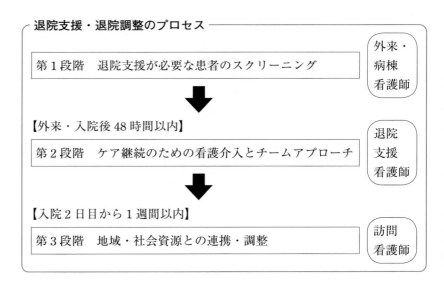

第 1 段階　退院支援が必要な患者のスクリーニング
【外来・入院後 48 時間以内】
● 退院支援が必要な患者の早期把握。
● 病棟看護師・退院支援看護師から患者・家族と退院について話し始める。

● (入)退院支援計画書の作成。

(入)退院支援計画書

　入院早期から退院後の身体状況や継続が必要な医療処置やケア，生活状況をアセスメントし，それに基づいて作成する退院支援内容の計画書を作成。

　入退院支援加算1にあっては，入退院支援及び地域連携業務に専従する職員(以下「入退院支援職員」という。)を各病棟に専任で配置し，原則として入院後3日以内に患者の状況を把握するとともに退院困難な要因を有している患者を抽出する。また，入退院支援加算2にあっては，患者の入院している病棟等において，原則として入院後7日以内に退院困難な要因を有している患者を抽出する。

≪退院調整の必要なケース＝退院困難な要因≫

ア　悪性腫瘍，認知症または誤嚥性肺炎等の急性呼吸器感染症のいずれか。

イ　緊急入院。

ウ　要介護認定が未申請。

エ　虐待を受けているまたはその疑いがある。

オ　医療保険未加入者または生活困窮者であること。

カ　入院前に比べ日常生活動作が低下し退院後の生活様式の再編が必要 (必要と推測される)。

キ　排泄に介助を要する。

ク　同居者の有無に関わらず，必要な養育または介護を十分に提供できる状況にない。

ケ　退院後に医療処置(胃ろう等の経管栄養法も含む)が必要。

コ　入退院を繰り返している。

サ　家族に対する介助や介護等を日常的に行っている児童等であること。

　特に，サについては，2022年4月厚生労働省は，家族介護を担うヤングケアラー(➡p.3)の課題について，かなりの数の児童・生徒が家族の介護を担っていることを調査によって明らかにしている。

第2段階　ケア継続のための看護介入とチームアプローチ

【入院2日目から1週間以内】

● 退院後も継続する医療管理・処置(医療上の課題)やADLの低下・リハビリテーションの状況から必要となるケア(生活・介護上の課題)をアセスメント。

● 院内カンファレンスの開催(方向性の検討・決定)。

　(院内カンファレンス参加者：病棟看護師，退院支援看護師，退院調整部門の看護師または社会福祉士)

第3段階　地域・社会資源との連携・調整

● 退院支援看護師と医療ソーシャルワーカーが中心となり，地域の在宅サービスや社会資源との連携・調整。

● 退院前カンファレンスの開催。

● 退院に向けた準備(医療材料，書類など)。

● 病棟看護師・訪問看護師で看護技術などの指導。

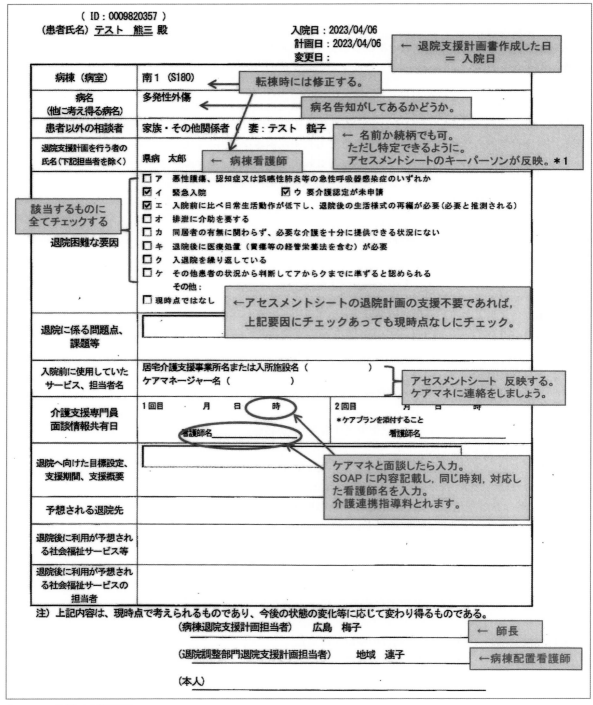

（ID：0009820357 ）
（患者氏名）テスト　熊三　殿

入院日：2023/04/06
計画日：2023/04/06
変更日：

← 退院支援計画書作成した日
　　＝ 入院日

病棟（病室）	南1 (S180)	
病名 （他に考え得る病名）	多発性外傷	
患者以外の相談者	家族・その他関係者（　妻：テスト　鶴子	
退院支援計画を行う者の 氏名（下記担当者を除く）	県病　太郎　　← 病棟看護師	

転棟時には修正する。

病名告知がしてあるかどうか。

← 名前か続柄でも可。
ただし特定できるように。
アセスメントシートのキーパーソンが反映。＊1

退院困難な要因	☐ ア　悪性腫瘍、認知症又は誤嚥性肺炎等の急性呼吸器感染症のいずれか ☑ イ　緊急入院　　　　　　　　☑ ウ　要介護認定が未申請 ☑ エ　入院前に比べ日常生活動作が低下し、退院後の生活様式の再編が必要（必要と推測される） ☐ オ　排泄に介助を要する ☐ カ　同居者の有無に関わらず、必要な介護を十分に提供できる状況にない ☐ キ　退院後に医療処置（胃瘻等の経管栄養法を含む）が必要 ☐ ク　入退院を繰り返している ☐ ケ　その他患者の状況から判断してアからクまでに準ずると認められる 　　　その他： ☐ 現時点ではなし

該当するものに
全てチェックする

←アセスメントシートの退院計画の支援不要であれば，
　上記要因にチェックあっても現時点なしにチェック。

退院に係る問題点、 課題等	

入院前に使用していた サービス、担当者名	居宅介護支援事業所名または入所施設名（　　　　　　　） ケアマネージャー名（　　　　　　　）

アセスメントシート　反映する。
ケアマネに連絡をしましょう。

介護支援専門員 面談情報共有日	1回目　　　月　　　日　　　時 看護師名＿＿＿＿＿＿	2回目　　　月　　　日　　　時 ＊ケアプランを添付すること 看護師名＿＿＿＿＿＿＿＿

ケアマネと面談したら入力。
SOAP に内容記載し，同じ時刻，対応し
た看護師名を入力。
介護連携指導料とれます。

退院へ向けた目標設定、 支援期間、支援概要	
予想される退院先	
退院後に利用が予想され る社会福祉サービス等	
退院後に利用が予想され る社会福祉サービスの 担当者	

注）上記内容は、現時点で考えられるものであり、今後の状態の変化等に応じて変わり得るものである。

（病棟退院支援計画担当者）　広島　梅子　　　　← 師長

（退院調整部門退院支援計画担当者）　地域　連子　　　←病棟配置看護師

（本人）

図10-3　退院支援計画書

入院3日以内に作成。
内容は以下の通り。
・患者氏名，病名，入院日，退院支援計画着手日・再作成日
・退院困難な要因
・退院に関する患者以外の相談者
・退院支援計画を行う者の氏名（病棟責任者，退院調整部門のそれぞれ）
・退院に係る問題点，課題等
・退院へ向けた目標設定，支援期間，支援概要，予想される退院先，退院後の利用が予測される社会福祉サービスと担当者名

● 地域ケア会議の開催（必要に応じて）。

<u>退院前カンファレンス</u>

目的：地域の関係職種との連携のもと，在宅療養に必要な具体的な支援を検討・情報共有をする。

内容：在宅療養体制の確認・合意，役割分担。

　　　在宅療養に向けた支援内容・必要物品の確認。

参加者：【本人・家族】

【病院側】

　病棟看護師，退院支援看護師，医療ソーシャルワーカー（MSW），医師，薬剤師，理学療法士，作業療法士，言語聴覚士，栄養士，リソースナース（専門看護師，認定看護師等）。

【在宅側】

　介護支援専門員，訪問看護師，かかりつけ医，行政機関の保健師，介護福祉士，福祉用具業者，かかりつけ薬局，介護サービス担当者，在宅医療機器担当者など。

地域ケア会議における看護職の役割

　地域ケア会議においては，看護職が会議の主催者や司会者になるかどうかで役割は異なる。市町村・地域全体レベルでの地域ケア会議で主催者や司会者になる場合は，事前の準備や連絡を行う。それとともに，当日は参加者すべての人から意見を出していただけるよう進行を心がける。各参加者の役割分担を再確認・明確にし，次回につながるよう意見をまとめる。

　個別事例や日常生活圏域レベルの地域ケア会議では，地域包括支援センターの主任ケアマネジャーが司会を務めることが多いため，会議の準備や連絡が主な役割となる。

　地域ケア会議が有意義に活用されるためには，会議の運営だけではなく，日ごろから他職種との連携や協働による地域づくりなどの地道な活動が重要となる。

　保健医療福祉全体を考えた場合，保健・医療の知識と経験を持っている職種は看護職だけであり，セルフケア能力を高める看護やグループ支援の技術（ピアサポートやエンパワメントなど）を得意とするのも看護職である。さらに，地域特性を把握し，将来の健康課題を予測し，予防的視点を持つことも看護職の役割であり，これらを生かした多職種協働が重要である。

　具体的には以下の活動を通して地域づくりをともに考える。

①関係職種との日々の顔と顔の見える関係づくり。

②民生委員（**4**）や住民代表者など小規模集団への介護予防支援。

③民生委員や住民代表者と協働の自主グループ支援。

4　民生委員

　民生委員は，民生委員法（昭和23年法律第198号）により，厚生労働大臣から委嘱された非常勤の特別職の地方公務員で，児童委員を兼ねている。住民が抱えるさまざまな問題の相談に応じ，必要な指導・助言を行う一方，関係する行政機関に協力する活動を無報酬で行う。生活福祉資金制度も民生委員が中心になって創設された制度である。2018年で民生委員（方面委員）制度創設100周年となった。生活保護申請時等の相談窓口にもなっているので，地域の民生委員にまず相談して，福祉事務所へ連絡票を書いてもらうこともできる。

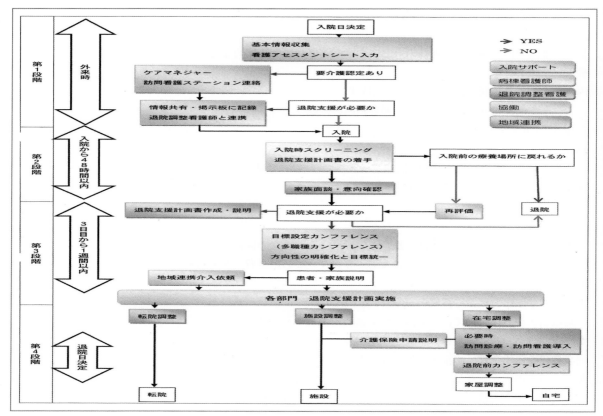

図 10-4　退院支援フローチャート

3 ケース②在宅に向けた退院調整

- Ｉ型糖尿病 70 歳代女性のケース。
- もともとは市内でマンションに一人暮らしだが，孫（男性）が大学生で同居。
- 夫死別，長男家族遠方の県に在住，長女家族は同県内の離れた地域に在住。
- 1 月中旬，前日より風邪をひいており，自己判断で食事量不安定のため，インスリン施行しておらず，当日夜遅くに孫が帰宅すると，トイレの前で倒れており意識なし，孫にて救急車呼び，救急搬送された。ICU にて高血糖の診断，治療を行い，血糖安定し翌日一般病床へ転棟。

　上記の情報が退院支援看護師に届く。看護師は次のような退院調整を行う。

本人に挨拶と今後のことについて話をすると‥

キーパーソンはだれにするのか？

家族の意向を確認すると‥

病棟看護師からの情報を得ると‥

自宅に帰って生活していくためにはサポートが必要！

ケアマネジャー，訪問看護が必要。

家族や他の人の協力もできないかな‥

1）退院前カンファレンスを開催

参加者：本人，長男，友人，医師，病棟看護師，退院支援看護師，薬剤師，訪問看護師，介護支援専門員。

【内容】

医師：現在の病状や課題。

病棟看護師：入院生活や指導内容，継続してもらいたいこと，注意点など。

薬剤師：インスリンなどの薬剤について。

ケアマネジャー・訪問看護師：サービス介入方法や内容の確認。

長男：同居などは困難，遠隔監視カメラ設置。

友人：日頃のサポート。

　上記を本人の意向を確認しながら進行する。

　退院前カンファレンスの翌日に長男と退院。

　退院翌日より特別指示書を利用して2週間訪問看護を毎日入れて対応。

　友人の声掛け，外出時などのサポート。

　長男からカメラで遠隔監視，テレビ電話。

　⇒安定して生活を送ることができているとのこと。

　その後は徐々に訪問看護の回数を減らしていくなど，本人の調子を配慮しながら長期継続できるように調整をはかる。

2）退院支援看護師として気を付けていたこと

●本人はどう過ごしたいのか⇒本人と面談すること。

●家族など周囲の意向はどうか⇒家族と面談。

●マンパワーはどうか⇒家族構成，家族の関係，介護状況の把握。

●環境，資源，制度，経済状況はどうか⇒住居環境，医療・介護保険，預貯金など。

●自分の考えでよいか⇒一人の考えだけでなく，多職種とともに考える。

●1週間後，1か月後，1年後，10年後が見えるか⇒様々な視点から本人・家族の今後の生活が成り立つかフィードバック。

退院支援看護師の役割

　退院支援看護師は，限られた時間で，本人・家族との対話をとおしてのコミュニケーション能力，その情報収集からのアセスメント能力，病院内

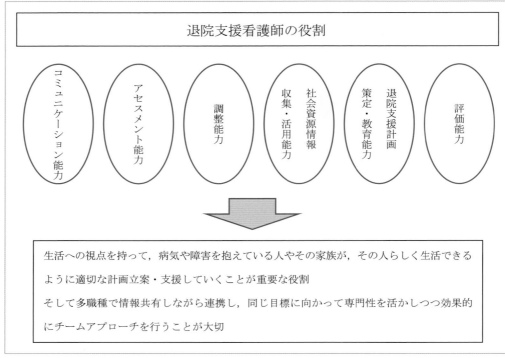

図 10-5　退院支援看護師の役割

と在宅側双方の多職種との調整能力，本人の帰られる地域の社会資源情報収集・活用能力を発揮し，退院支援計画策定・教育能力を持ち，評価能力で継続した生活を送れるよう支援していく力が求められている。

　生活への視点を持ち，病気や障害を抱えている人やその家族が，その人らしく生活できるように適切な計画立案・支援していくことが重要な役割となる。さらに，多職種で情報共有しながら連携し，同じ目標に向かって専門性を活かしつつ効果的にチームアプローチを行うことが大切である。

　そのためには，日頃より顔と顔の見える関係づくりを行っていく必要がある。その際に，目の前の一つひとつの事例に丁寧に関わっていくことが関係づくりのコツであると思われる。

4 行政（都道府県保健所）による在宅医療推進

　A県では，「誰もが望む場所で療養できる地域医療体制の整備」を目指し，平成20年度から県内の4か所の保健所でモデル的に「地域在宅医療センター」を設置し，がん末期や重症神経難病等，在宅でのケアを希望される方々の相談，関係機関の調整，在宅医療ネットワークの構築に取り組んだ。

　在宅療養を支える連携については，事例を通して考えるとわかりやすいため，在宅療養を支えるネットワークが構築されていない段階での事例を示し，どのような動きが連携につながっていくのかを考えた[4]。

保健所「地域在宅医療支援センター」での個別対応事例紹介

支援経過表

月日	形態	病状	社会資源利用状況	本人・家族の状況	保健所（地域在宅医療支援センター）の対応	展開内容
初回相談	来所	症状安定	緩和ケア病棟支援センター	・緩和ケア病棟に入院後症状が安定し、「もう一度自立した生活がしたい。退院したいと言っている」と元職場の知人であるK氏が来所相談。	・事前に本人の意向と大まかな現在の状況、キーパーソンとなる親族がいないことを関係機関から相談を受けていた。まずは、より詳しい現在の状況を把握するために来所相談の約束となる。	（課題と対策・成果）困ったこと！・本人の状況がつかめない。・管内で紹介できる社会資源が少ない。※ガン末期患者の支援経験が豊富な訪問看護ステーションに相談。情報や知識を得る。	※問題の把握・対象理解
4日目	来所		情報提供	・K氏が来所。前回聞いた本人の病状、退院希望地域や環境に近いグループとの情報提供。「本人に資料を見せて、希望すれば、現在入院中の病院にも話したい。」という。	・社会資源紹介・情報提供（適切なサービス導入の促進）	困ったこと！・家族＝介護者がいない。・本人の意向を十分に満たす施設がない。※市町村窓口、介護保険申請情報提供	
11日目	来所			・K氏来所。本人は高齢者専用住居を気に入り入居希望。近隣に訪問看護ステーションあり。	・現在入院中の病院ソーシャルワーカーと連絡調整		
15日目	会議訪問	↓	ケアマネジャー訪問看護	・K氏「身寄りもなく、入院が一番安心。退院後に現在の病院の再入院できるのかも不安。しかし、本人の希望が強く、最後に望みも叶えてあげたい。そのことで余命が短くなっても本人は納得するだろう。」・本人「自信はないけれどやってみたい。時間を無駄にしたくない。1年間の入院が悔やまれる。」	・本人の在宅療養に向けた関係機関、家族内調整会議。（入院中の病院にて：本人・K氏・訪問看護主任・ソーシャルワーカー）《主治医：退院は可能。病状の改善は見込めないので本人の意思を尊重すること。》・K氏と退院後の入居予定の高齢者専用住宅を訪問。	困ったこと！・退院後の環境整備に必要な情報が十分にない。※訪問看護ステーションへ連絡し、関係機関連絡調整し、環境整備に必要な施設や制度を確認。	
18日〜20日	会議訪問	ADL低下 ↓	地域包括	・病院ソーシャルワーカーと連絡。退院調整会議開催。地域包括支援センターへの退院調整会議出席依頼とベッドの特別給付申請とヘルパー申請について相談し早めの対応を依頼。（変更区分申請）・高齢者専用住宅入居担当者へ連絡必要な手続き、保証人、費用等の確認。・本人が引っ越しの雑務を依頼している知人との打ち合わせ、退院調整会議への出席を依頼。	困ったこと！・サービス導入の遅れ。※関係機関連絡によるサービス導入の促進。	※支援チームづくり
21日目	電話	転倒		・廊下で転倒。骨折はなし。	・入院中のソーシャルワーカーから転倒の報告あり	・介護保険の要介護度決定までの暫定プランの費用について。	
22日目	連絡調整		訪問介護訪問看護	・転倒が多くなった。サービス導入、人の出入りが増えた事への疲労感大。症状悪化、介護者の疲労感あり。・在宅看取りが可能であると聞き安心。	・病院にて包括支援センターケアマネと本人面接。・退院先の地域の訪問看護ステーションへの連絡調整。		
26日目	会議	↓	往診福祉用具要介護1の暫定プラン	《ケアプラン》　　　　訪問介護　訪問看護　訪問リハ月　○（2）　○　　　　○火　○　　　　○　　　　○水　○　　　　○　　　　○木　○　　　　○　　　　○金　○　　　　○　　　　○土　○　　　　○　　　　○日　○	・病院にて退院調整会議（主治医・看護師・ソーシャルワーカー・施設の入所担当者・訪問看護ステーション・後方支援病院看護師・MSW・在宅療養支援診療所看護師・地域包括支援センター・K氏）退院後の主治医（週1回往診）再入院の際のベッド確保（空床がない場合の後方支援病院確認と本人の了解）単身での看取りの場の本人意向確認。	※ケース会議により、情報や支援方針の共有。病状進行を予測し、予防的な環境調整、家族間調整。困ったこと！・単身者の看取りは誰がするの？そのとき、誰もいなければ？・再入院は出来るのか？・現在の病院と今後の主治医の連絡窓口は。	※支援チームの安定
45日目		退院	要介護2	・宅配弁当は油物が多く、ヘルパーによる買い物にて対応。多くの訴えは「便がしたい」「最後までオムツはしたくない」と必ずポータブルに移動。痛みの訴え、麻薬使用なし。朝市や音楽鑑賞が趣味。		※個別支援を通して把握した、連携や地域における課題をフィードバック（会議・研修）し、支援機関の育成、ネットワークの強化。	
65日目		死亡		「最後までオムツはしたくない」との希望で、必ずポータブルトイレへ移動。亡くなる数日前、訪問看護師がK氏へ連絡。必要なことを整理しておくよう勧めたため、葬儀や財産処理など本人と話し合いをもつ。	・		

447

<事例・支援のまとめ>

　乳がんの再発後，自身の余命を知り，緩和ケア病棟に入院するも「もう一度自立した生活がしたい。気持ち的に自由になりたい。後悔したくない。」と強く在宅療養を望まれた単身ケースである。

　入院中に比較的症状が安定したことで本人は在宅療養への意思がかたまったが，退院調整の間にも，病状は進行し，単身での在宅療養は困難なのではと関係者も本人の意思を支えることができるのか戸惑いもあった中での支援となった。

　当該地域は，医療資源やサービス資源も限られていたが，現状の範囲で選択肢を示すことで，対象者本人自らが希望する住まいを選び，約1か月の在宅生活を送った。短い期間ではあったが，本人の望む食事，入浴，排せつの方法，そしてその人らしい生活を取り戻していく姿を関係者で見守ることになった事例である。

　この事例は「本人の望む生活を支えたい」という思いで，支援者が連携することができた。しかし，ややもすると，提供できるサービスメニューの限界や病状や介護力への不安から，支援者にとって安心できる安全重視の支援計画に傾きがちである。安全面の保障は非常に大事なことであるが，病気や障害を抱えている本人やその家族が，その人らしく生活できるために，連携の中心は対象者本人であることを意識しておくことの重要性がわかる事例である。

【ケースの概要】

　40代女性，乳がん末期，単身，緩和ケア病棟入院中

【相談の経緯】

　本人の職場の知人から「末期がんで入院中の知人から『自宅に近い環境で生活したい』と相談を受けている。プライバシーが保たれるケアマンションのような施設はないか。自分たちで探しても見つからない」と，保健所（地域在宅医療支援センター）に相談。

【支援経過】

　前ページ支援経過表を参照。

【保健所（地域在宅医療支援センター）担当者の役割】

● 病状の予測を行い，タイムリーな在宅環境の整備
● 複雑なサービス制度利用の理解と導入促進
● 関係機関の間の連絡調整と役割の整理
● 情報共有と方針決定のための関係機関が検討する場の設定
● 個別支援上の困難や課題を地域にフィードバックし，制度や連携の改善に向けた情報発信
● 地域の窓口，専門機関や支援機関の研修，バックアップや支援機関の育成

学習の
まとめ

- 退院調整に関わる看護師は病棟看護師，退院支援看護師，訪問看護師からなる。
- 退院調整に関わるには看護師のほか，かかりつけ医，介護支援専門員などの在宅/地域の職種との連携が重要になる。
- 退院支援・退院調整は，患者のスクリーニング・看護介入とチームアプローチ・地域との連携のプロセスを踏む。

＜文献＞

1）厚生労働白書，2020
2）国民衛生の動向 2021/2022，2021，厚生労働統計協会
3）2022 年度版医療福祉総合ガイドブック，2022，医学書院
4）福岡県在宅医療推進事業のてびき，2010 年 4 月，福岡県

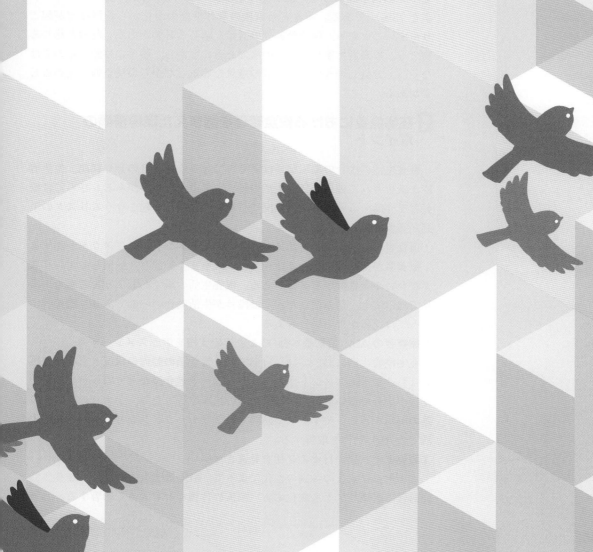

第11章

在宅看護の
安全と管理

I. 日常生活における安全管理

**学習の
ねらい**

- 在宅療養における環境整備のポイントが理解できる。
- 在宅における転倒の特徴を理解し，在宅看護における転倒予防管理の基本を理解し，転倒予防対策を適切に実施できる。
- 在宅療養者と家族にとっての転倒予防の意義を理解し，転倒予防に関する指導・教育ができる。
- 誤嚥・窒息のリスクを少なくするケアができる。

1 家族環境の整備

　療養者にとっては，慣れた自宅は危険が少ないと考えがちであるが，自宅での転倒事故のうち，最も発生率が高い場所は「居室・寝室」（全体のおよそ75％）[1]である。療養者と家族の身体機能の変化から転倒などが起こりやすいことから，環境整備等の対策を講じる必要がある。危険と感じる物でも，療養者と家族の生活の場であることから，勝手に移動するのではなく，十分話し合うなど生活者の意思を尊重しながら環境整備を進める必要がある。

1 在宅療養における安全管理を踏まえた環境整備のポイント

　療養生活の場合の環境整備は，そこで暮らす療養者の身体機能，生活機能が統合された独自の日常生活の動作を考慮する必要がある。さらには療養者を介助する家族の支援状況や日々の変化や今後起こりうるリスクの予測が必要である。

①療養者の生活環境と生活スペースをアセスメントしてリスクを予測する

　療養者が生活するうえで使うスペースをまず把握し，転倒しやすいリスクがないかを把握する必要がある。療養生活の場であることを考慮し，段差であっても，住み慣れた家では段差が生活動作の一部であり，療養者にとっては支障がない場合もある。

②療養者のADL（日常基本動作）と家族の支援をアセスメントする

　在宅療養生活においては，自宅での日常生活の動作の状況と家族の支援を合わせてアセスメントする必要がある。老老介護などで家族が高齢者で支援が十分でない場合は，日常生活の指導を行ったり，手すりの装着や段差の解消を行う。デイケアや訪問リハビリテーションなどを行い，在宅生活でのADL動作を取得する。

③療養者と家族の日々の変化を見逃さない

　本人および家族の体調の変化によって，ADLが変化しやすく，療養生活における転倒リスクも変化する。家族の体調なども大きく影響する。日々

の変化を見逃さずに，福祉用具や住宅改修に関する準備を進める必要がある。

2 転倒予防のための生活環境

療養者の障害の程度と生活環境の状況に合わせて環境整備に関する援助を行う。自室およびベッド周囲の環境整備，手すりの装着，ベッド柵の装着等身体動作が安定するよう生活環境に対する支援を行う。住宅改修が必要な段差（玄関，敷居，浴槽，床面の段差など），滑りやすさ（玄関，浴室，台所，脱衣室，マットなど），障害物（電気コードなど），照明（夜間のトイレ，廊下の照明など）に関して，家族の住居に対する考え方等も含めてケアマネジャーと検討し，介護保険の居宅介護（予防）住宅改修費給付および住宅設備改修給付事業等の社会資源の活用について相談する。

3 在宅療養者および家族へ

療養者と家族と一緒に生活環境における転倒リスクをチェックし，どのようにその要因を取り除くかを話し合い，生活環境の整備を行う。

家族の介護技術が未熟であったり，介護の負担・介護放任のために療養者の転倒を引き起こす場合もある。家族の介護力の低下，介護負担・放任によって家庭内の事故も起こりやすくなる。家族に関しては，年齢，健康障害，介護負担，利用者との人間関係，転倒予防・安全に対する意識，健康状態の悪化などを把握する。介護負担が大きい場合には，ホームヘルプ，入浴サービスなど介護保険制度の要介護の認定において使用可能なサービスの導入を検討する。必要に応じて介護相談，家族の健康問題，人間関係等の相談に応じる。介護負担が認められる場合にはケアマネジャーと相談し，ホームヘルプサービス，通所サービス，住居改修等を検討する。保健師，介護職，医師等関係職種と連携して在宅介護の継続の方法を検討する。必要な場合にはショートステイ，施設入所等の相談を受ける。

2 転倒予防

高齢者は加齢などの影響から転倒しやすく，転倒は骨折などの外傷を起こしやすい。入院患者の高齢化から病院での転倒が注目されており，在宅については見過ごされがちだが，実際には在宅療養者の転倒は多く，在宅療養者の QOL 低下の原因になっている。

地域で暮らす高齢者にとっての転倒は閉じこもりを引き起こす原因となったり，要介護者にとって転倒は日常生活動作（ADL）の低下に関連して，認知症，失禁などの症状も同時に出現しやすく，介護予防（**1**）が必要な状態とも言える。転倒が起こりやすくなったということは，要介護状態やADLの低下の兆候でもあり，その他の老年症候群（**2**）も含めて総合的にアセスメントする必要がある。療養者を中心に考えると転倒予防は単に環境整備だけではなく，介護予防を行うことで積極的にリスクを低減させることも可能である。家族とも日常的にどのような転倒予防対策が必要なの

1 介護予防：介護が必要な状況にならないために心身の衰えを予防，回復しようとする取り組み。①運動器の機能向上，②口腔機能の向上，③栄養改善などの介護予防のケアプランを作って，自立した生活を送るための支援を行う。

2 老年症候群：加齢と健康障害の影響から老年期に起こりやすい認知症，寝たきり，転倒，失禁，褥瘡などの症状がある。廃用症候群を伴って徐々に進行して生活機能障害を引き起こし，容易に高齢者を要介護状態に陥らせる。

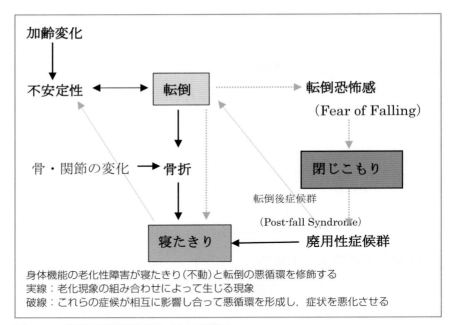

身体機能の老化性障害が寝たきり（不動）と転倒の悪循環を修飾する
実線：老化現象の組み合わせによって生じる現象
破線：これらの症候が相互に影響し合って悪循環を形成し，症状を悪化させる

図 11-1　高齢者の転倒と寝たきりの関係
江藤文夫：老人の転倒の原因神経系の異常，別冊総合ケア老人の転倒と骨折，43-51 より筆者が修正した。

か十分話し合う必要がある。転倒事故に至った場合の緊急システムなども作っておく必要がある。

1 在宅における転倒予防の特徴

　わが国の在宅高齢者の転倒は 2〜3 割程度と報告されているが，在宅療養者の転倒はさらに多いことが予想されるが実態は明らかになっていない。在宅高齢者の転倒は大腿骨頸部骨折などの外傷を引き起こし，受傷後の回復が順調でない場合には要介護状態となりうる。外傷を引き起こさなくても転倒恐怖感から閉じこもり，廃用症候群（**3**）のために要介護状況に移行する場合もある。転倒は失禁，認知症などの他の症状を引き起こすために，転倒を起こした場合には，再転倒の予防だけではなく，総合的にADL や認知機能の状態をアセスメントする必要がある。また，歩行機能が不安定な認知症の在宅療養者は転倒のハイリスク者なので家族と一緒に転倒予防の対策を進める必要がある。

　在宅における転倒予防に関する課題は，バリアフリーできない生活環境，段差や室内の配置など生活環境の課題，療養生活による廃用症候群（下肢筋力の低下，骨粗鬆症など）によって転倒しやすく，骨折を引き起こしやすいなど療養者自身の課題と老老介護や介護技術が未熟であるために十分転倒を予防できていないなどの介護者側の課題がある。在宅において歩行機能が維持されている療養者では，介護予防として下肢筋力に関する運動などを日常生活の中で実施していくことは転倒予防だけではなく，介護予

3 廃用症候群：安静状態が長期に続く事によって起こる心身のさまざまな機能低下などであり，筋萎縮，関節拘縮，褥瘡，骨萎縮（骨粗鬆症），起立性低血圧，精神的合併症，便秘・尿便失禁などの症状がある。

防としても効果的であり，その際の運動意欲，介護予防に対する意欲の向上も重要である。日常生活における継続や意欲の向上においてはICF（International Classification of Functioning, Disability and Health）の生活機能の「心身機能・身体構造」「活動」「参加」や背景因子の「環境因子」「個人因子」について総合的に着目する必要がある（➡p.106, p.193）。また，家族が転倒を恐れるあまりに身体拘束などを行う場合もあるが，訪問看護やホームヘルパーなどの在宅サービスを利用し，負担を少なくすることで身体拘束についても予防する必要がある。

2 在宅における転倒リスク

　転倒は加齢による変化，身体的要因，薬物の要因，生活環境の要因などが複雑に絡んで引き起こされる。すでに寝たきりの状態を除いた在宅療養者は，歩行機能・バランス機能の低下に加えて廃用症候群による筋力低下や加齢の影響なども加わり，一層転倒しやすい状況にある。また，転倒を繰り返すたびに心身の機能が低下し，最終的に寝たきりに至る。1年以内に転倒している人は，再度転倒するリスクが高いと報告されており，転倒ハイリスクであるので転倒予防のためのケアプランを重点的に立案する必要がある。

　転倒経験者・大腿骨頸部骨折経験者：転倒経験者，大腿骨頸部骨折経験者は再転倒を繰り返す傾向があり，転倒のハイリスク者とも言える。転倒の状況や原因を分析して，再転倒予防のための個別のケアプランを家族と本人ともに検討し，予防対策を行う。

　歩行障害：移動能力の低下，下肢筋力の低下は転倒につながりやすい。下肢機能を改善するための転倒予防運動プログラム（**4**）を実施する。歩行障害が改善しない場合には歩行補助具（**5**）の使用を検討する。

　認知症：認知症患者は認知機能の低下から生活環境・周囲の状況に関する判断不足，興奮・不穏・徘徊などの認知症の特有の症状，脳神経障害に関連する歩行障害，バランス障害などが複雑に絡んで転倒を起こしやすい。興奮・不穏・徘徊などが転倒のきっかけとなることが多いが，介護者の認知症に対する理解や介護負担が影響する場合もあり，家族介護者に対するサポートについても考慮する必要がある。

　脳卒中後遺症：脳卒中後遺症のために片麻痺や歩行障害のある療養者の場合，移動動作が障害されていることが多く，転倒を引き起こしやすい。身体機能に合わせた機能回復訓練や手すりや段差などの住宅改修も検討する。

　パーキンソン病：前傾姿勢によるすり足歩行はパーキンソン歩行と呼ばれ，バランス障害なども併発しているために転倒しやすい状況にある。寝たきりに移行しやすいために，歩行訓練，日常生活動作訓練などのリハビリテーションを行う必要がある。

4 転倒予防運動プログラム：日常生活の中に定期的に軽い運動を取り入れることで転倒予防に効果的な足・腰・腹部の筋力アップやバランス能力，歩行能力が改善され，日常生活の活動範囲が広がり，生活機能が高まる。

5 歩行補助具：移動や歩行を補助するための福祉機器。療養者の障害の程度や体格，使用の目的を考慮して選択する。使用を誤ると転倒の危険性が高まるために，使用の選択や使用方法に関しては指導が必要である（➡p.110, 205, 206）。

3 訪問看護場面における転倒予防対策

1）訪問時のアセスメント

訪問看護開始時には，以下のような転倒リスクアセスメントが必要である。

> ● 過去の転倒経験
> ● 移動障害：歩行障害（ふらつき歩行，小股歩行，パーキンソン歩行，片麻痺性歩行），移乗動作（ベッドから車いす，トイレへの移乗動作），歩行補助具の使用（杖，シルバーカー，車いすなどの使用時の歩行状況と姿勢）
> ● 排泄障害：排便・排尿のコントロール障害，排泄動作の障害，排泄の方法など
> ● 健康障害：認知症（生活環境に対する判断力の低下，徘徊，便意・尿意による無意識行動），パーキンソン病，脳血管障害，足および爪の障害，骨粗鬆症，起立性低血圧，白内障・難聴
> ● 内服薬の副作用：重複投与，多剤併用，副作用の出現の有無，転倒を引き起こす内服薬の確認：眠気，ふらつき（ベンゾジアゼビン系睡眠薬），失神，めまい（降圧薬），低血圧（抗うつ薬，降圧剤），パーキンソニズム（抗精神病薬，抗うつ薬）等

2）主治医・他職種との連携

転倒リスクに関するアセスメントおよび転倒予防に関するケアプランについては，家族・本人の意思が最も尊重されるが，介護支援専門員とも相談して生活環境，ケア方法などを検討する。訪問看護師の訪問日以外の家族の支援についてはホームヘルパーなどとの連携が必要となる。ケアプランを共有したり，転倒が起こった時の対策に関するケアプランの変更や改善などをする場合にも，早急に情報を伝達するなどの連携が必要である。睡眠薬など副作用として転倒を引き起こしやすい内服薬の服用では，眠気，ふらつきなどの症状がある場合には，主治医にその症状の相談が必要である。

副作用として転倒を引き起こす内服薬：眠気・ふらつき（ベンゾジアゼビン系睡眠薬［ハルシオン，デパス，リスミー，ベンザリン，ロヒプノール等］），失神・めまい（降圧薬），低血圧（抗うつ薬，降圧薬），パーキンソニズム（抗精神病薬，抗うつ薬）等

3）転倒予防対策

a. 移動障害のある療養者・歩行補助具を使用する療養者

歩行動作，移乗動作の困難な部分の介助についての介助方法について，家族に指導を行う。家庭内で実施可能な端座位訓練，立ち上がり訓練，歩行訓練などを紹介し，日常生活の中で障害の進行を予防する。移動動作の

困難な部分を補うために柵，手すりの設置などを検討する。段差・滑りの解消を検討する。歩行補助具の使用を検討し，適切な使用方法を指導する。車いすを使用している場合は，療養者の障害の程度が介助する家族に負担がないかを確認し，家族に負担がなく介助できる方法を指導する。

b. 排泄障害に関連した転倒を起こす療養者

排泄動作や排泄のコントロール障害のある療養者は転倒しやすい傾向にある。失禁の認められる療養者には排尿パターンから定期的なトイレ誘導が必要であるが，家族とどのように誘導していくか，本人とも誘導時間などを決めると良い。夜間の排泄方法としては，尿器，ポータブルトイレ，パッド，おむつ，採尿器などを検討する。尿器の適切な使用方法と保管の位置などを療養者の ADL に合わせて検討する。ADL に合わせた排泄用具の使用方法を指導する。認知症のある療養者の場合は尿意が訴えられないこともあり，落ち着かない等，尿意を感じている様子があれば尿意のサインであることなどを家族に指導する。

c. 認知症の療養者

認知症の療養者は安全行動の欠如，興奮，不穏等に関連した転倒を起こすことが多い。安全行動がとれず，転倒しても防衛姿勢をとらないため，外傷も大きくなりやすい。徘徊，興奮，不穏などの認知症の症状は転倒を起こしやすい。生活環境における危険物をできるだけ除去し，安全に生活できる環境を整える。身体の苦痛・疼痛は興奮・不穏など転倒の原因を引き起こしやすいが，認知症の場合はその苦痛を訴えることができない場合もあり，身体的苦痛に関しては丁寧にアセスメントする必要がある。家族との関わりやなじみのある音楽で精神的な安心感が得られる場合もある。

d. パーキンソン病およびパーキンソニズムのある療養者

パーキンソン病およびパーキンソニズムのある療養者の転倒を予防するためのリハビリテーション，歩行訓練，バランス訓練，状況に合わせた日常生活の支援を行う。寝返り，起き上がり訓練，膝立ち，立位における立ち直り訓練等，関節可動域（ROM）訓練，日常生活動作（ADL）訓練等のリハビリテーションについて，家族に指導して，日常生活スケジュールに取り入れるように検討する。

e. 足および爪の障害のある療養者

足および爪の障害，足背の浮腫，潰瘍，爪の肥厚，爪白癬などのある療養者は転倒を起こしやすい。足や爪の状況をアセスメントし，創傷があれば処置を行う。爪切り，足浴等の清潔に関する援助を行う。足に合った適切な靴の着用を指導したり，歩行訓練，関節可動域（ROM）訓練を行う。白癬，潰瘍など皮膚に異常の認められる場合には主治医と相談し，皮膚科，形成外科の受診を検討する。足の清潔の保持，足のケガの予防など日常生活の指導を行う。

4 転倒時のケア

転倒時は訪問看護ステーションに連絡するように依頼し，必要に応じて訪問する。

療養者の意識レベル，呼吸状態から生命の危機状態を判断し，緊急度や入院治療の必要性を判断する。特に大腿骨頸部骨折，上腕骨骨折等の骨折の可能性のある場合には，適切な医療機関を受診する。意識消失を伴う脳卒中発作，心臓発作等重篤な場合には，ただちに救急車の要請を行い，早急に適切な医療を受けることができるよう援助する。判断が難しい場合には主治医に相談し，入院や外来受診など必要な処置を行う。退院後は再アセスメントを行い，再転倒を予防するためのケアプランを作成する。

3 誤嚥・窒息

仮性球麻痺の錐体路障害，パーキンソン病の錐体外路障害，加齢による感覚鈍麻，咽頭・喉頭筋群の運動障害などによって嚥下障害が出現する。脳血管障害などの療養者は嚥下機能が低下しやすく誤嚥が起こりやすい。高齢者は加齢に伴い，誤嚥性肺炎を起こしやすく，人工呼吸器や気管切開患者は痰の詰まりなどで窒息を起こしやすいために注意が必要である。在宅で食事摂取が可能な療養者もいるが，口腔や嚥下機能の評価を行い，誤嚥・窒息のリスクをできるだけ少なくする。毎日の生活における食事は，在宅療養者の生きる意欲につながることからも，好みの食事が自然に摂取できるように支援することを目標とする。

1 誤嚥の種類：「顕性誤嚥」と「不顕性誤嚥」

誤嚥は摂食した飲食物が誤って喉頭，気管に入ってしまうことである。「顕性誤嚥」では飲食物が気管に入ったときに激しくむせるが，むせ込むのは，誤って入った飲食物を気管の外に出そうとする防御反応であり，本人，周りの人はすぐに気づくことができる。「不顕性誤嚥」では，寝ている間など，本人が知らない間に唾液などの誤嚥を繰り返していることがある。

2 誤嚥性肺炎を防ぐポジショニング

誤嚥しやすい療養者では，食事の際には，上体を少し後傾させて顎を引くなど，顎を引くうなずき嚥下などが重要である。ベッド上での食事介助では，ベッドを90度にギャッジアップさせる。介助が必要な場合は，60度にすることで，誤嚥を予防する。

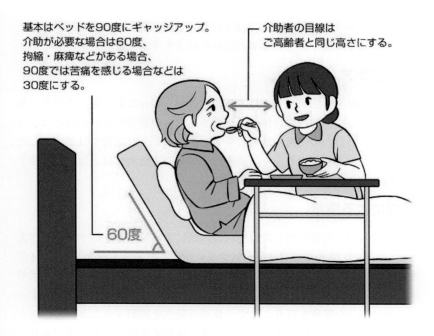

基本はベッドを90度にギャッジアップ。
介助が必要な場合は60度、
拘縮・麻痺などがある場合、
90度では苦痛を感じる場合などは
30度にする。

介助者の目線は
ご高齢者と同じ高さにする。

60度

3 食事形態や食事介助の工夫

　むせやすいものや逆に飲み込みやすいものは変わってくる。どの姿勢で・どんな形状の食べ物が飲み込みやすいかを，検査や実食を通して判断する。飲み込みやすさやむせやすさも評価して，きざみ食，ペースト食，とろみをつけた食べ物や飲み物などを工夫する。

　家族の指導のポイント：食事の時間がかかることを認識し，病状・病態に合わせたペースの介助方法，1回に口に入れる適量，一口ごとに飲みこめたか，口腔内を確認する。また，適切なスプーンや自助具等の使用方法など。

4 嚥下障害のリハビリテーション

- ●顔や首，くちびる周辺のマッサージ：口周りや食べ物を噛むときに使う筋肉（咀嚼筋）の緊張をほぐしてあげることで，飲み込みをスムーズにできるように促す。
- ●喉のアイスマッサージ：アイス棒と呼ばれる，先端が冷たく凍ったマッサージ棒を使って，喉に刺激を与えることで，思わずゴクッと飲み込んでしまう嚥下反射を引き起こす。スムーズにゴクリと飲み込むことができない療養者に対して，飲み込み方を指導する。
- ●首と口周りの体操：肩の力を抜いて首を前後左右に倒したり回して筋肉をほぐす。頬をふくらませたり引っ込めたりを繰り返し，舌も大きく前後に動かす。
- ●発声訓練：腹式呼吸の練習を行い，呼吸に使う筋力を鍛える。「パ・タ・カ・ラ」の4音を大きな声で繰り返し発音して，嚥下に関わる器官を動かす訓練である。「パ」「タ」でそれぞれ口唇と舌の筋力を鍛え，「カ」でのど

の奥を動かす。「ラ」で食べ物をのどに送るスムーズな舌の動きを鍛える。食後1時間半の坐位姿勢が誤嚥性肺炎を予防する。

5 口腔ケア

　高齢者の誤嚥性肺炎の多くは，不顕性誤嚥によって引き起こされる。加齢などによって口腔内の自浄作用が低下，虫歯の放置や歯周病などによって療養者の口腔内の細菌が増殖しやすい。このような状況では誤嚥をした際の肺炎が起こりやすくなり，誤嚥性肺炎を防ぐためには，毎日の口腔ケアで口の中を清潔に保つことが重要になる。

6 痰による窒息

　人工呼吸器や気管切開した療養者は，痰による窒息を予防する必要がある。寝たきり状態の療養者は痰が気管支に付着して窒息しやすくなる。体位変換や軽くタッピングをすることで痰を動かし排出を助ける。特に訪問看護師による呼吸器機能のアセスメント，スクイージングや肺理学療法よって昼間に十分な排痰を行うことで，夜間の発生を抑制することができる。
　スクイージングとは，圧迫によって痰を喀出する徒手的な手技であり，体位ドレナージに加えて，排痰の効果アップを狙う排痰法である。ドレナージ体位（**下図**）をとり，誤嚥物の貯留する胸郭を呼気時に圧迫し，吸気時に開放する手技がスクイージングである（**下図**）。呼吸介助とは異なり，部位を狙って積極的に排痰を促す方法である。嚥下臨床では呼吸介助と同義で行われることも多い。肺の深いところにある喀痰を排出する時には有効な方法である。

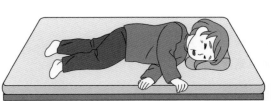

ドレナージ
座位で食事をしていた場合は，右肺を上にしたドレナージが効果的である。

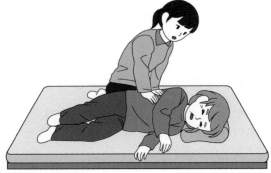

スクイージング
ドレナージ位を取って呼気介助を行うのがスクイージングである。圧迫は誤嚥物の貯留している部位が基本だが，排誤嚥物のためには換気量を大きくするイメージで行うとよい。

学習の
まとめ
● 高齢者にとって食事は生きる意欲を引き出す大事な日常生活動作でもあるが，誤嚥性肺炎を起こしやすいために誤嚥，窒息を予防することが重要である。
● 毎日の適切なポジショニングでの食事介助や嚥下障害のリハビリテーションを行うことで，日常生活の楽しみを継続して生命予後を延伸することにつながる。

引用・参考文献

1）消費者庁（2019），みんなで防ごう高齢者の事故！ https://www.caa.go.jp/
policies/policy/consumer_safety/caution/caution_009/pdf/consumer_safety_
cms204_191218_01.pdf

2）鈴木みずえ，認知症 plus 転倒予防 せん妄・排泄障害を含めた包括的ケア，
日本看護協会出版会，2019.

3）鈴木みずえ，転倒予防，石垣和子，金川克子監修，山本則子編集，高齢者訪
問看護の質指標 ベストプラクティスを目指して，89-101，日本看護協会出
版会，2008.

4）野原幹司，嚥下からみた誤嚥性肺炎の予防と対策，日本呼吸ケア・リハビリ
テーション学会誌，28（2）：179-185，2019.

5）田中靖代，看護・介護のための摂食・嚥下リハビリ―食べるって楽しい！，
2001.

Ⅱ. 感染予防（感染管理）

**学習の
ねらい**
- スタンダードプリコーションと感染経路別予防策について学ぶ。
- 在宅における感染管理の基本について学ぶ。
- コロナ禍における感染管理について理解する。

近年，超高齢社会と核家族化が一段と進み，独居老人，老老家族が増加の一途をたどっている。また地域包括ケアシステムの提唱により，在宅療養生活が推進されてきている。地域で可能な限りの介護サービスなどを利用する結果，高齢者施設での感染も多くなってきている。デイサービスなどを利用することが不可能な療養者は，自宅にいることが多く，感染源となりうる。そのため高齢者施設あるいは療養者宅であっても，専門職が訪問する場合は，常に感染予防対策を念頭におきながら訪問しなければならない。感染症は，①病原体（感染源），②感染経路，③宿主の3つの要因が揃うことで発症する。感染対策の原則は，感染成立の3要因への対策と病原体を「持ち込まない」「持ち出さない」「拡げない」が基本となる[1]。

感染症の原因となる微生物（細菌，ウイルス等）を含んでいるものを感染源といい，次のものは感染源となる可能性がある。

- 嘔吐物，排泄物（便・尿等），創傷皮膚，粘膜等
- 血液，体液，分泌物（喀痰・膿等）
- 使用した器具・器材（注射針，ガーゼ等）
- 上記に触れた手指等

訪問看護師は，事例に応じて血液・体液・排泄物等に触れるときは手袋の着用，血液・体液・排泄物等が飛び散る可能性があるときは，手袋・マスク・エプロン（ディスポエプロンを含む）・ゴーグル（）の着用を実施する。感染性廃棄物を取り扱うときは手袋の着用はもちろんのこと，針刺しの防止としてリキャップの禁止，針捨てボックスに直接廃棄するような準備が必要となる。

1 保護メガネあるいはフェイスシールドのこと。

1 在宅における感染予防対策

独居世帯や高齢者世帯が増加する中，身体能力等の低下した高齢者がゴミが捨てられなかったり，掃除ができなかったりするなど不衛生な環境から来る感染症も増えている。また療養者にとって必要な医療器具を装着していることによる感染症を引き起こすこともある。2019年の死因の順位は2018年と同様，第1位「悪性新生物（腫瘍）」，第2位「心疾患（高血圧性を除く）」，第3位「老衰」，第4位「脳血管疾患」，第5位「肺炎」である。疾患の影響から脳機能低下によるドパミン低下によるサブスタンスPの減少で，嚥下反射および咳反射を低下させ，誤嚥性肺炎を引き起こしやすくなった

り，日常生活動作の縮小によって長期臥床となり，褥瘡が身体に出現することで発症する感染症もある。ここでは特に訪問看護師が頻回に対応にあたる感染症に焦点をあてていく。

1）訪問看護における標準予防策（スタンダードプリコーション）

感染予防の最も基本的なことは，スタンダードプリコーションと感染経路別予防策にある。スタンダードプリコーションはすべての患者に対して適用され，1996 年に Centers for Disease Contral and Prevention：CDC）が提唱された「病院における隔離予防のための CDC ガイドラインのなかのスタンダードプリコーション（標準予防策）」を遵守している。スタンダードプリコーションは，患者の血液・汗を除くすべての体液，分泌物・汗以外の排泄物，創傷のある皮膚・および粘膜は，感染性があると考えて取り扱う必要がある[2]としている。訪問看護師が在宅療養者へケアを実施する際は，標準予防策（スタンダードプリコーション）を念頭に必要なケア行動を実施する。これは病院などの施設と同様に，在宅においても感染予防対策は実施されている。感染経路別予防策について，以下に示す[3]。

● 接触予防策

皮膚や周囲環境や，物品との直接接触により伝播する恐れのある感染管理上重要な微生物による定着か感染が疑われる患者。

多剤耐性菌，CD 腸炎（クロストリジウム・ディフィシル腸炎），食中毒菌による下痢症，急性ウイルス性結膜炎，疥癬，シラミなど。

● 飛沫予防策

口や鼻から出る飛沫に含まれ，数 m 以内にいる人の目や鼻，気道の粘膜と接触することで伝播する 5 ミクロン以上の微生物による定着か感染が疑われる患者。

インフルエンザ，風疹，流行性耳下腺炎，髄膜炎菌性髄膜炎，髄膜炎菌性肺炎など。

● 空気予防策

口や鼻から出る飛沫が乾燥した後の飛沫核に含まれ，空中を漂い，吸入されることにより伝播する微生物による定着か感染が疑われる患者。

結核，麻疹，水痘など。

● 全患者に対してスタンダードプリコーションを適応する。

2）感染管理の基本は手指衛生

手指衛生は，すべての医療行為の基本である。感染防止に対して一番大きな役割を果たすのが手洗いである。手指衛生には，次の 5 つのタイミングがある。

(1)患者に直接触れる直前，患者に触れた直後
(2)患者のすぐ側にある物品に触れた直後
(3)手袋（滅菌・未滅菌）をはめる直前
(4)手袋（滅菌・未滅菌）を外した直後
(5)同一患者の処置中に患者の汚染部位から清浄部位に移るとき

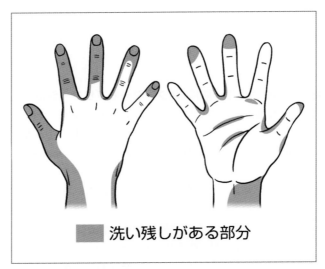

図 11-2　洗い残しの部分

　手指衛生は感染予防において重要であるが，手指衛生を的確に実施するためにも，洗い残しの個所を知ることが重要である。

　洗い残しの個所で最も多いのが，爪先である。次に親指のつけね，指間，手首など。**図 11-2** を念頭におきながら，状況に応じて，流水と石鹸か，アルコール擦式手指消毒剤かを判断し，感染予防対策を徹底し，在宅療養者に関わるすべての専門職およびインフォーマルな人々とも連携して感染予防を図ることが必要である。

3）在宅療養での手指衛生のタイミング（平常時）
<訪問時>
　療養者宅に着いたら，療養者および家族に挨拶後，流水と石鹸で手を洗う。その後，アルコール擦式手指消毒剤を塗布する。
<療養者へケア実施前>
　アルコール擦式手指消毒剤を手に塗布後，手袋を装着する。療養者の健常な皮膚や物品に触れた後，体温や血圧測定時は，アルコール擦式手指消毒剤で物品消毒を実施する。
<療養者へケア後>
　手袋を外し，アルコール擦式手指消毒剤を塗布する。オムツ交換や採血など湿性粘液物に触れる，または触れるおそれのある処置の場合は，手袋を外したら流水と石鹸で手洗いを実施する。

4）在宅療養におけるコロナ禍でのスタンダードプリコーション
　療養者の発熱有無，家族のコロナ感染者の有無によって，ディスポエプロンの装着を決定する。療養者に発熱がなく，家族にもコロナ感染者がいない場合は，マスク，プラスティック手袋のみの装着が多く，療養者の状態やケア内容によってディスポエプロンを装着する。

　しかし，2021年8月からコロナの変異型が増加しているため，次のように厳密に感染予防対策をしていくことも必要である。

＜訪問前＞

　アルコール擦式手指消毒剤を用いて，車のドアやハンドル，自転車のハンドルなどを事前に拭く。訪問看護師は，流水と石鹸を用いて，手指衛生に努めるとともにマスクも装着し，療養者宅へ移動する。

＜訪問時＞

　療養者宅に着いたら，ドアホンを押す前に，アルコール擦式手指消毒剤で手を消毒し，マスク，ゴーグル（フェイスシールド）を装着したうえでドアホンを押す。療養者および家族に挨拶後，療養者および家族にもマスクの装着を依頼する。

＜療養者へケア実施前＞

　バイタル測定時は，アルコール擦式手指消毒剤を塗布し，新たなプラスティック手袋を装着し，療養者の健常な皮膚や物品に触れ測定する。バイタルサインで使用した物品，体温計や聴診器などはアルコール擦式手指消毒剤で消毒する。

　ケアを実施する場合は，1回ごとに手袋を変えるが，アルコール擦式手指消毒剤で消毒をしたうえで，手袋を変える。オムツ交換や採血など湿性粘液物に触れる，または触れるおそれのある処置を実施した後は，手袋を外した後には必ず流水と石鹸で手洗いを実施し，アルコール擦式手指消毒剤を塗布し，新たな手袋を装着する。

＜療養者へケア後＞

　訪問看護師は，ケアで使用したマスク，ゴーグル（フェイスシールド），プラスティック手袋は，玄関を出た後，マスクは新しいものに取り換え，ゴーグル（フェイスシールド）は，アルコール消毒剤で消毒し，次の訪問先では新たなものを使用する。

　ケア前・中に使用したプラスティック手袋は，在宅療養者宅のごみ袋にまとめ廃棄していただく。ケア後に外したプラスティック手袋は，ビニール袋に入れて持ち帰る。持ち帰ったらケアに使用したプラスティック手袋類などは，訪問看護ステーションの所在地である市町村の対応を確認して処理をする。

2 在宅看護における感染症

1）療養環境の整備[5,6]

　独居世帯や高齢者世帯が増加する中，身体能力などの低下から不衛生な環境を来たし，訪問看護や訪問介護などのサービスを提供するにあたり，衛生害虫（**2**）などの被害にあう場面がある。不衛生な環境におかれている療養者宅に訪問する場合は，その日の最後に訪問することで，他の療養者宅に感染させるリスクを低くする。療養環境を衛生的にするには，独居世帯であれば訪問介護のスタッフとの連携が必要となる。家族がいる場合は，家族に協力を得ることが重要となる。

2 衛生害虫とよばれるものの中には，刺す，咬む，毒がある，アレルギーを起こす，不快であるなど，直接害を及ぼすものだけでなく，感染症を媒介するものもある。

（1）ネコノミ

　療養者の中でも犬猫を飼っている療養者が増えてきている。なかでも猫を数匹飼っている療養者も少なくない。毎年7～8月になるとネコノミ被害の相談が増える。ネコノミは吸血相手を選ばない。吸血されると長い間痒みが続く。ネコノミはこげ茶色をしているため，予防するためにも白いズボンと白い靴下をはく。虫よけスプレー（忌避剤）を靴下の足裏にも散布する。身を低くして作業する場合は，広範囲に散布するのがよい。

（2）コロモジラミ

　人の下着などの衣類に寄生して人の血を吸って生活している。また発疹チフスや塹壕熱，回帰熱などの感染症を媒介する力を持っている。コロモジラミは衣類を洗濯しない方やできない方など，身体能力の落ちている高齢者（軽度認知症も含む）や障害者の療養者にリスクが高いと考えられる。たとえば，下着は取り替えているが，替えるだけで，洗濯をしない人がいる，下着を着回ししているだけでは替えたことにはならない。予防としては，下着をまめに取り替える，衣類を洗濯する。

（3）疥癬（ヒゼンダニ）

　疥癬には，普通の疥癬と症状の重いノルウェー疥癬がある。どちらも同じヒゼンダニ寄生によるが，対処方法は大きく異なる。疥癬はヒゼンダニが皮膚の角質層に寄生することにより生ずるアレルギー反応で痒みが生じる。ヒゼンダニは身体を離れて繁殖はできないので，室内では繁殖しない。熱や乾燥に弱く，50℃では10分で死滅する。普通の疥癬とノルウェー疥癬の違いはヒゼンダニの寄生数だけで，普通の疥癬の感染力は非常に弱いが，ノルウェー疥癬の感染力は非常に強い。感染しても痒みや皮膚炎などの症状が出現するまで1か月くらいの潜伏期間があるが，ノルウェー疥癬患者から感染すると症状が出るまで期間が短いことがある。

①普通の疥癬患者
- 隔離する必要はない。
- 室内を殺虫剤散布する必要はない。
- 通常どおりのスタンダードプリコーションを厳守し，ディスポエプロンは必要ない。掃除や食器も通常通りでよい。
- 入浴は普段通りだが，タオルは個別。
- 感染予防の基本は，ケア後の手洗い。
- 専用のトイレは必要ない。
- シーツ，下着，パジャマ等は毎日交換。

②ノルウェー疥癬患者
- 部屋は個室とする。
- 看護師はゴム手袋またはディスポ手袋，長袖の予防衣を着用する。
- 部屋で使用した手袋，予防着は袋や蓋つきの容器に入れて運び熱処理後洗濯する。
- 専用トイレにする。
- オムツ交換は落屑が飛び散らないようにする。
- 入浴は最後にし，タオルは個別にする。

● ノルウェー疥癬患者と接触のあった方は，いっせいに全員予防処置を行う。

2）療養者に必要な医療機器の装着

　気管カニューレ挿入，人工呼吸器装着，中心静脈栄養法，経管栄養法，膀胱留置カテーテル挿入など医療機器を装着している在宅療養者も多くなっている。気管カニューレ挿入し，人工呼吸器装着が長期間にわたる療養者は，頻回な吸引が必要となる。吸引により気道粘膜を刺激し，傷をつけた場合，気道から感染を引き起こすこともある。吸引や膀胱留置カテーテル挿入，中心静脈栄養のテープ交換などは，医療機関で実施されている手技と同じに実施している。

　（1）点滴などの場合：輸液，輸液セット（延長チューブ，シェアプラグなど），留置針，ヘパリンロックが使われる。このときに血液，浸出液などで汚染されたガーゼ，静脈に刺した針を廃棄する場合は，訪問看護指示書で点滴を指示した主治医がバイオハザードマーク（）のついている専用容器を準備し，そのバイオハザードマークの付いた専用容器に点滴などで使用した物品は廃棄し，主治医が処理する。主治医によってはバイオハザードを準備しない場合は，耐貫通性の容器に入れ封をし，取り扱い注意と記載し，往診診療時あるいは訪問看護師が主治医のクリニックに持参し，クリニックが回収処理する。

　（2）膀胱留置カテーテル：膀胱留置カテーテル使用中にカテチューブから尿バッグまで紫色になることがある。尿路カテーテルを挿入している患者が，慢性便秘症と尿路感染（保菌を含む）を合併したときに起きる。病態機序は，まず，糞便中のトリプトファンが，便秘で増殖した腸内細菌に分解されてインドールになり，さらに体内でインジカンとなって尿中に排泄される。このインジカンが尿中の種々の細菌（Providencia stuartii, Klebsiella pneumoniae, E. coli, Morganella morganii, Enterobacter aerogenes, Proteus mirabiis など）で分解され，インジゴ（青色）とインジルビン（赤色）が生じ，この2つは水に溶けないので，インジゴとインジルビンの生成比に応じて，バッグとカテは赤と青の混じった色，すなわち紫色に染まる。対策としては，①留置カテの使用は最小限にする。留置した場合は，尿路感染予防を心がける。②便秘を予防する。③紫色尿バッグ症候群が起こったら，尿路感染がないか確認し，治療の適応について検討する。

　尿路感染を起こすと必然的に熱発をする療養者がいる。その時に慢性的な微笑誤嚥や複雑性尿路感染症で熱がよく出るという人は少なくない[3]。療養者によっては，基礎体温が高いということもあり，こもり熱から当日の訪問ができない場合がある。そのため日ごろから，療養者のバイタルサインを把握しておくことが必要となる。

3）真菌感染症

　皮膚にカビ（真菌）が寄生して起きる皮膚病で，一般的な真菌感染症としてもっとも多いのは，真菌の一種の白癬菌が寄生して起きる足白癬で，次

❸ バイオハザードマーク（国際的統一マーク）
表示色：①赤色
種類：液状，泥状のもの
対象：血液，組織，汚物
表示色：②オレンジ色
種類：個形状のもの
対象：ディスポ製品，血液の付着したガーゼ・包帯など
微生物試験器具
透析回路
表示色：③黄色
種類：鋭利なもの
対象：注射針，メスの刃

に多いのが，主に足の指の爪にできる爪白癬である。米国立ヒトゲノム研究所[7]によると，人間の細胞は，多くの細菌や真菌と共生しており，身体全体が生態系になっているという。真菌は身体のさまざまな部位で生息しており，特に足には多く，健康な人の足にも80～100種類の真菌が生息していると述べている。

白癬菌は湿度70％以上，温度15度以上になると活発に増殖するため，梅雨から蒸し暑い夏には注意が必要である。米国家庭医学会[8]では，白癬菌に対するアドバイスを次のように提示している。

（1）流水で石鹸

療養者にケアを実施した後，石鹸で手を洗い清潔を保つことが必要である。

（2）手を乾燥

濡れたまま放置せず，ペーパータオルあるいはハンドタオルで乾燥させ，洗浄後，アルコール擦式手指消毒剤を用いる。

訪問看護サービスでは，真菌感染症に罹患した療養者の下肢などを洗浄する場合がある。その時にはプラスティック手袋を使用するものの，お湯がプラスティック手袋の中に入ってくる場合がある。そのような場合は，上記の予防策をとることが必要である。

4）結核

結核の治療は，WHOが世界結核計画（Global Tuberclosis Program）を策定し，DOTS（Directly Observed Treatment Short-course 直接監視下服薬，短期コース）での服薬治療を推奨している。他者への感染の危険性がなければ，在宅療養が可能である。

DOTSは，患者の服薬を医療従事者が確認し，服薬継続を支援する。2～4種類の結核治療薬を確実に，6～9か月間服用すれば，ほとんどの場合1年以内に治癒する。在宅療養者には週1～2回以上，保健師，医師，看護師，薬剤師等が服薬状況を確認する在宅療養用DOTSモデルが示されている。

対象者とDOTS方法の選定について，東京都内の保健所の一例を示す。

● 外来DOTS

主な対象者：住所不定者，アルコール依存症者，治療中断歴のある者，再発者など中断リスクの高い患者

服薬支援者：保健予防課職員，主治医，外来看護師，薬局薬剤師など

頻度：週1～5回程度

● 訪問DOTS

主な対象者：要介護在宅高齢者や，単身の高齢者，障害者などのうち通所が困難な患者

服薬支援者：保健予防課職員，訪問看護師，ケアマネジャー，ヘルパーなど

頻度：週1回程度

● 連絡確認 DOTS
主な対象者：訪問・外来 DOTS の対象以外の塗抹陽性患者など
服薬支援者：保健予防課職員（服薬状況確認）
頻度：月 1 回以上

5）コロナ禍における対応

佐々木[9]によると，インフルエンザと COVID-19 は症状が似ており，臨床症状だけで区別するのは非常に困難であると述べている。そこで警戒すべき症状について個別性，接触歴，地域の感染拡大状況であると 3 つのポイントを示している。さらに発熱者の疑わしさスクリーニングの考え方を提示している。

多職種連携と地域包括ケアシステム

小倉和也[10]は，地域における COVID-19 対応で大切なのは，「連携により在宅においても適切なケア（健康観察と治療）の下で生活ができ，必要な人が必要なときに病院で治療を受けられるように地域で支え合うこと」これは特別なものではなく，「地域包括ケアシステム」そのものであると述べている。

一人の療養者が訪問看護サービスを利用していれば，その利用者は，当然介護支援専門員（ケアマネジャー）が関わっており，通所介護，訪問看護によるリハビリテーションを利用していれば，その施設のスタッフもかかわっている。病院の主治医であっても，訪問看護ステーションの訪問看護師が関わっていれば，訪問看護報告書，訪問看護計画書，療養者の状況変化に応じて，主治医に連絡票を用いて連携をとっているのが現状である。今までは個別対応としては円滑に多職種連携がはかられているものの，今後は地域を基盤とした多職種連携を図ることが必要だと考えられる。地域を基盤としていくために，保健所を中心とし，市町村保健センター，三師会，訪問看護ステーションなどによる関連の施設の代表者が協働し，地域における課題を明確にし，地域の仕組み作りを図っていくことこそが，地域包括ケアシステムの推進と深化がはかられる。災害は社会の弱点をあぶりだす。平時にできていないことは，有事にはできない。最大の災害対策は，平時からの住民・行政・地域の医療・介護・福祉をはじめとする各種資源との連携と協働により，災害弱者を想定し，彼らを守っていくこと，つまり実はこれは地域包括ケアシステム・地域共生社会構築のプロセスに合致する。

新型コロナに感染しない，感染させないということを念頭に訪問看護師も感染防止に十分な配慮をしている。しかし，単独で感染予防をはかるのでなく，多職種連携を図ることによって，地域における感染拡大を防止していくことが必要である。

学習の
まとめ

- 感染予防の最も基本的なことは，スタンダードプリコーションと感染経路別予防策にある。
- 在宅療養での手指衛生のタイミングを理解したうえで手指衛生をはかる。
- コロナ禍におけるスタンダードプリコーションは，療養者の発熱有無，家族のコロナ感染者の有無によって，ディスポエプロンの装着を決定する。療養者に発熱がなく，家族にもコロナ感染者がいない場合は，マスク，プラスティック手袋のみの装着が多く，ケア内容によってディスポエプロンを装着している。
- 在宅療養者の感染対策には，①療養環境の整備，②療養者に必要な医療機器の装着，③真菌感染症や結核対策がある。
- コロナ禍においては，地域包括ケアシステムが確立されていることによって，感染対策予防につながる。

引用参考文献

1) 厚生労働省，感染対策の基礎知識 1, https://www.mhlw.go.jp›content,
2) CDC，Ⅱ，感染性病原体の感染を防ぐための注意事項，隔離予防策のガイドライン，医療現場での感染性病原体の感染防止(2007), https://www.cdc.gov/infectioncontrol/guidelines/isolation/precautions.html＞
3) 坂本史衣：感染経路別予防策①接触予防策(基本編). これだけは知っておきたい！在宅での感染管理. コミュニティケア 6. p40.2005
4) 衛生的手洗いを行うのはなぜ？ 看護 roo！https://www.kango-roo.com/learning/2754/
5) ：矢口昇著，看護師さん・ヘルパーさんのための衛生害虫 119 番，2004.9.8,
6) 日本皮膚科学会. 皮膚科 Q & A. https://www.dermatol.or.jp/qa/qa6/q12.html＞
7) アメリカ国立衛生研究所，白癬菌，NIH researchers conduct first genomic survey of human skin fungal diversity
8) 足病変におけるケア，米国家庭医学会，Over-the-Counter Foot Remedies.
9) 佐々木淳，新型コロナウイルス感染症インフルエンザ流行期前に準備しておきたいこと，訪問看護と介護，vol. 25. no. 11, 2020, p894-900
10) 小倉和也，COVID-19 を在宅でみるための仕組み作り，訪問看護と介護，vol. 26. no. 8. 2021, p568-573
・ 日本医事新報社，高齢者の暮らしを守る 在宅・感染症診療，https://www.jmedj.co.jp/premium/hmic/
・ 原田和弘，岡浩一朗，柴田愛他，地域在住高齢者における足部に関する問題と転倒経験・転倒不安との関連，日本公衆衛生雑誌，Vol. 57. No. 8. 2010

Ⅲ. 災害時における在宅療養者と家族

- 災害に関する基礎的知識と理解に基づき，災害への備えの必要性を理解する。
- 平常時に，災害が起こった時の状況を想定した在宅療養者と家族への指導の必要性を理解する。
- 在宅療養者と家族が災害時に必要な知識と備えておく事項を理解する。
- 災害時に，訪問看護師が医療機関・福祉機関・行政と連携して行う活動と平常時からの連携の重要性について理解する。

1 災害に関する基礎的理解

　日本は，その地理，地形，地質，気象といった自然的条件から，台風，豪雨，豪雪，地震，津波，火山噴火等による災害が発生しやすい土地である。

　日本の国土面積は世界の0.25％であるが，世界全体に占める日本の災害発生割合は，マグニチュード6以上の地震回数20.8％，活火山数7.0％，死者数0.4％，災害被害額18.3％等と非常に高くなっている。[1]

　災害時においても，地域包括ケアシステムが掲げる「自助・互助・共助・公助」は，それぞれが不可欠な役割を担う。災害発生時においては，「公助」は公的な防災関係機関を主体とした活動，「互助」は近隣住民が互いに声を掛け合い助け合う活動，「共助」は地域単位で身の安全を図りつつ危険箇所の確認や避難や時に消火といった活動，「公助」は行政を主とした防災関係機関による活動と言える。[2]　（「共助」は，地域包括ケアシステムの際に用いる意味の「その活動の費用負担として社会保険制度が法的に基盤となる活動」とは異なる。）

　阪神淡路大震災（1995年）や東日本大震災（2011年）といった過去の大規模広域災害では，公助の限界が明らかとなり，自助や互助，共助といった地域に住む人々自身がとる行動の重要性が指摘された。

　公的支援が地域に展開されるには，1週間程度要する場合があり，発災後の迅速な支援は難しいことと想定しておく必要がある。公的支援が行き届くまでの間，地域で暮らす人々の力が重要な役割を担うことになる。しかし，少子高齢化に伴い生産年齢人口比率が低下し，これまで「自助」，「共助」を担ってきた人々による地域の防災力が低下している地域の現状を把握しておかなくてはならない。[3]

　内閣府防災担当では，「防災4.0」未来構想プロジェクト（平成27年12月）（**1**）を立ち上げている。その提言には，「住民に災害への備えを「自分ごと」として捉え，自ら行動するための契機を提示することが必要」，「住民は防災について自ら考え，「自分ごと」として捉えることが必要」であると示されている。

1「防災4.0」 未来構想プロジェクト[4]

　地球温暖化に伴う気候変動により激甚化する災害に対し，企業や国民一人ひとりにとって真に必要な防災対策は何か，骨太の提言を行うとともに，災害リスクと向き合う国民運動へと展開し，社会全体の意識改革とその取り組みの推進を目的としている。

＜背景＞

　自然的条件により，わが国が受けてきた災害による被害を踏まえた取り組みがこれまで行われてきている。中でも，大きな転換点となった3度の大災害を通じて，得られた反省点や教訓を再度，見直し，その間の考え方の変化や段階的に講じられてきた措置について「防災1.0」（1959年伊勢湾台風），「防災2.0」（1995年阪神・淡路大震災），「防災3.0」（2011年東日本大震災）とし，気候変動がもたらす災害の激甚化に備えるための，国民一人ひとりが災害リスクに向き合う契機とする現在の取り組みを「防災4.0」とした。

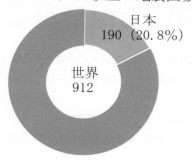

マグニチュード6.0以上の地震回数

日本
190（20.8%）

世界
912

注）　1996年から2005年の合計。日本については気象庁，世界については米国地質調査所（USGS）の震源資料をもとに内閣府において作成。

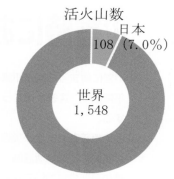

活火山数

日本
108（7.0%）

世界
1,548

注）　活火山は過去およそ一万年以内に噴火した火山等。日本について気象庁，世界については米国のスミソニアン自然史博物館の火山資料をもとに内閣府において作成。

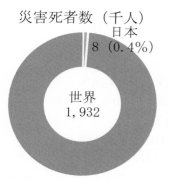

災害死者数（千人）

日本
8（0.4%）

世界
1,932

注）　1975年から2004年の合計。ベルギールーバンカトリック大学疫学研究センター（CRED）の資料をもとに内閣府において作成。

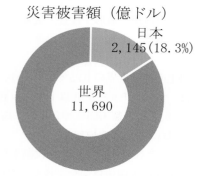

災害被害額（億ドル）

日本
2,145（18.3%）

世界
11,690

注）　1975年から2004年の合計。CREDの資料をもとに内閣府において作成。

図11-3　世界の災害に比較する日本の災害

　わが国では，過去の大規模災害による被害の教訓から多様な対策を講じてきているが，最大規模の災害を想定した防災対策における取り組みは今後の課題である。特に，国民が主体的に向き合い，災害に対する備えの意識は十分とは言えない。今後，国民一人ひとりが防災を「自分ごと」として捉え，多様な目線で必要な災害対策を考え，ひいては地域の防災力を高め，自律的に災害に備えることが求められている。

2 災害時における在宅療養者と家族

　東日本大震災では，65歳以上の高齢者の死者数が，被災地全体の死者数の約6割を占め，障がい者の死亡率は，被災住民全体の死亡率の約2倍であったとの推計が報告されている。[5)6)]　このことから，2013（平成25年）年に災害対策基本法の一部が改正され，その年の8月に内閣府防災担当より「避難行動要支援者の避難行動支援に関する取り組み指針」が出されてい

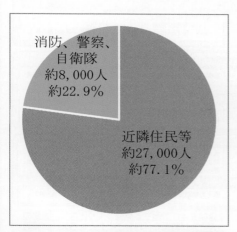

図 11-4　阪神・淡路大震災における救助の主体と救出者数

推計：河田惠昭(1997)「大規模地震災害による人的被害の予測」　自然科学第16巻第1号参照。ただし，割合は内閣府追記。

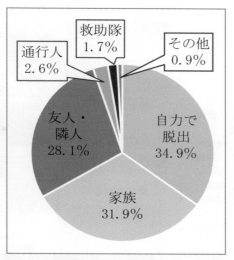

図 11-5　阪神・淡路大震災における生き埋めや閉じ込められた際の救助主体等

標本調査：(社)日本火災学会(1996)「1995年兵庫県南部地震における火災に関する調査報告書」参照

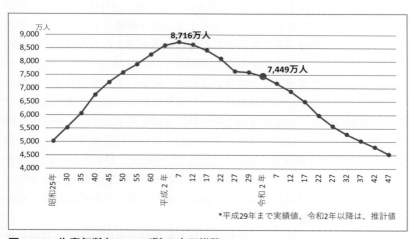

図 11-6　生産年齢(15〜64 歳)の人口推移

出典：令和3年版高齢社会白書の提供データを使用し作成(平成27年までは，総務省「国勢調査」，平成29年は総務省「人口推計」(令和2年10月1日現在(平成27年国勢調査を基準とする推計)，令和2年以降は，国立社会保障・人口問題研究所「日本の将来推計人口(平成29年推計)」より作成)

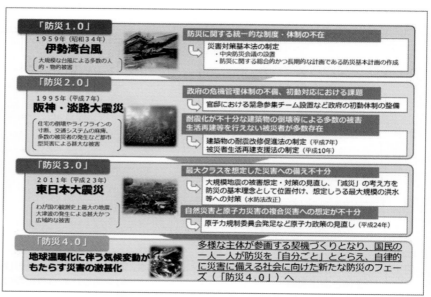

図 11-7　戦後における災害の教訓を踏まえた防災政策の歩みと「防災 4.0」
出典）平成 28 年度版　防災白書　内閣府より[3]

2 避難行動要支援者と避難行動要支援者名簿

　2013 年（平成 25 年）に災害対策基本法の一部が改正され，「避難行動要支援者の避難行動支援に関する取組指針」が出され，避難行動支援者の名簿の作成が義務化された。その結果，市町村での作成が普及したが，未だに災害により，多くの高齢者や障がい者が被害を受けており，避難の実効性の確保が課題であった。[7]　そこで，避難行動要支援者の円滑かつ迅速な避難を図る観点から，2021 年（令和 3 年）の災害対策基本法の一部が改正され，個別避難計画の市町村による作成が努力義務化された。市町村が主体となり，地域の実情に応じて 5 年程度で作成に取り組むこととされている。また，避難行動要支援者名簿と個別避難計画の作成・更新に，個人番号（マイナンバー）を活用して，避難行動要支援者名簿・個別避難計画に記載する情報を取得できるようになり，自治体職員の業務負担の軽減や，現状に即した避難支援等につながることを目指す。

・要配慮者（災害対策基本法第 8 条の 2 の 15）：市町村の関係部局や都道府県の関連機関から，要介護高齢者や障がい者，難病患者などを配慮の必要な者として把握する。
・避難行動要支援者（災害対策基本法第 49 条の 10）：要配慮者のうち，避難のために支援を必要とする者の名簿を作成と更新を行う。

　「個別避難計画の作成に関する留意事項」には，福祉職の参画，避難を支援する者の確保，避難を支援する者の負担感の軽減，計画作成後の実効性の向上に努めること（避難訓練の実施など），避難支援関係者への情報共有（本人の同意や条例の定めが必要），療養場所が変更された時は速やかに避難行動要支援者名簿に掲載し，避難支援に切れ目が生じないようにすること等が指示されている。

る。避難行動要支援者とは，「要配慮者のうち，災害が発生し，又は災害が発生するおそれがある場合に自ら避難することが困難な者であって，その円滑かつ迅速な避難の確保を図るため特に支援を要するもの」としている。要配慮者の中に，自ら避難することが困難な「避難行動要支援者」が含まれている（**2**）。要配慮者とは，要介護高齢者，障がい者，難病患者，医療的ケア児など，その多くが訪問看護サービスを提供する在宅看護の対象者である。要配慮者の中でも避難のために特に支援を必要とする人が避難行動要支援者であるが，訪問看護師が普段関わっている在宅療養者は，要介護度が高い，障害支援区分が高い，独居，老老介護であるといった要因を持った人が多い。ゆえに，訪問看護の利用者とその家族が対象となりうることを平常時より認識し，災害への備えに取り組むことを看護計画に反映させておく必要がある。

　看護師は在宅療養者への平常時における災害時の対応に関する説明や準備を行うよう指導していかなくてはならない。このことは，療養者とその家族自身にとっても有益なことであるが，それは被災地域全体の医療ニーズを増やさないことにつながり地域社会にとっても有益であることを認識する必要がある。大規模災害においては，医療を含むあらゆる対応能力を上回る対応必要量が増加する。災害への事前の備えの基本的な考え方は，対応必要量を可能な限り減らし，対応能力としての資源を増やすことである。

1 在宅療養者・家族への防災対策の指導

　要配慮者として，在宅療養者や家族が抱える疾患，障がい，生活状況と

いったそれぞれの状況を踏まえ，必要な対応を考える必要がある。

　災害時には，訪問看護師が訪問できない可能性や介護職からの生活支援が受けられないことを前提にして，セルフケア能力を高め，数日は在宅療養者と家族だけで療養生活が送れるよう関わることが大切である。

　大規模災害の場合，公的支援の限界や支援が届くまでに時間がかかることを前提に考えておかねばならない。

　災害対策を考えるには，できるだけ具体的に起こりえる状況を考え，誰が何を対応するのかを整理し，療養者と家族への災害による影響を減らし，被災しても療養生活が継続できる体制を日頃から整えて置くことが必要である。特に医療依存度の高い療養者には，事前の備えや指導が一層重要となる。訪問看護師が，適宜，療養者と家族の災害への意識を実際の行動に移せるよう支援することが必要である。

1）基本的な備え：すべての人が必要な共通の備えとして，政府や自治体が周知している災害に対する家庭での備えのチェックリストなどを使い，取り組むべき事項を確認する。一例としては，「家具の置き方」「食料・飲料の備蓄」「非常用持ち出しバック」「安否確認の連絡方法」「避難場所・避難経路」等である。[8]　それに加えて，療養者は「避難時の協力体制」「災害時の医療・ケア継続のための情報共有」「停電対策」などの準備も必要である。急な停電により影響を受ける医療機器や福祉用具では「電動ベッド」「エアーマット」「人工呼吸器」「酸素濃縮器」「吸引機」「昇降機」「電動リフト」などがあり，バッテリーの駆動時間，その代替方法などを確認しておく必要がある。

2）医療依存度が高い療養者と家族の備え
①人工呼吸器を使用している療養者の場合[2)9)]

　停電により機器が稼働しなくなることは，生命の危機につながる。そのため，停電対策が必須である。3日間の電源確保とともに，自宅で暮らせるよう整えることが必要である。

【支援事項】
複数の電源確保：内蔵バッテリーの駆動時間を確認し，3日間72時間，機器が稼働する電源を確保する。複数の方法による電源の確保が望ましい。
●内蔵・外部バッテリー：経年変化による劣化がないか定期確認を行う。切替え，接続方法を確認しておく。
●その他の電源確保：自家発電機，自動車からの電源（ガソリンも必要となる）
　電源を必要としない機器の確保：これらの機器は，手動となるので，介護者が使用できるよう訓練しておくことが重要である。
●蘇生バッグの平時からの備え付けと使用方法の確認
●手動式（**図11-8**）・足踏み式吸引器（**図11-9**）の準備と使用方法の確認
②在宅酸素療法を行っている療養者の場合[2)9)10)]

　在宅酸素療法（Home Oxygen Therapy：HOT）の9割以上が，酸素濃縮装

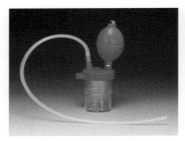

図11-8 手動式吸引器(新鋭工業)

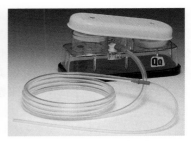

図11-9 足踏み式吸引器(新鋭工業)

置を用いている。操作・管理しやすいことが利点であるが，停電時には使用できず，災害時に備えて置く必要がある。高流量酸素投与が必要な療養者は，液体酸素(酸素ボンベ)を用いているが，電気を使用しない利点がある。

【支援事項】

携帯用酸素ボンベ：予備の準備と使用方法の確認

酸素供給事業者(会社)：緊急時の連絡方法の確認

火気への注意：平常時からであるが，特に災害時に火気を消すことの訓練

携帯用酸素濃縮器：平常時から療養者の外出に便利である。自動車のDC電源からの使用・充電ができることから，携帯用酸素ボンベとの併用で行動範囲を大きく拡げる。予備電源とともに準備する。

電源の確保：酸素濃縮装置を稼働させる自家発電機，自動車からの電源(ガソリンも必要となる)

③人工血液透析を受けている療養者の場合[2)9)〜11)]

　災害時の透析医療については，日本透析医学会が過去の教訓から報告書を作成し，患者教育についての提言がなされている(透析医学会　2013年)。提言によると，災害時においては，平常時に医療機関が取りまとめていた情報が失われる可能性が高く，たとえICTを活用したバックアップ体制があったとしても，療養者自身によるある程度の診療内容の自己管理を強く求めている。また，療養者も医療者も災害時には，通常の透析診療を求めることは現実的でないことを理解しなくてはならない。

【支援事項】

●災害時は，遠隔地で透析を受ける可能性：透析治療に必要な大量の水と電気を要するため，被災地の状況により遠隔地へ移動・滞在し，治療を受ける可能性の理解の確認と準備。

●療養者と家族による最低限の治療情報の申告：緊急時の生命の危機の回避のために透析を行うのに必要な，アレルギー歴とドライウエイトを療養者と家族が把握できるよう支援

●お薬手帳の携帯指導

●災害後の生活の変化への対応：災害後の時間が経過するにつれて，日常生活習慣の変化に伴い，活動性の低下による筋力低下，低栄養，貧血の増悪が出現した場合，相対的な体液過剰，高血圧，心不全のリスクが高

まる。平常時と同様のことは無理でも，食事と体調管理に可能な範囲で
留意する必要性を指導しておく。
● 腹膜透析（PD）利用者の電源確保と緊急連絡先（医療機関・機器会社等）
の確認

④**糖尿病治療を受けている療養者の場合**[2)9)10)12)]

　大規模災害時には，糖尿病が悪化しやすい。外見上，健常者と変わらな
いが，災害時に自己管理が難しくなり，糖尿病の症状として低血糖や高血
糖による意識障害がおこることがあり，周囲の人々に予め周知しておくこ
とが必要である。災害時の避難所等の環境要因として集団生活によるスト
レスや運動不足，偏った食事などから体調管理が困難となりやすいことを
踏まえ，平時から災害時の血糖コントロールや治療薬の継続投与，食事と
運動管理の方法を考えておくことが必要である。

【支援事項】
● 食料の備蓄：食料不足による低血糖の予防への補食の理解，避難行動な
どで運動量の増加によるカロリー不足の予防の理解，炭水化物不足に偏
らない栄養摂取の理解
● 摂取カロリーと服薬・インスリンの調整：食事が摂れないときの，イン
スリンの減量や糖尿病経口薬の中止の調整，逆に支援物資が充足した後
の，炭水化物や高カロリー食の過剰摂取とならないよう食事の摂取調整
の知識の確認。ただし，平常時から主治医に相談し，個々人にあわせた
対処法を確認しておくこと。
● 薬物療法の継続：平常時から3日分の携帯，14日分の備蓄を行うこと
（インスリン自己注射セット，経口薬，血糖自己測定器）
● 水の備蓄：脱水による血糖コントロールが困難になりうるための十分な
水分補給の理解
● 被災地外への避難：被災状況によって，治療の継続のために検討してお
くこと
● 糖尿病（連携）手帳・お薬手帳の携帯
● 避難先での適度な運動の知識理解

⑤**ストーマを使用している療養者（オストメイト）の場合**[2)9)10)13)14)]

　ストーマを使用している療養者は，ストーマ装具の確保が何よりも重要
である。災害発生直後は，人命救助が最優先となるため，援助の手が届か
ないことがある。平時から災害時を想定したセルフケアと療養者自身で備
える装具について理解し準備できるよう支援が必要である。

【支援事項】
● 装具の準備：2週間分の装具，排泄物の廃棄用の不透明のビニール袋や
ケア用品の準備
● 装具の保管：装具の備蓄場所は自宅内で複数か所の分散保管とあわせて
親戚・知人宅での分散保管を検討する。
● 排便の方法：洗腸をしている場合（強制排便法），災害時の水や場所の確
保困難を想定し，自然排便法にも普段から慣れておくこと。
● 避難生活時の支援を求めること：避難所で，安心してストーマ交換がで

**3 ストーマ用品セーフティ
ネット連絡会(OAS)**：日本国
内のストーマ用品メーカーによっ
て結成された団体。災害発生時等
の緊急時にストーマ用品が入手困
難となったストーマ保有者のため
に，ストーマ用品を確保し，無料
提供する対応を行う。

きる場所の確保が難しい場合，また装具のケア等で不安を感じる場合
は，避難所に派遣されている看護職に個別に相談すること。(場所の確保
や装具の使用に関する支援を求めたいことを伝える。)

● 装具がない場合：備蓄した装具が持ち出せなかった，使い切ってしまっ
た場合は，災害発生から約 1 か月間は，ストーマ用品セーフティネット
連絡会(OAS)(**3**)より緊急時のストーマ用品の無料提供がある。提供
ルートは，被災地のストーマ用品取扱店経由で利用者・病院・自治体・
避難所等に提供されるので，各提供先の連絡先を確認すること。被災状
況により提供困難な場合もあるので，ストーマ用品セーフティネット連
絡会発行の「災害対応の手引き」を参照し，提供状況の問い合わせ先等を
控えておくこと。また，市町村によるストーマ装具等の備蓄の有無につ
いても，住んでいる市町村に問い合わせておくと良い。ただし，普段用
いているストーマ装具とは異なる場合があり，装具の板面はフリーカッ
トタイプが配布されることが多いので，ストーマ用のはさみやサイズの
型紙があると良い。

● 必要な情報のメモと準備：普段使用している装具名・種類・購入先，身
体障害者手帳，お薬手帳

2 医療機関との連携による医療上の健康危機管理

災害が発生した際，療養者への通常の看護の提供に加えて，環境の変化
による不穏へのケアや関連疾患の発症等への対応が必要となることがあ
る。また，主治医への報告，連絡，相談が重要である。在宅生活の継続が
可能な住居環境であっても，ライフラインの復旧の有無，生活必需品の確
保状況，そして介護者の状況や医療物品の確保と医療継続が可能な状況か
を踏まえ，在宅療養生活が可能かどうかを判断する必要がある。

4 災害関連死：：当該災害に
よる負傷の悪化又は避難生活等に
おける身体的負担による疾病によ
り死亡し，災害弔慰金の支給等に
関する法律(昭和 48 年法律第 82
号)に基づき災害が原因で死亡し
たものと認められたもの(実際に
は災害弔慰金が支給されていない
ものも含めるが，当該災害が原因
で所在が不明なものは除く)(復興
庁 2012 年)。

在宅療養者は，災害関連死(**4**)の発生率が高い。災害直後は在宅医療
ニーズの高い療養者のリスクが高く，その後は，要配慮者(要介護高齢者，
障がい者，医療的ケアを要する者等)が心身の不調を来たすことで，リスク
が高まる。高齢者は自ら不調を訴えないこともあることから，周囲が注意
していく必要がある。状態に応じて，医療機関へのアクセスを確保し，災
害関連死を防ぐことに留意する必要がある。

また，状況に応じて，ケアマネジャーや主治医と連絡をとり，被災地外
へ移動しての療養生活あるいは入院等を検討しなくてはならない。医療機
関への避難が必要となった際には，ケアが継続できるように，ケア内容や
方法，留意点などを写真や図表を用いてわかりやすく示した個別のケアマ
ニュアルを用意しておき，非常用物品とともに災害時に持ち出せるよう準
備しておくことが必要である。

3 福祉機関との連携による生活上の健康危機管理

大規模な災害発生後に介護の必要性が，特に高齢者において高まるのが
一般的である。在宅要介護高齢者は生活環境の変化からストレスや運動不
足など心身が衰えることに加え，家族も避難生活や自宅家屋の被災なども

あり，介護を行う環境にも介護力にも問題が出てくるためである。

　しかし，居宅介護サービス提供事業者も被災しており，在宅で生活していた療養者が，平常時に利用していた居宅サービスや生活支援の提供が何らかの理由で被災時に受けられない状況が起こりうる。その場合，担当のケアマネジャーと連携をとり，家族の状況等も踏まえ，新たなケア提供と生活支援の体制を整えなくてはならない。担当ケアマネジャーが被災し，連絡が取れない，あるいはその担当ケアマネジャーが勤務する居宅介護支援事業所と連絡がとれない状況も起こり得るが，その場合は，地域包括支援センター等との連携のもと，支援を行う事が必要となる。

①介護保険の運用：

　災害救助法が適用された場合，介護保険サービスの弾力的運用が適用される。実際に運用される内容としては，①自宅以外の避難場所への居宅サービスが適用，②施設入所やショートステイは定員を超過していても適用，③利用者負担は減免（自己負担が0の場合もある）などである。保険料は，減免か猶予することができ，また介護記録が減失・毀損した場合は，概算請求ができる。

②高齢者の緊急入所：

　災害により，在宅要介護高齢者の居宅サービス提供が困難になった場合や，生活環境の問題などから，安全上の課題への対応として介護保険サービスの弾力的運用として在宅要介護高齢者の施設への緊急入所による保護が行われる。これは，個別に担当のケアマネジャーが，受け入れ可能施設を探すこともあれば，行政が受け入れ可能施設等の情報を取りまとめる場合もある。いずれにせよ，訪問看護師は普段の療養者への必要な支援と被災後の生活状況から判断した事項について，担当ケアマネジャーと情報共有し，早めの対応を心掛けていく必要がある。

4 行政（市町村・消防署・警察署）との連携

　訪問看護ステーションが拠点を置いている地域の防災拠点や自治会などの防災組織の活動について把握しつつ，平常時から関係機関と連携して防災対策を進めて行く必要がある。療養者の防災対策を地域と連携しつつ準備し，療養者への理解を地域全体で共有できるよう心掛け，協力の得やすい関係性を構築しておくことが望ましい。地域で組織される災害関連の対策委員等に働きかける機会があれば，訪問看護師の立場から在宅療養者と家族の状況と災害時の課題となることに対する災害対策について意見を提出できるよう平時の看護活動から課題を整理しておくことが必要である。行政機関との関係作りが，地域包括ケアシステムの構築に求められる。行政機関との連携強化は，災害時に，医療・介護に関連する必要な情報伝達が訪問看護ステーションにも共有される基盤となる。

5 避難所・ボランティア

①避難所・福祉避難所にいる療養者：

　避難所生活は，時に見通しが立てられない不安定な状況にある。避難所

での集団生活は，密集した人々の目や物音に気を使うことも多く，ストレスとなりやすい。また，高齢者は日常生活行動が行ないづらくなり，活動性が低下し，生活機能が衰えるリスクがある。避難所生活を送る療養者への訪問看護の提供は，避難所生活特有の問題を含めて対応していくことが必要である。また，避難所での療養生活が継続できるのかどうか状態の変化を早期に発見し，施設入所や医療機関入院，避難所から福祉避難所への移動など必要な支援と対応につながるよう行政に支援を求めることや多機関・多職種との連携を忘れてはならない。避難所運営者とも関係作りに努め，協力体制を築くことが必要である。災害によって，行政による避難所に関する情報把握が難しい状況になることがある。看護活動を通して，気づいた問題を他機関と共有し，行政の支援活動を引き出す働きかけも重要である。

②ボランティアの受け入れ：

　訪問看護師が被災し，平常時の看護活動が出来ず，人員が足りない状態となり，行政を介しての応援ボランティアや専門職の受け入れを行うことがある。しかし，応援ボランティアの所持資格や経験等を確認し，依頼業務内容への配慮等，多くの調整と対応を要することでもある。ゆえに，避難所にいる療養者への連絡や救援物資を渡しにいく，基本的な体調管理など複雑な業務を避けた内容が望ましい場合がある。

- 災害発生時に，療養生活に起こりうる課題を具体的にイメージし，療養者や家族が災害に必要な備えができるよう支援し定期的に確認をすることが重要である。
- 療養者とその家族が，災害時に適切な行動がとれるよう，平常時からセルフケア能力を高める看護活動が重要である。
- 災害発生後は，特有の生活環境と身体への影響を踏まえた看護活動を行うことが必要である。
- 平常時から，災害時の対応について，地域の防災対策について把握し，訪問看護における療養者と家族の課題を発信する場を得て，地域の理解を得るとともに関係性を構築していくことが必要である。

引用・参考文献

1）内閣府：防災白書．第1章，平成18年版
2）小原真理子，酒井明子（監修）：災害看護　心得ておきたい基本的な知識　改訂3版　南山堂，2019　p9
3）内閣府防災担当部局：防災白書　概要版　平成28年版
4）内閣府：「防災4.0」未来構想プロジェクト
https://www.bousai.go.jp/kaigirep/kenkyu/miraikousou/index.html
5）総務省消防庁：消防白書　平成30年度版
6）立木茂雄：高齢者，障害者と東日本大震災：災害時要援護者避難の実態と課題．7-15，消防科学と情報（111），2013
7）内閣府：避難行動要支援者の避難行動支援に関する取組指針．平成25年8月
8）首相官邸：災害に対するご家庭での備え〜これだけは準備しておこう！〜
https://www.kantei.go.jp/jp/headline/bousai/sonae.html
9）一般社団法人全国訪問看護事業協会編：訪問看護ステーションの災害対策　第2版［追補版］，日本看護協会出版会　2021
10）小井土雄一，石井美恵子：他職種連携で支える災害医療．医学書院　2018
11）一般社団法人日本透析医学会：東日本大震災学術調査報告書—災害時透析医療展開への提言—．2013
12）公益財団法人日本糖尿病協会：インスリンが必要な糖尿病患者さんのための災害時サポートマニュアル．2018
13）ストーマ用品セーフティーネット連絡会：災害時対応の手引き．2015年4月1日制定
14）日本ストーマ・排泄リハビリテーション学会：災害対策リーフレット．2015年

和文索引

地域・在宅看護学

定価（本体 3,200 円＋税）

2010 年 1 月 15 日　第 1 版第 1 刷発行
2019 年 2 月 15 日　第 1 版第 6 刷増補新訂版発行
2023 年 8 月 1 日　改訂版第 1 刷発行ⓒ

編集　　　　和泉比佐子・上田泉
発行　　　　株式会社クオリティケア
代表取締役　鴻森和明
〒 176-0005 東京都練馬区旭丘 1-33-10
TEL & FAX　03-3953-0413
e-mail：qca0404@nifty.com
URL：http://www.quality-care.jp/
ISBN978-4-911097-00-7
C3047　￥3200E
印刷　三報社印刷株式会社